U0391090

近代针灸大师传承系列丛书

贺普仁针灸传心录

主　编　贺普仁
副主编　孙　悦
编　委　贺书元　贺　　　林畅明信
　　　　贺　喜　贺贺
　　　　贺小靖　贺贺
　　　　贺　伟　贺

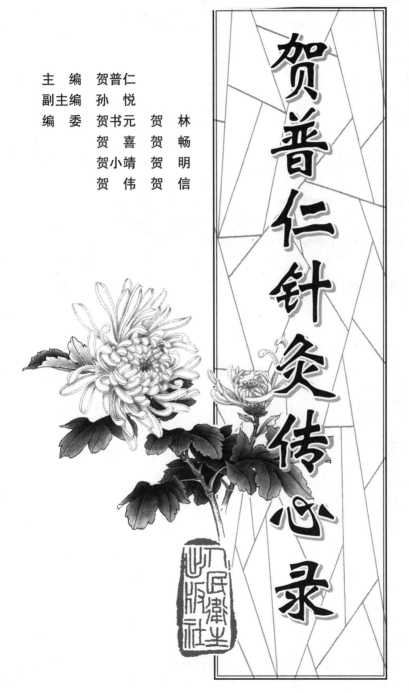

图书在版编目（CIP）数据

贺普仁针灸传心录/贺普仁主编. —北京：人民卫生
出版社，2013
（近代针灸大师传承系列丛书）
ISBN 978-7-117-16701-7

Ⅰ.①贺…　Ⅱ.①贺…　Ⅲ.①针灸疗法-临床应用-
经验-中国-现代　Ⅳ.①R246

中国版本图书馆 CIP 数据核字（2012）第 272551 号

| 人卫智网 | www. ipmph. com | 医学教育、学术、考试、健康，购书智慧智能综合服务平台 |
| --- | --- | --- |
| 人卫官网 | www. pmph. com | 人卫官方资讯发布平台 |

**贺普仁针灸传心录**

主　　编：贺普仁
出版发行：人民卫生出版社（中继线 010-59780011）
地　　址：北京市朝阳区潘家园南里 19 号
邮　　编：100021
E - mail：pmph @ pmph. com
购书热线：010-59787592　010-59787584　010-65264830
印　　刷：北京铭成印刷有限公司
经　　销：新华书店
开　　本：710×1000　1/16　印张：27
字　　数：499 千字
版　　次：2013 年 6 月第 1 版　2024 年 6 月第 1 版第 11 次印刷
标准书号：ISBN 978-7-117-16701-7
定　　价：46.00 元

打击盗版举报电话：010-59787491　E-mail：WQ @ pmph. com
质量问题联系电话：010-59787234　E-mail：zhiliang @ pmph. com

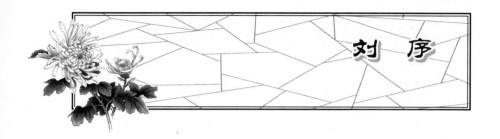

# 刘　序

　　针灸学是祖国医学重要的组成部分，随着人类文化和科学技术的进步，针灸学得到不断的发展和完善。针灸在防病治病中有治疗范围广泛、疗效显著、无不良反应等优点。针灸是用针刺、艾灸等方法，调节经络气血，增强人体自身的防御能力，达到驱除病邪、恢复健康的目的。正因为如此，针灸学在中华民族的生存、繁衍和保障健康方面取得了不可磨灭的成绩，因而它是个正在发光的"宝"；历尽几千年的沧桑，在人类认识水平提高和其他学科发展的影响下，针灸科学丰富了自身的内容，使其基础理论和对各种疾病的诊治方法日臻完善，它是一个伟大的"库"，故称之为"针灸宝库"。

　　贺普仁教授是一位驰名中外的针灸专家，有"天下第一针"的盛誉。自14岁师从京城针灸名家牛泽华先生，22岁即在贺普仁诊所悬壶应诊，至今已历时70载。1956年调入北京中医医院针灸科，任针灸科主任达二十余年之久，1990年被卫生部、人事部和国家中医药管理局授予"全国名老中医"。2008年经国务院批准，文化部确定贺普仁为第一批"传统医药国家级非物质文化遗产针灸项目代表性传承人"，2009年被北京市卫生局、北京市人事局、北京市中医管理局授予"首都国医名师"的荣誉称号，同年被中华人民共和国人力资源和社会保障部、中华人民共和国卫生部和国家中医药管理局授予"国医大师"的荣誉称号。

　　贺老精研《内经》，苦学仁术，虚心求教，博采众长，不断总结、提高，用全新的治疗思想，创立了独具特色的针灸治疗学体系——贺氏针灸三通法，形成了"病多气滞，法用三通"的独特学术思想。其内容为以毫针刺法为主的"微通法"，以火针疗法为主的"温通法"，以三棱针放血为主的"强通法"。

　　贺氏学术思想的形成，不是一蹴而就的，更不是一句空话，而是有其深厚内涵的。就贺老对针灸医师提出的"医德、医术、医功"三位一体的准则来看，即可了解贺普仁教授从医之路所付出的艰辛和对后学者的期望。贺老从医的一生，一直奉行"以人为本，以临床为主线，以疗效为基础，以继承和发扬中医理论为前提，以学术传承为己任"的信条。贺老经常讲："一生之中我有三个老师，一是入门时所拜的老师，二是书本，三是病人，此三师缺一不可。"寥寥数语，即充分展示了当代针灸大师的成功的"秘诀"。

　　贺氏针灸三通法作为针灸学科建设中的重要研究内容之一，参与了国家中医药管理局、北京市科委及卫生局多项重大中医科研项目。2001年"贺氏针灸三通法治疗中风病的临床应用研究及贺氏针具、针法的推广"被国家中医药管理局确立为世界卫生组织"中医适宜诊疗技术研究"专项科研课题之一；2008年《"贺氏针灸三通法理论"及其治疗中风病的应用研究》获中国针灸学会科技进步三等奖及北京市科学技术奖三等奖。

　　贺老的学生逾千人，亲传弟子百余人，其中德艺双馨者亦不乏其人。此书经其传人总结整理，编纂而成。全方位地反映了贺普仁教授学术思想，对临床医生而言具有很好的实用性和指导意义。借此新作成功出版之际，热切希望贺老的学术影响得以扩大，并以此为序，以励后人，期盼广大针灸工作者能够学习贺老，潜心专研，细心揣摩，以针灸事业为己任，为推动中医药的发展作出贡献。

刘

序

4

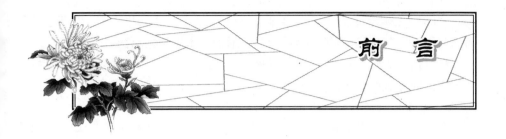

# 前　言

　　贺氏三通法是贺普仁教授从医七十余年,以《黄帝内经》为理论基础,并吸收历代医家思想之精华,融合自己学术上的见解于20世纪80年代提出的针灸治病理论学说。贺老在研读岐黄宝典以及历代医籍的同时,始终与临床实践相结合,强调针灸理论必须与实践结合才能体现其作用。通过几十年的实践过程,不断加以总结提高,在众多的针灸疗法中取其精华,命名为"三通法",即以毫针刺为主的"微通法";以火针、艾灸疗法为主的"温通法";以三棱针刺络放血的"强通法"。近年来这一提法得到越来越多的针灸同仁的重视与呼应,1991年11月成立了"贺氏针灸三通法研究会",在此基础上使"三通法"的学术基础更加完善。

　　"通"有贯通的意思,指由此端至彼端,中无阻隔,"通"又有通顺的意思,指往来,交接,勾结(《辞海》)。经络系统为维持人体正常生命活动,保证机体内外环境的协调统一,起到了重要的作用,正如《灵枢·海论》所论:"夫十二经脉者,内属于脏腑,外络于肢节";《灵枢·本脏》也说:"经脉者,所以行血气而营阴阳,濡筋骨,利关节者也。"经络在人体运行气血,联络脏腑,贯通上下,沟通内外表里,无处不到,无处不有,同时手足阴阳表里之经又按照一定的次序交接,使营卫气血流注往复,循环不已,这就是经络"通"的作用,这就是人生命活动的基本生理特性。疾病的发生恰恰是对这生理功能的破坏,出现了或表或里,或在脏或在腑的经气血脉的不通,营运之不畅,如《素问·调经论》所说:"血气不和,百病乃变化而生",孙思邈在《千金方》中也指出:"诸病皆因血气壅滞,不得宣通"。贺老经数十年的临床验证,并博览群书,深谙古训,抓住一个"通"字,总结出:尽管临证病变万千,病因有外感六淫,内伤七情,饮食劳倦之不同,然其病机归根结底只有一个,那就是经络、血气的运行不畅或阻隔不通,造成气血逆乱,营运无序,血气壅滞,运行不畅,乃至气滞血瘀等病理与诸多病症的产生。针灸的方法多种多样,尽管手段不同,但使经络得"通"是相同的,针灸疗法最终目的就是要恢复经络"通"的功能,以"通"取其效,如《灵枢·九针十二原》所云:"欲以微针,通其经络,调其气血,营其顺逆,出入之会……"以"通"为法,以"通"为用,只有"通"才能使阴阳调和,只有"通"才能扶正祛邪,补虚泻实,达到治病的目的。正如高士宗在《素问直解》中的一段论述:"但通之之法各有不同,调气以和血,调血以和气,通也;下逆者使之上升,中结者使之旁达,亦通也;虚者助之使通,寒者温之使通,无非通之之法也。若必以下泄为通,则无妄矣。"以通为本则是贺氏针灸三通法学术思想之精髓。

源自远古的砭石与九针,历经发展到现代的针灸疗法,大凡以经络学说为理论依据的针法或灸法已有几十种,贺氏针灸三通法,是通过贺老几十年的临床实践,在掌握的多种刺法中选择出的 3 种基本法。

微通法指的是以毫针刺为主的一种针法。贺老将临床最常用、最基本的毫针刺法命之曰微通法,是有其深刻含义的。其一,从微通法所选用的针具看,早在《黄帝内经》中就有"微针"之称,《灵枢·九针十二原》记有"欲以微针通其经脉,调其血气"的文字,后世《标幽赋》也指出:"观夫九针之法,毫针最微",又说"众穴主持"。"微"在此有细、小之意,说明针尖如"蚊虻喙",针身细巧的毫针,可以针刺全身各部的穴位,应用广泛。其二,"微"字的深刻内涵还在于毫针刺法的微妙。应用毫针,从持针法,进针法,进针后的行针导气法,补泻法的实施,直到留针,出针针刺全过程中的各个环节,都有很高的技术要求,有诸多具体的方法,然而最重要、最关键的,其要领还在于治神、守神,并使针刺后达到"气至",亦即使针刺达到"得气"和"气至病所",这是毫针针刺手法的基本要求,实践证明,针刺后能否得气,是能否获取疗效的关键,正如《灵枢·九针十二原》所说:"刺之要,气至而有效,效之信,若风之吹云,明乎若见苍天",又如《标幽赋》所说:"气速至而速效,气迟至而不治"。从古至今,历代针灸医家都把治神、守神、得气看作判断针灸医生医术高低的一个重要标准,正如《灵枢·小针解》指出的:"粗守形者,守刺法也,上守神者,守人之血气有余不足,可补泄也";又解释曰:"粗守关者,守四肢而不知血气正邪之往来也,上守机者,知守气也"。由此,粗工、上工一目了然。贺老经长期实践,积累了丰富的毫针刺法经验,在针刺手法上,尊古而不泥古,有继承有发扬。将"微通法"运用于临床,治疗内、外、妇、儿各科常见病、多发病,以及急重疑难病症,其疗效,是有目共睹的,通过对针刺手法进一步整理,加以继承,其在"微通法"上的学术观点尚需进一步发掘,予以发扬。

温通法指以火针和艾灸为主的刺灸方法。"火针"既是针具的名称,又是一种针法的名称。从针具看,火针即古代九针中之"大针",早在《灵枢·九针十二原》、《九针论》、《官针》及《素问·针解》中对其形状及用途就有具体论述。从针法看,火针刺法是用火将针烧红后,迅速刺入人体一定的穴位或部位,以达治病目的的一种方法,从这个意义上看,火针又有"燔针"、"烧针"、"白针"之称。如《灵枢·官针》曰:"凡刺之要,各有所施也",根据九针长短大小的不同,又曰:"凡刺有九,以应九变……九曰焠刺,焠刺者,刺燔针则取痹也"。仲景先师在《伤寒论》中对火针的应用进行了详细的阐发,以后有唐·孙思邈的《千金方》、《千金翼方》；宋·王执中的《针灸资生经》；明·高武的《针灸聚英》；明·杨继洲的《针灸大成》等多部古医籍，都对火针疗法做了专题讨论，可见，这一方法在针灸疗法中的重要位置和它的实用价值。自20世纪50年代始贺老就致力于火针疗法的应用与研究，贺老将火针与常用的艾灸疗法并称其为"温通法"，其关键就在于"温"，这两种方法的优势与特色就在于它的"温热"刺激。《素问·调经论》说："人之所有者，血与气耳"，又说："血气者，喜温而恶寒，寒则泣不能流，温则消而去之"。《素问·八正神明论》更指出："气血者，人之神"，气血是人体生命活动的动力与源泉，贺老认为，温通法借助火针的火力，艾灸的温热刺激，激发人体的阳气，启动下焦命门之元阳、真火，增强经络对气血的营运与推动作用，以开闭、决塞、疏通脉络，既可"借火助阳"以补虚，又可"开门祛邪"以泻实，乃至"以热引热"使火郁壅滞得泄，这就是火针、艾灸的独特效用。贺老通过几十年的实用经验，在"温通法"作用机制的阐发上，尤其是火针治疗的适应证上，都有其独到的见解，亦须继承，整理提高。

贺氏三通法中的"强通法"指以三棱针刺为主的刺络放血法。三棱针在《灵枢·九针十二原》等篇所记载的九针中属"锋针"，专为刺出血用，刺络放血法也是针灸疗法中应用广泛，独具特色的一种传统针法，贺老将此针法命名为"强通法"，也是有其学术价值的。"强"有勉强、强迫、迫使的意思，又有强大，有力的意思，这种方法就是利用较毫针强劲有力的特种针具，如三棱针，在人体一定的穴位或某浅表部位，刺破血络，强迫出血，放出少量血液，以达治疗疾病的方法。这种方法颇受历代医家的重视，在《黄帝内经》中，约有40余篇或多或少地论及刺络放血的内容，以后历代医籍多有记载，不仅反映在针灸专著中，也反映在其他内、外各科，著名医家的著作中，如宋·陈自明的《外科精要》，金元四大家张从正的《儒门事亲》，李东垣的《脾胃论》，其弟子罗天益的《卫生宝鉴》等，在我国少数民族的蒙医、藏医中，也有运用。这也充分说明了刺血疗法的实用价值。贺老在几十年的医疗工作中，对放血疗法也做了广泛的应用，颇有见地，放血疗法之所以见效，关键就在一个"强"字，通过灵巧的手法，适病适症准确的出血量，迫血外泄，强刺、快速，使邪随血出，祛瘀通闭，疏通脉络，使经气通畅，营血顺达，从而达到令邪热外泄，祛腐生新，活血祛瘀，醒神开窍，安神定志等全方位的功效，贺老将此法广泛应用于临床各科疾病的治疗，尤其在一些危急重症的急救中，常见立竿见影的效果。

为了更好地继承和发扬针灸学宝贵遗产，为更好地继承总结中医丰富的临床经验，为更好地指导临床医生提高针灸疗效，笔者编写《贺普仁针灸传心录》一书，在编写过程中，笔者特地参考了已出版的《针灸治痛》、《针具针法》、《灸具灸法》、《针灸三通法操作图解》、《国医大师贺普仁》等几部专著和相关的报刊，是针灸教学、科技人员、临床各科医生及针灸爱好者的重要参考书。

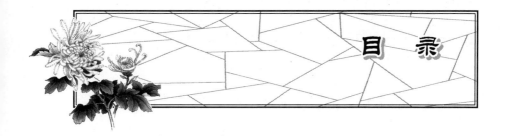

# 目 录

## 上篇　贺氏针灸三通法

目
录

11

目
录

13

目
录

14

目

录

## 下篇　医功修炼

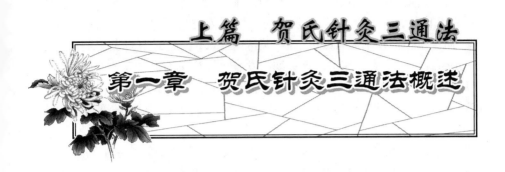

上篇　贺氏针灸三通法

# 第一章　贺氏针灸三通法概述

贺氏针灸三通法,是贺普仁教授从医70年理论探索与临床实践的结晶。2010年"中医针灸"申遗成功,进入《世界人类非物质文化遗产代表作名录》,使之成为人类共同的文明财富,这对中国针灸的健康发展具有重要意义。本章节将论述三通法的形成发展与核心学说、传承价值,以及其发展方向与路径。

## 第一节　贺氏针灸三通法的创立

贺普仁教授22岁(1948年)悬壶应诊,救治病人无数,早年间治病主要以毫针为主,且在临床之余,细细研读中医古籍,仔细体会毫针的微妙,深得其精华,发表了《针灸治疗口眼歪斜160例分析》(1965年)、《针灸治疗85例遗尿的临床观察》(1968年)、《针灸治疗输尿管结石》(1973年)3篇毫针治疗的论文。毫针疗法以后逐渐发展为三通法之一——微通法,以毫针为主的微通法应用范围广泛,在当时和现在一直是针灸临床的主要工具。

然而临证之时,贺普仁教授渐渐发现单一毫针治疗并不能满足临床所需,如何提高疗效,扩大适应证已是当时迫在眉睫的问题,在20世纪60年代初贺普仁教授在临床实践中逐渐引入了放血疗法,多用于治疗血瘀络阻之证,方法简捷,效如桴鼓。这一期间发表放血疗法的论文有4篇:《放血疗法》(1964年)、《放血退热的临床观察》(1968年)、《放血对高血压的影响》(1969年)、《中草药配合放血疗法治疗银屑病12例小结》(1970年)。放血疗法这一古老的治疗方法后来演变为三通法之一——强通法。

20世纪60年代初贺普仁教授同时开始了对火针疗法的研究和探讨,这一疗法虽自古有之,历代医家特别重视,发展至当时却很少有人应用,濒于灭绝。贺普仁教授发现火针疗法恰能弥补毫针和放血之不足,如获至宝,遂潜心研究,总结发挥,治愈了大量的病例,消除了病人对火针的偏见。通过多年的临床实践,证明其应用范围广泛,疗效可靠,因此值得普及和推广。贺普仁教授临床非常重视火针,将其提升到与毫针同等高度,不但扩大了火针的适应证,而且使操作技术大有改进。继《黄帝内经》、《千金方》、《针灸聚英》之后,又一次系统总结了火针疗法。这一期间发表火针疗法的论文有3篇:《火针治疗漏肩风》(1965年)、《火针治疗面肌痉挛的临床观察》(1971年)、《火针治疗30例坐骨神经痛的临床观察》(1972年)。火针为主的疗法后来演变为三通法之一——温通法。

贺普仁教授毫针、火针、放血三法联用,有机结合,或三法结合应用,或独取一法、二法、随证选取,得心应手,对一些疑难杂症、陈疾旧疴,主张毫针、火针、三棱针相配合,力求改变以前单针治病的思路,使针灸临床适应病种的数量及疗效有了大幅度的提高。至20世纪80年代初贺普仁教授才将这三种针灸方法归纳总结,正式提出"贺氏针灸三通法"概念。贺普仁教授致力于"贺氏针灸三通法"的推广和研究,发表三通法研究的论文4篇:《温通法治疗子宫肌瘤》(1985年)、《火针疗法的机理研究及临床应用》(1986年)、《针灸三通法》(1993年)、《针灸三通法的临床应用》(1999年),出版论著11部:《针灸治痛》(1987年)、《针具针法》(1989年)、《针灸歌赋的临床应用》(1992年)、《贺氏针灸三通法》(1995年)、《贺氏针灸三通法附图解(一、二、三册)》(1998年)、《针灸三通法临床应用》(1999年)、《灸具灸法》(2003年)、《针灸三通法操作图解》(2006年)、《贺普仁(中国现代百名中医临床家)》(2008年)。

贺普仁教授亲自指导3名硕士研究生,北京中医医院针灸科先后为贺普仁教授配备了8名徒弟。通过全面继承贺普仁教授学术思想和更加深入的临床实践,逐渐使"贺氏针灸三通法"理论更加完善。北京中医医院针灸科是国家中医药管理局重点专科及重点学科,在学术研究和临床示范中颇具影响力,贺普仁教授的亲授弟子以北京中医医院针灸科为依托,搭建起推广"贺氏针灸三通法"的广阔平台,在国内率先建立了中医卒中单元,将"贺氏针灸三通法"广泛应用于中风病的临床及科研工作,并在此基础上建立起中风病应用"贺氏针灸三通法"的诊疗规范,进一步促进了"贺氏针灸三通法"的推广。

在贺普仁教授研究的基础上,"贺氏针灸三通法"的研究不断深入,研究论文层出不穷,有临床疗效的总结,也有多中心大样本的临床对照研究,有中医理论范畴的三通法机制探讨,也有以现代医学角度从临床机制和动物实验方面对三通法作用机制的深入研究,如"贺氏三通法对缺血性中风患者神经功能缺损的影响:多中心随机对照研究"、"贺氏三通法治疗痰瘀阻络型中风临床研究"、"贺氏三通法对急性脑梗死患者血浆 t-PA 和 PAI-1 的影响"、"三通法针刺对急性缺血性脑血管病患者血清 TNF-α 及 IL-1β 的影响"、"贺氏三通法对脑缺血再灌注大鼠模型血浆 β-EP、ACTH 的影响"等。据统计有 11 部专著相继出版，103 篇"贺氏针灸三通法"理论及应用研究学术论文被发表，其中北京中医医院针灸科发表 30 篇，各地针灸科医生发表 73 篇，内容涉及内、外、妇、儿等各科疾病 65 种，贺氏针灸学术思想及研究论文被国内外研究文献引用次数累计 48 次。

"贺氏针灸三通法研究会"于 1991 年 11 月成立，此后在日本、中国台湾、中国香港、泰国、新加坡、美国、澳大利亚等地相继成立了分会，"贺氏针灸三通法"在国内外针灸界产生了广泛影响。

在贺氏针灸三通法研究会的支持下，"贺氏针灸三通法"临床应用全国研讨班分别于 2000 年、2001 年举办了 2 次，参加人数达 300 余人，国内各地区掀起了"贺氏针灸三通法"研究和应用的高潮，"贺氏针灸三通法"的影响不断扩大，北京地区 8 家医院临床推广使用"贺氏针灸三通法"。公开发表文献显示，分布于 17 个省、自治区、直辖市的各级共 52 家医院的医生临床应用"贺氏针灸三通法"。

贺普仁教授从事中医针灸事业至今 60 余年，通过孜孜不倦的潜心钻研，在长期的医疗实践中创造的"贺氏三通法"，是他经过 50 余年的理论探讨和临床实践相结合而提出的针灸学术思想，博采众长，疗效显著。

# 第二节　贺氏针灸三通法的核心学说

贺氏针灸三通法的核心学说，从开始的"病多气滞，法用三通"到今天的"病多气滞，法用三通，分调合施，治神在实"，秉承的都是"大道至简"的哲学理念，正如老子在《道德经》所言："玩物之始，大道至简，衍化至繁"。

"病多气滞，法用三通，分调合施，治神在实"作为贺氏针灸三通法的核心学说，四者各具要旨。

病多气滞——要旨在"气"。阴阳二气的永恒运动是人体生命活动的根基，所有的疾病，都是二气的升降出入发生问题的显象。因此，一切疾病都与"气"相关。"病多气滞"是贺普仁教授对中医病机规律认识的结果，同时也是对针灸治疗规律认识的结晶。因气滞滞在腠理、滞在肉分、滞在血分、滞在脏腑、滞在骨髓的部位不同，经络气滞的程度不同，气机失调的状态不同，寒热、虚实的属性不同，疾病便呈现以多样化表现，其应对手段亦必须多样，由此催生出"法用三通"。

"法用三通"——要旨在"法"。此处之"法"有狭义与广义双重意义。狭义之法是指三通之法,广义之法是指贺普仁教授的"道法合一"的医道观,是对针灸医学的规律、方法、手法的简明概括和高度提炼,其中道中寓法,法中有道,道法自然,法无定法。"法用三通"虽以无法为最高境界,但落实到临证确是有法可依,这就是"分调合施"。

分调合施——要旨在"合"。作为贺普仁教授的临证法则,"分调",是指三通各法具有不同的属性与作用机制,针对不同的病症、病程使用;"合施"是指针对复杂的病情,和合联用三法,妙取三法施治的有机合效。提出"分调合施"学说的目的是:在针灸通调机制内在同一性的大外延下,通过认知三法各自的作用机制,特别是火针的作用机制,以作用机制为依据,总结三法临证规律,确立治疗技术规范。"分调合施"的临证要求是:依据机制,施法用针,妙取合效,"气至病所"。

"治神在实"——要旨在"治"。"治神在实"的根本就是把针灸"治神"大法落到临床实处,贺普仁教授强调"治神在实"是针灸临证的根本要道。"治神在实"的提出,是以《黄帝内经》"治神"学说的原点含义为依据,从"治神"到"治神在实",是对针灸精髓的发掘与提取,是道用合一的创建与演绎。

# 一、关于病多气滞

其一,"病多气滞"是贺普仁教授对生命活动与疾病生变规律的认识与概括。

《难经·八难》:"气者,人之根本也"。《素问·举痛论》提出:"百病生于气也,怒则气上,喜则气缓,悲则气消,恐则气下,寒则气收,炅则气泄,惊则气乱,劳则气耗,思则气结,九气不同,何病之生。"尽管九气之说,多在七情范畴,对病因、病机复杂多样性的阐述显得不够完全,但明确的是,"气"是致病之元因,而六淫成疾,更是遵循首伤卫气、从表入里之规律。如前所示贺普仁教授从针灸治疗通调机制的特性出发,形成对"气滞"、对针灸治疗集中针对性的独特认知:尽管致病因素有七情、六淫、疫疠、饮食不节、劳累过度、跌打损伤等多种,其病理变化又有表里上下、升降出入、寒热虚实、气血阴阳的失调等,而这几方面的变化过程,都是机体抗病能力与病邪交争,以及脏腑经络自身功能失调的种种表现,因此各种疾病的病理变化,都必然影响到脏腑经络之气的运行,从而导致脏气、腑气、经络之气的阻滞,即气滞。气滞是大多数疾病发生发展的重要环节,气滞则病,气通则调,调则病愈。正如张介宾在《景岳全书·疾病类》中所云:"凡病之为虚为实,为寒为热,至其病变,莫可名状。欲求其本,则只一气字足以尽之。"

其二,对于"病多气滞"需要明确的概念含义有二。

首先明确"病多气滞"中的"气"的概念含义:这里"气"具有特指之义,特指人体的不和之气——邪气,而非中医学中"气"的概念。张介宾在《类经·疾病类·情志九气》中说:"气之在人,和则为正气,不和则为邪气,凡表里虚实,逆顺缓急,无不因气而至,故百病皆生于气。"

其次明确"病多气滞"中的"滞",一是指致使气机失常的病理状态;二是指邪气滞血为瘀,致阻成病。

《黄帝内经》提出的"百病生于气也"表明的是,各种致病因素只有在造成气机失调、气滞血瘀的情况下才会发生疾病。"病多气滞",不仅是贺普仁教授对病理机制的归结与描述,还是对针灸学科本质规律的感悟与论述。贺普仁教授认为:针灸疗法,是由于针刺和艾灸刺激于穴位,通过经络而发挥作用,因此认识针灸与治疗的关系要抓住经络这条主线。而经络在人体运行气血,联络脏腑,贯通上下,沟通内外表里,无处不到、无处不有,同时手足表里之经又按照一定的次序交接,使气血流注往复,循环不已。尽管临证病变万千,病因各有不同,病位有五脏六腑、皮肉筋骨、五官九窍之不同,然共同的病理变化是相关的、经脉、络脉、血气的运行不畅,乃至气滞血瘀,经络阻塞。贺普仁教授认为,气滞造成的经络不通、气血失和,和最终导致的阴阳失调,是各种疾病发生发展不可逾越的病理过程。

以"病多气滞"为根本导向,贺普仁教授将传统针灸医学治疗规律、法则与针具、针法、灸具、灸法、罐法融会贯通为"法用三通"。

# 二、关于法用三通

"法用三通"是对传统针灸疗法的归纳与升华,把针灸疗法的根本作用机制融会贯通于三通之法中。如前所示"法用三通"的精髓为:通调为本,知调阴阳,通经活络为手段,调和气血阴阳为目的。

其一,对于"知调"首先要明白:知调阴阳为用针之要。

《灵枢·根结》:"用针之要,在于知调阴与阳,调阳与阴,精气乃光,合形与气,使神内藏。"唐宗海在《血证论》中曰:"人之一身,不外阴阳,阴阳两字即水火,水火两字即气血。"所谓阴阳失调,其实质就是气血失调。《黄帝内经》认为针灸的治疗作用,就是通过通经脉,调血气而实现的。正是通过经脉之通,血气之调,转逆为顺,扶正祛邪、补虚泻实,以使阴阳调和,平脉平人以现。

其二,对于调和,就是要知道:针灸之法即通经脉、调气血之法。针灸治病的根本道理,在于针灸能够通经脉,调气血的作用。贺普仁教授认为,中医

"气"的概念,是指人体脏腑组织器官的功能作用,如果人体组织发生气机不调,就会出现疾病,调气实质上就是调理气机的升降出入,调理脏腑经络的功能。"针灸三通法"就是采用各种针灸方法,通过刺治灸疗罐排,达到化滞破阻通经络、气机运行、功能状态复常、疾病向愈的目的。

因邪气滞血为瘀在腠理、在肉分、在血分、在脏腑、在髓的不同,体征病证便以多样化显现,面对疾病的虚实寒热、标本夹杂及千变万化,贺普仁教授将其应对手段概括为微通、温通、强通三通之法,曰:法用三通。法用三通,涵盖九针通之大术;三足鼎立,化用九针调之大法。病变针变,法为效用,据因循位,分调合施。

其三,这里需要明确的是,在三通之法的三种针具针法中,虽然毫针疗法,在我国传统针刺医术中是最主要、最常用的一种疗法,但它不能代表针灸疗法的全部,也不能替代其他针法。从对中国针灸生成史的回顾,到对针灸医学发展的展望,都会让人认同,九针各有其用,所有的替代都是科技进步的彰显,所有不该的埋没,也总会有重生的一天。重拾九针应有的价值,是对先贤的最大尊敬,是对中国针灸最为重要的传承。应对不同的病症、病程,施用不同的针法,治愈疾病靠的不仅是针灸效穴的合力,同时靠的也是不同针具针法的合力。"法用三通"临证之用的最大智慧在于精妙的"分调合施"。

# 三、关于分调合施

"分调合施"作为核心学说提出的标本意义,就在于可推进三通各法作用机制的深入研究,以作用机制为依据,实现三法临证的和合而施。

其一,明确涵盖:关于"分调合施",作为临证法则首先要明确其涵盖。"分调合施"的涵盖有二:一是三通法的和合而施;二是针、灸、药法的和合而施。

其二,确定属性,各担其任:通经调和,是针灸治疗的根本属性,"分调合施"是把属性融入理法后形成的微通法、温通法、强通法的临证法理规则。三通各法在分调中分具不同的属性。微通法的属性是渐调为主;温通法的属性是扶调为主;强通法的属性是速调为主。

根据属性,微通法通过循经渐调,调气行血,调和脏腑阴阳。微通法理气为要,通过调理气血阴阳虚实之气,调理脏腑功能盛衰之气,理顺逆气,以现平人之脉、康复之身。循经渐调——针刺在行气、理气、调气、和气中呈现的功效,最必然直接相关的体验来自气针法——毫针治疗中。因此,"微通"之妙与"气针"之称,不仅代表了毫针根本属性,更是标定了毫针继锋针、燔针后问世的使命——循经调气,微妙之极,微中见巨:是指"微"字与"小"字同义,但在针灸治疗中,此"微"具有"四两拨千斤"之力,可治疾于一,一穴一针可愈多种疾病。

温通法通过扶调,扶正补虚,祛病强身。火针扶正助调,艾灸温经扶调。火之属性为阳,火针以阳助阳,火针如体,体内经络、气血、津液、病体组织全部产生应激变化,人体经脉中的元阳之气在激活中得到扶补。火针与机体变化的实验数据虽未取得,但临床之证已确信无疑,火针治疗宫颈癌、乳腺癌病症痊愈的医案是最好的证明。灸利补虚,补气化滞。关于灸疗,上个世纪80年代,已有相关专家临床观察到艾灸能有效地激发循经感传,研究认为,灸疗中经气感传率为70%以上,远远高于针刺中经气感传出现的几率。

强通法通过开决速调,放瘀出邪,激络破阻,疏经促通。如中风患者发病即头部放血有急救之效;咽喉疼痛,少商放血多可痛消即愈。

其三,认识机制,临证合施:关于认识机制:在同一的针灸通调机制的大外延下,深入认识三法各自的作用机制以及机制与病症的对应规律,这是临证"分调合施"的科学依据。目前对"针灸三通法"各法的作用机制宜忌,已列入贺普仁教授学术体系发展的重大课题。

关于临证合施:根据以上三通各法"分调"属性,临证"合施"法则有二:第一是据因循位,据症依程,择法用针,妙取合力。第二是"气至病所",以血行气,调和阴阳,治愈疾病。

第一,关于据因循位:即依据病因,明察病位,病灶为的,有的放矢,法针精用,事半功倍。关于据症依程:即根据病证、病程取法用针——或单法而用,或二法或三法合施,或两法合施于一针一穴(比如火针放血、毫艾温针)。

第二,关于"气至病所":首先需要界定"气至病所"这一概念。"气至病所"言出窦汉卿《针经指南》:"捻针,使气下行到病所。"贺普仁教授界定的"气至病所",不同意窦汉卿的原义,更不同于一般对"得气"的理解,只是借用"气至病所"表达对针灸临证目标的见解与定义。贺普仁教授认为,"气至病所"指的针灸临证的达标问题,达到这一目标涉及"气至"、"得气"、"守机"三个关键要素,"气至病所"是施针即效、针刺"得气"、"察机守机"的复合效应,言说似乎复杂,但检验"气至病所"的标准却非常简单、直观,这就是治愈疾病。

界定"气至病所"须对其中涉及的"气至"、"得气"、"守机"问题做出明确的论述。"气至"、"得气"、"守机"在《黄帝内经》中多有相关论述,后世医家在《黄帝内经》基础上,通过对临床实践经验的总结,又有各自的感悟与认知。贺普仁教授根据自己的实践体察,对此提出理解上的要点,遵循"大道至简"的原则,对三者的概念、属性、辩证关系与临证要则做出如下论述。

"气至",理解上的要点在"至"。至的本义是到来。《灵枢·九针十二原》曰:"为刺之要,气至而有效",古汉语多用使动用法,这里用的句法正是使动用法,是使之脉气来之义,因此"气至"的本来含义是指针效问题,体现在两个方面,一在脉气之变,二在病气之衰。

关于脉气之变:这里所指的脉与脉气,并非中医今用的寸、关、尺三部九候切诊之脉与脉气(独取寸口并将寸口脉分为"三关"的诊脉方法首见于《难经》,这种确立了以手腕寸、关、尺为三部,再分别每部之浮、中、沉为九候的"三部九候"脉诊法沿用至今。独取寸口脉法虽然只对寸口脉进行诊察,但在经络学说指导下,与十二正经密切相关),而是指《黄帝内经》中记载的"三部九候",全身遍诊诊脉方法中的脉与脉气,诊脉部位不止一处。此"三部九候"见于《素问·三部九候论》:"天地之至数,始于一,终于九焉。一者天,二者地,三者人,因而三之,三三者九,以应九野,九野为九脏,故人有三部,部有九候,以记死生,以处百病,以调虚实,而除邪疾。"《黄帝内经》的"三部九候",是对九个部位的血脉进行诊察,分为上、中、下三部。三部之中,各有天、地、人,都是代表诊候部位,合起来则为九候,统称"三部九候"。此"三部九候"以天、地、人划分,按各候足少阳经、手阳明经、手少阳经、手太阳经、足阳明经、手少阴经、足厥阴经、女子胞、足少阴经、足太阴经、胃气之序,其诊脉部位依上序为在额两旁;在鼻两旁、近于巨髎穴;在耳前陷者中;寸口毛际外羊矢下一寸半陷中、五里之分;在鱼腹上趋筋间、直五里下箕门之分;合谷、神门;大横;太溪;冲阳。"气至"体现的脉气之变,是指以这九个部位为点位,对经脉与胃气之变进行候察,以察知病气盛衰。直至今日,在"糖尿病"等相关诊断中,有些医家还在沿用太溪、冲阳诊脉法以察病程、病情。

关于病气之衰,《灵枢·九针十二原》曰:"效之信,若风之吹云。"病气之衰直接体现在病气衰败,速效、显效治愈疾病。

综上所述一言以蔽之,"气至"就是:通过针刺实现通经、气行、脉变、病衰的过程。

"得气",理解上的要点在"得",即经通气调以得。"得气"按照现代通行的解释是:在针刺穴位后经过手法操作或较长时间的留针,使患者出现酸、麻、胀、重等感觉;行针者则觉得针下沉紧;称为"得气"。这种针感产生的程度及其持续时间的长短,往往和疗效有密切的关系。特别是与镇痛效果的好坏有关。

贺普仁教授和不少"针灸三通法"的临床家们,通过各自的实践,打破了以上对"得气"约定俗成的界定与说法。他们对"得气"的理解与认知是:入针即可"得气"。他们认为入针即可"得气",在具备一定医术、医功功力后即可达到。在临证中"得气"的最高境界是：一，针入得气，手离针后，针体自己向下行进，直至针柄之处；二，进针之后，无须人力再施手法，"得气"之象、之感即能保持或与时剧增，有时直至出针之后数小时乃至数天不等。

综上所述一言以蔽之，"得气"就是：留针、运针，刺必"得气"；修炼、积累，刺即"得气"。

"守机"，理解上的要点在"守"。"守机"一语出自《灵枢·九针十二原》："小针之要，易陈而难入。粗守形，上守神，神乎神，客在门。""刺之微，在速迟。粗守关，上守机，机之动，不离其空。空中之机，清静而微，其来不可逢，其往不可追。知机之道者，不可挂以发；不知机道，叩之不发。知其往来，要与之期。粗之暗乎，妙哉！工独有之。""迎之随之，以意和之，针道毕矣"，"守机"中的守之根本在察，"守机"即是针灸临证中察守之道，察的是神机，守的是气机。"守机"与"治神"密不可分，针灸的神机妙用在这两者之中多有体现。关于"神机"，"灵枢"一词本身的含义就有"神机"之意。对于"守机"，由于《黄帝内经》阐述的是可意会，难言谈的内容，因此描述上的深奥必然带来理解上的不易，但是实践可以为验证、理解、实施真理打开真正的大门。

贺普仁教授通过临床实践，对"实践"在针刺临证时的理解是，"守机"察、守的就是经络感传的气机，"守机"与"气至"同步实现，"守机"在迎随补泻时，需要心手同察，察中得守，"守机"在"治神"中得到体现与检验。

综上所述一言以蔽之，"守机"就是：迎随补泻，心察手守。

贺普仁教授根据相关理论，特别是根据自己长期的体会，认为"气至"、"得气"、"守机"三者的辩证关系是：三者相互作用，依次为因果关系。"气至"为"得气"之因，"得气"强化"气至"之果，"守机"得机是"气至"、"得气"在气机之变上的显现，三者和合而得，方达针灸治疗的既定目标——"气至病所"。

贺普仁教授对三者在临证中的体会是：第一，"气至"可遇可求，可遇者（得针神者），针针气至，气至则效。可求者，时有时无，效微、效慢。反害者，不在其列。《素问·长刺节论》："皮者道也"，指的是皮肉为入针之道，"气至"入道即有。贺普仁教授强调：真正的"气至"是通过病位与穴位的高度相合性实现的。若要"气至"效达，通经启脉，取决于选穴、入针与病位病气、四时阴阳之气、经络气血之气的高度相合性上。第二，"得气"为进针即得、留针候得、运针可得的针刺治疗重要指标，主要是疾病治愈的基本前提，因此应该是针灸施治，每次必达的基本目标。第三，"守机"是神察观机、可意会难言说的一种征象。"察机"为了"守机"，"守机"为了"用机"。"察机"、"守机"、"用机"是有形寓在无形中的临证之境界,是神志相合的上工用针能力之彰显。正如《灵枢·终始》所言:"必一其神,令志在针"。《素问·宝命全形论》曰:"今末世之刺也,虚者实之,满者泄之,此皆众工所共知也。若夫法天则地,随应而动,和之者若响,随之者若影,道无鬼神,独来独往。"贺普仁教授强调在临证中,对于"守机"在达不到上工的境界、不具备上工的能力时,也须做到基本三守:一守病机,二守针刺过程中循经感传的"得气"之机,三守穴位、手法与病位、病程的对位之机。

需要明确的是,"气至"、"得气"、"守机"三者在临证中的侧重点各有不同:"气至"重在脉察,"得气"重在手法,"守机"重在心觉。针家在临证中三者皆有者,为得取针神之人,如《百症赋》所云:"随手见功,应针取效"。对于得取针神的体会感悟,各有意会。如:《素问·长刺节论》曰:"刺家不诊,听病者言。"而《灵枢·九针十二原》又曰:"凡将用针,必先诊脉,视气之剧易,乃可以治也"。因此针家的诊与不诊,不在形式而在人,凡针必有诊,诊寓在针中。正如张介宾的解注:"善刺者,不必待诊,但听刺家概不必诊也。今后世之士,针既不精,又不能诊,则虚实补泻,焉能无误。"

"气至"、"得气"、"守机"三者与"针灸三通法"临证的关系是,三者皆与三法相关,操作得当皆能三有,但三法侧重各有不同。按目前"针灸三通法"临床家们的体验类分是:微通三者并重,温通、强通"气至"为要。其中重要的前提条件是,针灸须精炼医术与修炼医功。

"分调合施"首重手法,其次在穴。"针灸三通法"对针刺手法的态度是:针刺施法,简精为上。这与明代医家汪机在《针灸问对》中,对诸多针刺补泻手法持否定态度,认为这是故意夸张其法的理念如出一辙。

贺普仁教授多年前曾用"机要得于心,精微应于手"这副对联表达自己的临证感悟。贺普仁教授强调"分调合施"的最高境界就是得心应手,即:学理入脑,法由心生,得心应手,手施其法。手法融合,贯通而用,灸药大助,和合施治。选穴精良,取穴精准,手法精正,贵在精诚。

# 四、关于治神在实

"治神"是针灸学科的根本大法,"治神在实"是把"治神"落实到临证之用的根本要道。

贺普仁教授对"治神在实"提出了至简的解释:第一,"治神"、"守神"的定义遵循《黄帝内经》的原点含义——"治神"治的是脉气之神,"守神"守的是脉神之变。第二,"治神在实"指的是,在针灸临证中"治神"的自治与治他,自治是指医家的"自守",治他包括"察"与"调"。无论是自治还是治他,都是要把"治神"落实在实质之治上。

其一,"治神"的原点含义:"治神"的概念与言说,首见于《黄帝内经》。《素问·宝命全形论》曰:"凡刺之真,必先治神"。《灵枢·本神》曰:"凡刺之法,先必本于神"。《灵枢·九针十二原》曰:"粗守形,上守神"等。对于这些论述,在理解上歧义很多,这些歧义不仅带来认知上的混乱,更多带来了临证中的缺失。所以须对《黄帝内经》中"治神"的原点含义做出界定。在《黄帝内经》中,作为代表自然变化规律、生命活动现象、人之精神情志的"神"之广义、狭义概念,广泛用于多方面的论述中。而多与针灸相关的"治神"到底指的是什么?经过反复的研习认为《黄帝内经》中的"治神"指的是脉神,"上守神"守的也是脉神。一言以蔽之,《黄帝内经》中"治神"的原点含义是:刺治察守脉气之神。这就需要再次重复前面谈"气至"时已经说明的问题,就是"治神"、"守神"所指的脉神,指的是遍诊诊脉方法中的脉气之神。《素问·八正神明论》曰:"观其冥冥者,言形气荣卫之不形于外,而工独知之","上工救其萌芽,必先见三部九候之气","知其所在者,知诊三部九候之病脉处而治之,故曰守其门户焉,莫知其情,而见邪形也。"

贺普仁教授认为"治神"在针灸临证中,要点在"治",此"治"用的是古汉语中"治"字的引申义"治理"之义。

其二,"治神在实"的自治:"治神在实"的自治指的是医家的自守,自守指的是五脏之神的自守。五脏藏神,是《黄帝内经》中的重要学说,强调人体精神意识思维活动与五脏有着内在的联系。《黄帝内经》确立的五脏藏神的理论,在生理、病理、诊断和治疗诸方面都有重要的应用价值,但在这里"治神在实"之自治、自守强调的是,针家临证时要自身的神、魂、魄、意、志,守舍心、肝、脾、肺、肾。医家做到自治,才能进入治他境界。《素问·宝命全形论》所说的"凡刺之真,必先治神,五脏已定,九候已备,后乃存针。"也可作为医家自治的标准。

其三,"治神在实"的治他。

"治神在实"的治他,在临证中分为两个方面,一方面是察,另一方面是调。

第一,关于察。"治神在实"重在神察,神之变化,本于象上,察在脉象。这个脉象指的是今天沿用的气口脉之象。对于《灵枢·九针十二原》中"粗守形,上守神"理解的要点是:形与神是对立统一关系,形依神而显达,神依形而现象。形神统一观是《黄帝内经》生命观的基础观点。"上守神"强调的是脉神之守,守在脉象之察上。脉象是神治、神变之风向标,任何病症的治效都可以在脉象上显现,这是"凡治必先治神"的根本。

对于"治神在实"临证之察,贺普仁教授提出的相关新理念是:切诊应分针前、针后对比性的诊断记录,针后之录是下一次切诊及调整针治方案的重要参考依据。这一理念必将带来针灸临证诊断环节的革命性改变。贺普仁教授同时强调:临证四诊以望为首,望诊望神为首中之首。望神所指的"神"是人之气血阴阳的外显之象,不同于"治神"概念中的"神"的含义。

第二,关于调。调的根本就在于阴气血穴之调。"脉贵有神",是元末明初著名医家滑伯仁在《诊家枢要》中提出来的重要论断:"脉者,气血之先也。气血盛则脉盛,气血衰则脉衰……脉贵有神。"贺普仁教授认为,脉象之神即是人体的阴阳气血之神,脉象之变即是人体实质调治的外现性标志。而人体阴阳化在气血之中,调和气血是调和阴阳的载体,气血失调,则阴阳失调;气血和,则阴阳和。

"治神在实"的临证之调,重在调治气血。《素问·八正神明论》曰:"血气者,人之神",《素问·调经论》曰:"气血不和,百病乃变化而生"。《素问·至真要大论》:"疏其血气,令其调达而致和平。"《灵枢·营卫生会》曰:"营卫者,精气也,血者,神气也",张志聪注云:"营卫者,水谷之精气也。血者,中焦之精汁奉心神而化赤,神气之所化也。"神存于血而隐,但也依于血而显。血是神气的载体,神气是血的外显。

"治神在实"治血是要则,是在实之治的始发。针刺调血、生血、养血是"治神在实"的首要方面,血为气之母,其实血不仅为气之母,也是脏腑、经络生存运行之母,是人之精、气、神的内在之基。因此血也为人身之母。"治神在实",重血调治。通过临证体验,贺普仁教授提出了"以血行气"的学说和技法。

由于"气一元论"在中国古代哲学中占有的重要地位,历代医家在论述气血两者的关系时,偏重于对"气"的功能的论述。如《灵枢·刺节真邪》曰:"针刺之类,在于调气。"《灵枢·终始》曰:"凡刺之道,气调而止。"还有"气能生血"、"气行则血行"和"气能摄血"等论断,认为在两者的关系中气的功能占主导地位,而血的作用则为从属地位。近代以来,由于强调毫针刺法的"气至"、"得气"概念,经络运行气血的作用只剩下气的作用,血的作用被边缘化了,正如《医学入门》所云:"人知百病生于气,而不知血为百病之胎也。"但在《黄帝内经》中是气血并论的,并血字在前,常称"血气"。贺普仁教授认为:气血与经络既为人体正常的生理基础,也是疾病产生的重要病机转化所在。凡各种疾病皆由气血运行不畅、阴阳失衡所致。经络不畅则为经络之中气血运行不畅。血乃有形之物,气必须以血为基础,气属阳本主动,但必须依赖血以济,方可表现出它的功能活动。因此可以说血也是气血中的主帅。气之所以能行血,是由于血能载气,气的活力虽很强,但易于逸脱,所以气必须依附于血而存在于体内。当气附存于血中时,血可载气并不断为气的功能活动提供水谷精微,使其不断得到营养补充。故血盛则气旺,气旺又能生血、行血、摄血。血虚则气衰,血脱气亦脱,即血病气亦病,故临床有血液瘀滞引起的气机不畅和失血过多时出现的气随血脱等现象。基于这种认知,贺普仁教授提出了"以血行气"、"以血带气"的刺络放血法,以强令血气经脉通行。《灵枢·小针解》曰:"宛陈则除之者,去血脉也。"即凡郁滞过久的疾病均可用刺络方法治疗。《素问·调经论》曰:"病在脉,调之血;病在血,调之络。"说明了气血与经络之间有着不可分割的联系。当经络气血郁滞、经气不畅时当用刺络放血的方法加以疏通。故贺普仁教授强调:凡诸证气机不调、血脉凝涩之顽疾,非毫针微通所及,必用三棱针强通之,逼邪随血外出,以祛瘀通闭,疏通脉络,使经气通畅,营血顺达,达到血行气通、血气调和之目的。

概括而言,"治神在实"就是把"治神"落实在阴阳气血的实质之治上,即治理——治的是:阴阳气血之治;理的是:阴阳气血之神。临证中,"行气通经"与"以血行气"相得益彰。气为血之帅,血为气之母,二者在机体有形与无形的转化运动中,相依相助,荣损同一,阴阳气血,得和共生,失和共损。

其四,"治神在实"强调在"在实",但不忽略、不排斥治疗时医患之间的精神相会与相守。需要指出的是:医患的精神相会、相守,是对人体实质针感作用加强的重要方面,但不是绝对方面,绝对方面是针刺实质作用的感传与发挥,机体实质的调整与改变。而且"守神"的主要方面不在患方,而在医方,这就是贺普仁教授强调医家自治的原因。

把"治神"落实到临证中,是贺普仁教授提出"治神在实"这一核心学说的出发点与归宿点。这一核心学说的提出,旨在推动针灸临床理念的新研究,促进中国针灸的质化传承与质化发展。

综上所述,"治神在实"提出的重要意义还在于,强调说明针灸治疗是一种完整理论体系指导下,对人体实质的根本治疗,是对人体的物质基础——阴阳、气血、脏腑、经络的实质调治,是腧穴与疾病相关联之实质作用的显现,而不是像当前一些人、特别是国外一些人所认为的针灸治疗的效果只是一种精神作用下的显现,靠的是精神转移或心理作用,这种观点大大歪曲了中华针灸医学的本质特征,这是对几千年传承的中华医学发展成果的极大误解。《黄帝内经》问世的一个重要成就就是,巫医不分的时代宣布结束,从而开始了中国医学基本沿着唯物主义病机观的发展之路。

## 第三节　针灸三通法的本质特性与内在联系

## 一、针灸三通法的本质特性

"针灸三通法"，作为贺氏针灸三通法的内容构成，"病多气滞，法用三通，分调合施，治神在实"核心学说的理念蕴含其中。"针灸三通法"的本质特性有根源性、实践性、拓展性、必修性、发展性五个方面。

1. 根源性

"针灸三通法"有根有源。《黄帝内经》为其根、诸家经典为其源。

"针灸三通法"源于《黄帝内经》。《黄帝内经》是我国现存最早的医学经典著作，它全面而又系统地阐述了阴阳五行、脏腑经络腧穴、诊法病机、疗法原则、刺灸方法及其适应证和禁忌证等，其中又以《灵枢》所述的针灸内容尤为详尽，故有《针经》之称。《黄帝内经》为针灸学术的发展奠定了坚实的理论基础。《难经》在经络、腧穴等方面对《黄帝内经》做了补充。

《黄帝内经》中的病因学说、气机学说、九针十二原学说、针灸通调理论、针灸"治神"学说，是"针灸三通法"的理法根基。

《灵枢·九针十二原》曰："通其经络，调其血气，营其逆顺出入之会……令各有形，先立针经。"意思是：通过通调经脉气血，来治疗疾病是古人发明针灸疗法最主要的目的。经络在人体运行气血、联络脏腑、贯通上下、沟通内外表里，无处不在、无处不有，同时，手足表里之经又按照一定的次序交接，使气血流注往复，循环不已，这就是经络"通"的作用，这就是人体生命活动的基本生理特征。疾病的发生恰恰是对这一生理功能的破坏，出现了或表或里，或脏或腑，经脉气血的不通，营运之不畅，如《素问·调经论》所说："血气不和，百病乃变化而生。"后世医家对《黄帝内经》的病气通调理论也多有阐述。如孙思邈在《备急千金要方》中指出："诸病皆因血气壅滞，不得宣通。"《素问》中还有："百病皆生于气也"的中医病因说。贺普仁教授提出：尽管病因有七情六淫、饮食劳倦、跌打损伤等，但在任何疾病的发展过程中，气滞是不可逾越的主要病机，故称"病多气滞"。气滞则病，气通则调，调则病愈。针灸治疗疾病的基本方法就是调理气机，疏通经络，促进气血的运行与协调，从而达到治病的目的。因此贺普仁教授的"通"字，包含手段和目的双重含义；以"通"为手段，以"调"为目的，调和以病愈。正如清代高世宗在《素问直解》中的一段名言所论："但通之之法各有不同,调气以和血,调血以和气,通也;下逆者使之上升,中结者使之旁达,亦通也;虚者助之使通,寒者温之使通。无非通之之法也。"

贺普仁教授认为:针灸"治神"重点在"治","治"必"在实"。以《素问·宝命全形论》之"凡刺之真,必先治神",《灵枢·本神》之"凡刺之法,先必本于神",《灵枢·九针十二原》之"粗守形,上守神"的理论为指导,贺普仁教授形成"治神在实"的针灸学术体系核心学说。

贺普仁教授在发展其针灸学术体系中,不断地在一些中医经典著作中,为自己的核心学说和临证理法找到源头,这些中医经典著作也为其针灸学术体系注入活水。除《黄帝内经》外,其中最重要的是《难经》、《针灸甲乙经》、《针灸资生经》、《针灸问对》、《针灸聚英》、《针灸集成》、《针灸逢源》等。

《难经》是对《黄帝内经》经文的解释和发挥,为了阐明《黄帝内经》要旨,《难经》提出了81个问题进行讨论,内容涉及生理、病理、诊断和治疗等各个方面。因此,贺普仁教授提出:只有两经连读,才能更好地理解《黄帝内经》。《难经》还全面叙述了奇经八脉的含义、内容、循行部位、起止、与十二经脉的关系以及发病证候等,补充了《黄帝内经》中所缺乏的这部分内容,使经络学说更为完整。因此《难经》也有其独有的理论,这些理论对贺普仁教授关于奇经八脉发病证候及临床应用有很大的启发。

《针灸甲乙经》重视取穴方法,如取率谷须"嚼而取之"等。这对贺普仁教授有很深的影响,一直以来重视讲究对腧穴的取法,如取伏兔须"跪而取之"。

《针灸资生经》是南宋王执中所著,此书是他在学习、探讨《黄帝内经》、《难经》以及《针灸甲乙经》等重要医学典籍的基础上,根据自己的临床积累和搜求民间的针灸经验而写成。该书重新考订腧穴,改正前人的错误。特别是针对以往针灸典籍中有关针灸的禁忌、孔穴的距离、配穴的方法、艾灸的运用、食物的宜忌等诸方面,都一一加以论述,博采众长。此书共记载穴位 365 个,其中有疗效显著的奇穴 37 个,附图 46 幅,并加以详细说明,还列举针灸病案 60例、方药病案 27 例,载内、外、妇、儿科各种病症 195 种,罗列详悉,成为古今针灸临床家的主要参考书。宋朝徐正卿在该书《序》中评价说:"针灸之书,至是始略备,古贤活人之意,至是始无遗憾。"

贺普仁教授对王执中的学术思想、学术风格、医德人品都深为叹服。特别是在勇于拓展临床治疗思路等方面,贺普仁教授深受其影响。王执中挖掘古代针灸学中有关燔针、焠针、火针的理论和具体方法,扩大了火针的应用范围,提出某些疑难急症的急救治疗方法,这对贺普仁教授温通法理论的形成起了很大作用。王执中继承孙思邈针、灸、药并重的思想,强调"若针而不灸,灸而不针,非良医也;针灸而不药,药而不针灸,亦非良医也。"贺普仁教授对此深有同感,因此而确立了"分调合施"核心学说中的针、灸、药和合而施的理念。

明代汪机在《针灸问对》中对诸多繁复的针刺补泻手法持否定态度,认为这是故意夸张其法。他提出:在针入"得气"后,以插为补,以提为泻,以及徐疾、捻转等少数几个基本补泻手法,其他则均不必拘泥之,诚属简明扼要。《针灸问对》曰:"古人用针……待之得气,泻则但令吸以转针,补则令呼以转针……舍此之外,别无所谓法也。"汪机认为:诸多针刺补泻手法"无非巧立名色……无非将此提按、徐疾、左捻右捻六法,交错而用之耳! 舍此别无奇能异术之可称焉。"贺普仁教授受到汪机所论的影响很大,这是因为汪机所论与贺普仁教授遵循的"大道至简"的哲学观相吻合,又与其实践的感悟吻合,因此,在确定"分调合施"各种手法的要求方面,提出"简精为上"的理念,力去复杂化。

影响贺氏针灸三通法形成的重要著作还有:《铜人腧穴针灸图经》、《针经指南》、《针灸大成》、《循经考穴编》、《黄帝内经灵枢注证发微》、《凌云传授铜人指穴》、《针灸易学》、《医宗金鉴·刺灸心法要诀》等。以上各书贺普仁教授留有眉批,记录了其心得体会。

2. 实践性

"针灸三通法"在实践中产生,在实践中应用,在实践中发展,在实践中完善。"针灸三通法"的形成与发展同传统针灸方法的形成发展既有相同点,又有不同点。相同点是:同为实践的产物;不同点是:前者是在正确理论指导之下的实践,所以它在实际中发展较快。"针灸三通法"的诸理诸法,都是传统理法的延续,既是贺普仁教授以及传人们的探索实践总结,又有前人悠久深厚的经验沉淀,而临床实践性是"针灸三通法"的最根本特性,因为经受了在实践中的长期的、广泛的检验,因此强大的生命力得以展现。

3. 拓展性

"针灸三通法"在临床实践中具有强大的生命力,体现在它具有强大的拓展性,治疗范围的不断扩大,腧穴治效的不断发展,治疗效能的不断提高,是近20年来"针灸三通法"的发展原因。为什么会有这样的现象? 这是因为"针灸三通法"不是一种单一的疗法,而是多种方法在临床实践中的综合运用。由于现代医院分科过细,疾病谱的变化和复杂化,以及针灸本身的特点,针灸科的患者多为其他科经药物久治不愈的疑难杂症,单一的毫针刺法显得势单力薄,许多问题难以解决,而"针灸三通法"有多种的针法、治法可供选择,针对不同的病症、病程可选择不同的方法、途径或综合运用多种方法来治疗,因而解决了许多以前难以解决的问题。同时,"针灸三通法"并不是经验的堆积,而是有理论指导的综合疗法,它能最大限度地发掘每种疗法的特长,综合运用不但能弥补各法的不足,更能取得相得益彰的合效,因此在临床应用上必然呈现的拓展性,是"针灸三通法"内在生命力的外显。

### 4. 必修性

贺普仁教授用自己70年的临床实践证明并强调:入了针灸这一行,就要终生坚持学养修习和医功修炼,唯有如此,才能成为合格的针灸人才。"针灸三通法"对应用者有较高的素质要求,专业知识、操作技能须有一定基础,有悟性者则进步快。同时贺普仁教授还提出了医术、医德、医功、医貌、医礼五位并重的针灸医生职业操守,以上均为针灸医生的必修课。坚持必修就可在临证时用好"针灸三通法",并能形成个人的实践成果。

### 5. 发展性

一种疗法如果不能在实践中发挥,那么必然会被其他疗法所取代。"针灸三通法"具有的发展空间的无限广阔性,是由它的本质特性决定的。因为"针灸三通法"本身是在继承传统疗法的基础上发展而来的,发展是其灵魂。"针灸三通法"的"三",表明的并不只是三种方法,而好似针灸多种多样方法的代表和精髓,"三"暗含"三生万物"的意思;"针灸三通法"的"通",不仅指明针灸疗法的特点和特长,同时暗含有变通的意思。"针灸三通法"具有的核心学说明确导向的引领,具有的丰富深刻的内涵,具有的多量、可复制的成果样本,具有的复合、持续拓展针法的空间,使之可随人类健康需求的变化而不断发展。

## 二、针灸三通法的内在联系

对"针灸三通法"各法从概念的形成到实质定义,在认知上有着一个不断深化的过程。对"针灸三通法"内在联系的探索,旨在临证中有机和合而用三通之法。

"分调合施",作为核心学说的要点,其依据就是中医学科与人体科学的统一属性内在联系性。对整体性与联系性的深入认知,是"针灸三通法"把中医学科规律应用于临床的基础前提。"针灸三通法"三法之间并非各自孤立存在,而是有着紧密的内在联系,这是由针灸治病统一的通调机制、三通各法不同的作用机制和疾病的多样性、复杂性决定的。

### 1. 外通内调 有机合动

以作用机制为点位,"针灸三通法"的内在联系,首先体现在内调外通、有机合动治疗疾病上。如:微通法普遍适用于大多数疾病,不论疾病的状态是寒热虚实、阴阳表里,微通法皆可运用。但微通法总的来说"通"的力量较弱,内"调"优势明显,可调整气血阴阳的失衡状态,适用于功能性疾病,对疑难杂症只施微通一法,就显得力量单薄,治效慢吞。刺血强通法,有泻火退热、活血化瘀等作用,对于实热证、瘀血在表的病症,刺血疗法显然强于其他两法。刺血强通法有时与火针温通法合为一法,即用火针来放血,更可对某些病症有很好的治疗作用。微通法与迫邪出体的强通法及温强合用法和合而用,外通内调,有机合动,可生成治疗疾病及顽症的有效机制。

2. 补元生机　三法协力

"针灸三通法"的重大的价值体现在针法的传承上,其中的重中之重是对火针的挖掘与"温通法"的应用。虽然火针的机制与实证数据及对各种病症的技术方案标准尚在研究和积累中,但火针神奇的治疗效果不容置疑,这神奇就是因为火针具有的,以阳助阳振奋元阳之气,启动机体自身生机的作用与能力。还有艾灸温通法,其特长是有较好的温补作用,具有益气、固脱、补脾益肾等补虚效果。对于部分热证,艾灸又有引火归元、拔毒消肿的效果。因此艾灸温通法作用较为广泛,其潜力在目前临床上远没发挥出来。由于艾灸的温通作用强于微通,故艾灸温通法可用于治疗某些器质性病变,如肿块、结节等。艾灸温通法可以和毫针微通法结合运用,如温针灸,有针和灸的双重作用。

火针温通法与艾灸温通法有相似之处,都有温通经络、助阳扶正的作用,也都能祛邪引热治疗一些皮外科的局部病症。但火针温通的作用强于艾灸,有祛腐排脓、生肌敛疮的作用,消肿散结的作用也强于艾灸,故更能治疗一些器质性的病变。在临床上微通、温通合施于病灶,外补内启,生气化滞;火针放血,温通加强通,刺毫火针,微强合一用,扶正出邪,可产生针灸治疗疑难杂症的奇效。

针灸治疗的通调机制与针法不同的作用机制,决定了"针灸三通法"的内在联系性;从法到针,从外到内,三法治疗疾病的协力作用是由"针灸三通法"的内在联系性决定的。认知"针灸三通法"的内在联系,在临床上高效合用三法,此为提高针灸疗效、扩大针灸治疗范围的法宝。临证三法虽是各司其职,但三法融会贯通者、分施和用对位者、临证得其合效者,才是真正领悟"针灸三通法"的人。

# 第四节　贺氏针灸三通法的发展方向与路径

2010年中国针灸"申遗"成功,进入《世界非物质文化遗产代表作名录》,使之成为人类共同的文明财富,这对中国针灸的健康发展具有重要意义。贺氏针灸三通法的发展方向与路径是和中国针灸的发展方向与路径相一致的。

# 一、贺氏针灸三通法的发展方向

1. 进一步加强基础理论建设

贺氏针灸三通法是实践的产物,是为了提高临床疗效和扩大针灸适应证而产生的,但在理论的认知与构建方面还有进一步提高和完善的需要。如"病多气滞"全面的"气滞"概念、定义、机制、与经络血气的关系、气血与脏腑之间的关系尚需进一步探讨。在辨证方面,针灸疗法与中药治疗有不同的侧重点,经络辨证与脏腑辨证的关系,辨病与辨证的关系都需要认真探讨。在治疗原则和治疗大法方面,针灸疗法与中药治疗也有许多不同。中药有成熟的治疗八法,即汗、吐、下、消、温、清、补、和,每一法,都有相应的方剂体系。而针灸只有笼统的治疗原则,即主要根据《灵枢·经脉》的:"盛则泻之,虚则补之,热则疾之,寒则留之,陷下则灸之,不盛不虚,以经取之。"这些治疗原则还需要细化,需要充实。由于中药内服,对病灶的针对性不好把握,因此强调整体调理、辨证论治;而针灸外治,能够直达病所,因此可以局部治疗、辨病论治。总之,针灸和中药是不同的治疗方法,由于长期以来重药轻针的局面,致使针灸的治疗理论大大落后于药物疗法。因此进一步加强贺氏针灸三通法的基础理论建设,是其今后发展的主要方向。

2. 三通法作用机制的深入研究

在同一的针灸通调机制的大外延下,深入研究、揭示纷呈各法不同的作用机制,特别是火针治疗的作用机制。三法各自的作用机制以及机制与病症的对应规律,是临证"分调合施"的科学依据。这将作为重要课题,以科学的方法,进行研究,总结规律,形成技术操作规范。

3. 深化对穴性的认识

腧穴是针灸疗法的基础,是贺氏针灸三通法发展的永恒课题。穴位有别于中药,其双向调整作用是中药不可比拟的优势,但人们对穴位的认识还处在比较初级的阶段。如对穴性的认识,传统特定穴的理论只能解释部分腧穴,为什么同一条经脉上的腧穴穴性有很大的不同?"宁失其穴,勿失其经"是否否定了穴位的特异性,经络与腧穴的关系是怎样的? 一个穴位的空间范围到底有多大? 腧穴之间如何起协调作用? 如何将不同的腧穴配合起来运用等,都需要进一步探索。只有对穴性认识清楚了,针灸临证时才更有把握,只有在开掘中,才能穴尽其用。因此深化对穴性的认识与研究,是其今后发展的又一个主要方向。

### 4. 明确和规范操作方法

"针灸三通法"的操作,目前仍然停留在经验阶段,贺普仁教授的操作手法娴熟、精妙与针效不是初学者所能达到的,如何能将贺普仁教授针灸的手法通过规范的教学,在相对较短的时间内传授给学生们也是一个重要课题。

对于微通法,传统的手法繁纷复杂,令人眼花缭乱,如何去伪存真、去粗存精还要下很大的工夫。至于毫针的刺激量、针刺的深度、留针的时间、针刺的间隔时间等,都需要加以研究。

对于温通法,火针疗法和艾灸的适应证,针刺深度,刺激量,灸量,灸烟的吸入对人体是否有副作用等问题需要通过研究而明确。

对于强通法,机制研究,刺血部位的选择、出血量的多寡等诸如此类的问题都需要通过翔实的研究而加以规范。

### 5. 针灸无痛化或微痛化

随着生活水平的提高,人们对治病环境和治疗手段的要求越来越高,人们变得更"娇气"了,耐痛性比古人差了。针灸是一种有创痛的疗法,一般人、初次接触针灸的人都对之心存恐惧。因此,针灸的创痛是其发展的一个严重障碍,自然,针灸无痛化或微痛化是其发展方向。微通法毫针刺疼痛较轻,只要练好进针手法,疼痛程度完全可以被患者接受。艾灸温通法只有化脓灸比较疼痛,但可以用其他方法代替。火针疗法痛度最强、刺血疗法次之,因此运用现代科技发展成果,对这两法加以改良,是今后推广"针灸三通法"的重要课题之二。

## 二、贺氏针灸三通法的发展路径

### 1. 重温经典与格物致知

春秋战国时期是针灸发展的昌盛年代,《黄帝内经》是对针灸疗法的全面总结,建立了经络、腧穴理论,详细介绍了刺灸法的运用,对部分病症的治疗也有示范性介绍。但因《黄帝内经》成书年代久远,有些古文古义现代的人已难以理解。我们应该重新学习,弄懂针灸理论体系形成的原因、方法,看懂古人是怎样识病治病的,要用古人的思路来读古书,不能以今人的观念来读经典。这是重温经典,格物致知的重要原则。《黄帝内经》以后,药物治疗逐渐占据了统治地位,形成了丰富的理论和治疗方法,因此,人们易于用中药治病的理论和方法来比拟针灸疗法,模糊了两者的区别,这样就使得针灸学的理论和治疗体系迟迟不能发育壮大,其根本原因是人们不能认识清楚针灸疗法的特点和治病机制。贺普仁教授一直在致力于解决这个问题。通过重温经典,以格物

上篇 贺氏针灸三通法

20

致知为研习准则,是发展完善贺氏针灸三通法的必由之路。

2. 加强数据积累与实验研究

"针灸三通法"各法作用机制的深入研究,是"分调合施"的科学依据。同时穴性的研究是针灸的基础,从临床实践来认识穴性固然是重要的方法,但临床研究受到的干扰因素太多,确定性差,进展太慢,今后将采用更多的实验室研究来探索穴性的奥秘。穴位不仅是生理现象,更是病理现象,因此,用动物来研究穴位,要建立标准的病理模型,要注意刺激量与人体针灸刺激量的可比性,针灸研究方法必须贴近临床实际,重要的是要通过加强数据积累与实验研究,提高针灸科研水平。

3. 规范针灸操作与建立临证标准

针灸操作的规范化和标准化是高效率地普及针灸疗法的必由之路。规范和标准可以提供研究和交流的平台,反之,针灸疗法只能局限于经验医学范畴,针灸治疗经验不易被有效积累和传播。但规范和标准不能是硬性规定,不能是主观随意的规定,特别是标准不能草率制定,一定是代表最高的临床水准,而且规范和标准要符合中医的理念,体现中医的精髓,便于临床操作,并能随着实践的进步而改进。规范和标准的制定,要注意到针灸方法的多样性,不能以一种方法取代其他多种方法。

4. 充分利用现代技术

充分利用现代技术最重要的是,通过科技手段在对"针灸三通法"各法作用机制的研究中,取得科学数据,制定临证操作标准,让"分调合施"技术方案更具操作性和推广性。

现代临床实践表明,部分现代针灸仪器可以取得普通针灸医生手工操作的疗效,但离针灸名家的疗效还有相当的距离。因为针灸是一项技术性、技巧性比较高的手、脑并用的劳动,目前很难用仪器来完全模仿、替代。我们相信,随着对针灸名家的经验分析、总结,随着对针灸机制的深入认识,随着现代技术的进一步发展,一些高仿真的针灸仪器将被发明,这些仪器的运用可以量化针灸操作,促进针灸的标准化、规范化。有些针灸仪器将可以代替有创针刺,使针灸向无痛化、微痛化方向发展。特别是对于疼痛明显的火针疗法、刺血疗法,更需要革新,以便减轻疼痛,让更多的人接受,这些仅靠手法技巧的提高难以有大的进步,只有充分利用现代科学技术才能取得革命性的进展。

## 第五节　贺普仁教授针灸学术体系的传承价值

中国针灸发展史的特点之一,就是在个体传承中构成整体发展。认识贺氏针灸三通法在中华针灸医学传承发展中的价值，对于完善发展这一针灸学术体系至关重要。

# 一、正承　正用　正传

"大医正流"，旨在正承、正用、正传。正承就是从根本上、原点上继承针灸医学，正用就是针灸的临床应用不离根本，正传就是立足其本传承针灸。

1. 知学重行　传承针法

针法难传，正承、正用、正传针法是贺普仁教授针灸学术体系最大的传承价值所在。

针灸学著名学者黄龙祥，在《中国针灸刺灸法通鉴》自序第一段中写道："针灸治病早于方药治病，而自《黄帝内经》以下，方药的运用远多于针灸，何也？答曰：针灸之痛远甚于方药。然而，随着时代的发展，针具的改良，针刺之痛远轻于火灸，而古代灸方却远多于针方，又何也？晋代葛洪曰：'使人用针，自非究习医方，素识《明堂流注》者，则身中荣卫尚不知其所在，安能用针以治之哉！'陈延之则曰：'夫针术须师乃行，其灸则凡人便施。'皆言针难而灸易。针刺之难难在何处？在于手法耳，同是一穴一方，其补泻不同而治也不同，如'伤寒无汗，补合谷，泻复溜即汗；汗多补复溜，泻合谷即止'（见《循经考穴编》），且补泻更有先后多少之别。那么，何为补，何为泻？《黄帝内经》虽有明文，而时人已有异解，后人更生分歧。是以针术难于言传，'须师乃行'，此针法难行之一也。此外，古代针师多秘其术而不轻易示人，是以古针方鲜有注明针法者，偶有出注者，多也语焉不详。故宋代《证类本草》序曰：'自古人俞穴针石之法不大传，而后世亦鲜有得其妙者遂专用汤液丸粒理疾。'此针法难行之二也。而至金元以降，言针法之书骤多，然医家又多玄其术而夸其能，针法遂愈变愈繁，学者茫然不得其妙。此针法难行之三。由此看来，要切实提高针灸疗效，并使中国古老的针术在世界范围内推广运用，首先必须对于大量古籍中散在的针法内容进行全面系统的整理，再结合现代临床、实验的方法加以验证，去粗存精、去伪存真，使其简单化、规范化，切合实际，从而能够有效地指导针灸临床实践。"黄龙祥以上的论说，对千年来针法难行问题的提出与思考，道出了很多针灸医家的心声。此后在其后来的学术专著《看针灸》中，以"发现三通法"为标题，论述了"针灸三通法"在传承千年针法方面的重要价值。"在《黄帝内经》中针刺工具被总结为九类，而刺法更有'五刺'、'九刺'、'十二刺'多种，然而针具针法若统而言之，则不出'血针'——刺络法、火针——燔针法、气针——白针法三大类。在针灸的早期阶段，针刺治病以血针、火针为主，自毫针发明之后,气针法的应用范围不断扩大。较之当代针灸临床'毫针'主打天下的情形,古代,特别是隋唐间,针灸临床却呈现出另一番风景:火针与白针并重,气针与血针并重,而且对各自的适应证有明确的认知,故孙思邈强调:'所以学者须深解用针,燔针白针,皆须妙解。'并且详述了'用白针之法'与'用锋针之法'(隋唐火针法多采用锋针)。初唐甄权在'血针'、'气针'的适应证方面积累了丰富的临床经验,著《针经》一部载其治验。金元时期,张从正对于血针的应用又有独到的发挥,而明代的高武则系统总结了明以前各家火针法的应用经验。当代针灸名家贺普仁在总结古代针灸临床文献的基础上,结合自己的临床实践,将毫针刺法、火针刺法、三棱针法归纳为'微通'、'温通'、'强通'三法,进一步明确了三者的适应范围。此三法几乎概括了针灸医学中的全部刺灸方法,从而使得渐渐被人们淡忘的火针法、血针法得到了新生,推动了针灸的发展"。

针灸是一门技艺性很强的实践医学,临床选穴、手法等操作能力的要求性很高。贺普仁教授将数十种针灸疗法的精髓凝练为"针灸三通法",简化了学习掌握针法的繁度。"针灸三通法"中,微通法主要用毫针操作,用一个"微"字,道出了毫针操作中从持针、进针、行针、补泻直到留针、出针各个环节的微妙之处。为达到"易用而难忘"的境界和水平,贺普仁教授总结了一整套修炼针术之法。同样,对于温通法、强通法,贺普仁教授也均有修炼的方法。这也告诫人们,要想取得好的治疗效果,除掌握"形"、"关"这些通过文字描述的知识外,更重要的是要练习针法基本功。

2. 重拾火针　力行推广

正如《黄帝内经》所说,九针"各有所宜"。火针、刺络特有的适应证是毫针不能胜任的。这提示:针灸在当代新技术、新技法发展的同时,也存在着原有技术、原有技法失传的危险。贺普仁教授对火针的挖掘应用正是在几近失传的情况下,为了疑难杂症的治疗,查据古籍,自制针具,反复试验,承担风险,坚持临床应用,致使火针治疗在扩大针灸治疗范围与提高针灸治疗效果上成果显著。特别是在对疑难杂症的攻克中,显现了独有的功效,如火针治疗癌症、火针治疗阴道白斑病症,火针治疗颈椎病等。

"针灸三通法"是贺普仁教授70年传承针法的结晶,此为传统针灸针法针技的传承发展所起的作用,是贺普仁教授针灸学术体系最大的传承价值所在。

3. 坚持师承　桃李遍地

中医的师承关系,不外家传或师承两个方面。贺普仁教授依据祖传优势,传授给家族亲属;同时积极响应政府的号召与部署,毫无保留地传授医技给学生弟子。贺普仁教授的师承有公立弟子和私塾弟子之分。北京市中医药管理局和国家中医药管理局先后安排确定近20名公立医院的针灸医师拜贺普仁教授为师父,确立师承关系,经过3～5年的学习,经过考核评估,获得贺普仁教授学术继承人的称号。私塾弟子是来自各个公立与私立医院、门诊部的针灸医生,仰慕贺普仁教授的高超医技,通过正式的拜师仪式,拜贺普仁教授为师。贺普仁教授又为硕士生导师,先后录取3名硕士研究生。贺普仁教授的弟子遍天下,这支优良的弟子队伍,是传播与发展贺普仁教授针灸学术体系的中坚,更是传承中华传统针灸针刺技法的中坚。"针灸三通法"已经被其众多的弟子广泛运用在国内外中医针灸临床工作中。

## 二、 实事求是 格物致知

老老实实地对中国针灸进行学、用、承、传,是贺普仁教授针灸学术体系重要的传承价值所在。

实事求是、格物致知是贺普仁教授一直秉承的中华人文精神和治学理念。

实事求是,就是在实践中寻找规律;格物致知,就是穷究事物的道理。实事求是、格物致知在中国传统文化中,是治学做事首要的原则和至高的境界。事物的道理就是规律,探究规律、帮助自己和他人认识规律、利用规律就是格物的价值。针灸中华医学之道,也就是针灸中华医学的规律。

中华针灸医学的质化传承,就是规律的继承、发掘和运用。实事求是、格物致知也是一种方法论,是个体治学态度和治学能力的显现。治学能力首先体现在认知能力上,即能够慧眼识真。贺普仁教授认为,在几千年的中国科技发展史中,宋代是中国科技质化发展的重要时期,也是中华针灸医学发展的重要时期。英国学者李约瑟曾写道:"每当人们在中国的文献中查考任何一具体的科技史料时,往往会发现它的主要焦点就在宋代,不管在应用科学方面或在纯粹科学方面都是如此。"在这一时期的医学成果中,王惟一编选的《新铸铜人腧穴针灸图经》,并铸成两个针灸铜人模型的创举,带给贺普仁教授很多的思考和启发,从中贺普仁教授受到影响最大的是在治学理念方面,认识到了治学的最高目标就是认识规律、利用规律、融通化简、知之重行。

贺普仁教授将众多针灸方法归纳为"针灸三通法","针灸三通法"蕴含了贺普仁教授对中华医药学、对针灸医学规律深刻的理解和认识。针灸治疗方法很多,《灵枢》中就有针、灸和刺络放血等方法,而在针刺方法中,又有"九针"等,当代针灸的治疗方法更是层出不穷。如何将众多针灸方法使用好,如何通过多种方法有机结合,取得治疗效果? 贺普仁教授在对针灸作用途径、作用机制规律的感悟、研究、论证中提出融通化简针灸诸法的"针灸三通法","针灸三通法"体现的正是针灸、针法的规律与精髓。

贺普仁教授认为,做到实事求是、格物致知,需要独立思考,敢抒己见,不人云亦云。这不仅是学者应该具备的重要学术品质,更是推进临床科研工作的必要条件,特别是对于要则问题,应敢道天下先。对此贺普仁教授努力做到身体力行,如对针灸处方定义认知问题的提出。很长一段时间以来,许多人借用中药方剂的组方方式组建和解说针灸处方,对此,贺普仁教授认为,针灸处方和中药处方有很大的不同,主要是中药的药性是单向作用的,如附子只能温阳,不可能清热;而黄连只能清热,不可能温阳。针灸的穴位大都具有双向作用,如针刺大椎穴可以清热,但用温补手法或灸法又可温阳,针刺天枢穴既可通便,又可止泻等。针灸运用得法对人体都是良性刺激,因此,针灸不需要用某穴来制约另一穴的不良反应,所以针灸没有佐制穴和反佐穴。中药是通过胃肠道吸收的,而针灸直接作用于所病的经络,因此,针灸不需要引经穴。针灸没有中药的偏性和毒性,因此针灸处方中也不需要调和诸穴的调和药。综上所述,针灸处方不必像中药配方那样有"佐、使"之用。

针灸处方一般有主穴、配穴之分,对此,贺普仁教授也有不同看法。他认为,针灸处方是几个穴位的有机组合,通过整体协同生效而起作用,往往很难区分哪个是主穴,哪个是配穴。一个好的针灸处方,其中缺了哪个穴位都会失效或减效,如果有的腧穴作为配穴不太重要,就应去掉不用,以符合针灸处方取穴少而精的原则。由此,贺普仁教授提出"针灸处方无主配之分"的针方定义理念。

敢抒己见的前提是基于对问题的"格物致知"。如对针方问题,贺普仁教授认为,只有不断地积累对穴性的认识,不断深化对穴性的认知,当各穴穴性烂熟于心,临证之时精妙的针方才能呈现。针对千变万化的病情,针方的形成是在辨证求正的基础上熟能生巧的结果,而不是按主穴、配穴配出来的。提出对针方的见解与组方原则,旨在倡导临床组方应该少而精的理念,能少扎一针就不多扎一针,这不仅是尽量减轻患者痛苦的医德体现,同时也有利于促进针灸医师对穴性认识和经验积累的主观能动性。明代大医家张介宾在《景岳全书·传忠录·论治篇》中指出:"今之医者,凡遇一证,便若观海望洋,茫无定见,则势有不得不为杂乱,而用广络原野之术。"贺普仁教授反对以配穴之名随便增加穴位数,认为这是典型的"广络原野"术,这是医师取穴没有把握的体现,其结果只能是穴位越取越多,到底哪个穴位起了作用都不知道。

综上所述,以贺普仁教授穷究"针灸方无主配之分"问题为例,旨在阐明确立实事求是、格物致知的原则与精神,对于传承针灸医学的重要意义。

贺普仁教授强调:中国传统文化是中华传统医学形成的根基,针灸医学在是中国传统文化的土壤中孕育而成的,针灸医学植根于东方哲学、中华传统文化及人文传统之中,研究发掘中国针灸医学的理论和临证不能脱离其本,否则会使之成为无本之木,无源之水。

# 三、兼收并蓄　圆融并用

兼收并蓄、圆融并用,是重要的中华人文传统,也是东方智慧最精粹之处。贺普仁教授针灸学术体系形成的基础,是临床实践,而贺普仁教授的临床实践就是一个兼收并蓄、兼容并用的过程。

## 1. 尊用西医　灸药并重

贺普仁教授作为一名技艺高超的"纯中医",他对西方医学的态度是学习尊重,为我所用。认为中西医学各有优劣,相互可取长补短。对某些人攻击中医,贺普仁教授认为,是这些人的知识面不广、不理解中医,情有可原。

对各种中医治疗方法,贺普仁教授兼收并蓄,择其所长而用之。他十分推崇孙思邈的这句话"若针而不灸,灸而不针,皆非良医也;针灸不药,药不针灸,尤非良医也……知针知药固是良医"。对于灸的作用,古人云:"药之不及,针之不到,必须灸之。"灸有针、药所不及的功能,而现代临床却普遍忽视之,深为可惜,因此贺普仁教授专书《灸具灸法》,并把灸法作为"针灸三通法"之重要一法,以期引起人们的重视。

《黄帝内经》中说"毒药治其内,针石治其外",是说药物擅长治疗内脏疾患,针刺擅长治疗躯体疾患。说明针药各有所长,可结合使用。贺普仁教授在什么情况下会同时使用药物治疗呢?第一是正气不足时:针刺擅长调气、行气,而补虚之力不强。由于针刺不能直接给予人体营养物质,故对阴虚血亏精损的患者,针灸更是乏力。所以贺普仁教授对于虚证患者常常配合中药治疗。第二是邪气太盛时:由于针刺是通过激发人体正气来达到祛邪目的的,因此当邪气太盛,大大超出人体正气所能抵抗的范围时,应当在针灸时结合药物治疗。如癌症患者就属于邪气太盛,靠针灸就难以祛邪,这时就需要放化疗方法。肿瘤患者使用放化疗时又会抑制造血系统、免疫系统的功能,对胃肠道有毒副作用,有时被迫减量或终止治疗。若放化疗时运用针灸方法就可减轻其毒副作用,减轻恶心、呕吐、腹泻、食欲不振等胃肠道症状,同时提高机体免疫功能。第三是患者畏针时:一部分患者特别畏惧针灸,针对这种患者,只得减轻针灸刺激量或延长针灸间隔时间,这时就需要用药物来弥补针灸刺激量的不足。对那些工作繁忙、路途遥远的患者,针灸的间隔时间也较长,同样需要用药物来弥补针灸的不足。第四是针药互补时:针灸、中药作用于疾病的不同方面,能起相互协同的作用时,贺普仁教授往往针药并用。总之,每个疗法都有其特长和不足,为了治愈疾病和提高疗效,就需要数法并用。贺普仁教授在治病时能高人一筹,就在于能熟练地、综合地发挥各种疗法的优势。

2. 只立针法　不立门户

新中国成立以来,针灸疗法在党和政府的支持下,百花齐放、百家争鸣,涌现出许多针灸新疗法、新技术。许多新疗法为了扩大自己的影响,往往夸大疗效、夸大适应证范围。贺普仁教授以大师的胸怀面对这些。他说,新方法在某一方面的深入研究是有益的,它能丰富、深化传统针灸,但我们不能舍本求末,忘掉《黄帝内经》给针灸疗法立下的基本法则。一些新方法其实并没有超过传统针灸的疗效,只是许多人并没有真正理解、掌握传统针灸,没有发挥出传统针灸应有的疗效。贺普仁教授虽然崇古尊典,但他对新疗法、新技术从不打压。他认为,好的东西在实践中自然会发展壮大、流传下去,虚浮的东西热闹一阵后自然会销声匿迹,我们应当从新疗法、新技术中吸取有益的成分来发展中国针灸学。贺普仁教授坚持只立针法,不立门户。

贺普仁教授对其他门派、不同观点的针灸医生向来尊重,有的还成了好朋友,他们的学生来向他学习,贺普仁教授一视同仁,并支持自己的学生去学习别的疗法,并多次介绍自己的学生拜在别的针灸名家名下学习,这些都体现了厚重的中华人文传统,这也是贺普仁教授针灸学术体系的重要传承价值。

3. 传承医德　寓在术中

贺普仁教授强调:传统医德是中医药文化的重要组成部分的,医德——这一中医文化精髓不是可有可无,更不是与临证治疗无关的,优良的医德品质能够极大地提高疗效,这是和需要医患高度协和的针灸治疗形式密切相关的。基于这种理念几十年只要患者需要,不分贫富长幼,贺普仁教授均予精心治疗。例如:3寸针具针刺长强穴(臀沟上部),不好操作,但这是贺普仁教授经常应用的方法,每每操作均认真仔细到位。非典流行期间,年近八旬的贺普仁教授不惧被染,亲临指导应用针灸方法治疗非典。贺普仁教授坚持医功修炼,提出医貌、医礼问题,都是从医德的角度出发。

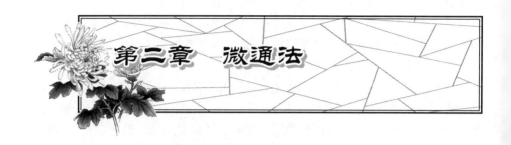

# 第二章　微通法

## 第一节　微通法释义

微通法指的是以毫针针刺为主的一种针法。微者,《中华大字典》云:"小也,细也"。将临床最常用、最基本的毫针刺法命名为微通法,是有其深刻含义的。所谓微通,其意有五:

1. 毫针刺法,因其所用毫针细微,故古人称之为"微针"、"小针","微"代表此法的主要工具是毫针。如《灵枢·九针十二原》:"欲以微针通其经脉,调其血气",后世《标幽赋》也指出"观夫九针之法毫针最微",又说"众穴主持","微"在此有细、小之意,说明针尖如"蚊虻喙"、针身细巧的毫针,可以针刺全身各部的穴位,应用广泛。

2. 有微调之意,用毫针微通经气,好比小河之水,涓涓细流,故曰微通。正如《灵枢·刺节真邪论》所说"用针之类,在于调气",《灵枢·终始》所说:"凡刺之道,气调而止。"此微调之意蕴含在轻巧的手法之中,手法轻巧给予患者良性刺激,是微通法取得理想疗效的关键。

3. 取其针刺微妙之意,《灵枢·小针解》:"刺之微在数迟者,徐疾之意也。""粗之暗者,冥冥不知气之微密也。妙哉! 工独有之者,尽知针意。"所谓微者,是指针刺精微奥妙之处。应用毫针,从持针、进针、行针、补泻直到留出针各个环节都要求运用正确针法,掌握气机变化的规律,从而真正理解针刺的精微奥妙之处。

4. 手法轻微之意,细心观察贺老的针法,可以发现手法轻巧是取得理想疗效的关键,针刺应给予患者感觉舒适的良性刺激。

5. 选穴组方精微,贺普仁教授在临床应用上,依据针灸经典文献,参考各家学派的学术思想,结合自己的临床体验,扩大腧穴的主治范围,活用经穴,发挥透穴,妙用奇穴。其针灸处方不仅是腧穴功能的集合,而且是其升华和精髓。针灸处方中体现穴位组合和穴法结合的精微之处。

此外,微通法穴法手法并重。杨继洲的《针灸大成》,对贺普仁教授影响深刻。杨继洲倡导穴法手法并重，在《针灸大成·卷九》"治症总要"谓："中风不省人事：人中、中冲、合谷……已上穴法不效，奈何？答曰：针力不到，补泻不明，气血错乱，或去针速，故不效也。"说明不能单纯注重穴法，只有把选穴配穴和操作手法结合起来协同应用，才是取得最佳疗效的关键。贺普仁教授在针灸治疗输尿管结石的病例中，对核心穴位中封、蠡沟治疗均采用龙虎交战手法。龙虎交战手法是通过左右反复交替捻转以镇痛，感应虽强烈但不伤正气，犹如欲跃而先退，针欲泄而先补也。其作用优于平补平泻，临床上镇痛效果颇佳，而无副作用。若在疼痛发作时即行针刺治疗，不但可以立刻止痛，解除患者痛苦，而且还可以提高结石的排出率。

如何掌握针刺的微妙呢？《灵枢·九针十二原》："小针之要，易陈而难入"。贺老认为，微通法的实质也就是研究和探讨在针刺过程中刺激形式、刺激量和刺激效应以及这三者之间的相互关系。具体治疗时，以针为根，以刺为术，以得气为度，以补泻为法，随证应变，从一针一穴做起，到掌握腧穴处方的综合效应，以期取得理想的疗效。微通法以中医理论为指导，也是一切针法的基础。

从现代看，穴位有相对的特异性，又具有双向调节作用，若经络阻滞，则信息反馈障碍，导致双向调节作用及机体自稳体系的紊乱，而出现各种病症。微通法就是通过刺激穴位并用手法进行微调，来恢复机体的自稳调节机制，达到邪去正复的目的。

# 第二节　毫针疗法的历史沿革及理法渊源

## 一、毫针疗法的历史沿革

毫针的形成源远流长。砭石是最早使用的原始针具，是针和灸的鼻祖，产生于新石器时代。《春秋》《诗经》等古书中均有用石器治病的记载。古代的针具除了砭石外，陆续有骨针、竹针、陶针等。

针具的改进与生产力的发展密切相关。到西周时期，由于冶炼技术的发展，出现了青铜器，于是有了金属针具，从砭石到金属针，是针具发展的飞跃。九针就萌芽于这个时期。1978年，内蒙古出土了一根战国至西汉时期的青铜针。很长一段时期，九针和砭石等针具并用，直至秦、汉、隋以后，砭石逐渐被九针所替代。

九针的详细记载首先见于《黄帝内经》，如《灵枢·九针十二原》《素问·

针解》、《灵枢·官针》、《灵枢·九针论》都有关于九针的记载。如《灵枢·九针十二原》云："九针之名，各不同形。一曰镵针，二曰圆针，三曰𫓧针，四曰锋针，五曰铍针，六曰圆利针，七曰毫针，八曰长针，九曰大针"。九针长短不一，粗细不同，用于治疗各种不同的症候。其中毫针者尖如蚊虻喙，静以徐往，微以久留之而养，以取痛痹。经后世发展，逐渐扩大毫针用途，如《针灸摘英集》记载"法象毫尖……调经络去疾病。"《类经图翼》云："尖如蚊虻喙，取法于毫毛，主寒热，痛痹在络。"《针灸大成》云："取痛痹刺寒者用此。"《医宗金鉴》云："其必尖如蚊虻喙，取其微细徐缓也。"毫针逐渐成为九针中的主体，应用范围逐渐扩大，直至今日成为针灸临床中的主要工具。目前最常用的毫针为不锈钢针。

针灸学术的发展经历了漫长的历史过程。战国时期《黄帝内经》逐渐成书，书中论述了经络、腧穴、针法、灸法，其中的《灵枢》又称为《针经》，较为完整地论述了经络腧穴理论、刺灸方法和临床治疗等，对针灸医学进行了比较系统的总结，为后世针灸学术的发展奠定了基础。两晋时期，皇甫谧著《针灸甲乙经》，全面论述了脏腑经络学说，确定了349个穴位的位置、主治和操作，介绍了针灸方法、宜忌和常见病的治疗，是继《黄帝内经》之后对针灸学的又一次总结，是现存最早的一部针灸学专著。唐代针灸已成为一门专科，孙思邈绘制了五色"明堂三人图"，并创用阿是穴和指寸法。元代滑伯仁著《十四经发挥》，将十二经与任、督二脉合称为十四经脉。明代是针灸学术发展的高潮，尤以《针灸大成》影响最大，汇集历代诸家学说和实践经验总结而成，是继《黄帝内经》、《针灸甲乙经》后对针灸学的又一次总结。清初至民国时期，针灸医学由兴盛逐渐走向衰退。新中国成立后至今天，针灸得到了前所未有的普及和提高，进行了大量实验和临床研究，广泛用于内、外、妇、儿等各科。

"言不可治者，未得其术也"，这句摘自《灵枢》的古语说明针刺手法的重要性。针刺手法的发展源远流长，《黄帝内经》论述和总结了上古以来的针刺手法。在刺法方面提到"九刺"、"十二刺"、"五刺"等，在补泻手法方面提到"徐疾补泻"、"呼吸捻转补泻"、"迎随补泻"、"开阖补泻"等，为后世针法的发展奠定了基础。《难经》指出了针刺时双手协作的重要性，重视爪切法，善用迎随补泻，并长于利用五行生克关系，补母泻子进行治疗。金元时期，产生了以何若愚为代表的"子午流注"针法，窦汉卿则率先使用了透针平刺法。明代是各种针法盛行时期，如徐凤撰《针灸大全》，创立了十二种综合复式手法、如"烧山火"、"透天凉"等，汪机著有《针灸问对》，论述了各种针法，力主简化，反对手法繁杂。其后的著作对前人的总结较多，创意较少。

## 二、毫针疗法的理法渊源

微通法的理法主要渊源于《黄帝内经》和《针灸甲乙经》。《灵枢·九针十二原》曰："……欲以微针通其经脉,调其血气……"《灵枢·小针解》曰:"刺之微在数迟者,徐疾之意也。""粗之暗者,冥冥不知气之微密也。妙哉!工独有之者,尽知针意也。"这些论说是微通法定位于以微针之具、微妙之法,通经络、调血气的理论依据。

《针灸甲乙经》对用针之形状制作,针灸禁忌,经络、腧穴部位之考订,针灸的临床适应证,针灸操作方法及临床经验的总结等进行了系统的论述,是《黄帝内经》之后第一部针灸专著,对贺普仁教授微通法的形成产生了重要影响。首先,该书的腧穴内容是贺普仁教授吸取养分最多的部分。《针灸甲乙经》系统整理了针灸穴位,该书对针灸腧穴的名称、部位、取穴方法等,逐一进行考订,并重新厘定孔穴之位置,同时增补了《黄帝内经》未能收入的新穴,使全书定位孔穴达到 349 个,其中双穴 300 个,单穴 49 个,比《黄帝内经》增加了 189 个穴位,即全身共有穴位 649 个。

人体的 90 多个交会穴,大部分首见于《针灸甲乙经》,后世增减极少。交会的经脉,一般为两三条,多的可达四五条。会穴能够主治所交会经脉的各种病症,因此会穴的出现,对运用经络理论指导临床、扩大穴位的主治范围有重要意义,贺普仁教授能够在毫针治疗中精简用穴,与其善用交会穴密切相关。

贺普仁教授在微通法中善用独穴治病,也受到针灸古典的深刻影响,正如华佗提出的治病须"疏针简灸"的主张:"若当灸,不过一两处,每处七八壮,病亦应瘥;若当针,亦不过一二处"(《魏志》),明代李梴也在《医学入门》中曰:"百病一针为率,多则四针,满身针者可恶。"

《针灸甲乙经》在晋以前医学文献的基础上,对人体的十二经脉、奇经八脉、十五络脉以及十二经别、十二经筋等经络系统的生理功能、循行路线、走行规律以及其发病特点等做了比较系统的论述和概括,这是贺普仁教授对经络学说研究论述的主要依据。《针灸甲乙经》强调:"用针之理,必知形气之所在、左右上下、阴阳表里、血气多少、行之逆顺、出入之合。"这段话对贺普仁教授"针灸三通法"学术思想的形成有着深刻的启迪作用,《针灸甲乙经》是贺普仁教授的主要学理来源。

贺普仁教授扩大治病范围的经典依据也是来自《针灸甲乙经》,该书在前人经验的基础上,提出适合针灸治疗的疾病和症状多达 800 余种。书中所分述的热病、头痛、痉、疟、黄疸、寒热病、脾胃病、癫、狂、霍乱、喉痹、耳目口齿病、妇人病等,基本上达到了条分缕析,这些为贺普仁教授拓展针灸治疗范围提供了理法支持。

《针灸问对》对于针法的理念，《灵枢·九针十二原》中的"小针之要，易陈而难入"，明代李梴在《医学入门》中提出的"明穴法"的观点，对五输穴和八脉交会穴的认知，对"百病一针为率，多则四针，满身针者可恶"之倡导，都为微通法针刺技法的确立提供了理法支持。

# 第三节 "微通法"治病机制和实质

针灸之法，系行气之法。《灵枢·九针十二原》中云："欲以微针通其经脉，调其气血"。由此可见，通调二字是针灸治病中的主要法则，针灸的通调作用是治疗气血不通的有效大法。贺教授深得其精髓，在他行医数十年中深刻认识到，尽管致病因素有七情、六淫以及饮食劳倦、跌打损伤等，所致疾病种类繁多。或因实，如气滞于表，邪不得宣，而恶寒发热；气血滞于内则瘀积疼痛，气滞于肝则肝气不舒；或因虚，气血虚弱，心失所养则心神不定、夜寐不安，肾气不足则腰痛耳鸣等。但其病机主要是气血运行不畅。外邪侵袭，邪入经络，则使经络中的气血运行不畅，病邪通过经络由表入里，则出现脏腑病变，又因气血是脏腑功能活动的基础，气血不和则出现脏腑病变，脏腑病变也可反映在相应的经络上，表现为经络中的气血运行不利。所以说疾病的产生，皆由于气血不通。《素问·调经论》中说："五脏之道，皆出于经隧，以行气血，血气不和，百病乃变化而生，是故守经隧焉。"《灵枢·经脉》说："经脉者，所以能决生死，处百病，调虚实，不可不通。"故用毫针、微针通调气血、补虚泻实，从而治疗疾病。

现代实验研究，针刺不仅可以镇痛，还可以调节机体各个系统的功能，并有防御免疫作用。我们认为"微通法"的实质就是研究和探讨在针刺过程中刺激形式、刺激量和刺激效应以及这三者之间的相互关系——即针灸实践中最关键的问题：刺法。

刺法是指针刺时，用医者的手指操纵针体在穴位上做不同空间和形式的刺激，使其对患者产生不同的感觉和传导，从而达到最佳治疗效果，这包括刺激形式、刺激量及刺激效应三个问题。

刺激形式是指进针到出针过程中医者的具体操作及补泻规律。我们已知补法形式以轻、柔、徐为主；刺激量以小、渐、久为主；对机体产生的性质以酸、柔、热为好；对机体的影响以舒适、轻快，精神振奋为目的。具体操作法：徐徐渐进而轻巧地把针尖纳入地部，要求得气过程由小渐大，以小角度的捻转法或微弱的雀啄法，要求感传面慢慢扩大，感传线细而缓。泻法形式以重、刚、疾为主；刺激量以大、迅、短为主；对机体产生的作用性质以触电样快传导的清凉感为好；对机体的影响以明显的触电性的麻酥感为佳，从而达到祛邪的目的。具体操作法：进针后迅速将针尖插入地部，要求得气过程要快、大，行气时较频捻针柄或快而大角度地提插针体，要求感传面大并且迅速，感传线粗而疾。

刺激量是指术者操作时，患者自我感觉的反应。这种刺激量在针刺疗法中所起的作用是促进机体调整气血，通经活络。是促进机体状态转化的外因条件，是解决矛盾的重要方法。补法的针刺总量是在全部针刺过程中缓缓地给予；而泻法的针刺总量则是短暂的时间内迅速而集中地给予，补法的针刺总量呈持续状上升或在先升后降中输入；而泻法的刺激量则是爆发式地折返升降中输入。正确的刺激量应从患者的具体情况中分析而来，主要包括以下几个方面：①临床症状的分析；②年龄的大小；③工作的性质；④性别的关系；⑤胖瘦的区别；⑥季节及气候的影响；⑦水土习惯；⑧部位的不同。

刺激效应是指针刺全过程对患者整个机体的治疗作用。医生根据病情阴阳表里、寒热虚实的辨证，根据治疗原则"虚则实之，满则泻之，宛陈则除之，邪盛则虚之"，选择相应的腧穴处方，施术于患者，以求各部阴阳调和，祛除疾病，保持健康。

刺激形式、刺激量及刺激效应这三者之间既有相互作用、相互影响，共同发生治疗作用的关系，也有局部和整体的关系，每一针一穴，每一招一式都需认真对待，这关系到整个机体对总刺激的综合反应。这是衡量针灸治疗的标志，是毫针治疗的关键。

刺激形式与刺激量之相互关系：首先，刺激形式是在辨证的基础上施治的重要手段，由刺激形式决定刺激量，只有刺激形式恰当，刺激量适度，才能出现最佳刺激效应，也就是患者才能从疾病状态下康复。反过来，刺激量又调整着刺激形式，如患者得气不理想，甚或未能得气，那就需要医者调整自己的手法。

刺激效应与刺激形式的相互关系：刺激效应指导着刺激形式，如若采用的刺激形式未能达到预期的目的，即刺激效应不明显或是没有效应，这样就必须再根据病情等诸多因素，来改变刺激形式以期达到目的。刺激效应是刺激形式的检验，只有获得最佳治疗效果，才是刺激形式的目的，而刺激形式也决定着刺激效应的结果。刺激形式与刺激效应的关系，也是局部和整体的关系。因为刺激形式需要一针一穴去完成，每一针每一穴虽然都有他们特定的刺激效应，但反映到全身则是对整个机体状态的调整与补充。尤其是针刺技术，非药物可以比拟，仅以"针"为根，以"刺"为术，调整机体的营卫气血，虚实寒热，祛疾除病。因而一针一穴的刺激形式决定着全身的刺激效应，同样全身的刺激效应也牵动着刺激形式，使两者相辅相成，协调统一。

刺激量与刺激效应的相互关系：刺激量和刺激效应之间的关系更为密切，可以说刺激量到刺激效应是对一种疾病治疗从"量"到"质"的飞跃。从每一针一穴的刺激量反映到全身便是刺激效应,可以说刺激效应是刺激量的"合力",是刺激量的"综合效益",同样,刺激效应也调整刺激量的大小、多少、快慢。

总之,刺激形式、刺激量和刺激效应三者互相作用,共同构成"微通法"的核心。只有三者互相调整,有机结合,才能针下生花,使毫针治疗出现妙不可言的效果。

# 第四节 "微通法"的功效及适应证

微通法的功效在于通经络、调气血。

微通法被广泛用于临床各科,涉及呼吸、消化、循环、免疫、神经等多个系统的常见病、多发病,以及疑难病证,其疗效是有目共睹的。可治疗三百多种疾病,其中有确切疗效的在一百多种。不仅适用于治疗慢性疾病如半身不遂、哮喘、眩晕、麻木、皮肤病、月经不调等,也可以治疗一些急症、重症,如晕厥、中风、脑震荡等,也能有起死回生之效。它是一切针法的基础之法。

# 第五节 "微通法"操作方法

包括持针、进针、候气、补泻、留针、出针六个步骤。

## 一、持 针

持针是指拇指在内,食指、中指在外,固定针体调神定息。

## 二、进 针

根据贺普仁教授的体会和临床习惯,采用的是用努劲单手进针。方法是用拇食二指捏紧针体,微露针尖2～3分置在穴位上,以同手中指按压穴位的旁边,把屈曲的拇食二指突然坚实而有力地伸直努劲,使针尖迅速透过表皮及真皮。除了一些特殊穴位大多用这种努劲单手进针法。

## 三、候 气

候气是指针刺后,使机体对针的刺激产生反应,患者常常有针下的异常感觉,术者指下常常有沉紧、吸着等感觉。应用手段促进反应的产生和显现,这就是候气阶段的内容。也叫做"催气"、"气至"、"导气"等。主要候气法有:

弹指法:手离针柄,以指弹动针柄,使针体振动。食指向外弹为泻法,拇指向内弹为补法,是候气的方法之一。

刮针法:以食指按压针柄,拇指指甲缓缓刮滑针柄。实证向上刮,虚证向下刮,也是一种候气法。

飞针法:以拇指、食指捻转针柄,旋即放手,再捻再放。

捣针法:用右手腕部抖动,使针穴在原部位上下做小幅度频繁提插。适用于局部有麻木、顽疾、死血的疾病。

# 四、补 泻 法

## 1. 补法

补法:针刺形式以轻、柔、徐为主;刺激量以小、渐、久为主;对机体产生作用的性质以酸、柔、热为好;对机体的影响以舒适、轻快、精神振奋为目的。

具体操作法:进针后,采用"探索式"刺入地部,所谓"探索式",就是徐徐渐进而轻巧地把针尖纳入地部,要求得气过程由小渐大,行气时如履薄冰,如待贵人,以小角度的捻转法或微弱的雀啄法,要求感传面慢慢扩大,感传线细而缓,在这个基础上,以柔和的单向持续捻转,角度一般以180°为宜,同时再送针深入1~2分,然后留针。在留针过程中,针感缓缓增加至起针时仍存在。要求留针过程中,针感继续存在,甚至较前略加明显,然后慢慢减弱消失。一般重补时用此手法。如需要轻补时,操作手法为进针得气时不再继续操作。此时患者穴位处无明显感觉,但留针过程中患者常感到局部酸麻胀或沿经线向某一方向感传,产生欣快感、舒适感等,而且这种感觉逐渐加大。

## 2. 泻法

泻法:针刺形式以重、刚、疾为主;刺激量以大、迅、短为主;对机体的影响以明显的、触电性的麻酥感为佳,从而达到祛邪的目的。

具体操作方法:进针后,迅速将针尖插入地部,要求得气过程要快、大,行气时较频捻针柄或快而大为度地提插针体,要求感传面大并且迅速,感传线粗而疾,在这个基础上,以快速的左右角度相等的捻转,同时辅以快的提插动作,使针感显而著,达到最大的感传面和最远的感传距离。如此反复操作3~5次后,把针提起1~2分,然后留针10分钟左右。一般重泻法采用此术。

## 3. 留针法

留针法:是指针刺施用补泻法后,将针置于穴位上的停留阶段。目前,大多留针20~30分钟。

## 4. 出针法

出针法：起针必须聚精会神，如思想不集中，就容易丢针，或漫不经心一抽而出，引起出血或造成血肿。

起针时，左手拿棉球按住穴位，右手拇食二指握住针柄往外提拔，然后左手轻轻按揉针孔，以免出血。

有的穴位局部血管多，组织疏松，如头部的太阳穴、听宫、睛明、翳风、下关等穴处，起针时如不马上揉按，很容易引起血肿，这些穴位应当特别注意。

在运用补泻手法时，主张补法起针宜缓，不应在出针时再施以刺激，特别在留针短，针下仍有沉、紧的感觉时，应把针体"顺"至松动后，再徐徐出针，揉按针孔；泻法起针宜速，轻轻覆盖针孔即可，不必揉按。

# 第六节　"微通法"的注意事项

1. 过于饥饿，疲劳，精神高度紧张者，不宜行针刺。体质虚弱者，刺激不宜过强，并尽可能采取卧位。

2. 怀孕 3 个月以下者，下腹部禁针，3 个月以上者，上、下腹部、腰骶部以及一些能引起子宫收缩的腧穴如合谷、三阴交、昆仑、至阴等不宜针刺。月经期间，月经周期正常者，最好不予针刺，如月经周期不正常者，为了调经，经期可以针刺。

3. 对重要穴位和邻近重要脏器的部位更要注意。

小儿囟门未合时，头顶部腧穴不宜针刺，此外，因小儿不能配合，故不宜留针。避开血管针刺，防止出血。常有自发性出血或损伤后出血不止的患者，不宜针刺。皮肤有感染、溃疡、瘢痕或肿瘤的部位不宜针刺。防止刺伤重要脏器。《素问·刺禁论》指出"脏有要害，故可不察"。《素问·诊要经终论》中也说："凡刺胸腹者，必避五脏"。

针刺眼区腧穴，要掌握一定的角度和深度，不宜大幅度提插捻转和长时间留针，以防刺伤眼球和出血。

背部第十一胸椎两侧、侧胸（腋中线）第八肋间，前胸第六肋间以上的腧穴，禁止直刺、深刺，以免损伤内脏。对患有肺气肿的患者更要小心谨慎，以防诱发气胸。

对患胃溃疡、肠粘连、肠梗阻、尿潴留的患者，针刺上、下腹部时，应注意角度和深度。

颈部及脊柱的腧穴要注意深度，如患者出现触电样的感觉并向四肢放射，乃针刺过深之故，应立即出针，切忌继续捻转。

4. 常有自发性出血或损伤后出血不止的患者，不宜针刺。皮肤有感染、溃疡不宜针刺。

5. 慢性病末期，诊断不明的危笃患者慎用针刺。

6. 对于尿潴留等患者在针刺小腹部腧穴时，也应掌握适当的针刺方向、角度、深度等，以免误伤膀胱等器官出现意外事故。

7. 针刺时医生必须专心致志，审慎从事，随时观察患者表情，询问患者感觉和观察患者反应，体会针刺后的情况，尽量做到能控制刺激量。万一出现特殊情况，如晕针、滞针、弯针、断针等情况不可惊慌失措，应镇静果断，妥善处理。

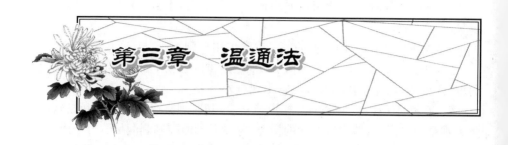

# 第三章  温通法

## 第一节  "温通法"释义

### 一、温通法的概念

温通法是以火针和艾灸施于穴位或一定部位,借火力和温热刺激,激发经气,疏通气血,以治疗疾病的一种治疗方法。温通法包括火针和艾灸两种方法,临床以火针应用范围更广。

### 二、火针疗法与艾灸疗法

温通法的特点就是温通,包括火针疗法和艾灸疗法,这两种方法有共同的特点,即都与火有关,火针疗法是将针在火上烧红后迅速刺入人体一定穴位或部位的治疗方法。而艾灸则是用火将艾绒或艾卷点燃,在一定穴位上,通过不同方法的燃烧来治病。它们的治疗作用都是利用温热刺激,温阳祛寒,疏通气血,是通过经络和腧穴的作用来完成的。

温通法是以火针疗法为代表,包括温针、艾灸等疗法,此法给机体以温热刺激,好似冬春之季河面浮冰,得阳春之暖,而渐融之,河水通行无涩也,因其得温而通,故名温通。

其一,火针古称之燔针、焠刺、白针、烧针,如《灵枢·官针》曰:"九曰焠刺,焠刺者,刺燔针则取痹也。"《伤寒论》曰:"烧针令其汗。"它的施术特点是将针体烧红,然后刺入人体一定的穴位或部位,从而达到祛除疾病的目的。

其二,火针具有针和灸的双重作用。火针针刺穴位,对人体也有调整作用,此同微通法;温热属阳,阳为用,人体如果阳气充盛,则阴寒之气可以驱除,即火针有祛寒助阳的作用,此同艾灸法。人身之气血喜温而恶寒,如《素问·调经论》:"血气者,喜温而恶寒,寒则泣不能流,温则消而去之。""寒独留则血凝泣,凝则脉不通。"血气遇寒则凝聚不通,借助火热,得温则流通。火针主要适用于疑难病,顽固性病症,寒证等。

其三,火针既是针具的名称,又是一种针法的名称。从针具看,火针即古代九针之一。《灵枢·九针十二原》、《九针论》、《官针》及《素问·针解》中对火针的形状及用途都有具体论述。从针法看,火针刺法是用火将针烧红后,迅速刺入人体一定的穴位或部位,以达到治疗目的的一种方法。《备急千金要方》、《千金翼方》、《针灸资生经》、《针灸聚英》、《针灸大成》等多部古籍,都对火针疗法做了专题讨论,可见这一方法在针灸疗法中的重要位置和实用价值。

其四,温通法包括火针和艾灸为主的刺灸方法。其关键在于"温",这两种方法的优势与特色就在于它的"温热刺激"。《素问·调经论》说:"人之所有者,血与气耳",又说:"血气者,喜温而恶寒,寒则泣不能流,温则消而去之",《素问·八正神明论》更指出:"血气者,人之神。"气血是人体生命活动的动力与源泉,温通法借助火针的火力、艾灸的温热刺激,不仅能温通经络,而且以阳助阳,能激发人体经脉的阳气,继而启动下焦命门之元阳、真火,增强经络对气血的营运与推动作用,以疏通脉络,既可"借火助阳"以补虚,又可"开门祛邪"以泻实,乃至"以热引热",使壅滞的郁火得以泄泻。


# 第二节 "温通法"的历史沿革及理法渊源

## 一、"温通法"的历史沿革

### 1. 火针疗法

火针疗法自《黄帝内经》中首次用文字记载至今,经过了数千年的历史。在这漫长的历史过程中,经过历代医家的研究和临床实践,使它从简陋的工具,原始的操作方法和狭窄的临床适用范围,逐步改进不断发展和完善,拓宽了应用范围,提出了临床禁忌,使之成为针灸疗法中一支独特的医疗体系。

《黄帝内经》成书于战国时期,其中首次提到"燔针","焠刺"。《灵枢·官针》中云:"九曰焠刺,焠刺者刺燔针则取痹也"。可见,"焠刺"是将烧热、烧红的燔针快速刺入皮内的一种刺法,因此,可由此得出"燔针"和"焠刺"即为"火针"和"火针疗法"。

《黄帝内经》中对火针除了名称以外,对针具、主治作用及禁忌也做了论述。如《灵枢·九针十二原》中云:"九曰大针,长四寸……大针者,尖如挺,针锋微圆……"此处所谓的大针,即为火针疗法的专用针。因火针疗法的针具要能耐高温,能速刺,所以要求针体粗大,针尖微圆,如相反则在操作时针具很容易弯曲、折断，不能达到治疗疾病的目的。

《黄帝内经》中提到火针疗法的适应证有四种：痹证、寒证、经筋症、骨病。此外也提到火针疗法的禁忌证。如《灵枢·官针》云："热则筋纵不收，无用燔针"。可见在当时热证是火针疗法的禁忌证。从以上论述可以认为火针疗法创立于《黄帝内经》。

火针疗法到汉代应用已相当普遍。如在张仲景的《伤寒论》中多次提到。他肯定了火针疗法的治疗作用，认为火针可以助阳发汗以散除外邪，用以治疗伤寒表证。但也提出了许多应用不当而出现的后果，强调了应用火针必须严格掌握适应证，以及出针后及时处理针孔，以防不测。

《伤寒论》中称火针为"烧针"和"温针"，如曰："荣气微者，加烧针则血流不行，更发热而烦躁也"；"太阳伤寒者，加温针必惊也"。又有："阳明病，脉浮而紧，咽燥口苦，腹满而喘，发热汗出，不恶寒，反恶热，身重，若发汗则躁，心愦愦，反谵语，若加温针，必怵惕，烦躁不得眠"。上条说明实热证不宜用火针，以及误用的危害。除此以外，《伤寒论》中还提出针后的处理问题。如"烧针令其汗，针处被寒，核起而赤者，必发奔豚"。以此提醒医家注意火针治疗后针孔的护理问题。

晋代皇甫谧撰写的《针灸甲乙经》继承了《黄帝内经》的观点，肯定了"焠刺"是针灸的刺法之一，同时也强调了其适应证为痹证和寒证。

唐代孙思邈的《备急千金要方》中首先将火针疗法的适用范围从寒证、痹证扩展到治疗外科的疮疡疖肿，并提出了火针疗法的禁忌穴位。如曰："外疖痈肿，针惟令极热"。"巨阙、太仓，上下管等及诸弱小者，勿用火针"。

宋以后，火针疗法有了很大发展。在临床针灸家王执中写的《针灸资生经》中最早将火针疗法用于治疗内脏疾病，书中列举了许多有效病例，涉及消化系统、呼吸系统和腰痛等疾病。当时火针的适应证已大大扩展了。

火针疗法发展的鼎盛时期为明代。当时的代表著作《针灸大成》、《针灸聚英》、《名医类案》等书中均提到了火针，其中《针灸聚英》中对火针疗法论述最为全面，包括了以前许多针灸家未涉及的内容，从针具、加热、刺法到功效应用和禁忌等都做了全面精细的论述。

高武在《针灸聚英》中指出为了使患者在治疗时痛苦小，火针的制作应用韧性大的熟铁，且针不宜太粗，而且在加热时要烧至通红。如曰："焠针者，以麻油满盛，灯草令多如大指许，取其灯火烧针，频麻油蘸其针，烧至通红，用方有功，若不红，反损于人，不能去病。烧时令针头低下，恐油热伤手。先令他人烧针，医者临时用之，以免至手热才觉针红，医即采针，先以针安穴上，自然干，针之亦佳。"

高氏认为为了达到最佳的治疗效果，要求医者进针须准确，深浅须适度。

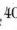

他指出："以墨记之,使针时无差,穴点差则无功。……先以左手按定其穴,然后针之"。还认为火针"切忌过深,深则反伤经络。不可太浅,浅则治病无功,但消息取中也。凡大醉之后,不可行针,不适深浅,有害无利"。在书中还提到针后对针孔的保护问题。如曰："凡行火针,一针之后,疾速便去,不可久留,寻即以左手按针孔上,则疼止,不按则痛甚"。

除此以外,高氏在《针灸聚英》中对火针的功效和适应证也做了深入论述,使火针疗法在理论和实践上都有了一定的突破,奠定了火针治病的理论体系。书中指出火针的功效有两方面,一为引气之功,二为发散之功。

在治疗禁忌方面,高氏认为除禁忌热性病以外,在某些部位也应禁用,如曰："人身之处皆可行针,面上忌之。凡夏季,大经血盛,皆下流两脚,切忌妄行火针于两脚内,及是则溃脓痛难退。其如脚气,多发于夏,血气湿气,皆聚两脚,或误行火针,则反加肿疼,不能行履也。"由此可见,高武对火针疗法的论述是较全面的,也说明了火针疗法进入了较成熟的阶段。

成书于明朝的《名医类案》,集录了数则火针治疗的病例。

到清代"火针疗法"的应用范围更加广泛,吴仪洛在《本草从新》中将火针用于治疗眼科疾病,消除了常人认为火针有危险的偏见。陈实功在《外科正宗》中提出用火针治疗瘰疬、痰核。吴谦则认为火针能治疗邪气壅于肌肤、关节的一类疾病。如曰："火针者,即古之燔针也。凡周身淫邪,或风或水,溢于机体,留而不能过关节,壅滞为病者,以此刺之"。由此可见,在清代火针疗法的适应证已得到扩大和发展。

虽然火针疗法的适应证广泛,疗效可靠,但也曾受到轻视和排挤,濒于消亡。因得到患者的肯定才流传至今,但在临床应用方面,能真正掌握此针刺技术的人太少,所以为使火针疗法这一具有独特疗效的传统针法流传下去,以便继续造福人类,贺老将其多年的火针疗法的临床经验总结出来,供大家参考。

中国中医研究院中国医史文献研究所和江苏苏州医疗用品厂,根据《黄帝内经》中记载,参考历代古籍及1968年满城汉墓出土的医针实物,对"火针"进行了复原仿制,对其使用方法、临床用途做了考证。

2. 艾灸疗法

灸法是人们懂得利用火以后逐渐发展起来的。《说文》中说："灸,灼也",灸法最早的文字记载见《左传》,其中曰："疾不可为也,病在肓之上,膏之下,攻之不可,达之不及,药不治焉。"这里的"攻"为灸法。在医学专著中首次记载见于《黄帝内经》,《素问·异法方宜论》中说："脏寒生满病,其治宜灸焫,故灸焫者亦从北方来"。王冰注:"火艾烧灼,谓之灸焫。"《灵枢·官能》中曰:"针所不为,灸之所宜"。《素问·血气形志》中载:"病生于脉,治之以灸刺"。

以后历代医家在其著述中均提到灸法。东晋医家葛洪在他的《肘后备急方》中记载："余尝小腹下患大肿，灸即差。每用之则可大效也"。书中还首次记载了隔蒜灸和隔盐灸的治疗方法。

隋唐时期著名医家孙思邈认为灸法与针刺和火针应配合使用。他说："其有须针者，即针刺以补泻之。不宜针者，直尔灸之；然灸之大法，但其孔穴与针无异，即下白针，若温针讫，乃灸之，此为良医"。《千金方》中载："大便下血，灸第二十椎随年壮"。在唐代出现"灸师"的专业技术职称。唐代韩愈《昌黎先生集》中有："灸师施艾炷，酷若猎火围"。由此可见灸法在当时应用已很普遍。

《扁鹊心书》为宋窦材著，书中主要介绍灸法，在施治原则上提出："当明经络"，"须识扶阳"，同时也记述了不同病症的治疗方法。他认为："医之治病用灸，如做饭用薪"，强调了灸法在治疗疾病中的重要性。

《备急灸法》为灸法的专门著作，亦成书于宋朝，书中载述了痈疽、疔疮、腹痛吐泻等20多种病症的灸治法。可见当时灸法的适应证已很普遍。

宋代针灸家王执中著的《针灸资生经》为临床实用性极强的针灸文献，书中着重介绍灸法，并主张以方药辅助治疗。

张从正为金元时代著名的医学四大家之一。他认为热病不可灸，如曰："燔灸千百壮者，全无一效，使病者反受其殃，岂不痛哉？"又说："大忌暑月于手腕足踝上者灸，以其手足者，诸阳之表，起于五指之外。"由此可见张氏强调在运用灸法时应分清病性和部位，区分季节，以防犯虚虚实实之戒。罗天益为元代医学家，著有《卫生宝鉴》，其中"名方类集"和"针法门"，着重论述针灸法。

古代医家在治疗疾病的实践中，认识到单用针法或灸法虽可取得一定疗效，但针灸药并用效果更佳。如明代针灸家高武、吴昆、杨继洲等均主张针灸与中药因病而施。如高武在《针灸聚英》中指出："针灸药因病而施者，医之良也"。《针方六集》中吴昆也说："不针不神，不灸不良，良有一也"。在《针灸大成》中杨继洲对针灸药的具体运用作了分析说明。如曰："然而疾在肠胃非药饵不能以济；在血脉针刺不能以及，在腠理非熨炳不能以达。是针灸药者，医家之不可缺一者也"。

随着朝代的推移，灸法也不断发展。清代吴亦鼎编著的《神灸经纶》为一本较为全面的灸法专书，书中阐述了"灸疮候发"等一些灸法的理论，对临床有很大的指导意义。清代医学家魏之琇著的《续名医类案》中记载了灸法可以治热病的病例。清代李学川著的《针灸逢源》、廖润鸿的《针灸集成》以及吴谦著的《医宗金鉴·刺灸心法》等书中也都很注重灸法。他们对灸法的论述，对后世都很有指导意义。

贺普仁教授临证之时，较艾灸更多用火针，对火针的理论和实践多有发展。贺普仁教授认为：火针因其有针有热，故集中了针刺艾灸双重优势，可借助针力与火力，无邪则温补，有邪则胜邪。火针之热力大于艾灸。针具较一般毫针粗,所以可温通经脉,引邪外出,使经络通畅、气血调和,诸疾自愈,故火针有借火助阳、温通经络、以热引热等作用外,还具有疏导气血的作用。其所消之症结包括气、血、痰、湿等积聚凝结而成的肿物、包块、硬结等。瘀血、痰浊、痈脓、水湿等均为致病性病理产物,它们有形、属阴、善凝聚、一旦形成就会停滞于局部经络,致气血瘀滞,脏腑功能低下,引起各种病症,日久形成痼疾、顽症。火针借助火力,焯烙病处,出针后针孔不会很快闭合,如《针灸聚英》所云:“火针打开其孔,不塞其门。”加之针具较粗,又可加大针孔,故使瘀血痈脓等有形之邪直接排出体外。火针则可治本排邪,同时借火助阳鼓舞血气运行,促使脏腑功能恢复,有事半功倍之效。此时若以毫针,功效则微;若以三棱针,只有刺络排邪而不能温经助阳、鼓舞气血运行。

但清朝后叶至民国年间,中医药事业的衰落使火针疗法的发展也有所停滞,新中国成立后火针疗法与整个医学的发展,与针灸其他针具针法的发展很不协调,临床只有少数医生能掌握,许多省市正规中医医院针灸科绝大部分无人使用它,各级教育部门使用的教科书中对火针疗法讲得很少,对于这一具有独特疗效的传统针法缺少应有的重视,火针疗法有濒于失传的危险。通过分析 1950—2002 年这 52 年的火针文献发现:1950—1983 年 24 年火针论文只有 46 篇,仅占总文献数的 6%(这期间收录的火针论文共 746 篇)。可见火针的应用和研究在当时已是岌岌可危。

贺普仁教授从 20 世纪 60 年代起在火针疗法的适应证及治病机制方面进行了尝试和探讨,首先发起和倡导了火针疗法的临床使用,使这一古老疗法焕发了新的活力,多年来在临床实践中坚持使用火针治疗各种病症,包括治疗小儿弱智、子宫肌瘤、外阴白斑、慢性小腿溃疡、下肢静脉曲张、静脉炎等疑难病证的探索,取得了显著的疗效。贺普仁教授指导研究生专题深入研究火针的治疗作用及其机制,在各级学术刊物上发表多篇有关火针的论文。于 20 世纪 80 年代初将火针、毫针、三棱针为主的针具针法提升为“贺氏针灸三通法”,以火针为主的温通理论体系是“贺氏针灸三通法”的主要组成,此体系丰富了火针疗法的病机学说,规范了火针操作方法,包括对火针刺法归纳分类,针刺留针时间及间隔时间,较古人扩大了施术部位,扩大了火针的适应证,归纳了注意事项和禁忌证等。独创贺氏火针针具,并制作出一系列适用于不同临床适应证的火针,制定了成熟稳定的制作工艺。继《黄帝内经》、《千金方》、《针灸聚英》后又一次全面总结了火针的应用。

为了将火针发扬光大,贺普仁教授毕生致力于火针的研究和推广,发表论文及论著介绍火针的应用,创立“贺氏针灸三通法研究会”不断扩大影响,同时在全国各地及世界多个国家举办火针学习班及专题讲座,面传心授,为推动火针疗法的普及发展产生了深远的影响。在对 1950—2002 年 52 年的火针文献比较中,可以发现20世纪80年代初以后火针的文献大幅度增长,1984—2002年18年间发表的火针研究的文章有700多篇,占总针灸文献数的94%（这期间收录的火针论文共746篇）。可见火针又重新被重视起来了,火针的发展又焕发了新的生机。

贺普仁教授尊古而不泥古,火针应用多有发挥:

（1）丰富了火针疗法的病机学说,突破热病不用火针的禁忌:火针借火热之力刺入穴位,属温法,具有温阳祛寒、疏通气血的作用,因此临床多用来治疗寒邪为患、偏于阳虚诸证。一般认为只适用于祛寒,不可用于热证。如《灵枢·官针》云"热则筋纵不收,无用燔针",可见在当时热证是火针疗法的禁忌证。《伤寒论》也记载了实热证不宜用火针,以及误用的危害,如曰:"太阳伤寒者,加温针必惊也"。又有"阳明病,脉浮而紧,咽燥口苦,腹满而喘,发热汗出,不恶寒,反恶热,身重,若发汗则躁,心愦愦,反谵语,若加温针必怵惕,烦躁不得眠"。明代高武在《针灸聚英》也讲到火针禁忌热性病,如曰:"凡夏季,大经血盛,皆下流两脚,切忌妄行火针于两脚内,及是则溃脓难退。其如脚气,多发于夏,血气湿气,皆聚两脚,或误行火针,则反加肿疼,不能行履也。"但经过临床证明,火针可以治疗一些热证。古人曾提出"以热引热","火郁发之"的理论。热毒内蕴,拒寒凉之药不受,清热泻火之法没有发挥作用之机,而火针疗法有引气和发散之功,因而可使火热毒邪外散,达到清热解毒的作用。临床可治疗乳痛、颈痛、背痛、缠腰火丹及痄腮等症。

（2）扩大火针施术的部位,突破了面部不用火针的禁忌:古人认为面部禁用火针。如高武在《针灸聚英》提到"人身之处皆可行针,面上忌之"。又如《针灸大成·火针》记载"人身诸处,皆可行火针,唯面上忌之。"因火针后,局部有可能遗留小瘢痕,加之古代火针较粗的限制,因此古人认为面部应禁用火针。贺普仁教授认为,面上并非绝对禁针区,在操作时选用细火针浅刺,不但可以治疗疾病如三叉神经痛、面瘫、面肌痉挛等症,而且还可用于针灸美容如祛斑、祛痣,只要掌握操作要领,不会出现永久性瘢痕,因此在面部禁用火针不是绝对的。

（3）归纳了火针刺法,突破火针不留针的禁忌:古人认为火针不留针,针后速去针,如高武在《针灸聚英》提到"凡行火针,一针之后,疾速便去,不可久留"。然而贺普仁教授总结火针留针问题上有快针法和慢针法:火针治疗大部分不留针,以快针法为主;也有部分病症需要留针,留针时间在1～5分钟之间,留针期间还可行各种补泻手法。贺普仁教授认为慢针法具有祛腐排脓,化瘀散结之功,主要适用于淋巴结核,肿瘤,囊肿等,此外取远端穴位火针治疗疼痛性疾病时,也需要留针5分钟。

（4）火针疗法治疗的病种大有突破:《黄帝内经》提到火针疗法的适应证

有:痹证、寒证、经筋病、骨病。《针灸甲乙经》强调火针的适应证为痹证和寒证。《备急千金要方》将火针疗法的适用范围扩展到外科的疮疡疔肿。《针灸资生经》将火针的应用大大扩展,最早应用于内脏疾病,涉及消化系统、呼吸系统和腰痛等疾病。明代是火针疗法的鼎盛时期,《针灸聚英》系统整理火针,应用范围扩大更加扩大。到清代应用范围更加广泛。用于眼科、瘰疬、痰核。贺普仁教授在数十年的临床中总结火针疗法具有增加人体阳气、激发经气,调节脏腑功能,使经络通、气血畅,有祛寒除湿、清热解毒、消癥散结、去腐排脓、生肌敛疮、益肾壮阳、温中和胃、升阳举陷、宣肺定喘、止痛、止痒除麻、定抽、息风等功效。他根据临床需要倡导挖掘、应用、发展了这一传统的治疗方法,扩大了临床上的适应证。使火针疗法的治疗病种达100多种,特别对于一些疑难病证取得了很好的疗效。如癫狂、耳鸣、耳聋、外阴白斑、痉挛、肌肉跳、麻痹、麻木、湿疹等症。

（5）规范了火针疗法的操作规程:首先规范了不同的火针针具,有细火针、中粗火针、粗火针、平头火针、多头火针、三棱火针六种,在治疗过程中依据患者的年龄、体质、患病的部位（或取穴部位）、不同疾病等选用;其次对火针刺法进行归纳和分类,按针刺方法有点刺法、密刺法、散刺法、围刺法,按出针快慢有快针法和慢针法;再其次确立了火针施术间隔时间,间隔时间一般视病情而定,急性期与痛症可连续每日施用火针,但不应超过3次,慢性病可隔1～3日一次,突破了古人"凡下火针须隔日以报之"的束缚。

# 二、温通法的理法渊源

## （一）火针温通法的理法渊源

贺普仁教授博览群书,从大量古籍中发掘整理火针疗法,涉及的古籍如下所示:

1.《黄帝内经》

火针疗法见于《黄帝内经》,该书第一次明确记载了火针,说明春秋战国时代已经对火针疗法的名称、针具、刺法、适应证、禁忌证等有了较为系统的认识。火针在《黄帝内经》中称之为大针,《灵枢·九针十二原》曰:"九曰大针,长四寸……大针者,尖如挺,针锋微圆……"可见,此针针身粗大,针尖微圆,适应于高温、速刺的要求。亦有人认为,"大"即"火"字的笔误。

《黄帝内经》又将火针称为"燔针",火针疗法称为"焠刺法"。焠,火灼也。《灵枢·经筋》云:"燔刺者,刺寒急也。热则筋纵不收,无用燔针。"《灵枢·寿夭刚柔》曰:"刺布衣者,以火焠之;刺大人者,以药熨之。"《灵枢·官针》曰:"病水肿不能通关节者,取以大针。"《灵枢·厥病》曰:"肠中有虫瘕及蛟蛕……以大针刺之。"《素问·调经论》曰："病在骨,焠针药熨。"以上所提到的均为火针的适应证,如寒痹证、虫证、水肿、骨病等,并适用于体质强壮者,而热痹则不用火针。

《灵枢·经筋》云："治在燔针劫刺,以知为数,以痛为输。"则指出了火针的取穴、针刺方法。由上可见,火针疗法早在《黄帝内经》时代就已成为我国医学的重要组成部分。

2.《伤寒论》

该书是汉代经典医学著作,为"医圣"张仲景所作,书中建立了系统的中医辨证论治原则,对火针疗法的禁忌和误治后的处理做了共计10余条的论述。

《伤寒论》将火针称为"烧针"、"温针"。书中曰："太阳伤寒者,加温针必惊也。""火逆下之,因烧针烦躁者,桂枝甘草龙骨牡蛎汤主之。""伤寒脉浮,医以火迫劫之,亡阳,必惊狂,卧起不安者,桂枝去芍药加蜀漆牡蛎龙骨救逆汤主之。""太阳病中风,以火劫发汗,邪风被火热,血气流溢,失其常度。两阳相熏灼,其身发黄,阳盛则欲衄,阴虚小便难,阴阳俱虚竭,身体则枯燥,但头汗出,齐颈而还,腹满微喘,口干咽烂,或不大便。久则谵语,甚者至哕,手足躁扰,捻衣摸床。小便利者,其人可治。""形作伤寒,其脉不弦紧而弱,弱者必渴,被火者必谵语。"以上详细讲述了太阳伤寒、太阳中风及温病伤阴误用火针的严重后果,亦说明了救治方法。

《伤寒论》中还指出火针治疗后由于针孔保护不当,感受外邪,并发奔豚。"烧针令其汗,针处被寒,核起而赤者,必发奔豚,气从小腹上冲心者,灸其核上各一壮……"张仲景从反面论述了火针疗法的一些不良反应及其处理方法。

3.《针灸甲乙经》

晋代皇甫谧撰写的《针灸甲乙经》肯定了"焠刺"针法,强调了火针的适应证及患者的体质因素。书中曰："焠刺者,燔针取痹气也"。"凡刺寒邪用毫针,曰以温。""故用针者不知年之所加,气之盛衰,虚实之所起,不可以为工矣。"但其对火针疗法的论述未超出《黄帝内经》的范围,只是对火针疗法的流传有着承前启后的作用。

4.《小品方》

此书为晋代陈延之所作,书中最早出现了"火针"名称,同时具体把火针法应用于眼科疾病的治疗,如其治眼肤肉生覆瞳子方曰："取针烧令赤,烁著肤上,不过三烁缩也。"贺普仁教授治疗某些眼病采用火针疗法的理法渊源在此。

5.《备急千金要方》

唐代孙思邈所著的《备急千金要方》中记载："外疖疽疮,针唯令极热。""痛有脓便可破之,令脓宜出,用铍针;脓深难见,肉厚而生者用火针。"这是火针治疗热证的最早记载,从此火针突破了只治疗寒证的局限,进一步拓展了火针的适用范围,既用于内科黄疸、癫狂,又用于外科疮疡痈疽、瘟疫痰核和出血。孙思邈打破了火针只是"以痛为腧"的取穴方法。如"侠人中穴火针,治马黄疸疫通身并黄,语音已不转者。"在刺鬼十三针法中,明确鬼路、鬼枕、鬼床、鬼堂四穴的刺法:"火针七锃,锃三下"等。他还提出了火针的禁忌腧穴:"巨阙、太仓,上下篇此一行有六穴,忌火针也。"

6.《针灸资生经》

宋代王执中所著《针灸资生经》,将火针疗法创造性地应用于内脏疾患的治疗中,是对火针疗法的一大贡献。书中记载了治疗心腹痛、哮喘、腰痛等病的经验。"……腰痛,出入甚难,予用火针微微频刺肾俞,则行履如故。"论明症状、病名、取穴、手法及治疗效果,开创了火针病案记载的先例。贺普仁教授从《针灸资生经》中受益颇多,该书为创立温通法起到了重要的启发和参考作用。

7.《针灸聚英》

元明时期是我国医药事业发展的旺盛时期,针灸专著层出不穷。高武撰写的《针灸聚英》中,有专篇全面论述了火针疗法,标志着火针疗法的成熟。书中关于针具曰:"世之制火针者,皆用马衔铁……此针唯是要久受火气,铁熟不生为上,莫如火炉中用废火筋制铁为佳也。"明确了火针选材的要求。"初制火针,必须一日一夜,不住手以麻油灯火频频蘸烧,如是终一日一夜,方可施用。"说明了火针制作的具体工艺。

书中关于针法曰:"焠针者,以麻油满盛,灯草令多如大指许,取其灯火烧针,频麻油蘸其针,烧至通红用方有功。若不红者,反损于人,不能去病。烧时令针头低下,恐油热伤手,先令他人烧针,医者临时用之,以免致手热。才觉针红,医即采针。""以墨记之,使针时无差,穴点差,则无功……""先以左手按定其穴,然后针之。""切忌过深,深则反伤经络;不可太浅,浅则治病无功,但消息取中也。大凡大醉之后不可行针,不适浅深,有害无利。"强调重视火针的加热及火针的刺法及深浅。

书中关于火针适应证曰:"破瘤坚积结瘤等,皆以火针猛热可用。""若风寒湿三者在于经络不出者,宜用火针,以外发其邪。"凡治瘫痪,尤宜火针易获功效。"详细讲解火针破脓、治瘤、蠋痹等治疗作用,及在疮疡外科疾患、痹证、瘫痪中的作用。

书中关于火针禁忌证曰:"人身之处皆可行针,面上忌之。凡夏季……切忌妄行火针于两脚内,及足则溃脓肿痛难退。其如脚气多发于夏……或误行火针,则反加肿痛,不能行履也。""大醉之后,不可行针。"强调火针的禁用部位和季节。

书中关于火针针后处理曰:"凡行火针,一针之后疾速便去,不可久留,寻即以左手速按针孔上则痛止,不按则痛甚。"

书中首次对火针的功效进行了探讨,总结了火针的引气与发散两大功效,开始建立火针治病的基本理论。

书中还对火针与气针、灸法的长短进行了比较。认为火针易于掌握且散邪之功显著优于气针。火针较灸法易被患者接受,又无灸法闭门留寇之弊。

《针灸聚英》为温通法理法形成起到重要作用。

### 8.《本草从新》

清代吴仪洛在《本草从新》中谈到"凡用火针,太深则伤经络,太浅则不能去病,要在消息得中。""营气微者,加烧针则血流不行,更发热而烦躁。"书中阐述了火针治疗眼疾的方法:"肝虚目昏多泪,或风赤及生翳膜,头厚生病,后生白膜,失明或五脏虚劳,风热上冲于目生翳病,亦熨烙之法……其法用平头针,如孔大小,烧赤轻轻当翳中烙之。烙后翳破,即用除翳药敷之矣。"贺普仁教授火针治疗翼状胬肉的理法依据源于此。

### 9.《医宗金鉴》

清代医官吴谦在《医宗金鉴》中总结了前人的经验,归纳了火针的适应证。"火针者即古之燔针也。凡周身淫邪,或风或水,溢于机体,留而不能过关节,壅滞为病者,以此刺之。"

另外外科专著《刘涓子鬼遗方》和方剂专著《太平圣惠方》中有关火针的论述也都对贺普仁教授产生过影响。晋末刘涓子撰的《刘涓子鬼遗方》中的"痈大坚者,未有脓。半坚薄,半有脓。当上薄者,都有脓,便可破之。所破之法,应在下逆上破之,令脓得易出,用铍针。脓深难见,上肉厚而生者,火针。若外不别有脓,可当其上数按之,内便隐痛者,肉殃坚者,未有脓也。按更痛于前者,内脓已熟也。脓泄去热气,不尔长速,速即不良。"北宋王怀隐等撰《太平圣惠方》中提出的"夫痈疽者,头少肿处多出脓。不快者宜针烙"的观点,"烧针似火色,看核子大小,作一纸环子束定,无辜仍须捏定,以针当中烙之,可深二豆许,即贴沉香膏"的火针治疗无辜疳的方法等,都为贺普仁教授火针治疗外科痈疽提供了参考依据。

综合古人所述,火针疗法最大的特点,是具有火针和灸疗的双重作用。因人体气血喜温而恶寒,寒则凝聚不通,温则流而通之。而火针具有通调之功,"凡属寒热虚实、病灶轻重远近,无所不宜。"同时火针与艾灸比较:"灸则直守,艾灼烧过,痛则久也;火针虽则视之畏人,其针下快疾,一针便去,痛不久也。以此则知灸壮候数满足,疼之久也;火针只是一针,不再则痛过也。"

综上所述,贺普仁教授正是通过对历代医家学术思想精华的提炼,才形成了以火针为主的温通法。

### (二) 艾灸温通法的理法渊源

对于灸法《黄帝内经》曰:"针所不为,灸之所宜",《医学入门》曰:"药之不

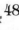

及,针之不到,必须灸之。"凡是针刺治疗效果不好的病症,都可以采用灸法。而针灸同施,更有增加治效的作用。

我国现存最早的针灸著作是早于《黄帝内经》的灸法专著——《足背十一脉灸经》和《阴阳十一脉灸经》。《黄帝内经》把灸法重要内容进行了系统介绍,从灸疗的起源到各种灸法及其适应证,书中记载甚多。《灵枢·经脉》曰:"陷下则灸之。"《素问·骨空论》曰:"灸寒热之法,先灸项大椎","失枕……灸脊中。"《灵枢·癫狂》曰:"治癫疾者……灸穷骨二十壮。"《素问·血气形志》曰:"形乐志苦,病生于脉,治之以灸刺"。《灵枢·经水》曰:"其治以针艾。"对临床上治疗内脏疾患卓有成效的背俞穴,《灵枢·背腧》中强调:"灸之则可,刺之则不可。气盛则泻之,虚则补之。"

汉代张仲景的《伤寒论》,虽然主要是以汤药治病,但他经常用针灸来补充药物治疗的不足,对许多病证都有"可火"、"不可火"、"不可以火攻之"的记载,在治疗三阴病方面,张仲景十分重视灸治,如:"少阴病,吐利……脉不至者,灸少阴七壮"等。

三国曹操之子魏东平王曹翕著《曹氏灸方》七卷,为最早的灸疗专著。书中所载施灸腧穴增多,施灸的禁忌也较以前诸书具体,并说明禁灸的原因。

《针灸甲乙经》详尽地论述了灸法及禁忌。晋代葛洪的《肘后备急方》,书中收录了多种灸疗方法,对危重病症施灸方法的记载较为详细,首创了隔物灸。

唐代孙思邈编撰的《备急千金要方》、《千金翼方》,提倡针灸并用,提出"一针二灸三用药"的治病疗法顺序,他注重灸量,治疗重病施灸的壮数多至几百壮。在《备急千金要方》中有关于艾灸和药物结合运用的记载,如隔蒜灸、豆豉灸、黄蜡灸、隔盐灸、黄土灸等。《备急千金要方·七窍病下》中还有竹筒及苇筒塞入耳中,在筒口施灸以治耳病的"筒灸",开了利用器械做灸疗的先河。

唐代王焘提出灸为"医之大术,宜深体之,要中之要,无过此术。""圣人以为风是百病之长,深为可犹,故避风如避矢。是以御风邪以汤药、针灸、蒸熨,随用一法,皆能愈疾。至于火艾,特有奇能,虽曰针、汤、散,皆所不及,灸为其最要"。唐代崔知悌的《骨蒸病灸方》专门介绍痨病的灸疗,《新集备急灸经》是灸疗治疗急症的专论。

宋代,更加重视针灸在医疗中的作用,宋代医籍中有"天灸"或"自灸"的记载,这是利用某些刺激性药物如毛茛叶、芥子泥、旱莲草、斑蝥等贴在有关部位上,使之发疱的方法,它是不同于温热刺激的另一类施灸方法。宋代的《太平圣惠方》、《普济本事方》以及《圣济总录》等医方书中收集了大量的灸疗内容。

王执中的《针灸资生经》重视艾灸炷数及主治病症,强调寻找压痛点进行灸疗,书中曰:"不必拘旧经病左灸右,病右灸左之说,但按酸疼处灸之。"这是王氏通过临床实践所得出的经验,也是孙思邈提倡的"阿是穴"法的运用和发展。

宋代窦材的《扁鹊心书》是记载以灸法治疗各种疾病的专著,书中记载有"睡圣散",使患者昏睡后施灸,这是麻醉应用于灸法的最早记载。书中还提倡保健灸,指出常灸关元、气海、中脘等穴,"虽未得长生,亦可保百余长寿"。

明代是我国针灸的全盛时期,灸疗方法也得到了进一步的发展。如"桑枝灸","神针火灸",后又发展为"雷火神针"。灯火灸,是用灯草蘸油点火在患者皮肤上直接烧灼的一种灸法。还有利用铜镜集聚日光,作为施灸热源的"阳燧灸"。李时珍在《本草纲目》中有 35 处提到艾和艾灸的用途。曰:"艾灸用之则透诸经,而治百种病邪,其沉疴之人为康泰,其功大矣"。李时珍称艾叶"以蕲州者为胜,用充方物,天下重之,谓之蕲艾"。故蕲艾因此而闻名全国。张介宾的《类经图翼》介绍了各类病证的灸疗处方。

高武在《针灸聚英》中严厉批评了当时重药轻针轻灸的倾向,指出"针、灸、药,皆为医家分内事","针、灸、药三者得兼,而后可与言医","针、灸、药因病而施者,医之良也。"这些也是贺普仁教授提出"分调合施",提倡针灸并用的立意所本。

清代吴谦等人撰集的《医宗金鉴·刺灸心法要诀》,用歌诀的形式表达了灸法的各种内容,便于初学者记诵。清代吴亦鼎的专著《神灸经纶》是我国历史上又一部灸疗学专著,雷丰的《灸法秘传》,对灸法的认识和应用更上了一层楼。清代广泛流行的"太乙神针"即特殊的艾条灸法,对灸法的传播和发展起到了一定的推动作用。

贺普仁教授从大量古籍中认识到艾灸疗法不可替代的治疗价值,因此把它作为"针灸三通法"中的主要治疗方法之一。

# 第三节 "温通法"的治病机制

温通法就是利用温热作用刺激人体某些穴位或部位,增加人体阳气,激发经气,调节脏腑功能,使经络通、气血行,因此称为"温通法"。

火针疗法是利用一种特殊质料制成的针具,将针在火上烧红后,迅速刺入人体的一定穴位或部位的治疗方法,古代又称之为燔针、焠刺、白针、烧针和武针。火针疗法具有针和灸的双重作用,既有针的刺激又有温热刺激。

艾灸疗法是利用菊科植物艾叶做原料,制成艾绒,在一定的穴位上,用各种不同的方法燃烧,直接或间接地施以适当的温热刺激,通过经络的传导作用而达到治病保健目的的一种方法。《神灸经论》上曾记载:"夫灸取于火,以火性热而至速,体柔而用刚,能用阴翳,走而不守,善入脏腑。取艾之辛香作烛,能通十二经,入三阴,理气血,以治百病,效如反掌。"针和灸都是在经络穴位上施行的,有共同之处,两者可结合使用,也可单独使用。因各具特色,故不能互相取代。火针疗法则兼具有两者的优点,一种针术具有两种作用。其适用范围比单纯用针或艾灸广泛。

贺老经过数十年的临床实践,体会到尽管致病因素有七情、六淫以及饮食劳倦、跌打损伤等不同,但疾病发生的机制是相同的,即由于气血不通。中医认为,人身之气血喜温而恶寒,寒则凝聚不通,温则流畅通达。天地杀厉之气,寒邪最甚,由表入里,侵袭肌肤、经络,阳气先损,阳气受损则造成人体的生理功能失调,气血运行不利,从而出现各种病症。使用温通法,即火针和艾灸施术于患者的一定穴位或部位,通过温热作用,振奋人体的阳气,使阴寒之气可驱除,寒去凝散,血脉经络畅达,气血调和,诸疾自愈。虽然温法是针对寒证的,但它的应用并不限于温里的一方面。在《伤寒论》中提到用火针还可以发汗。明代医家龚居中认为:"火有拔山之力",火不虚人以壮人为法。"凡虚实寒热,轻重远近,无往不宜。盖寒病得火而散者,犹烈日消冰,有寒随温解之义也。热病得火而解者,犹暑极反凉,犹火郁发之之义也。虚病得火而壮者,犹火迫水而气升,有温补热益之义也。实症得火而解者,犹火能消物,有实则泻之之义也。痰病得火而解者,以热则气行津液流通故也……若年深痼疾,非药力所能除,必借火力以攻拔之"。所以说温通法是借助火力,达到无邪则温补,有邪则胜寒的目的。

近年来经过临床实验证明,火针治疗对甲皱微循环有一定的影响,如可使血色变红;血流速度加快,血流态势好转。另外,通过对针刺局部的红外热像图观察,火针治疗后病变部位的温度明显提高。由此也可以证明火针可以改善气血运行,具有行气活血、温通经络的作用。日本针灸学家也证明灸可以增加红白细胞,促进血行,使自行旺盛,并提高组织充血,增强局部营养。

# 第四节 "温通法"的作用特点

温通法的特点就是温通,它包括两种治疗方法,即火针疗法和艾灸。这两种方法有共同的特点,即都与火有关,都是在发现了火以后而出现的。火针疗法是将针在火上烧红后迅速刺入人体一定穴位或部位的治疗方法。而艾灸则是用火将艾绒点燃,在一定穴位上,通过不同方法的燃烧来治病。它们的治疗作用都是利用温热刺激,温阳祛寒,疏通气血,是通过经络和腧穴的作用来完成的。以上是它们的相同点,不同点也有很多方面。

火针疗法的要点为两个字，即"红"、"快"，"快"就是指进针和出针时迅速而敏捷，给患者造成的痛苦少；而艾灸相对操作时间长，疼痛持久，不易耐受。正如高武在《针灸聚英》所述"较之火针与灸，灸则直守艾灼烧过，痛则久也。火针虽则视之畏人，其针下快疾，一针便去，疼不久也。以此则知灸壮候数满足，疼之久也。火针只一针，不再则过也。"

从功效上看，火针疗法可以外发其邪，而艾灸疗法则会导致闭门留寇。在操作上，火针疗法简便快捷，而艾灸则繁琐复杂。在作用方面火针兼具了针和灸的双重作用，所以其适用范围也较艾灸广泛得多。清代针灸家廖润鸿认为火针具有艾灸相似的疗效，并认为火针比艾灸易于接受，可以成为艾条的代用法。他在《针灸集成》中说"性畏艾条者，当用火针"。

# 第五节 "温通法"的功效及适应证

## 一、火针疗法的功效及适应证

火针疗法可以增加人体阳气、激发经气，调节脏腑功能，使经络通、气血畅，有祛寒除湿、清热解毒、消癥散结、去腐排脓、生肌敛疮、益肾壮阳、温中和胃、升阳举陷、宣肺定喘、止痛、止痒除麻、定抽、息风等功效。具体如下：

壮阳补肾、升阳举陷：因火针具有增强人体阳气、激发经气、调节脏腑的功能，所以能壮阳补虚，升阳举陷。肾阳虚则临床上可出现肾虚腰痛、阳痿、遗精等；脾胃阳虚则可出现胃脘痛、胃下垂等疾病；心阳虚则胸痛、心悸；中气不足则出现阴挺。用火针点刺肾俞、命门等穴，可起到益肾壮阳的作用，使肾经气血畅通，气化功能加强，元阴元阳资源纵生（资其源头助其生长），腰痛、阳痿、遗精症状缓解。如用火针点刺足三里、内关、脾俞、中脘等穴，可使脾胃经脉气血畅行，温运中焦，振奋阳气，祛除寒邪，使脾胃运化之功得以恢复，消化、吸收、升降功能趋于正常，使胃脘痛、胃下垂得以治愈。火针刺激心俞、内关以及心前区等部位，可壮心阳、益心气，使胸痛、心悸症状缓解。如点刺气海、关元穴，可补益中气，升阳举陷，治疗阴挺。

疏通经气、宣肺定喘：临床上过敏性哮喘、慢性支气管炎、肺气肿等都属于顽固性疾患，中药治疗效果较慢，火针疗法则有特殊的效果。以上疾病多以咳喘症状为主，而咳喘多由于风寒外来，邪气闭肺，肺失宣降，肺气上逆而成。火针可通过温热作用刺激大杼、风门、肺俞、定喘等穴，温化肺之寒邪，疏通肺之经气，经气宣通则可祛除邪气，邪气出则肺气得以宣发、肃降，而喘息止。

助阳化气、消癥散结:癥结即肿物或包块在体内或体表的积留。如气滞血瘀,痰湿凝积,荣卫之道涩而行迟,积久则成癥结。一方面火针有温热助阳,激发经气的作用,故可疏通经络,行气活血,消除癥结;另一方面火针又能助阳化气,使气机疏利,津液运行,凝滞之痰邪湿邪因而化解。临床多治疗腱鞘囊肿、脂肪瘤、纤维瘤、子宫肌瘤、卵巢囊肿等病症。如病灶在体内的,针刺宜深,使癥结消于体内,如在体表的,针刺则宜浅,使病邪排于体外。

攻散痰结、消除瘰疬:瘰疬多发生于颈侧的皮里膜外之处,大者属瘰,小者如疬。此病的发生多与痰有关。颈侧为少阳所主,少阳为气多血少之经,若为情志不舒,则造成肝郁脾虚,酿湿成痰,气血受阻,聚而不散即成瘰疬结核。如虚火内动,灼津为痰,痰火互结也可形成此病。而火针可温通阳气,攻散痰结,疏通气血,消积化瘀,故可治疗瘰疬。再配合体针,调节脏腑,疏肝解郁则疗效更好。在治疗时一般用中粗火针,用点刺法。

祛寒除湿,通经止痛:疼痛的发生多由于邪阻经络,使气血发生郁滞、瘀结等病理变化,引起局部或全身疼痛。而邪气之所以侵入人体,多由于体虚阳气不足,腠理空疏,卫外不固,则邪气乘虚而入。引起疼痛的邪气主要为寒邪。火针可以温其经脉,鼓动人体的阳热之气,因而可以驱散寒邪,使脉络调和,疼痛自止。另外,风邪、湿邪、热邪等也可引起疼痛,如为风邪所引起的,也可以利用火针治疗,因火针能温通经络、行气活血,故可促进体表的气血流动,营养加强,驱动风邪无处存留,使疼痛缓解。如因湿邪引起,则可利用火针的通经络、行气血的功能攻散湿邪,或利用它助阳化气的功能,使气机疏利,津液运行,从而除祛湿邪,达到治疗疼痛的目的。

生肌敛疮、去腐排脓:临床上治疗脓肿已成而未破溃的,可用火针点刺,一针或多针,使脓排出,脓肿消除。治疗上选用火针,主要是由于它能促进气血运行,鼓舞正气,正气充盛,则能排除脓毒。对于脓肿破溃,疮口久不收口,或因其他疾病引起皮肤表面出现慢性溃疡,经久不愈的也可用火针治疗。因为火针能温通经络,行气活血,使气血运行,加速流通,使疮口周围瘀积的气血得以消散,从而增加了病灶周围的营养,促进了组织再生,使疮口自然愈合。治疗时多选用中粗火针,用围刺法,如疮口大、有腐肉可在中心点刺。

助阳益气、解除麻木:麻木属感觉异常的一种病变,麻与木临床上常同时出现。常见的类型有:气虚者,遍身麻木;中风先兆多半身麻木;肝郁脾虚筋失所养者,常手足麻木;外伤经脉引起的麻木,多发生在局部等。尽管麻木之症复杂多样,但其发病机制是相同的,即都因脉络阻滞,阳气不能帅营血濡养经脉肌肤所致。而火针能温通助阳,引阳达络,使气至血通,麻木自除。操作时采用散刺法,选择细火针。

温通经络,祛风止痒:痒症多与风邪有关。风邪为外邪入侵或气血生风所致。火针疗法具有温通经络、行气活血之功,可促进体表气血流动,营养加强,从而驱动风邪无处存留,血足风散则痒止。具体治疗时可用粗火针点刺病变局部,或用细火针,针刺曲池、血海、风市等穴。

运行气血,解痉止挛:痉挛为肌肉不自主的抽动,分为颜面、四肢两种。火针适用于颜面的抽动。颜面抽搐,多与情志因素有关,女性多于男性,病因多由于肝血不足、肝风内动或风痰阻络。肝血不足、风痰阻络则可引起筋脉失养,风扰经络则出现肌肉的抽动。火针治疗多选用细火针,点刺局部。火针疗法可促进气血运行,增加局部的血液供给,除祛风邪,营养筋脉,则拘急、抽搐自止。再配合体针,平肝息风、补气祛痰则疗效更好。

引热外达、清热解毒:火针属温法,一般认为只适用于祛寒,不可用于热证。但经过临床证明,火针可治疗一些热证。热毒内蕴,拒寒凉之药不受,清热泻火之法没有发挥作用之机,而火针疗法有引气和发散之功,因而可使火热毒邪外散,达到清热解毒的作用。临床可治疗乳痈、颈痈、背痈、缠腰火丹及痄腮等症。

健脾利湿,温中止泻:中阳素虚,或寒湿直中,脾阳运化失司,清阳不升,浊阴不降,津液糟粕并趋大肠而为泻。火针具有增强人体阳气,调节脏腑的功能,故用火针点刺中脘、天枢、长强等穴,可补益阳气,收摄止泻。临床多用中粗火针,快速点刺法,治慢性肠炎等。

补脾益气、通利筋脉:临床上火针可以用治痿证。火针治疗多选用中脘、气海、天枢及阳明经的下肢穴,同时再加上督脉的阿是穴。因火针能助阳气行气血,使脾胃气盛,则气血生化充足,筋脉得以润养,肌力增强,肌肉丰满。治疗可选中粗火针,点刺法。

通经活络、散瘀消肿:不慎扭伤后,局部组织可出现肿痛,活动不利。这时也可用火针治疗。因火针能温通经络,行气活血,故可祛瘀消肿止痛。治疗多选对侧阿是穴,用点刺法。

火针疗法适应证广泛,以下病症经过临床检验证明确有疗效。

内科:头痛、头晕、痛证、三叉神经痛、发热、腮腺炎、面肌痉挛、面瘫、哮喘、中风后遗症、高血压、神经官能症、痛风、痉证、网球肘等。

外科、骨伤科:肌肉关节扭伤、腰腿痛、静脉曲张、胎记、痔疮、腱鞘囊肿、关节炎、筋膜炎、颈椎病、腰椎病、代偿性骨质增生等。

妇科:乳腺炎、乳腺增生、痛经、子宫肌瘤、卵巢囊肿,外阴白斑等。

皮肤料:湿疹、皮炎、带状疱疹、黄褐斑、痤疮、疔疮肿毒、银屑病、荨麻疹、神经性皮炎、白癜风等。

五官科:麦粒肿、牙痛、鼻息肉、舌肿、咽喉肿痛、过敏性鼻炎等。

由此可见,火针的适用范围已大大超过古人的范围。随着针灸学的发展,火针疗法的不断推广,它的应用范围还会不断扩大。

# 二、艾灸的作用及适应证

灸,《说文解字》曰:"灼也,从火,灸乃治病之法,以艾燃火,按而灼也。"灸法就是借助火的温热,刺激一定的穴位,通过经络的传导作用而达到治病和保健目的的一种方法。施灸的材料很多,但一般以艾绒为主要灸料,故称艾灸。《灵枢·官能》曰:"针所不为,灸之所宜。"《医学入门·针灸》记载:"药之不及,针之不到,必须灸之。"《神灸经纶》上说:"夫灸取于火,以火性热而至速,体柔而用刚,能消阴翳,走而不守,善入脏腑,取艾之辛香作炷,能通十二经、入三阴、理气血,以治百病效如反掌。"说明灸法有其独特的治疗价值。

艾灸具有温经散寒、扶阳固脱、消瘀散结、防病保健的作用。

施灸的材料很多,但以艾绒为最常用,因其气味芳香,容易燃烧,火力温和之故。将干燥的艾叶捣研后除去杂质即成艾绒。《名医别录》载:"艾味苦,微温,无毒,主灸百病。"因此灸法常称艾灸。《痰火点雪》中说:"灸法去病之功难以枚举,凡虚实寒热,轻重远近,无往不宜。"由此可以看出灸法的治疗范围是十分广泛的,涉及内、外、妇、儿等科的急、慢性病症;但灸法也有其侧重的功效及适用范围。

现代实验研究认为,灸法可以提高免疫功能,对血液循环、呼吸、消化、神经内分泌等系统均有调节作用,并可解热抗炎、防治肿瘤、提高痛阈等。

灸治温通法的临床作用有以下几个方面:

1. 温经散寒,行气通络

《素问·调经论》云:"血气者,喜温而恶寒,寒则泣而不流,温则消而去之。"经脉喜温而恶寒,血气在经脉中,寒者泣涩,温者通利。若人体阳气不足,内生阴寒,不能正常地温煦经脉,则经脉不利、气血凝滞不畅。风寒湿邪乘隙袭入,寒主收引,寒邪痹阻经脉,初则关节疼痛,活动不利,久而出现经脉挛急,关节拘挛难以屈伸;湿邪盛则关节、肌肉肿胀疼痛。而艾灸依其火热之性可温经通络、行气活血、祛湿散寒,临床可用以治疗风、寒、湿邪引起的一切病症。这种温通作用是灸法的基本属性。

2. 温阳益气,回阳固脱

在古代,灸法常被用来回阳救逆,治疗危重病症。如《伤寒论》指出:"少阴病吐利,手足逆冷……脉不至者,灸少阴七壮。""下利,手足厥冷,无脉者灸之。"《扁鹊心书》强调:"夫人之真元乃一身之主宰,真气壮则人强,真气虚则人病,真气脱则人死。保命之法:灼艾第一。"大凡危急重症,阳气衰微,阴阳欲离,用大艾炷重灸关元、神阙等穴,能祛除阴寒,回阳救脱。

3. 补脾益肾,升阳举陷

由于阳气虚弱不固等原因可致气虚下陷,出现脱肛、阴挺、久泄久痢、崩漏、滑胎、遗精等症。《灵枢·经脉》云:"陷下则灸之",艾灸具有温补脾肾、益气固脱的作用,故气虚下陷,脏器下垂之症多用灸疗。对命门火衰而致的遗精、阳痿、早泄等也有较好的治疗作用。

4. 降逆下气,引火归元

由于火性炎上,无论实火,还是虚火,均可升腾向上,出现上焦、头面部的一些症状,而艾灸可以引火下行,促使阴阳平衡。如灸涌泉可以治疗鼻出血、失眠,灸关元可以治疗虚阳上亢引起的头痛、眩晕等症。《金匮钩玄》也载:"脚气充心,涌泉穴用附子津拌贴,以艾灸泄引其热"。

5. 拔毒消肿,散结止痛

艾灸有拔毒消肿、散结止痛的作用,用于乳痈初起、瘰疬、疖肿疮疡、毒虫咬伤及疮肿未化脓者。对于疮疡溃久不愈者,艾灸可以促进愈合、生肌长肉。

6. 防病保健、延年益寿

灸法不仅能治病,而且能防病。如唐代孙思邈在《备急千金要方》中说:"宦游吴蜀,体上常须两三处灸之……则瘴疬、瘟疟之气不能着人。"《扁鹊心书》指出:"人至晚年阳气衰,故手足不暖,下元虚惫,动作艰难。盖人有一息气在则不死,气者阳所生也,故阳气尽必死。人于无病时,常灸关元、气海、命门、中脘,更服保元丹、保命延寿丹,虽未得长生,亦可保百余年寿矣。"故常灸大椎、气海、关元、肾俞、足三里、三阴交等穴,可以鼓舞人体正气,增强抗病能力,起到预防保健、延年益寿的作用。

贺普仁教授在灸治方面重点强调:虚、寒之证必灸,养生治未病善灸。

其一,贺普仁教授善用隔姜灸,倡导在立春、立秋节气采用隔姜灸以防病保健。方法是:立春前后5天施灸气海穴,立秋前后5天施灸关元穴,每天约灸10壮,根据具体情况每年可灸200～500壮。灸法的频度可参考《扁鹊心书》的记述:"人至三十,可三年一灸脐下三百壮;五十,可二年一灸脐下三百壮;六十,可一年一灸脐下三百壮,令人长生不老。"灸后若出现水疱,应抽去疱内液体,然后用无菌纱布保护局部,灸后半小时或一小时内不饮不食,静养休息。此法除防病保健外,对虚寒性慢性病,如腰腿痛、阳痿早泄、妇科诸病、哮喘劳嗽、胃肠虚弱等均有明显的助益。立春、立秋灸亦可采用直接灸法,但灸炷宜小,约绿豆大。

其二,温和灸是临床常用的灸法,也是家庭保健常用的灸法。例如贺普仁教授善用艾条悬灸神庭穴治疗各类眩晕,特别是虚性眩晕取得了满意的疗效。方法:艾条悬灸神庭穴30分钟左右。轻症单灸神庭即可,重症患者,要在微通法辨证施治的基础上,加灸神庭。

其三，太乙神针，又称为太乙针，实非针法，而是灸法："太乙"通大一，神名。以太乙神针命名者，义含此法神灵效验。1717 年韩贻丰所撰《太乙神针心法》是最早的太乙神针专著，但韩氏并未把太乙神针的组方药味及制针方法公诸于世，因而该书流传不广。清代雍正、乾隆年间，由范毓奇传、周雍和编撰的《太乙神针》一书流传最广，在 121 年里，竟有 27 个版本，可见太乙神针在清代的广泛运用。

太乙神针和雷火针为一源二歧，太乙神针可能起源于雷火针。它们都是用药末与艾绒混合制成的熏黄艾卷，只是方剂配伍、操作方法和适应证有一些区别。清代邱时敏认为：雷火针"多用蜈蚣、乌头、巴豆等物，率皆猛烈劫制，倘遇孱弱羸怯之躯，贻害不免"，而太乙神针药皆纯正，不伤肌肤，可用来广泛施治各种病症。

太乙神针的药条处方有多种，常用的有两种：一是以《太乙神针》书中所载处方加减变化而成的"通用方"，即艾绒 90g，硫黄 6g，乳香、没药、白芷、松香、麝香、雄黄、穿山甲、桂枝、杜仲、枳壳、皂角、细辛、川芎、独活、全蝎各 3g；二是以《本草拾遗》方为代表，即人参 200g，参三七 400g，山羊血 100g，千年健、钻地风、肉桂、川椒、乳香、没药、苍术、小茴香各 500g，穿山甲 400g，甘草 1000g，防风 2000g，麝香少许。此方可用于虚实并有之证，按此比例制成药末。然后取棉皮纸一张，长约 30cm，置药末 21～24g，卷如爆竹状，越紧越好，外用桑皮纸厚糊 6～7 层，阴干勿令泄气。

常用的施灸方法是：将太乙神针一端点燃，在施灸部位上铺垫 7 层左右绵纸或棉布，或以 7 层棉布包裹住艾火，将艾火直接点按在施灸部位上，若火熄，再点再按，每次每穴点按 5～7 次。操作时，为了使药力随热力不断渗入肌肤，可点燃数根药艾条，交替使用。

太乙神针的适应证主要是风寒湿痹证、痿证、痛证和各种虚寒性病症。贺普仁教授曾用此法治疗红斑狼疮，取得了较好的疗效。贺普仁教授认为太乙神针值得进一步研究。


# 第六节  "温通法"的操作方法

## 一、火　针

### (一) 针具

制作火针的材料不同于一般毫针。因为火针是在高温加热到针体变红，迅速刺入人体一定的穴位或部位,因此要求它的材料应具有耐高温、坚硬挺拔的特点。而且在高温加热的情况下,能保持坚硬不弯曲,具有越烧越硬的性质,这样才能保证针体顺利地穿透皮肤、肌肉组织而针身不弯不折。通过临床反复实践试用,钨锰合金材料制成的火针能符合以上的要求,所以是理想的材料。筛选出钨锰合金材料,用这种材料冷拔成 30 号合金钢丝,再加工成火针。制作时,首先将钨锰合金钢丝按不同粗细截成长 6~12cm 的针条,然后用小砂轮将针条的一端磨光,再用细油石将针条打磨光滑。其后加工针柄。注意针柄不宜太短,一般 3~4cm,以免烧灼时烫手。其方法是将细铜丝卷成螺旋形细卷,再把卷好的铜丝缠在针条的另一端,铜丝的两端用 502 黏合剂固定于针条上。以上是火针制作的基本过程(图 3-1)。

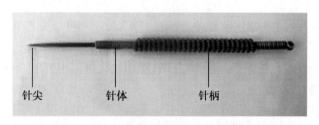

针尖　　　　针体　　　　针柄

图 3-1　火针

一个完整的火针可分为三部分。第一部分为针尖,第二部分为针体,第三部分为针柄。火针的针尖不需要很锋利,要尖而不锐,稍圆钝为佳。因为火针是烧红后刺入皮肤,而且要反复烧灼,如针尖太锐利则容易折断。火针的针体要坚硬挺直,这样在施术时不易弯曲,进出针顺利,使患者痛苦少,疗效高。火针的针柄要隔热防烫手,便于持拿,这样才能保证施术者稳、准、快地进行操作。

临床上根据不同症状,不同穴位,选择不同粗细的火针。火针的粗细直接与疗效有密切关系。故此,有必要将火针按粗细不同进行分类,以便于临床治疗时选用。根据临床的需要,将火针分为细、中粗、粗、平头、多头、三棱火针六类。

细火针:直径为 0.5mm 的火针,属细火针(图 3-2)。细火针主要用于下

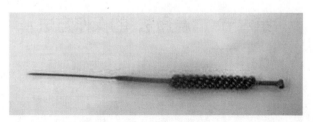

图 3-2　细火针

列几种情况,如面部的穴位,由于面部神经、血管比较丰富,痛觉敏感,使用细火针可以减少痛苦,另外由于面部直接影响美观,使用粗火针如处理不当,易留有瘢痕;肌肉较薄的部位;老人、儿童以及体质虚弱的患者,均宜用细火针。

中粗火针:直径 0.8mm(图 3-3),适用范围较广泛,除面部穴位及肌肉菲薄的部位外,其他部位包括四肢、躯干、所有压痛点和病灶周围均可应用。

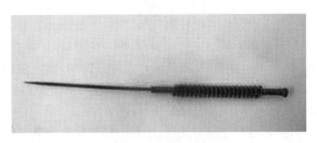

图 3-3　中粗火针

粗火针:直径 1.1mm 或更粗的火针(图 3-4),主要用于针刺病灶部位,如窦道、痔漏、淋巴结核、痈疽、乳痈、臁疮、腱鞘囊肿、皮肤病变等。

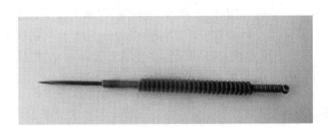

图 3-4　粗火针

平头火针:主要用于灼烙浅表组织。如胬肉攀睛、雀斑等。

多头火针:以三头火针多见(图 3-5)。刺激面积较大,可免除普通火针反复点刺的繁琐。多用于面部扁平疣、皮肤斑点、黏膜溃疡等。

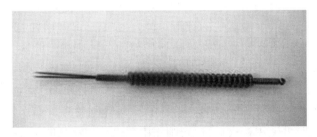

图 3-5　三头火针

第三章　温通法

59

三棱火针:具有火针与三棱针的双重特点。主要用于外痔、高凸的疣、瘤等,有切割灼烙之功。

火针疗法除火针外,还需要酒精灯一具,以及酒精和消毒棉球等辅助用具。这些工具齐备后,就可以进行施术治疗。

（二）选穴

在穴位的选择方法,我们强调应根据病人的具体病情,病灶部位,选择适当的经穴、痛点,或在病灶处直接针刺。

循经取穴是根据病人的临床症状表现,辨证归经,按经取穴,在经穴上施以火针,通过经络的调节作用,使疾病缓解。痛点取穴,即在病灶部位寻找最明显的压痛点,在痛点上施以火针,通过温热刺激,使经脉畅通,疼痛则止。《灵枢·经筋篇》中载:"……治在燔针劫刺,以知为数,以痛为输。"指的就是在疼痛的局部"阿是穴"进行针刺。此外,还有一种治疗方法即在病灶处或周围进行针刺,因病灶的形成多由于局部气血运行不畅,火针刺激可使循环改善,组织代谢增强,病灶得以消除,疾病得以缓解。

（三）施术

1. 针刺方法

火针的针刺方法可分四种:点刺法、散刺法、密刺法和围刺法。

其中点刺法适用于针刺穴位,而后三种方法适用于针刺病灶的部位。

点刺法:根据临床症状,辨证归经,在经络上选择一定的穴位,施以火针;或在病灶部位寻找最明显的压痛点,在"阿是穴"上施以火针,这都属于点刺法。经穴刺法,是通过火针对经穴的刺激,来温通经脉,行气活血,扶正祛邪,平衡阴阳,调节脏腑功能。这种刺法适用于内科疾病,使用的针具以细火针或中粗火针为宜,进针的深度较毫针浅。痛点刺法主要适用于肌肉、关节病变和各种神经痛,因为压痛点是局部经气不通,气血阻滞的反映点,以火针刺激压痛点,可以使局部经脉畅通,气血运行,从而缓解疼痛。痛点刺法可选用中粗火针,进针可稍深一些。

散刺法:是将火针疏散地刺在病灶部位上的一种刺法。通过火针的温热作用温阳益气,改善局部气血运行,使经络畅通,从而达到缓解麻木,治疗瘙痒,定痉止痛的功效。散刺法的针距一般为1.5cm,多选用细火针,进针较浅。

密刺法:即用火针密集地刺激病灶局部的一种刺法。此法是借助火针的热力,改变局部气血的运行,促进病灶处的组织代谢,使疾病缓解。密刺法主要适用于增生、角化的皮肤病,如神经性皮炎等。针刺时的密集程度,取决于病变的轻重,一般间隔1cm,如病重可稍密,病轻则稍疏。如病损部位的皮肤厚而硬,针刺时可选用粗火针,反之则用中粗火针。针刺的深度以刚接触到正常组织为好,太浅太深都不适宜。

围刺法:是用火针围绕病灶周围针刺的一种针刺法。进针点多落在病灶与正常组织交界之处。在病灶周围施以火针可以温通经脉,改善局部气血循环,促进组织再生。其主要适用于皮科、外科疾患。围刺法所用的针具为中粗火针,每针间隔为1～1.5cm为宜。针刺的深浅视病灶深浅而定,病灶深针刺深,病灶浅则针刺浅。

以上是贺老临床上常用的几种火针刺法,在临床实践中,选择的刺法和针具恰当与否,直接影响临床疗效。所以在临床应用时,应根据病人的具体情况,适当选择。

根据进针快慢分类:可分为快针法和慢针法:

快针法:是进针后迅速出针的一种最常用的火针刺法。"火针疗法"以快针法为主。一般都是进针后迅速出针,整个过程只需要1/10秒的时间。借助烧红的针体所带来的热力,激发经气、推动气血,温通经络。"火针疗法"以快针法为主。快出快入是火针的优势。它治疗疾病具有省时、痛苦短暂的优点。

慢针法:火针刺入穴位或部位后,停留一段较短的时间,然后再出针。留针时间多在1～5分钟之间。在留针期间可行各种补泻手法。慢针法具有祛腐排脓,化瘀散结之功。主要适用于淋巴结核,肿瘤,囊肿等,各种坏死组织和异常增生一类的疾病。

2. 行针方式

火针疗法以快针为主,大部分情况不留针,进针后迅速出针。整个过程只需要1/10秒时间。火针在进针前针体已烧红,热力已充足,刺入穴位或部位后,借热力激发经气,推动气血,温通经络,而火针的热力在短暂的时间内会渐渐消退,这时即使针体仍留在穴位内,已不能起到刺激作用。所以快针是火针疗法的主要运针方式。

有些病人需要留针,即要求火针刺入穴位或部位后,需留针1～5分钟,然后再出针。在留针期间术者可行各种补泻手法,或留针而不行手法,待正气自复。古人对留针的问题曾有记载,如《千金翼方》中记有,大瘕块,当停针,转动须臾为佳。在留针期间可使火针的热力慢慢消散,并通过补泻手法使邪气祛除,正气恢复。此法具有祛腐排脓,化瘀散结之功。适用有坏死组织和异常增生的一类的疾病,如淋巴结核、肿瘤和囊肿等。

3. 具体操作

(1) 针前:首先要选择针具,应根据患者的性别、年龄、体质及病情虚实、施针部位来选择火针针具长短粗细。

选择体位:常用的体位为仰卧位、侧卧位、俯卧位、仰靠坐位、俯伏坐位及侧伏坐位等,应以施术者取穴正确、操作方便,患者舒适为原则,这与毫针的体位选择是一致的。

安慰:相对来说,火针看起来可怕,痛感较强,患者有较强的畏惧心理。医者应态度温和,安慰患者。其实,熟练的操作,火针之痛是患者完全可以接受的。初次施行火针,宜用短细的火针,以便减轻患者的恐惧感,有利于患者的配合,使治疗顺利进行。

定位:火针运用不多的医生,因火针进针迅速,定位不易准确,故可在针前做定位标记,一般用拇指指甲掐个"十"字,针刺其交叉点,要手疾眼快,保证点刺准确。如果是针刺某一部位或肿块囊肿等,要选择好进针点,充分暴露患处,固定体位,必要时可让助手帮助固定肿块、体位等。

除了直接针刺病灶局部外,无论是选择经穴还是寻找压痛点,都要在消毒之前进行。

消毒:在选择的穴位或部位上,先用 2% 碘酒消毒,后用 75% 的酒精棉球脱碘,以防感染。针刺破溃的病灶时,可直接用酒精或生理盐水消毒。医者双手可用肥皂水清洗干净,再用含 75% 的酒精棉球擦拭。可戴医用手套操作,医用手套应符合标准。

(2)针中

烧针:消毒后点燃酒精灯,左手将灯移近针刺的穴位或部位,右手以握笔式持针,将针尖针体伸入外焰,根据针刺深度,决定针体烧红的长度。烧针是使用火针的关键步骤,《针灸大成·火针》中载:"灯上烧,令通红,用方有功。若不红,不能去病,反损于人。"因此,在使用火针前必须将针烧红,针红则效力强,痛苦少,祛疾彻底,起效迅速。

进针:将针烧至通红时,迅速将针准确地刺入穴位或部位,并敏捷地将针拔出,这一过程时间很短,要求术者全神贯注,动作熟练敏捷。如《黄帝内经》中所说:"手如握虎,神无营于众物。"

针刺深浅与疗效也很有关系,《针灸大成·火针》中说:刺针"切忌太深,恐伤经络,太浅不能去病,惟消息取中耳"。火针针刺的深度要根据病人的病情、体质、年龄以及针刺部位的肌肉厚薄、血管深浅而定。一般四肢和腰腹稍深,胸背宜浅。

出针:火针进到一定深度迅速出针,然后用消毒干棉球揉按针孔,以使针孔闭合,防止出血或感染。如需排血或排脓,则应使血或脓出净后,用干棉球擦拭针孔即可。因为火针是经过加热烧红后刺入人体的,因此消毒很彻底,另一方面,火针能激发人体的防御功能,所以火针引起感染的可能性很小,针后不需要特殊处理。如伤口有渗血,也可用火针或平头火针烙熨止血。

留针:火针疗法以快针为主,大部分不留针。当火针用于祛瘤、化痰、散结时,则需要留针。留针的时间多在 1~5 分钟,如针刺淋巴结核,需留针 1~2 分钟;取远端穴位,火针治疗疼痛性疾病时,可留针 5 分钟。

火针留针时也讲究"得气"和针感,在火针行刺中或刺入部位后,要细心体会针下的感觉,根据感觉调整留针的深度。如用火针刺压痛点,当针下出现沉紧感时,已"得气",留针1～2分钟。

(3) 针后:火针术后仍需用酒精灯将火针通体烧红,以彻底杀灭微生物,防止交叉感染。

针后要保持局部洁净,防止感染。若当天出现针孔高突、发红、瘙痒,不要搔抓,以免范围扩大,这一般是机体对火针的正常反应,不必紧张。因火针治疗是经过高温加热后进行的,感染的可能性很小,应告知患者不必担心,这种反应会很快消失。针后当天不要洗澡,以免污水侵入针孔。若针孔局部出现轻微感染,可外涂消炎药膏。囊性病变加压包扎,以免复发。火针治疗期间忌生冷,禁房事。

4. 施针间隔时间

火针会造成某种程度的肌肤灼伤,因此需要时间康复,一般情况下火针最短应间隔1日方可再次施治,即古人认为的:"凡下火针,须隔日一报之。"贺普仁教授认为患者的就诊间隔时间也视病情而定。急性期与痛证可连续每日施用火针,但不应超过3次。慢性病可隔1～3日1次,长期治疗。其施术时间的确立突破了古人"凡下火针,须隔日一报之"的束缚。

# 二、艾　灸

## (一) 原料

艾灸,以艾为原料,经燃烧散热,给人体以温热刺激,通过经络腧穴的作用,达到防病治病作用的一种治疗方法。

艾为一种中药,属草本植物,艾叶气味芳香,易燃,被用作灸料,点燃后通过艾火的温热刺激能直达深部,经久不消,可灸治百病,强壮元阳,温通经络,祛风散寒,舒筋活络,回阳救逆,并能起到保健作用。《名医别录》中载:"艾味苦,微温无毒、主灸百病。"

灸法也和针法一样,能使衰弱之体功能旺盛;使亢进之功能得到抑制。具备虚寒则补之,郁结则散之,有病则治之,无病则可延年益寿的作用,正因如此使之流传至今。

艾绒燃烧后的特性是其他物质不能代替的。若以普通的火热,则只会感觉表层灼痛,而无温煦散寒的作用。现代研究认为艾灸有温养细胞,促进循环,增加抗体,改变血液成分,调整组织器官功能的作用。因此可以认为艾灸对于调动一切内在积极因素,增进机体防卫抗病能力,具有十分重要的意义。

艾灸是用干燥的艾叶,捣制后除去杂质,即可成纯净细软的艾绒,晒干贮藏,再根据需要制成艾炷、艾卷或其他,然后运用于临床的。

（二）种类和操作

艾灸可分艾炷灸、艾卷灸、温针灸、温灸器灸,艾炷灸又分为直接灸和间接灸,间接灸又分隔姜、隔蒜、隔盐、隔附子饼四种,艾卷灸又分为艾条灸、太乙神针、雷火神针。艾条灸又分为温和灸和雀啄灸。贺老临床多用隔姜灸、温和灸和温针灸,故本文主要讨论这三种灸法。

1. 艾炷直接灸

所谓艾炷,是指将纯净的艾绒放在平板上,用拇、食、中三指边捏边旋转,把艾绒捏紧成规格大小不同的圆锥形体。小者如麦粒大,中等如半截枣核大,大者如半截橄榄大(现有用器具制作的)。每燃烧一个艾炷,称为一壮。

艾炷直接灸,又称明灸、着肤灸、着肉灸,即将艾炷直接置放在皮肤上施灸的一种方法。根据灸后对皮肤刺激的程度不同,又分为无瘢痕灸和瘢痕灸两种。

所谓瘢痕灸,又称化脓灸,是指灸时造成烫伤,灸后化脓,最后局部留下瘢痕,一般治疗顽症痼疾,现用此术者极少。至于灸疮化脓,多属无菌性炎症,无需过虑,这和一般疮疖或创伤性炎症不同,只要溃疡面不弥漫扩大,就可连续施灸。如果化脓过多,溃疡不断发展,脓色由淡白稀薄,变为黄绿色的脓液,或疼痛流血,而且有臭味,即为继发性感染,可以用外科方法处理。化脓灸适应于哮喘,慢性胃肠病,发育不良,慢性气管炎,肺结核,阳痿,遗精,早泄,缩阳症。其他难治性疾病均可考虑使用,如慢性肝炎、癌症、艾滋病等。

无瘢痕灸,又称非化脓灸,临床上多用中、小艾炷。即将艾炷放置于皮肤上之后,从上端点燃,当燃到 1/3~1/2,患者感到烫时,用镊子将艾炷夹去,换炷再灸,一般灸 3~7 壮,以局部皮肤充血、红晕为度。施灸后皮肤不致起疱,或起疱后亦不致形成灸疮。此法适用于慢性虚寒性疾病,如哮喘、眩晕、慢性腹泻、风寒湿痹和皮肤疣等。

2. 隔物灸

即间接灸,是指在艾炷与皮肤之间隔垫某种物品而施灸的方法。这样可以避免灸伤而致化脓,且火力温和,患者易于接受。所隔物品种类繁多,多数为中药,有单方也有复方,故在治疗时,既有艾灸的作用,又有药物的一定功能。这里介绍 3 种常用的隔物灸:

（1）隔姜灸:用鲜生姜切成直径约 2~3cm,厚约 0.2~0.3cm 的薄片,中间以针穿刺数孔,以便热力传导。上置艾炷放在应灸的部位,然后点燃施灸,当艾炷燃尽后,可易炷再灸。一般灸 5~10 壮,以皮肤红晕而不起疱为度。在施灸过程中,有些患者因鲜姜刺激,刚灸即感觉疼痛,这时可将姜片向上略提起,或缓慢移动姜片,待灼痛感消失时再复原。若灸一段时间后,患者诉灼热难忍,可将姜片向上提起,下衬一些干棉花或软纸,放下再灸。注意艾炷不宜过大,如蚕豆或黄豆大即可,因艾炷过大,先燃上部,下边不热,后来接近姜片则热力剧增,易致发疱。生姜,辛温无毒,升发宣散,调和营卫,驱寒发表,通经活络。隔姜灸应用很广,适用于一般虚寒性病症,对面瘫、呕吐、腹痛、泄泻、遗精、阳痿、早泄、不孕、痛经和风寒湿痹等疗效较好。

生姜辛温无毒,具有升发宣散,调和营卫,祛寒发表,通经活络的作用。用鲜姜和艾结合起来施灸,有相得益彰之效。

(2) 隔蒜灸:一般用鲜大头蒜切成0.1～0.3cm的薄片,中间以针穿刺数孔,上置艾炷放在应灸的穴位上,然后点燃施灸,待艾炷燃尽,易炷再灸,灸4～5壮更换新蒜片,一般灸5～7壮。也可用蒜泥灸:将蒜头捣成泥状,置于穴位或未破溃的肿块上,在蒜泥上点燃艾炷施灸。每穴一次灸足7壮左右,以灸处泛红为度。或从不知痛灸到知痛为止,知痛灸到不知痛为度。每日可灸1～2次。大蒜液对皮肤有刺激性,灸后容易起疱。灸时可将蒜片向上提起,或缓慢移动蒜片。若起疱,要用辅料覆盖,防止衣物摩擦。大蒜,辛温有毒,性热喜散,有消肿化结、拔毒止痛之功。适用于阴疽流注,乳痈,瘰疬,未溃之疮疖、痈疽,无名肿毒,肺结核,腹中积块等。此外,尚有一种自大椎穴起到腰俞穴铺敷一层蒜泥的"铺灸法"(长蛇灸),民间用于治疗虚劳、顽痹等病。

(3) 隔盐灸:用纯净干燥的食盐填敷于脐部,使其与脐平,盐上放置姜片,上置艾炷施灸,如患者稍感灼痛,即更换艾炷。若盐上直接置艾炷施灸,此盐应是炒过之盐,以防止食盐受热爆起而造成烫伤。若患者脐部凸起,可用湿面条围住肚脐周围,再将食盐填于脐中施灸。一般灸3～9壮。此法有回阳、救逆、固脱之功,但需连续施灸,不拘壮数,直到脉起、肢温、证候改善。隔盐灸临床上主要用于治疗急性寒性腹痛、吐泻、痢疾、淋病、四肢厥冷等。

(4) 隔附子饼灸:用附子饼做间隔物。附子,辛温善走,消坚破结,善逐风寒湿气。用附子研成细粉,加白及或面粉少许,用其黏性,再以黄酒或水调和捏成薄饼(如五分硬币大)约一两分许厚度,待稍干,用粗针刺几个小孔。上置艾炷放在局部灸之。或治外科术后,一饼灸干,再换一饼,以肌肤内部觉热为度。可以每日或隔日灸之。此法可治疗各种阳虚病症,特别是疮疡溃后久不收口,肉芽增生流水无脓,或溃疡因气血虚弱久不收敛者为佳,有祛腐生肌、促进愈合的作用。

3. 艾条悬灸

艾条,是指用桑皮纸包裹艾绒卷成圆筒形的艾卷,艾卷中可加入药物。用艾条悬灸有以下3种。

(1) 温和灸将艾条的一端点燃,对准应灸的腧穴或患处,距离皮肤2～3cm处进行灸疗,使患者局部有温热感而无灼痛为宜,一般每穴灸10～15分钟，至皮肤红晕为度。如果遇到局部知觉减退，或小儿等，医者可将食、中两指，置于施灸部位一侧，这样可以通过医者手指来测知患者局部的受热程度，以便随时调节施灸的时间和距离，防止烫伤。现临床多用温灸器具代替温和灸，以节省人力。

（2）雀啄灸：施灸时，艾卷点燃的一端与施灸部位皮肤之间的距离并不固定，而是像鸟雀啄食一样，一上一下施灸。

（3）回旋灸：施灸时，艾卷点燃的一端与施灸部位的皮肤虽保持一定的距离，但不固定，而是向左右方向移动或反复回旋地施灸。

以上诸法对一般应灸的病症均可采用，但温和灸多用于灸治慢性病，雀啄灸、回旋灸多用于灸治急性病。

4. 温针灸

温针灸是针刺与艾灸相结合的一种方法，又名传热灸、烧针尾。最早记载始见于《伤寒论》。《针灸聚英》上说："近有为温针者，乃楚人之法。其法，针于穴，以香白芷作圆饼套在针上，以艾蒸温之，多以取效。"温针灸是一种简便易行的针灸并用法，其艾绒燃烧的热力可通过针身传入体内，针与灸相得益彰，适用于既需要针刺留针，又须施灸的疾病。操作时，应选略粗长之针柄，刺在肌肉较厚处，进针后行针使之"得气"。然后留针不动。取粗艾绒，用右手食、中、拇三指，搓如枣核之形状大小，中间捏一痕，贴在针柄上，围绕一搓，即紧缠于针柄之上。然后用火从艾炷之下面点燃，待其自灭，再换艾炷，一般3～5壮后，穴道内部觉热为止。现在多用艾条段代替艾炷，操作更为简便，在针刺"得气"后，在针柄上穿置一段长2～3cm的艾条施灸，艾段与皮肤之间的距离一般在4cm左右，太近则易烧伤皮肤，太远则艾灸的作用不大。此法要注意燃烧的艾段可能掉落，可烧伤皮肤或烧坏衣服、床单，要注意遮挡防护。另外烧过的针柄容易折断，反复用的针皮肤与针根之间要保持一段距离。

温针灸通过艾火之温热，以达温通经络，疏通气血，用以治疗寒郁经络、痹阻气血之类的疾病，可起到针刺与艾灸的双重作用。明·王节斋云："近有为温针者，乃楚人之法。"此法现较喜用者为苏南及辽南地区。疗效较高、收效亦速。

由于温针的热力是靠针柄上燃烧的艾，借针身传热而达入穴内的，所以对风、寒、湿、痹等经络闭塞不通等病最为适用。如关节流走酸痛等风湿症、肌体麻木不仁、腹满肿胀、脚气病、肌体瘫痪痿痹等症均有良好的疗效。对一些慢性消化不良、慢性肠炎也有较好的疗效。

凡由邪热所致的疾病或不宜留针的疾病皆不宜行温针治疗。如高热性疾病、关节赤肿、疖肿、惊厥、抽搐、丹毒、重症精神病、高血压等均不宜用温针疗法。

**5. 天灸**

天灸又称药物灸、发疱灸,是将一些具有刺激性的药物,涂敷于穴位,敷后皮肤可起疱,或仅局部充血潮红。所用药物多是单味药,也有用复方的。现举蒜泥灸为例:将大蒜捣烂如泥,取 3~5g 贴敷于穴位上,敷灸 1~3 小时,以局部皮肤发红起疱为度。如敷涌泉治疗咯血、鼻出血,敷合谷治疗扁桃体炎,敷鱼际治疗喉痹等。

**6. 灯火灸**

又称灯草灸、油捻灸、神灯照等,是民间沿用已久的简便灸法。方法是:取 10~15cm 长的灯心草或纸绳,蘸麻油或其他植物油,浸渍长 3~4cm,点燃起火后用快速动作对准穴位一点,猛一接触听到"叭"的一声,迅速离开,如无爆淬之声,可重复一次。此法主要用于小儿腮腺炎,喉疾,吐泻,惊风等。

# 第七节 温通法的注意事项及禁忌

## 一、火针的注意事项及禁忌

**1. 火针的注意事项**

施行火针疗法时应注意施术前、施术中和施术后几方面问题。

(1) 在施术前要向病人耐心解释火针不痛的道理和治疗效果,消除顾虑,以解除病人怀疑和怕疼心理,使病人有信心接受治疗。对于精神过于紧张、饥饿、劳累的患者不宜火针。另一方面,在施术前,还应指导患者采取适当的体位,使针刺局部充分暴露,便于术者操作,如体位不当则会产生疼痛,影响治疗。故选择体位以耐久舒服,不使疲劳为宜。一般有五种:①仰卧位:适用于头面、胸腹及四肢前面的施术部位;②俯卧位:适用于项背腰及四肢后面的施术部位;③侧卧位:偏头、侧胸及人体侧面的施术部位;④仰靠坐位:适用于头面五官部位;⑤俯伏坐位:适用于项肩及腰以上的施术部位等。

(2) 针刺时注意靠近内脏及五官和大血管及肌肉薄弱的部位,应慎用或浅刺,以免发生意外,火针疗法在操作时还应注意三个要点,即"红"、"准"、"快",这是疗效好的关键,掌握这三点,也就掌握了火针疗法的技巧。所谓"红"是指乘针体烧至通红时,迅速刺入穴位或部位。这样可使火针具有穿透力强、阻力小的特点,并能缩短进针时间,减少病人痛苦。另一方面针体通红时施术,刺激最强,疗效最好。所谓"准"指进针要准,因火针进针后不能再变动,如针刺不准确也不能再调整,因此要取得好的效果,进针时必须准确,一般在针刺前可在要针刺的部位做个"十"字标志,这样有助于准确进针。"快"指进针要快,动作快可使患者不受痛苦或少受痛苦,而要做到这点,平时必须练好基本功,主要是指力和腕力,如再加上全身的气力和气功,将这些力气共同运用于针端,则可做到进针准确,快速敏捷,而不会拖泥带水。另外还应注意烧针时火源应靠近施术部位。做到以上三点就可以保证治疗顺利完成。

(3)针刺后对病人做好医嘱,如针后针孔出现红点并瘙痒,为针后的正常现象,不能搔抓,症状数天后可缓解,不需处理。在火针疗法当天还要嘱病人最好不要洗澡,保护针孔,以防感染。在行针后,术者还应注意用消毒干棉球揉按针孔,这样一方面可减轻病人的疼痛感,另一方面又起到保护针孔的作用。

(4)孕妇及新产后产妇,瘢痕体质或过敏体质者,慎用火针疗法。

(5)用火针疗法时应注意安全,防止烧伤或火灾等意外事故发生。

除以上几方面外,在火针疗法中还要注意疗程问题,这与疗效也很有关系。一般来说病人每次就诊的间隔时间,可因病情的不同而有区别,如急性病,可连续每天行针,慢性病则需持久地治疗,可间隔两三天或1周,行针一般12次为1疗程,休息1～2周后可继续治疗,直到病愈。

另外,在行火针时,应根据病人病情的需要,配合一般针灸或艾灸,以加强治疗效果,缩短治疗时间。

2. 火针的禁忌

精神过于紧张、饥饿、劳累的患者,以及大醉之人都应禁用火针,以防止出现晕针等不适症状,给病人造成不必要的痛苦。等他们的不适症状缓解再行治疗。

不明原因的肿块部位,大失血、凝血机制障碍的患者,中毒的患者,精神失常者,不宜采用火针疗法。

在行火针治疗时,应问清病人的既往史,如患有糖尿病的人,禁用火针,因其针孔不易愈合,易造成感染。

人体的有些部位,如大血管、内脏以及主要的器官处,禁用火针。

面部应用火针需慎重。古人认为面部禁用火针。如《针灸大成·火针》记载:"人身诸处,皆可行火针,惟面上忌之。"又如《针灸聚英》上云:"人身之处皆可行针,面上忌之。"因火针后,局部有可能遗留小瘢痕,因此古人认为面部应禁用。但如我们在操作时选用细火针浅刺,则不但可以治疗疾病,而且不会出现瘢痕,因此禁用火针在面部,不是绝对的。

在火针治疗期间应忌房事,忌食生冷食物。

火针治疗后还应禁止当天沐浴,以防针孔感染。

3. 意外情况预防处理

（1）晕针滞针弯针断针

晕针：火针需要用火加热，一些患者畏火，且火针虽进针快，但痛感仍略强于毫针，所以偶尔会有晕针现象出现。

晕针后医者应停止针刺，使患者平卧，松开衣带，注意保暖，一般饮温开水，静息片刻即可恢复，严重者要配合其他急救措施。为避免不必要的意外事故发生，在治疗前，医者应注意患者的体质、神志等情况，对于过度饥饿、劳累、紧张或畏惧火针者，暂不使用火针。初次接受火针治疗者，取穴不要多，手法不宜重。

滞针：在行针时或留针后，医者感觉针下涩滞，出针困难。

滞针与医患双方都可能相关。若患者紧张，局部肌肉收缩或针刺过深时会出现滞针，火针加热时温度不够，或针体老化、锋利不足亦会发生此现象。这就要求医者做好患者的思想工作，使其充分放松，并注意针具的选择，随时更换老化的火针，治疗中火针要充分加热，不可刺入过深。

弯针、断针：与医者进针姿势不正确，患者过度紧张、移动体位或针体老化有关。医者在施术时，要注意针尖、针刺部位及指腕之力保持垂直，要使患者体位舒适。更换旧针，避免使用变脆易弯的火针。

（2）疼痛瘙痒：火针后针孔若出现微红、灼热、轻度疼痛、瘙痒等，属于正常现象，片刻至数天后可自行消失，可不做任何处理。火针治疗中及针刺后，若疼痛剧烈持久，则属异常。

疼痛严重者与医者针具选择不当，烧针温度不够、动作缓慢及出针后未及时处理有关。医者应注意在针刺面部及肌肉较浅薄部位时选择细火针。火针要充分加热后应用，进针要果断迅速，出针后用干棉球按压针孔。

若痛感持久不散，针后出现红肿热痛者，则属于局部感染，这是火针治疗师应杜绝的现象，与消毒不严、棉球污染、针后搔抓或过早淋浴有关。所以针前医者要严格消毒，消毒方向是从内向外，针后要用消毒干棉球按压针孔，并嘱咐患者针后不要搔抓，当日不要淋浴。

糖尿病患者较易出现感染，故应慎用火针，即使用，针刺前要严格消毒，针后要认真防护。已出现感染者，可局部选用黄连膏、化毒散膏、红霉素膏、百多邦外敷等，并口服抗生素。

（3）出血血肿：因火针有开大针孔的作用，故火针施治时出血比毫针多见。针刺时除非为了放血，应尽量避开血管，选择粗细合适的火针。火针可用来排污放血、清热解毒，这种出血，可待其出尽或血色由污黑变鲜红方止，血量过少则余邪难清。

有时针刺后皮下出血引起肿胀疼痛，继则局部皮肤呈青紫色。如青紫面积较小时,可待其自行消退;如青紫肿痛较甚,要先冷敷止血,12～24 小时后再行热敷,或在局部轻轻揉按,一般需 1～2 周方可消散,但不会遗留后遗症。这就要求医者熟悉解剖部位,针刺时避开皮下血管,出针时按压针孔,发现肿胀则用手指加压于干棉球,按压 10 分钟左右,不要揉动,然后嘱患者用上法行冷热敷。血友病及有出血倾向的患者禁用火针。

总之医者要有牢固的针灸学基础,毫针针刺的注意事项在火针治疗中同样要注意,如躯干部位要浅刺以免刺中脏腑等。火针施治时,要注意安全,酒精灯不要灌得过满,要防止烧伤或火灾等意外事故。医者在操作时要胆大心细,掌握"红、准、快"三字原则。针体要烧至通红方用,这样刺激量大、穿透力强,效果明显而患者痛苦小;定位、进针要准;快则是指进针要迅速。在安全的前提下,将火源尽量靠近进针点,且医者要操作熟练,这就要求医者练习指力。运力虽在指节,但需借助腕、臂、腰,甚至全身之力。

## 二、艾灸的注意事项和禁忌

### 1. 灸法注意事项

(1) 选穴:少而精。杨继洲说:"虽取穴之多,亦无以济人;苟得其要,则虽会通之简,亦足以成功,惟在善灸者加之意焉耳。"可见,选穴要精要、准确,而不在于多。贺老在临床上往往只取一两个穴,却能取得很好的疗效。

(2) 配穴原则:治全身性或内脏疾病时一般为双侧取穴,治局部或一个肢体的病,可单侧取穴。为了达到好的疗效,在治疗中,一般可根据病情配合针法。

(3) 灸法的程度:《医宗金鉴》上说:"皮不痛者毒浅,灸至知痛为止;皮痛者毒深,灸至不知痛为度。"又说:"凡灸诸病,必火足气到,始能求愈。然头与四肢皮肉浅薄,若并灸之,恐肌骨气血难堪,必分日灸之,或隔日灸之,其炷宜小,壮数宜少。"《针学入门》上也说:"针灸穴治大同,但头面诸阳之会,胸膈二火之地,不宜多灸,背腹阴虚有火者,亦不宜多灸,惟四肢穴最妙,凡上体及当骨处,针入浅而灸宜少,下肢及肉厚处,针可入深,灸多无害。"以上说明,在施灸时要根据病情轻重不同,部位的深浅不同,选用不同的方法,恰到好处,使疾病迅速治愈。贺老认为,灸法既是一种温热刺激,就必须达到一定的温热程度,绝不能草率,用艾烟熏烤,表热里不热,结果达不到治疗效果,所以临床必须认真对待。

(4) 治疗程序:在治疗时如果上下前后都有配穴,应先灸阳经,后灸阴经;先灸上部,后灸下部,即先背部,后胸腹,先头身,后四肢。取其从阳引阴、引火归元之意,否则可能有面热、咽干、口燥等后遗症或不舒服之感觉。同时要注意:因火性炎上,凡灸上部穴位,必须在下部配穴灸之,以引热力下行。《千金方》上曾记载:"凡灸当先阳后阴……先上后下。"

(5) 灸法的副作用不多见:但极少数患者开始施灸时可能会有发热、疲倦、口干、全身不适等反应,轻者可不必顾虑,继续施灸可能会消失,或适当延长灸法的时间,或加服滋阴生津之中药,重者可改用其他疗法。

(6) 要注意通风和保暖:施灸时不免有艾灸烟味,初灸患者多嫌恶之,因此在避免风吹的前提下,要注意通风换气。日久则患者不嫌其味,有的患者还爱闻艾灸的芳香气味,但也要适当地通风换气。可以服加味增液汤。

(7) 注意消毒:直接灸时,对皮肤有轻度烧伤,为防止灸后继发感染,事先对皮肤要严格消毒,用酒精棉球消毒穴区时,擦拭的面积要大些。

(8) 防止烫伤:对老年患者及皮肤感觉减退、反应迟钝者,要控制好灸温,以防烫伤。糖尿病患者一旦皮肤烫伤,很难愈合,故慎用灸法。头面部不宜使用直接灸,以免烫伤影响面容。关节部也要防止烧伤,以免影响功能活动。

(9) 灸疮的处理:用直接灸法往往发生起疱、结痂、溃烂等灸疮现象。为了保护灸疮,防止摩擦,预防感染,可用消毒敷料或淡膏药覆盖,再灸时揭开,灸后再盖上。如发生继发感染,可用消炎药膏或玉红膏涂贴。内衣要烫晒消毒,干净柔软,以免感染。

(10) 防止火灾:艾绒是极易燃烧之物,燃烧之艾绒不得随便丢弃,灸毕一定要将艾火彻底熄灭。行温针灸时,灰火容易脱落烧及衣服、床单等物,事先要做好防范措施。

(11) 部位禁忌:凡颜面五官、大血管部和肌腱部位不用直接灸法,以防形成瘢痕,妨碍美观及运动。孕妇的腹部和腰骶部,以及乳头、阴部、睾丸不宜施灸。

(12) 晕灸的防治:晕灸者虽极少见,但发生时也和晕针一样,会出现突然头昏、眼花、恶心、颜面苍白、脉细手冷、血压降低、心慌汗出,甚至晕倒等症状。多因初次施灸或空腹、疲劳、恐惧、体弱、姿势不当、灸炷过大、刺激过重等引起。预防和处理参晕针部分。

(13) 灸伤的处理:施灸过量,时间过长,局部出现水疱,只要不擦破,可待其自然吸收。如水疱较大,可用消毒毫针刺破水疱,放出液体,再涂以甲紫,外敷消毒纱布即可。若发生严重烧伤,则应到外科做专门处理。

(14) 不宜灸的情况:一般在风雨雷电、严寒酷暑的日子不宜灸。

如《外台秘要》载:"黄帝问曰:'凡灸,大风大雨、大阴大寒灸否? 既不得灸。有何损益?'岐伯答曰:'大风灸者阴阳交错,大雨灸者诸经络脉不行,大阴灸者令人气逆,大寒灸者血脉蓄滞。此等日灸,乃更动其病,令人短寿。'"其他如患者极度疲乏,空腹,过饱,醉酒,情绪不定,大汗淋漓等情况下也不宜艾灸。

（15）灸后的调养：灸后，特别是瘢痕灸后要注意调养，要避风寒，保持乐观情绪，戒色欲，勿过劳，饮食清淡等。

灸法的疗程：急性病一般一天可灸 2～3 次；慢性病可隔日灸，10～30 次为一疗程。临床上可根据病人的具体情况，决定隔天的多少，以便取得最好的疗效。此外，还要告知病人，施灸法治疗要有耐心，灸同久，必须长期坚持下去，长期灸才能收效。

隔姜灸要注意所使用的艾炷先小后大，壮数先少后多，逐渐增加，不可突然大剂量施灸，否则病人会感觉痛苦，不愿再治疗。另外，隔姜灸在治疗后要避风寒，注意休息，这样有利于治疗。

温和灸在施灸时要注意，艾卷积灰过多时，要离开人体吹去后再灸，以免造成烫伤。病人的体位要舒适，这样才能坚持到治疗结束。同样治疗后要防止冷风直吹。施灸后患者觉温热舒畅，温热感直达深部，经久不消，停灸多时，尚有余温为宜。灸后要把火闷灭，以防复燃。此法容易操作，为便于治疗可让病人回去自己灸治。

2. 温针灸施术时的注意事项

向针尾装包艾绒时要捻紧，以防燃烧时艾绒的火星落下烫伤皮肤。

若有艾火星下落，应旋即将之扑灭或用手弹去或用口吹于地下。

施术时，嘱告病人不要随便改变体位，以防燃烧的艾绒火星落于皮肤造成烫伤，或造成弯针等现象发生。

点燃艾绒应先从下端点起，可使热力直接向下传导和熏射，以加强疗效。

3. 灸法的禁忌证

关于灸法的禁忌证，主要集中在热证是否可灸这个问题上。

从历史上来看，就有热证不可灸和热证可灸两种观点。前者的代表人物是汉代张仲景，他把热证用灸的不良后果描述得比较可怕，如《伤寒论》119 条"微数之脉，慎不可灸，因火为邪，则为烦逆，追虚逐实，血散脉中，火气虽微，内攻有力，焦骨伤筋，血难复也。"认为阴虚内热之体，应忌用灸，因艾火易伤津液，可导致阴血枯耗而形成焦骨伤筋的严重后果。《伤寒论》115 条云："脉浮，热甚，而反灸之，此为实。实以虚治，因火而动，必咽燥吐血。"认为实热之证不可用灸补阳，否则会伤阴动火，迫血妄行。张仲景的观点对后世影响很大。

但认为热证可灸的人也不少，《备急千金要方》和《千金翼方》，不仅从理论和临床上确立了灸法的一些基本原则，而且把灸法的适应证扩大至未病、急症、热证等。如《千金翼方·卷二十八》曰："凡卒患腰肿钳骨肿痛疽节肿风游热肿……即急灸之立愈。"《备急千金要方·卷十四》："小肠热满，灸阴都，随年壮。"《备急千金要方·卷十九》："腰背不便，筋挛痹痛，虚热内寒，灸第二十二。"这些都说明热证是可以灸的。金代刘完素认为灸法有"引热外出"和"引热下行"的作用,主张热证用灸。实热证用灸法属于"引热外出"法;寒热格拒用灸法属于"引热下行"法。元代朱丹溪完善了"热证可灸"的理论,认为热证包括实热与虚热,并把灸法用于热证的作用归纳为"泄引热下"、"散火祛痰"、"养阴清热"3个方面。《痰火点雪》中明确指出:"灸法用于寒热虚实诸证无往不宜。"而至《灸赋》,更加阐明了热证可灸的机制:"虚热用灸,元气周流;实热用灸,郁热能疗;表热可灸,发汗宜谋;里热可灸,引导称优。火郁宜发……同气相求,开门逐贼,顺气行舟。"《医学正传》及《针灸问对》对热证可灸做了解释:"虚者灸之,使火气以助元气也;实者灸之,使实邪随火气发散也;寒者灸之,使其气复温也;热者灸之,引郁热之气外发,火就燥之义也。"

张仲景所说的热证不可灸,主要是针对全身性的热证;而后世所说的热证可灸,则主要是针对局部性的热证,如外科疮疡疖肿,或寒热夹杂证,或寒热格拒证,或阴阳俱虚证。

由此看来,两种观点其实并无多大矛盾:对全身性的实热证或虚热证,一般不用灸法,至少要在用清热药或养阴清热药的前提下才能用灸;对其他情况的热证,可以用灸,但要注意操作的方法和灸量,以及和其他方法的配合运用。

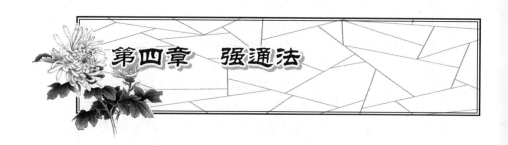

# 第四章 强通法

## 第一节 强通法释义

"强通法"就是放血疗法,即用三棱针或其他针具刺破人体一定部位的浅表血管,根据不同病情,放出适量血液,通过决血调气,通经活络以达治疗疾病的针刺方法。

强通法的典型方法是放血疗法,还包括拔罐、推拿等疗法。《灵枢·小针解》:"宛陈则除之者,去血脉也。"即指以放血疗法祛除恶血,以达祛瘀滞、通经络的作用。此法犹如河道阻塞,水流受阻,今疏浚其道,强令复通,故曰强通。

其一,放血疗法是用三棱针或其他针具刺破人体一定部位的浅表血管,根据不同的病情,放出适量的血液,以达祛瘀滞、通经络的作用。贺普仁教授将此针法命名为强通法,其学术意义在于"强"有勉强、强迫的意思,又有强大、有力的意思,此法犹如河道阻塞、水流受阻,今疏浚其道,强令复通,故曰强通。

其二,强通法利用比毫针更强劲有力的、以三棱针为主的特种针具刺络放血。三棱针在《灵枢·九针十二原》等所记载的九针中属"锋针",专为刺络出血用,刺络放血法也是针灸疗法中独具特色的一种传统针法。该法就是利用较毫针更强劲有力的特种针具,如三棱针,在人体一定的穴位或某些浅表部位,刺破血络,强迫出血,放出少量血液,以达治疗疾病目的的方法。

其三,刺络放血法颇受历代医家的重视。在《黄帝内经》中刺血疗法已有详尽的论述,其文162篇中,有40篇或多或少地论及刺络放血的内容,系统论述了刺血工具、作用功能、部位选择、主治病症、应用禁忌等内容。以后历代医家多有记载,不仅反映在针灸专著中,也反映在其他内、外各科著名医家的著作中,如《外科精要》、《儒门事亲》、《脾胃论》及《卫生宝鉴》等。刺络放血法在我国少数民族的蒙医、藏医中也多有运用。

其四,放血疗法之所以取效,关键是它能气血双调,通过灵巧的手法,强刺、快速,迫血外泄,祛瘀通闭,使邪随血出,同时它又能激发经气,使经络通畅,营血顺达,从而达到清热解毒、祛腐生新、活血祛瘀、醒神开窍、安神定志等多方位的功效。强通法可应用于临床各科疾病的治疗,尤其在一些危急重症的急救中,常有立竿见影的效果。

其五,拔罐疗法中的血罐疗法。是兼有"温通"、"强通"两种性质的治疗。血罐疗法为针刺后加拔火罐放血的一种治疗方法,多用于躯干及四肢近端能扣住火罐处。操作时,先局部用酒精棉球消毒,再用三棱针或皮肤针针刺局部见出血,然后再行拔罐,一般留罐 10 分钟,待罐内吸出一定量的血液后起之。本法适用于病灶范围较大的疾病,如神经性皮炎、丹毒、乳痈、白癜风、痤疮等。

其六,由于封建礼教统治对刺血治疗的压制以及人们对出血的过分担忧,刺血疗法的实际运用已大为减少。近年来,由于贺普仁教授等人的大力提倡,加之人们发现刺血疗法确有良效,故运用此法的人逐渐多了起来。长久、广泛的临床观察表明:刺血疗法具有适应证广、奏效快、副作用少和操作简便的特点。在操作上不需要特殊设备,简便易学,确实是一种值得进一步推广的疗法。

## 第二节　强通法的历史沿革及理法渊源

### 一、放血疗法的历史沿革

早在石器时代,就产生了放血疗法的萌芽——砭术。早期文献《五十二病方》中就有记载。砭石是最早的针灸用具。1972 年,一枚战国时期的砭石被出土,其一端呈卵圆形可以用做按摩,另一端呈三棱形可以刺破皮肤排放脓血。很多资料都证明,砭石最初是用于破开痈肿、排放脓血的。《黄帝内经》一书使放血疗法初步形成了理论体系。书中对放血疗法从针具、方法到治病机制、适应证等方面都进行了论述。《灵枢·九针十二原》对针具的描述曰:"四曰锋针,长一寸六分";关于具体操作方法,经文中提及的"络刺"、"豹文刺"、"赞刺"都属放血疗法的范畴;关于放血疗法的机制,《灵枢·小针解》曰:"宛陈则除之者,去血脉也。""泻热出血"。对放血疗法的适应证,本书更是进行了大量的论述。《素问·三部九候论》曰:"经病者治其经,孙络病者治其孙络血……"《灵枢·厥病》曰:"头痛甚,耳前后动脉涌有热,泻出其血。"《灵枢·官针》还指出放血疗法可以治疗痈肿等。《刺络论》还专门论述了放血方面的问题。总之,《黄帝内经》为放血疗法奠定了理论基础。

古代名医扁鹊曾用放血疗法治疗"尸厥";汉代医学家华佗创造性地把放

血疗法用于"红丝疗"。相传华佗在曹操头部针刺出血,治好了曹操的"风眩病"。

晋唐时代,放血疗法有所发展,皇甫谧所著《针灸甲乙经》一书,专门列出了"奇邪血络"一篇。葛洪在《肘后方》中记载:"疗急喉咽舌痛者,随病所左右,以刀锋截手大指后爪中,令出血即愈。"孙思邈用放血疗法治疗腰肿重痛,疗肿等症。王焘的《外台秘要》则记载了放血拔罐疗法。

宋元时期,放血疗法提高到一个新的水平,取得了突出成就。放血疗法的应用范围更加广泛。宋代娄全善在《医学纲目》中记载一男子喉病,在太溪穴刺出黑血半盏而愈。金元时期,学术争鸣,放血疗法也取得了很大进展。张子和主张"祛邪",将放血作为发汗方法之一。其《儒门事亲》虽是一部内科专著,其中也突出地提到放血的方法。他对某些外科病的治疗,放血量很大,疗效显著。李东垣虽善用温补脾肾之法,对于一些实热证,也常放血治疗。朱丹溪的《丹溪治法心要》也记载了放血疗法治疗霍乱、喉风等。

明清时期,放血疗法又有所进展。高武在《针灸聚英》中介绍了很多放血疗法的适应证。杨继洲的《针灸大成》则辑录了大量有关文献。明末清初,瘟疫蔓延,医家们将放血疗法用于瘟疫的治疗,取得了成功。

放血疗法历史悠久,随着各朝代的发展,放血疗法得到了广泛的应用。不仅在中国如此,在世界上,这种疗法也起源于很久以前,被很多国家和地区的人们所接受,甚至曾经成为流行的疗法。古代埃及的医生们经常采用"放血术"治病;中世纪阿拉伯的著作《医典》中也详尽地描述了放血法。虽然放血疗法已遍及世界,但是仍属中国的起源最早,体系最完善,应用最为广泛。

贺普仁教授 20 世纪 60 年代初将放血疗法应用于高血压、高热、白癜风、风湿性关节炎等的临床研究中,均取得了较好的疗效。对现代放血疗法的研究和应用具有启发作用。

## 二、强通法的理法渊源

放血疗法首见于《黄帝内经》。《黄帝内经》对放血疗法从针具、方法,到治病机制、适应证等方面都进行了论述,为放血疗法奠定的理论基础,是贺普仁教授强通法理法的重要理论根据。

到了晋唐时代之后,各医家沿用《黄帝内经》的放血疗法并有所发展。如晋代葛洪在他的《肘后方》中提到"疗急喉咽舌痛者,随病所左右,以刀锋截手大指后爪中,令出血即愈"。唐代孙思邈的《备急千金要方》中记有:"胃虚令人病善饥不能食,支满腹大,刺足阳明、太阳横络出血。喉痹,针两手小指爪纹中出血,三豆许愈,左刺右,右刺左。"

宋代以后,放血疗法应用的范围更加广泛。宋代娄全善在《医学纲目》中记载:"治一男子喉痹,于太溪穴刺出黑血半盏而愈",陈自明在《外科精要》记载:"一男子年逾五十,患疽五日,焮肿大痛,赤晕尺余,重为负石,当峻攻,察其脉又不宜,遂砭赤处,出血碗许,背肿顿退。"金元时期的张子和在《儒门事亲》中提到了放血方法,有"目疾头风出血最急说"等篇章,这与他攻伐祛邪的治病思路是一致的。

明代薛立斋在他的医案中记载:"喉痹以防风通圣散投之,肿不能咽,此症须针乃可,奈牙关已闭,遂刺少商出血,口即开。"

清代的《循经考穴编》重视刺络放血疗法的研究,记录了28个刺络放血的穴位。

清代《七十二翻全图》中有12翻含"疔"证,治疗方法以挑刺为多,贺普仁教授在完善强通法时,从中受到颇多启发。

晚清时期吴尚先的《理瀹骈文》为外治法专著,该书有放血疗法治疗小儿锁喉风的记载:"治一小儿咽喉肿胀痛甚,半饮喝水不下,晨甚……以银针少商、然谷二穴出血,其喉即宽,予之茶即下咽无苦,饮食遂进。"此书对贺普仁教授研究外治法,拓展强通法方面产生过重要影响。

清代的痧症专著较多,其中的放痧法,即为刺血疗法,这对贺普仁教授强通法的形成也有重大影响。

经典专著和古人丰富的治疗经验,是贺普仁教授针灸强通法理法依循的源头。

# 第三节 "强通法"的治病机制

放血疗法的治病机制可以从经络学说和气血学说两方面分析。

《灵枢·经脉》曰:经脉者,所以能决死生,处百病,调虚实,不可不通。经络具有由里及表,通达内外,联络肢节的作用,经络联系了人体各脏腑组织器官,并将气血运达全身,以保证人体正常生理活动。如经络不通可致脏腑失和,阴阳失衡,从而引发各种病症。如外邪侵袭,由表入里,通过经络内传脏腑,也可引发病症。《素问·缪刺论》曰:"夫邪之客于形也,必先舍于皮毛,留而不去,入舍于经脉,内连五脏,散于肠胃"。

络脉是经脉分出的斜行支脉,大多分布于体表,从络脉分出的细小络脉为"孙络",分布于皮肤表面的络脉为"浮络"。别络、孙络、浮络,从大到小网罗全身,具有加强十二经表里两经之间的联系和由体内向体表灌渗气血以濡养全身的作用。《素问·皮部论》曰:"百病之始生也,必生于毫毛……邪客于皮则腠理开,开则邪入客于经脉,络脉满者注入经脉,经脉满者入舍于脏腑也。"可见络脉同样也是外邪由皮毛内传脏腑及脏腑之间及脏腑与体表组织之间病变相互影响的途径。

气血是人体脏腑、经络等组织器官进行活动的最主要的物质基础。气为血之帅,可以生血、行血、摄血,而血为气母,二者相互依存,相互制约,相互为用。气血的异常是人体发生病症的重要病机之一。当病邪侵袭人体或脏腑功能失调以致气血瘀滞时,络脉本身也会出现相应的瘀血现象,所谓"病在血络"。放血疗法正是以此理论为指导,形成了独特的理论体系。针对"病在血络"这一致病机制而直接于络脉施用放血疗法,既可使恶血外出,迅速祛除邪气,又可通过直接刺血而调气,气血调和,则经络通畅,脏腑平衡,从而治愈疾病。

现代医学研究发现,放血疗法可以调节人体多个系统,是通过很多途径而治疗疾病的。如放血疗法可改善血管弹性,扩张血管,改进微循环;对神经、肌肉的生理功能有良好调整作用,并可调动人体免疫功能,激发体内防御功能;还可以退热,并对消化、呼吸、内分泌等各方面均有良性调节功效。

# 第四节 "强通法"的作用特点

放血疗法具有操作简单,副作用少,适应证广,取效快捷等特点。此种方法无特殊设备要求,紧急情况下,即使普通缝衣针经消毒后也可作为工具使用。只要注意消毒,按要求操作,是比较安全的,且不像药物那样有副作用。各科疾病都可采用放血疗法治疗。目前,有报道的,放血疗法所治疗的疾病已达百余种,涉及范围很广。很多疾病采用放血疗法后,可收到立竿见影之效。

# 第五节 "强通法"的功效及适应证

## 一、"强通法"的功效

刺血疗法具有解表发汗、清热解毒、醒脑开窍、活血化瘀、祛腐生新、消肿止痛、安神定志等多种功能,其中最突出的是清热泻火、活血化瘀的作用。由于刺血疗法具有直接祛除瘀血的功效,因此治疗血瘀证,特别是病位较为表浅的血瘀证,刺血疗法可算是最为简捷有效的方法。对此《黄帝内经》的理念是,不论什么疾病,治疗的第一步就是要祛除血脉中的瘀血,即《素问·三部九候论》所说的:"必先去其血脉而后调之,无问其病,以平为期。"又《千金翼方》曾云:"诸病皆因气血壅滞,不得宣通。"清代名医叶天士曾创"久病入络"的理论。故刺血疗法的适应证是十分广泛的,尤其在一些危急重症的急救中,常有立竿见影的效果,对某些顽固性疾病、瘀滞病症也有意想不到的疗效。

1. 退热

发热,中医认为主要有两种情况,一为阳盛发热,一为阴虚发热。此外,还有气虚发热。强通法退热作用主要适用于阳盛发热,因为阳盛必然导致血盛。阳盛发热多由外邪引起,放血疗法对外感风热、热毒壅盛、热入营血均有良好的退热作用。

放血可减消血盛,以减轻体内的热邪,因而起到退热作用。人身之气以血为本,同时又随血出入,迫血外出能泄出过盛的阳气,从而改善了阳盛的状态,使机体的气血趋于平衡,而热自平。至于阴虚、气虚发热,则一般不宜使用此法。

2. 止痛

中医学认为"通则不痛,痛则不通",意思就是说凡是伴有疼痛症状的疾病,在其经脉中必有闭塞不通的地方。

强通法可以直接迫血外出,疏泄瘀血,畅通经脉,故疼痛可以立即停止,即"通则不痛"。临床很多急性病症,如咽喉痛及偏头痛等,应用放血疗法都能收到满意的疗效。

3. 解毒

《千金方》曰:"蜂蛇等众毒虫所蛰,以针刺蛰上出血。"古人在很久以前即已了解放血疗法的解毒功效。

强通法对机体正气不足、功能障碍时毒邪内窜的病症,如毒火攻心的"红丝疔",以及毒邪浸淫而生的疮疡等有很好的疗效。

放血不仅使侵入机体的毒邪随血排出,而更重要的是通过理血调气,使人体功能恢复正常,抑制毒邪的扩展与再生。

4. 泻火

中医学认为心属"火",如果心阳过亢,人体就会出现一系列的"火谵症",例如心烦不安、口舌生疮,甚至有发热、神昏谵语等症状。

心又有主血脉的功能,所以放血可以直接减轻心阳过盛的状态,而达到泻火的目的。中医还认为,肝胆内寄相火,肝藏血,因此放血也能治疗肝胆相火妄动的疾病,如暴发火眼、头晕目眩等症。

5. 止痒

痒症,多与风邪有关。邪气多依附于风而侵犯人体。"治风先治血,血行风自灭"是治疗风邪的重要原则。放血后,血脉通畅则风邪无所存留,风祛则痒止。很多皮肤科疾病常用放血疗法治疗。

6. 消肿

"肿"大多由气血滞涩,经络瘀阻而成。"瘀血不去,新血不生",依据"宛陈则除之"的治疗原则,使用放血疗法直接排除经络中瘀血,以使经络畅通无阻,肿自然可消。

7. 除麻

麻木之症,多因气虚乏力,不能帅血达于肌肤,麻木以肢端最为常见,毫针针刺井穴或十宣穴,放出少量血液,血行则气通,气机得以鼓动而帅血液达于肢端,濡养肌肤而麻木自止。

8. 镇吐

胃气上逆、外邪犯胃、饮食停滞、肝气犯胃等多种原因可造成呕吐。放血能泻热降逆,疏导气机,调节消化系统,从而使胃气平,呕吐止。

9. 止泻

肠胃积滞化热和时疫疠气所造成的泄泻最宜放血治疗。放血泻热解毒,调畅气机,升清降浊而止泻。

10. 救急

放血疗法有启闭醒脑、凉血开窍之效。凡猝倒、昏厥、狂痫等急症,放血为简便有效的救急措施。

《乾坤生间》曾记载:"凡初中风跌倒,暴卒昏沉,痰涎壅滞,不省人事,牙关紧闭,药水不下,急以三棱针刺手指十二井穴,当去恶血。又治一切暴死恶候,不省人事,及绞肠痧,乃起死回生妙诀。"可见古人多用放血疗法进行急救治疗。

# 二、强通法的适应证

由上可知,放血疗法的作用是十分广泛的,因此适合放血疗法的病症范围极其宽广,据资料统计,放血疗法的适用病种多达150余种,现据贺普仁教授的经验和临床报道,常用放血疗法的病症如下。

内科疾病:头痛,眩晕,面瘫,发热,腮腺炎,感冒,疟疾,哮喘,中风后遗症,失语,呕吐,坐骨神经痛,三叉神经痛,咳嗽,高血压,痛风,中暑,急性胃肠炎,昏迷等。

骨伤、外科疾病：扭伤，软组织损伤，关节炎，筋膜炎，痔疮，腱鞘囊肿，肩周炎，下肢静脉曲张，下肢静脉炎等。

妇科疾病：乳腺炎，痛经等。

儿科疾病：疳积，夜啼，急惊风等。

皮科疾病：带状疱疹，麦粒肿，痤疮，疔疮，银屑病，疣症，荨麻疹，神经性皮炎，丹毒，白癜风等。

五官科疾病：急性结膜炎，电光性眼炎，急性扁桃体炎，喉炎，咽炎，牙痛，口舌生疮等。

# 第六节　"强通法"的操作方法

## 一、针　　具

放血疗法依据不同的需要和条件选择不同的针具。临床上常用的有以下四种，辅助用具两种。

1. 三棱针

尖端呈三棱形，针尖锋利，针体较粗，古称"锋针"。一般用不锈钢制成，分大、中、小三号。是临床放血的主要针具之一。《针灸摘英集》曰："泻热出血，发泄痼疾宜此。"一般在需要放血量较多时使用。

2. 毫针

放血时一般用1寸针，在需要出血量较少时使用。小儿及虚性患者较为适宜。

3. 梅花针

即皮肤针、七星针，由5～7枚不锈钢针集成一束，或如莲蓬形固定在针柄的一端而成，是在古代镵针的基础上演变而成。适用于浅刺皮肤出血，具有刺激面广、刺激量均匀、使用方便等优点。

4. 火针

同毫针一样，由针尖、针身、针根、针柄、针尾组成。经烧灼后使用，分为粗、中、细三型。既需使用火针又需放血时最宜。

5. 火罐

可作为放血时的辅助用具。火罐有竹罐、陶罐、玻璃罐等。拔罐法是以罐为工具,利用燃烧排除罐内空气造成负压,使之吸附于一定部位,使其被拔部位充血、瘀血的治疗方法。刺络后拔罐可加强放血治疗的作用。玻璃罐较为常用。目前也有人使用真空罐。

6. 橡皮止血带

四肢、肘窝、腘窝等处放血时常作为辅助工具使用。将此带系在穴位的上端或下端,使静脉努起,然后刺血而出。

另外,注射针头、小手术刀片等也可作为放血用具。

## 二、辨证和取穴

1. 辨证

(1) 整体辨证:首先要仔细观察患者的神色、形态,根据患者的体质状态,神气盛衰确定治疗方案。放血的部位、深浅、出血量的多少因具体情况而异。张景岳注解《素问》时指出:"适肥瘦出血者,谓瘦者浅之,少出血;肥者深之,多出血也。"《素问·调经论》曰:"神有余,则泻其小络之血……视其虚络,按而致之,刺而利之,无出其血,无泄其气,以通其经,神气乃平。"

其次,当详辨虚实寒热。辨证为实证、热证的,放血疗法最宜。《类经图翼》曰:"凡肾与膀胱实而腰痛者,刺出血妙;虚则不宜刺,慎之。"但虚证、寒证并非放血疗法的绝对禁忌。《灵枢·癫狂》曰:"短气、息短不属……去血络也。"此处所列的症状当属虚证。也有人认为出血可以养血。临床中,辨证为虚证、寒证时,选择放血疗法应谨慎,即使确实需要放血,也应轻手法,浅刺,少量出血即可。

再次,应知疾病的标本缓急。"急则治其标",如昏迷、惊厥、高热等危急之症,先放血以醒脑开窍、泻热启闭,然后再根据不同病因具体治疗。不仅如此,放血疗法还可以防止病邪入里,阻断疾病的发展。《素问·离合真邪论》指出:"此邪新客,溶溶未有定处也,难之则前,行之则止……刺出其血,其病立已。"

(2) 局部辨证:放血疗法直接作用于血络,血络不仅是治疗部位,也可作为诊断依据之一。通过观察脉络的形态以及血色,可辨明疾病的寒热属性以及病邪的深浅进退。《灵枢·经脉》曰:"凡诊络脉,脉色青则寒且痛,赤则有热。胃中寒,手鱼之络多青点,胃中有热,鱼际络赤;其暴黑者,留旧痹也;其有赤、有黑、有青者,寒热气也;其青短者,少气也。"《痧胀玉衡》曰:"发晕之时,气血不流,放血亦无紫黑毒血流出,即有些须,亦不能多,略见紫黑血点而已,此痧毒入深,大凶之兆也。"一般说来,放血即出,色鲜红,质正常,表示病邪轻浅;血出较缓,色黯红,质黏稠,则邪盛;若放血则疾涌出,色黑紫,质黏稠,当属血热毒盛或瘀血阻络;若出血慢,血量少,质稀薄者,多属正气不足。察血络只能是协助手段之一,辨证仍需四诊入手,整体出发,全面分析。

2. 取穴

(1)取穴原则:放血疗法的穴位选择也符合常规针灸处方的组成规律,即近部取穴、远部取穴和随证取穴。

近部取穴:每一个腧穴都能治疗所在部位的局部和邻近部位的病症。如《素问·刺疟论》载:"骺酸痛甚,按之不可,名曰胕髓病,以镵针针绝骨出血,立已。"绝骨即为近部取穴。

远部取穴:在病痛较远的部位取穴,可取所病脏腑本经腧穴,也可取表里经或相关经脉中的腧穴。如《灵枢·五邪》曰:"邪在肾……腹胀腰痛,大便难,肩背颈项痛……取之涌泉、昆仑,视有血者尽取之。"

随症取穴:亦即辨证取穴。如外感发热,可取大椎、合谷、曲池放血退热,昏迷可取人中、十宣等放血醒神。

以上取穴三法,既可单独使用,也可配合使用。

(2)取穴特点:放血疗法除按符合以上取穴原则的方法取穴治疗外,还常按病变部位取穴,二者又分别具有以下特点。

按腧穴取穴:首先,放血疗法选用特定穴较多,因井、荥、输、经、合、原、络、俞、募及八脉交会穴等特定穴,具有特殊的治疗作用,故常作用首选。如"病在脏者,取之井"。《针灸大成》记载:"凡初中风跌倒,卒暴昏沉,痰涎壅滞,不省人事,牙关紧闭,药水不下,急以三棱针刺手指十二井穴,当出恶血:又治一切暴死恶候,不省人事及绞肠痧,乃起死回生妙诀。"

放血疗法选用奇穴也较多。奇穴具有一定的穴名和明确的位置,但未列入十四经系统。这些奇穴对某些病证具有特殊的治疗作用。如耳尖、太阳放血治疗红眼病,四神聪放血治疗高血压等。

常规取穴外放血疗法还经常选用经验穴。如耳背血管放血治疗头痛、头晕;身柱、大椎放血治疗疟疾。

按部位取穴:取反应点。某些疾病的发生发展过程中,在经络循行的通路上或在某些穴位上,会有压痛,或类似丘疹样改变,这些就是反应点,有些反应点不明显,但经摩擦后可显示。丘疹样点可呈褐色、粉红、灰白、棕褐色,也可表现为结节或突起,或出现瘢痕。这是体内脏腑之气在皮部的反应。因为十二皮部是十二经脉之气表现于体表的部位,也是络脉之气散布的所在。故在反应点放血,可以调节经脉之气,治疗脏腑病变。《针灸聚英》记载:"偷针眼,视其背上有红点如疮,以针刺破即差。"易呈现反应点的疾病很多,如痔疮,反应在腰骶部或"八髎";痤疮,反应在背部;急性腰扭伤,反应在上唇系带等。

取血管显露处。头面、舌下、腘窝都为静脉显露之处,有些穴位周围的静脉也比较明显。发生病变时,静脉的形态、颜色均可能发生变化,在该处放血,易于出血,奏效快捷。《灵枢·厥病》曰:"厥头痛,头脉痛……视其头动脉反盛者,刺尽出血。"《医林改错》曰:"瘟毒流行……用针刺其胳膊肘里弯处血管,流紫黑血,毒随血出而愈。"

取病灶局部。《疮疡全书》中记载了治疗丹毒的方法:"三棱针刺毒上二三十针",即直接在病灶处放血。疮疡、急性扭挫伤及多种皮肤病都适合此法治疗。

# 三、消 毒 严 格

放血时因针具直接刺入血管,容易引起感染,故放血前必须严格消毒。又因三棱针的针体粗大,针孔不易闭合,如果针后不严格消毒,不注意局部洁净,也容易引起感染。儿童患者,因其刺血后不注意卫生,要叮嘱家长给予监护。

# 四、刺　　法

1. 速刺法

即点刺法。先在针刺部位揉捏推按,使其充血,然后右手持针迅速刺入皮下0.5~1分,立即出针,挤压针孔周围,使血液流出数滴即可,最后以消毒干棉球按压针孔。此法用于井穴、十宣穴及耳尖等末梢部位。面部穴位放血也多用速刺法,如印堂等皮肉浅薄部位可提捏进针,即左手拇食指将针刺部位的皮肤捏起,右手持针,从捏起的上端刺入,点刺即可。

2. 缓刺法

适用于浅表静脉放血,如尺泽、委中等肘窝、腘窝部位放血最宜此法。操作时用橡皮止血带系在所刺部位的上端或下端,施术者右手拇食中三指持三棱针,对准穴位或静脉努起处,徐徐刺入0.5~1分深,然后将针缓缓退出,血即随针流出,停止放血时,将橡皮止血带解开,用消毒干棉球揉按针孔,血即可自止。

3. 挑刺法

适用于胸部、腹部、背部、头面部穴位及肌肉浅薄的部位,如很多疾病发生时会在身体的不同部位显示出类似丘疹的反应点,挑刺这些反应点,即可治疗疾病。施术者左手按压施术部位的两侧,或夹起皮肤,使皮肤固定,右手持三棱针,将表皮挑破,使血或黏液流出,最后行无菌消毒。

4. 散刺法

用三棱针在病灶周围上下左右点刺数针或几十针，然后用手轻轻挤压局部，使之出血。此法多用于痈肿、痹证及皮肤病等。

5. 叩刺法

此法常用梅花针，将针具和皮肤消毒后，针尖对准叩刺部位，使用手腕之力，将针尖垂直叩打在皮肤上，并立即提起，反复进行。根据不同情况分别选用弱、中、强三种刺激强度，可使局部微量出血。神经性皮炎、顽癣等皮肤病，神经性疼痛及皮肤麻木等症均宜于此法治疗。

6. 针罐法

多用于躯干及四肢近端等肌肉丰厚处，是一种针刺后加拔火罐的治疗方法。消毒后，先用三棱针或皮肤针针刺局部，然后在局部拔罐，5～10分钟后，待罐内吸出一定的血液时，起之。丹毒、扭伤、乳痈、白癜风、痤疮等疾病可采用此法治疗。

7. 火针法

是一种火针和放血结合的疗法，具有双重功效。将火针烧热后刺入一定的部位，使血液流出。此法多用于治疗下肢静脉炎、下肢静脉曲张、血管瘤、疔毒等病症。

放血后如发现血色黯红，不予特殊压迫止血，令其瘀血流尽血色逐渐转为鲜红时出血自止；如放血后即发现血色鲜红，一般情况下，穴位点刺出血时，3～5滴即可，予以压迫止血。

# 五、出 血 适 量

临床上必须根据十二经气血的多少及其运行的情况来决定是否刺血及刺血量的多少。太阳、阳明、厥阴等多血之经，宜刺血，出血量可大一些；相反，少血之经的病变则不宜刺血或只可少量出血。《灵枢·九针十二原》指出："审视血脉者，刺之无殆。"穴位点刺出血时，出血3～5滴即可，若在静脉处放血，血色由深变浅或由黑变红即可停止放血。

关于刺血疗法出血量的多少，颇应值得重视，不可以为只要放出几滴血就算是在运用刺血疗法了。《黄帝内经》屡次提到放血要放到"血变为止"。《医学源流论》曰："凡血络有邪者，必尽去之，若血射出而黑，必会变色，见赤为止，否则病必不除而反为害。"显然这样的出血量不只是几滴。宋代娄全善治喉痹，刺太溪出黑血半盏，陈自明《外科精要》治背疽，砭赤处，出血碗许，背重顿去。攻下派张从正刺血以升、以斗记。而今人刺血多以滴计，其疗效可想而知。正如徐大椿所言："古人刺法取血甚多,如头痛腰痛,大泻其血;今人偶尔出血,惶恐失据,病何由除……"

目前临床上运用大出血量的刺血疗法还是有一定的困难,这主要是人们以为血液生成极难,丢失一滴都觉可惜,大量出血更是惶恐不安。殊不知人体的血液是在不断地新陈代谢之中,以红细胞来说,每天有新的红细胞在骨髓中诞生,同时每天有衰老的红细胞在血管中被破坏。少量出血不仅没有什么害处,反而能刺激骨髓的造血功能以及整个人体的新陈代谢。"祛瘀才能生新"。一般正常成人的平均血量为4500ml,健康成人一次失血量不超过全身血量的10％,对机体没有什么明显损害,一次失血量超过全身血量的20％(约900ml),才导致机体活动功能障碍。以此观之,古人放血碗许并非虚夸之辞:目前放血较多者,一般不超过100ml,因此对出血量问题不必顾虑重重,而是应该根据病情的需要来决定放血量。

# 第七节　"强通法"的注意事项和禁忌

## 一、注　意　事　项

### 1. 取穴准确

取穴准确与否,直接影响疗效。不应因是放血疗法就忽略其重要性。在取反应点时,应注意与毛囊炎、色素斑等鉴别。

### 2. 消毒严格

操作时因针具直接刺入血管内,很容易引起感染,又因三棱针及火针等针具相对粗大,针孔不易闭合,所以针前针后部位都应严格消毒,预防感染。针具的消毒可采用蒸汽锅、煮沸或药物浸泡等方式。消毒针刺部位时应注意方向,从其中心向四周环行擦拭。施术者的手指也应用75％酒精擦拭,操作时应尽量避免手指直接接触针体,如必须接触时,可采用酒精干棉球作为间隔物,以保持针身无菌。放血后,如针孔较细小,针刺部位较少,分别用消毒干棉球擦拭即可;如针刺部位密集,针孔较粗大,皮肤无其他破损时,应用75％酒精涂擦消毒,最后再以干棉球按压。

### 3. 针具锋利

操作前应仔细检查针具,针尖、针刃锋利,方可治疗。皮肤针针尖必须平齐、无钩,针柄与针头连结处必须牢固,以防叩刺时滑动。若针具锈蚀、弯曲,应弃之不用。若针尖不正、有钩、过钝时,都会给病人造成不必要的痛苦,影响治疗效果。因此,针具应随时检查,经常维修。

4. 刺法娴熟

进针要快,持针要稳。操作时,应使全身力量贯注手臂,运于手腕,到达针尖,然后再针。应注意对指力和手法的锻炼,可在纸垫上练针,要熟练掌握后,才能做到心中有数,运用自如。

5. 出血适量

临床上应根据十二经气血的多少、其运行情况以及患者病情的不同状态决定是否放血以及放血量的多少。一般情况下,穴位点刺出血时,3~5滴即可,如在静脉处放血,血色由深变浅时则可停止。

## 二、强通法的禁忌

放血疗法手段强硬,属于强通法,对实证、热证有很好的疗效,但也有一些严格的禁忌。贺普仁教授认为临床上应注意四方面:患者、手法、部位和穴位。治疗中如不慎重考虑病情的需要及穴位是否妥当,妄施放血,不仅徒增患者痛苦,而且容易贻误病情,甚至关系到患者的安危,故不可忽视。

1. 患者

阴血亏虚的患者应慎用此法,如重度贫血、低血压、有自发性出血倾向或扭伤后血不易止者等都不宜选用。大汗及水肿严重者亦禁用。孕妇及有习惯性流产患者,也不可贸然放血。大劳、大饥、大渴、大醉、大怒者,应使其在休息、进食或情绪稳定后再予治疗,以免发生意外。《灵枢·血络论》曰:"脉气盛而血虚者,刺之则脱气,脱气则仆。"《灵枢·始终》指出:"大惊大恐,必定其气乃治之;乘车来者,卧而休之,如食顷乃刺之;出行来者,坐而休之,如行十里顷乃刺之。"不仅毫针刺法如此,放血尤应注意。

2. 手法

针刺手法不宜过重,针刺深度应适宜,禁忌针刺过深,以免穿透血管壁,造成血液内溢,给患者增加痛苦。

3. 部位

在邻近重要内脏的部位,切忌深刺。《素问·刺禁论》曰:"脏有要害,不可不查。"如胸、胁、腰、背、项部等处,应注意进针角度和深度,否则可造成生命危险。因动脉和大静脉不易止血,故应禁止放血。大血管附近的穴位也应谨慎操作,防止误伤血管。《素问·刺禁论》载:"刺臂太阴脉,出血多立死";"刺郄中大脉,令人仆脱色"。如果不慎刺中动脉,应立即用消毒干棉球按压针孔,压迫止血。

4. 穴位禁忌

古人有 20 多个穴位禁针,放血时也应慎用或禁忌。如脑户、囟会、神庭、玉枕、络却、承灵、颅息、角孙、承泣、神道、灵台、水分、神阙、会阴、横骨、膻中、气冲、箕门、承筋、手五里、三阳络、青灵等穴。还有云门、鸠尾、上关、肩井、血海等穴位不可深刺;孕妇的合谷、三阴交、石门、昆仑、至阴等穴以及下腹部、腰骶部的穴位应禁刺,以防万一。

以上都是前人从实践中总结出来的经验教训,应予以重视。

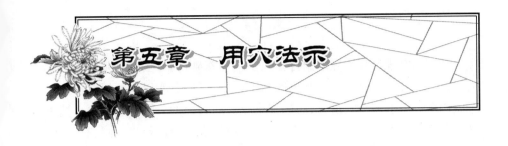

# 第五章　用穴法示

## 第一节　贺普仁教授的用穴特点

概括贺普仁教授的用穴特点如下：

## 一、活　用　经　穴

贺普仁教授在临床应用上，依据针灸经典文献，参考各家学派的学术思想，结合自己的临床体验，扩大腧穴的主治范围，灵活运用经穴。同一穴位进针方向不同、进针深度不同、取穴姿势不同、三通方法运用方式不同，主治病症各异。

如手太阴肺经穴少商，微通法用毫针斜刺向上，进针 0.1 寸，针感局部疼痛，可治疗感冒、咳嗽；温通法用火针速刺少商，进针 1 分，可治疗中风、无脉症、鼻出血属实证；强通法用三棱针点刺出血豆许，可清利咽喉、开窍醒志，治疗咽喉肿痛、拇指麻木、癫证、厥证。

手阳明大肠经穴曲池，微通法用毫针顺经斜刺 1.5 寸，"得气"后，大幅度提插泻法，治疗咽喉肿痛、牙痛、目赤肿痛、颈部淋巴结炎；毫针泻法直刺 1.5 寸，局部酸胀，治疗腹痛、泄泻、丹毒；温通法用火针点刺局部，治疗咳嗽、泄泻、头痛、中风、上肢疼痛、水肿、上肢扭伤、乳癖、丹毒、经早、阴痒、网球肘、瘾疹、瘰疬；强通法用三棱针点刺放血，治疗银屑病、面痛、麦粒肿。

足阳明胃经穴条口，微通法用毫针直刺 1～2 寸，局部酸胀针感，治疗小腿冷痛麻痹、转筋、跗肿、足缓不收；毫针直刺 2～2.5 寸透承山，治疗肩臂痛。

足阳明胃经穴伏兔，屈膝跪坐，毫针直刺 2.5 寸，酸胀针感可至膝部，治疗坐骨神经痛；仰卧，毫针直刺，局部酸胀感，治疗腿痛痹证；温通法用火针点刺 3～5 分，治疗中风、痹证、小儿痿证。

# 二、发挥透穴

透穴法其理论是以经络循行腧穴主治为基础,其方法是针刺入某一穴位后,采用不同的针刺方向、针刺角度和不同的针刺深度,以同一根针作用于两个或两个以上的多个穴位,从而达到治疗疾病目的的一种针刺方法。这种针法充分发挥了两穴双重主治作用的叠加效果,提高治疗效果,并具有取穴少、针感强、疗效佳的特点。

透穴法历史源远流长,早至《黄帝内经》,正式定名"透针"的是金代的窦默,他曾著《针经指南》,内有透针的提法,《扁鹊神应针灸玉龙经》首次明确提出了透穴刺法,其记载的玉龙歌曰:"偏正头风痛难医,丝竹金针亦可施,沿皮向后透率谷,一针两穴世间稀。"这是针刺丝竹空透率谷治疗偏头痛的针法。《针灸六集》中也有不少透穴针法治疗疾病的记载。

贺普仁教授临床上主要运用三类透法:

1. 平透刺法

是从本经一穴进针,待"得气"后,针尖向着本经的另一穴位透刺,结合迎随补泻手法,可以向上透,亦可向下透。如曲池透臂臑治疗颈痛,操作上用 4 寸毫针,刺入曲池后将针平卧,针尖向上沿皮刺入 4 寸;其他如颊车透地仓治疗面瘫,丝竹空透率谷治疗偏头痛等。

2. 斜透刺法

斜透是针尖与皮肤成60°或45°透刺,操作从一个穴位直刺 3 分许,斜向另一个穴位,多用于病症涉及相邻经脉或同一经脉,如胆经的阳陵泉透胃经的足三里。

3. 横透刺法

医家一般用于四肢内外侧相应的阴阳经,从一经一穴进针,透向相对应的另一经一穴,针尖不宜穿透,以能看见针尖顶起皮肤为度。临床常用阳陵泉透阴陵泉治疗膝痛。但贺普仁教授在临床上常用丘墟透照海,此法历代医家罕见,最难操作,但疗效极佳。丘墟位于足外踝的前下方,照海位于内踝尖下方的凹陷处,操作上取 3 寸长针,从丘墟向照海方向深刺,穿过丘墟穴下皮肤、皮下组织、肌腱、足骨缝隙,到达照海穴下,以不穿透照海处皮肤而又感觉到针尖为度。丘墟为足少阳胆经之原穴,照海属足少阴肾经,肝肾同源,肝胆互为表里,故一针透二穴,有疏肝解郁、祛瘀通络、清热利湿、调气止痛之效,治疗胁痛、肝病、黄疸和蛇丹有显著的疗效。此外,内关透外关、劳宫透后溪、条口透承山,曲池透少海也很常用。

# 三、妙用奇穴

奇穴指经外奇穴。《黄帝内经》是现存文献中最早记载奇穴的典籍,如"刺十指头"、"两眉间"、"刺舌下两脉"等只有定位主治的记载。其发展在隋唐,在原有定位主治的基础上又被赋予穴名,同时也出现有定名、定位、主治的内容完整的新的经外奇穴。奇穴名称首见于《备急千金要方》,书中收录了当时的经外奇穴,还增加了许多奇穴。其成熟在明清,《奇效良方》、《针灸大成》、《类经图翼》、《针灸集成》等专列"经外奇穴"篇章。此时的奇穴已经在形式上与十四经穴发生分离,成为明确的有实用价值的穴位系统。

《太平圣惠方》载在治疗舌头肿胀时"用手指或铍刀把舌下两边的皮肤弄破使之出血"。此法为后世医家所借鉴,用于治疗舌肿胀,而且发展为针刺金津、玉液出血治疗构音障碍及吞咽困难。

贺普仁教授用三棱针强通法取金津玉液治疗高血压病,气闭引起的失音症,中风引起的舌强不语均有显著疗效。操作时强调医者左手持纱布拿住患者舌部使之上翻以暴露舌下金津、玉液两穴,医者右手持三棱针快速刺向瘀紫之血管使之出血,然后嘱患者在洗手池旁,尽其力量喤出血液,吐进水池,至血液自然停止,喤不出血而止。

贺普仁教授临床上经常用的奇穴还有里内庭、腰奇、四神聪、太阳、十宣、八邪等。

# 四、多选阿是

在临床中以痛点作为腧穴,以病理反应点作为腧穴,且无固定穴名、无所属经络、无具体位置的穴位,统称为阿是穴。

阿是穴法,早在《灵枢·经筋》中有"以痛为输"的记载,后世"不定穴"、"天应穴"亦是同义。如《扁鹊神应针灸玉龙经·玉龙歌》云:"浑身疼痛疾非常,不定穴中细审详",其文注释:"不定穴,又名天应穴,但疼痛便针"。孙思邈最早提出阿是穴:"故吴蜀多行灸法。有阿是之法,言人有病痛,即令捏其上,若里当其处,不问孔穴,即得便快成(或)痛处,即云阿是,灸刺皆验,故曰阿是穴也。"

贺普仁教授多在温通法、强通法应用时选用阿是穴。疼痛的产生多因"不通则痛",温则流而通之,治疗须以"通则不痛"为法则。火针刺之疼痛的部位或穴位,可借助火力,激发经气,温通经络,调节脏腑使气血调和、经络畅通。

如火针点刺最痛点治疗瘀血头痛、腰痛、坐骨神经痛、落枕、足跟痛、网球肘、腱鞘炎、阑尾炎、颈项僵痛、肩周炎；火针还常以患处作为阿是穴来取之，如点刺肿块治疗乳痈、乳岩、瘿瘤、瘰疬、痰核、胶瘤，刺患处治疗丹毒、脱疽、臁疮、舌丹、牛皮癣、白癜风、阴痒等。

## 五、擅长险穴

腧穴里有一些穴位在针刺治疗上存在一定的风险，《素问·刺禁论》云："刺头中脑户，入脑立死。"风府，古人曾提出"此穴入针，人即晕倒"（《扁鹊心书·中卷》）易导致小脑及延髓损伤的穴位为哑门、风府、风池，因哑门深部为延髓和脊髓的连续部分，风池深部邻近延髓和椎动脉，针刺不当，极易伤及，后果严重，往往因抢救不及而死亡。如睛明穴位于目内眦角稍上方凹陷处，穴位下浅层有内眦动静脉的分支或属支，深层有眼动静脉的分支或属支。针刺时极易碰伤血管导致出血引起眼珠青紫。一些医者尽量不用这些穴位以回避危险。

贺普仁教授基于长期的临床经验，深知风险穴往往具有显著的临床主治疗效，非其他腧穴可替代，熟练掌握进针深度、角度、方向、手法及操作后的医嘱，才能够回避风险。如临床上用睛明穴治疗目赤肿痛、白内障、视网膜炎、视神经萎缩，操作时，嘱患者平视，眼球居中，手持2寸毫针，沿眼眶边缘缓慢进针，刺入1～1.5寸，不施手法，留针30分钟，缓缓出针，用干棉球按压针孔3～5分钟。

## 六、精简用穴

《医学入门》提出"明穴法"的观点，重点讨论了五输穴和八脉交会穴，倡导用穴精简，曰："百病一针为率，多则四针，满身针者可恶。"贺普仁教授临床中也常是取穴精简，"精"是指穴位要少而精，力争做到取穴最少疗效最著，甚至一病只用一个穴位，这就是贺普仁教授的"单穴成方"。例如摇头方仅用长强穴等。

## 第二节　贺普仁教授的选穴方法

循经取穴、辨证取穴是"针灸三通法"各法通用的选穴方法：

# 一、微通法选穴方法

在循经取穴、辨证取穴基础上,微通法选穴方法还有:

## 1. 远道取穴

远道取穴能够调动经络的功能,根据"经脉所过,主治所及"的规律,远道取穴一般是循经取穴,要做到这一点,首先必须按照经络学说来辨证,分析疾病属于哪一经或哪几经。《琼瑶神书》中说:"医人针灸,不知何经受病,妄行取穴"是针灸疗效不好的重要原因之一,因此针灸选穴的一个重要依据:是要按发病部位来分析何经受累。对此早在《标幽赋》有"既论脏腑虚实,须向经寻"之说。《经络考》序中也指出:"脏腑阴阳,各有其经……明其部以定经,循其流以寻源,舍此而欲知病之所在,犹适燕而南行,岂不愈劳愈远哉。"这就是强调针灸治病必须辨经施治,才能循经找到人体控制系统的按钮(腧穴),通过适当的刺激来调控机体的病理状态,真正做到"有的放矢",这是循经取穴的基本原理。远道取穴要求对相关经脉上各个腧穴的特性有透彻的理解,特别是位于四肢远端的特定穴,如五输穴、原穴、络穴等对各类病症有较好的治疗作用,可重点考虑。

## 2. 特定取穴

古人在长期的临床实践中,发现不同经脉的腧穴,既有其特异性又有一些共同的规律,从而总结出四肢肘膝关节以下的五输穴,原、络、郄穴以及胸腹背部的俞、募穴等。由于它们各有特定的名称和穴性,故称之为特定穴。

特定穴由于作用较强,不仅局部取穴和远道取穴常用,而且也是辨证取穴的重要对象。例如五输穴中的荥穴常用于清热降火;五输穴结合五行属性,根据"实则泻其子、虚则补其母"的原则,可进行虚实补泻。

不同的特定穴,对治疗不同类型的疾病具有相对特异性,例如原穴、背俞穴善于治疗脏病;合穴、募穴善于治疗腑病;郄穴善于治疗急性病症;络穴可治疗互为表里的脏腑、经络病症等。

## 3. 经验取穴

有些治病效穴,不容易用经络腧穴理论来解释,而是长期临床实践的经验积累,例如大多数奇穴就是经验的结晶。有些经穴善治某病,其实也是经验积累,例如手太阳小肠经的少泽比经过乳房的足阳明胃经的大多数穴位更善于通乳。要治好病,光背熟经络腧穴理论是远远不够的,只有不断汲取古今医家丰富的临床经验,才能不断提高临床水平。

贺普仁教授博览群书,对古人的选穴经验十分熟悉,在长期临床实践中,不断深化对腧穴特性的认识,形成了自己独特的选穴方法。例如对于左右侧半身病善用听宫穴,枕部痛善用至阴、后溪、长强穴,腰腿痛善用养老、伏兔穴等。这些选穴经验是极其珍贵的,需要认真学习,并加以总结。

## 二、温通法选穴方法

温通法的选穴方法与微通法相似,但火针疗法更强调针对病灶的"局部取穴"。

关于局部取穴,主要是每个腧穴的共同特点是均有局部治疗作用,只要明确病灶所在,局部取穴是相对容易的,但要考虑针刺对组织器官的安全性。

## 三、强通法选穴方法

在循经取穴、辨证取穴的基础上,由于放血疗法在治疗上的特殊性,决定了其取穴处方的特点。放血疗法的取穴大体可分为两个方面,即按传统腧穴理论和按病变部位来选穴。它们又各自分为3类。这些分类在临床上可相互结合,根据具体情况灵活处方。

1. 取腧穴

(1) 用经穴:又分为特定穴和非特定穴。十四经穴中有一部分特定穴,如五输穴、郄穴、络穴、俞穴、募穴及交会穴等,这些穴位与脏腑经脉紧密相连,有特殊的功效,故为放血疗法所常用。其中五输穴有清热泻毒的功效,多用于治疗高热毒盛之证。古人云:"病在脏,取之井","病在腑,取之合","荥输治外经"。《针灸大成》载:"凡初中风跌倒,卒暴昏沉,痰涎壅滞,不省人事,牙关紧闭,药水不下,急以三棱针刺手指十二井穴,当去恶血;又治一切暴死恶候,不省人事及绞肠痧,乃起死回生妙诀。"在临床上,特定穴常配合使用,使疾病全面迅速地得以治疗。

另外,根据经络气血循行的理论,放血疗法还常取本经或异经穴来治疗疾病,即病在何经,取何经的穴,或取与其互为表里或与其相连结的经脉的穴位。如《灵枢·热病》载:"风痉,身反折,先取足太阳及腘中及血络出血。"以上说明角弓反张,腰脊疼痛,可取足太阳经的委中放血来治疗。《素问·刺热论》载:"肺热病者……身热,热争则咳,刺手太阴、阳明,出血如豆大,立已。"这是说病在肺经,可取与之相表里的大肠经穴位,在表里两经的穴位上放血,可治疗肺热病。

(2) 用奇穴:奇穴指有穴名,有位置,但分布较分散,大都在经脉外的腧穴。因这些穴位常对某些病症有特殊的治疗作用,故放血疗法也多取用。如现代临床常用金津、玉液放血治疗中风失语,耳尖、太阳放血治疗红眼病,四神聪放血治疗高血压等。古人也有这方面的论述,如《玉龙歌》载:"两眼红肿痛难熬,怕日羞明心自焦,只刺睛明鱼尾穴,太阳出血自然消"等。

（3）用经验穴:放血疗法经过历代医家的实践研究,发现了在一些穴位处放血,对某些病症有特殊的疗效,这些治疗办法仍被现代医家沿用。如身柱、大椎放血治疗疟疾,大椎、合谷、曲池放血退热,耳背血管放血治疗头痛、眩晕。

2. 取特殊部位

（1）取病理反应点或痣点:经络有一定的循行部位和脏腑属络,它可以反映脏腑的病症,在某些疾病的过程中,常可发现在经络循行的通路上,或在经气聚集的某些穴位上,有明显的压痛、结节,这就是反应点。十二经脉功能活动反映于体表的部位是十二皮部,也是经脉之气散布的所在,故当体内脏腑病变反映在皮肤上,可出现瘢痕,或青或红或褐或有突起,这就是痣点。所以在胸、腹、背部出现的反应点或痣点上放血,可以起到治疗脏腑病变有作用。《针灸聚英》载:"偷针眼,视其背上有红点如疮,以针刺破即瘥。"临床上在背部痣点放血拔罐,可治疗多种疾病,如白癜风、痤疮等,效果良好。

血管显露处:头面、舌下、腘窝、肘窝都为静脉显露之处,有些穴周的静脉也较明显,当体内有病变时,以上部位的静脉形态、颜色均可发生变化,在该处放血,出血容易,操作便捷,往往效果极佳。如《灵枢·厥病》载:"厥头痛,头脉痛……视其头动脉反盛者,刺尽去血。"《医林改错》记载:"瘟毒流行……用针刺其胳膊肘里弯处血管,流紫黑血,毒随血出而愈。"

（2）取病灶处:在瘀血肿胀处或疮疡疖肿局部放血,可治疗急性挫伤及多种皮肤病。如《疮疡全书》中治丹毒"三棱针刺毒上二三十针",此即为直接在病灶处放血治疗。

贺普仁教授强调:用穴的水准与对于腧穴的认知水准成正比,目前在对穴性的认识上还有很多课题待研究,如对穴位定位的确定性与不确定对立统一关系的认识问题:穴位定位的确定性,是指人体结构的确定性;穴位定位的不确定性,是指个体差异、经气流注的不确定性。

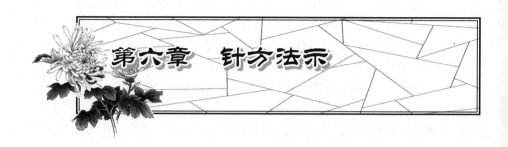

第六章 针方法示

# 第一节 针方理念

　　"针灸三通法"针方组方有独具匠心的理念与法则，这是贺普仁教授70年临床经验的精华，是在辨证论治、辨经论治以及针灸治疗基本法则指导下的最佳穴位组合，体现了贺普仁教授针灸学术体系独特的学术价值。

## 一、用穴如用兵

　　贺普仁教授一直强调用穴如用兵，针灸组方如同排兵布阵，针方精宜显效者，上工也；针方疏精慢效者，中工也；针方粗大微效、无效、反害者，粗工也。

　　配穴是在一个腧穴无法独自治疗疾病的情况下，选取两个以上主治作用相近，或针对疾病的不同方面具有协同作用的腧穴加以配伍应用的方法，其目的是为了作用更强、更好地治疗疾病。贺普仁教授认为针灸处方配伍时类似排兵布阵，要围绕一个中心，依据四个原则。

　　1. 一个中心

　　一个中心就是实现一针一穴作用值的最大化。

　　2. 四个原则

　　依据四个原则：

　　第一，扶正与祛邪。疾病的减轻和消失是依靠人体正气的抗病能力。扶正以祛邪，祛邪不伤正的法则常是制定针方的首要原则。《黄帝内经》中多处谈到扶正的重要性。《灵枢·刺节真邪》云："用针之类，在于调气。"《素问·疟论》指出："因而调之，真气得安，邪气乃亡。"在临床中，贺普仁教授常用合谷和太冲，或足三里、中脘等，均是通过调理气血，健运后天之本来鼓舞正气。

　　第二，局部与整体。即用整体观念来认识疾病病症与全身的有机联系。针灸通过穴位和经络，除了作用于局部的肢体和内脏器官外，还给机体以整体性的影响。例如足阳明胃经行于身前,联系头面、胸腹和下肢部,其穴位均能治疗局部的病变,如面部穴位除治疗口眼㖞斜外,一些面部穴位还可以治疗其远隔部位的疾病,如膝以下穴位多能治肠胃、胸腹、咽喉、口鼻各部位病症等。由于经络脏腑之间相互联系,针灸胃经穴位,能对脾起一定的作用,同时对全身也有广泛的作用。因此,贺普仁教授从经络的整体观念出发,选穴组方时充分考虑到机体的整体性,尤其是四肢肘膝以下的特定穴的选择组方。

第三,治标与治本。《灵枢·本病》云:"病发而有余,本而标之,先治其本,后治其标;病发而不足,标而本之,先治其标,后治其本。谨详察间甚,以意调之,间者并行,甚者独行。"即必须衡量病情的缓急轻重,急病治其标,缓病治其本。贺普仁教授治疗高血压病,如血压很高时,针灸处方中首选放血疗法,使血压先降下来,先治其标,后考虑针对病因辨证治疗。在衡量病情的缓急轻重时要注意邪正消长情况。如正气极虚,应以扶正为先,因为正气充盛,邪气乃消。

第四,补虚与泻实。在针灸治疗中,通过多种方法来实现"虚则补之,实则泻之"。贺普仁教授在针方组成时不仅充分考虑到穴位的虚实特性,还强调相应的手法和针刺方法,临床针刺时采用不同角度、方向和深度,以及不同的刺激强度、时间和不同的针灸方法,产生不同的刺激量和作用特点,进而激发机体的调节功能,从而产生补泻作用。

## 二、针方无主配

针方的穴位组成上,贺普仁教授明确提出"针灸处方无主穴配穴之分"的理念:即强调各个穴位均具有重要作用,无主次之分。虽然处方中的穴位有针对主证、主症或主病而选用,有根据疾病的病机选用穴位,有根据兼病或兼症选用穴位,有根据穴位的特殊属性和功效而选穴,但这些穴位都是重要的,不是辅助的,对于可用可不用的腧穴要尽量不用,做到针方中的每一个腧穴都是必要的,是针方中不可缺的有机组成部分。

针灸处方不仅是腧穴功能的集合,更是对腧穴主治的升华和穴间配合加效作用的追求。针灸处方主要由两部分组成:一为穴位组合,二为穴法结合。

所谓"穴法结合","穴"指精选穴位,"法"指综合运用三通法。由于一个或一组穴位采用不同的疗法和操作手法效果是大不相同的,因此贺普仁教授强调三通针方的组成不仅只有腧穴,而且也包括操作方法,特别是要依据病情综合运用三通各法,穴法有机结合,以使疗效达到最佳。

# 第二节　针方组法

"针灸三通法"针方在上述理念的指导下,具体的组方必须遵循施治大法和组方法则等要求。

## 一、施治大法

施治大法包括辨证施治和辨经施治。

1. 辨证施治

辨证施治是中医学的精髓,普遍适用于临床各科,针灸学也不例外。辨证,即是根据四诊所收集的资料,运用中医学理论进行分析、综合,概括、判断为某种性质的证,证是对机体在疾病发展过程中某一阶段病理状况的概括,包括病变的原因、部位、性质以及邪正之间的关系,反映这一阶段病理变化的本质,因而辨证是在中医整体观念指导下的对机体疾病状况的总的概括。只有辨别脏腑气血阴阳的虚实状况,疾病的寒热性质,以及痰、瘀、风、湿等病理因素的情况,才能确定相应的治疗法则和治疗方法。如头痛的辨证可分为外感头痛、肝阳上亢头痛、痰浊头痛和气血不足头痛,相应的治疗法则即是祛邪通络、平肝潜阳、涤痰降逆和益气养血。《灵枢·经脉》云:"盛则泻之,虚则补之,热则疾之,寒则留之,陷下则灸之,不盛不虚,以经取之。"以及《灵枢·九针十二原》的:"凡用针者,虚则实之,满则泄之,宛陈则除之……"就是辨证后应采用的治疗大法。

2. 辨经施治

辨经施治是依据经络学说来选穴或用药的一种治疗方法,针灸医生根据各经脉的循行部位及其异常变动时所发生的征象来确定与疾病相关的经脉,"经脉所过,主治所及",所以选用相关经脉循行线上的腧穴来进行治疗。例如牙痛,由于手阳明大肠经循行到下齿中,足阳明胃经循行到上齿中,因此,上牙痛多选用胃经上的内庭穴,下牙痛多选用大肠经的合谷穴。如果牙痛同时伴有侧头部胆经腧穴的压痛反应,则中医认为是胆经失调或有胆火导致了牙痛,这时可取侧头部胆经穴,或足背上胆经的泻火穴侠溪等。若牙痛隐隐、牙齿松动,按太溪穴有压痛,这说明牙痛是由肾经虚火上炎所致,可取肾经原穴太溪治疗。辨经施治是针灸治疗的主要方法,它常和辨证施治结合运用。

运用辨经施治首先要明确病灶所在,其次熟悉经过病灶或病灶周围的经络、经筋、经别等,然后在相关经脉上运用"审切循扪按"的方法,对经脉循行经过的部位进行检查,检查的内容包括异常的感觉反应,皮肤色泽的变化,局部的凹陷、突起、肿胀,皮下的结节、条索状物,血络的异常,脉动的异常等。这些异常变化反映了经络病变,是临床针灸选经、选穴的主要依据。对没有具体病灶的疾病,经络诊察显得尤为重要。《灵枢·经脉》所载的"是动则病,所生病"是古人观察到的经脉病候,对辨经施治有重要的参考。现代运用经络电测定法,探测经络、腧穴皮肤导电量或电阻值的变化,也有助于辨经施治。

# 二、组方法则

贺普仁教授认为,针灸处方的配伍法则,从本质上说只有两大类,一是针对病位的远近配穴法,二是针对病位和病性的经证配穴法。

1. 远近配穴法

从临床实践经验来看,一般仅用局部穴或远离病灶的腧穴均没有将两者结合起来运用的效果好。远近配穴法运用,根据远端穴的取法不同,又分为以下几种情况:

(1)本经配穴法:当病情较为轻浅时,只用位于病灶局部的腧穴和病经上的远道穴,如偏头痛可近取三焦经的丝竹空,远取三焦经的外关穴,这又称"本经配穴法"。

(2)表里经配穴法:当病情较重时,远道穴除了取本经腧穴外,还可加取其互为表里经脉的腧穴,如偏头痛再加心包经的大陵穴,这时称其为"表里经配穴法",原络穴配穴法是表里经配穴法的常见形式。

(3)同名经配穴法:由于同名经具有"同气相通"的原理,可将手足同名经的腧穴相互配合,如治疗偏头痛的远端穴,除了取手少阳三焦经的外关穴外,可再加足少阳胆经的丘墟穴、侠溪穴等,这叫做"同名经配穴法"。

(4)左右配穴法:如果一侧病痛,取两侧腧穴,可称之为"左右配穴法",较为常见的是取两侧同名腧穴。

(5)上下配穴法:为了加强治疗作用,对有些病症往往需要人体上下部的腧穴同时并用,如尿频症,除了取局部的关元、中极穴外,上可取百会穴,下可取三阴交;咽喉不利,上肢穴取列缺,下肢穴取照海。这就叫"上下配穴法",八脉交会穴的配对运用即属于此类配穴法。

(6)前后配穴法:前后配穴法包括俞募配穴法,属于局部配穴的范畴。

2. 经证配穴法

前述诊治大法中提到,辨经施治、辨证施治是三通法的两个基本诊治大法。另外有辨病施治,辨病施治是为了确定病位,可以说是为辨经施治服务的。辨经施治是针对病位的,能够直达病所、治疗针对性极强,但是,为了更好地祛除病因,改善病理状态,调动机体整体的抗病能力,往往需要配合辨证施治,这样可以提高疗效,缩短病程。如针对体质虚弱、食欲不振的偏头痛患者,除上述远近配穴外,可加中脘、足三里,以健脾益气,并消除生痰之源;如有心肾不交的失眠,可加四神聪、神门、三阴交;如有肝郁不舒,可加期门、太冲。这些辨证取穴,有助于减少、减轻偏头痛的发作。这样辨经取穴和辨证取穴相结合,就可称为"经证配穴法"。

## 三、针方特点

"针灸三通法"针方的特点是"效、精、宜"。"效"就是指所取的腧穴对治疗本病要有确凿的疗效。对某病症有效的腧穴一般有数个,三通法要求选用效果最显著的穴位,不论这个穴位是经穴还是奇穴,或者阿是穴,抑或是"险穴"。"精"是指穴位要少而精,力争做到取穴最少疗效最著,甚至一病只用一个穴位,这就是贺普仁教授的"单穴成方"。也有多病只用一个处方甚或一个穴位的,这就是贺普仁教授处方的"一方多用",这是基于对穴性的深刻认识和多种方法的灵活运用。"宜"是指取穴时要考虑穴位所处的位置,以适宜患者治疗及医生施术。一般来说,一个方子所选用的腧穴最好能在同一体位可取到,以免反复变换体位增加治疗时间。如仰卧位时不取背腰部的穴位,俯卧位时不取腹部的穴,或取用这些穴位时只采用快针方法。当然"宜"要服从"效"的前提。

## 第三节 针灸治则

## 一、补虚泻实

《灵枢·九针十二原》:"凡用针者,虚则实之,满则泄之,宛陈则除之,邪胜则虚之。"

《灵枢·经脉》:"盛则泻之,虚则补之……不盛不虚,以经取之。"

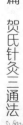

补虚,就是扶助正气;泻实,就是祛除邪气。在疾病过程中,正气不足则表现为虚证,治宜补法;邪气亢盛则表现为实证,治宜泻法。

《素问·通评虚实论》说:"邪气盛则实,精气夺则虚。"《灵枢·经脉》说:"盛则泻之,虚则补之。"这是针灸补虚泻实的基本原则。如果违反了这个原则,犯了虚虚实实之戒,就会造成"补泻反则病益笃"的不良后果。正确地运用这一原则,除正确地掌握针灸补泻的操作方法外,还要讲究经穴配伍,才能取得较好的疗效。

本经补泻:在一般情况下,凡属某一经络、脏腑的病变,而未涉及其他经络脏腑者,即可在该经取穴补泻之。这就是"不盛不虚,以经取之"的本经补泻法。

异经补泻:假使经络发生了彼虚此实,或彼实此虚的病理变化,那么,针灸处方就不局限于采用某一经的穴位。

## 二、热 疾 寒 留

《灵枢·经脉》:"热则疾之,寒则留之,陷下则灸之。"

《灵枢·九针十二原》:"刺诸热者,如以手探汤,刺寒清者,如人不欲行。"

"热"是指邪热亢盛,或为外感风热引起的表热证;或为五脏六腑有热的里热证;或为气血壅盛于经络局部的局部热证。"疾"是快速的意思,即疾刺快出针。

寒证应当用久留针的方法进行治疗,以激发其经气,使阳气来复,散其寒邪。并可酌加艾灸以扶正壮阳,温散寒邪。

## 三、治 神 调 气

《素问·宝命全形论》:"凡刺之真,必先治神……经气已至,慎守勿失。"《灵枢·九针十二原》:"粗守形,上守神。"神,泛指整个人体生命活动的表现,是人的精神意识,思维活动以及脏腑、气血、津液活动外在表现的高度概括。所谓治神,一是在针灸施治前后注重调治病人的精神状态;二是在针灸操作过程中,医者专一其神,意守神气;病人神情安定,意守感传。可见治神贯穿于针灸治病的全过程。

《灵枢·刺节真邪》:"用针之类,在于调气。"针灸疗法所言之气,主要指经气。经气即经络之气,是经络系统的运动形式及其功能的总称。经气的虚实是脏腑经络功能盛衰的标志。针灸治病,十分注重调节经气的虚实,也就是发挥对脏腑、经络的调节作用。经气在针灸部法中的体现有得气、气行、气至病所等形式。而得气的快慢，气行的长短，气至病所的效应，常常又与病人的体质，对针刺的敏感度，取穴的准确性，针刺的方向、角度、深度、强度，补泻手法等因素密切相关。在这些众多的因素之中，医者的治神调气，病人的意守感传对诱发经气，加速气至、促进气行和气至病所起到决定的作用。

# 四、标 本 缓 急

《素问·阴阳应象大论》："治病必求于本。"《素问·标本病传论》："黄帝问曰：病有标本，刺有逆从，奈何？岐伯对曰：凡刺之方，必别阴阳，前后相应，逆从得施，标本相移，故曰有其在标而求之于标，有其在本而求之于本，有其在本而求之于标，有其在标而求之于本。故治有取标而得者，有取本而得者，有逆取而得者，有从取而得者。故知逆与从，正行无问，知标本者，万举万当，不知标本，是谓妄行。夫阴阳逆从标本之为道也，小而大，言一而知百病之害，少而多，浅而博，可以言一而知百也。以浅而知深，察近而知远，言标与本，易而勿及。治反为逆，治得为从。先病而后逆者治其本，先逆而后病者治其本，先寒而后生病者治其本，先病而后生寒者治其本，先热而后生病者治其本，先热而后生中满者治其标，先病而后泄者治其本，先泄而后生他病者治其本，必且调之，乃治其他病，先病而后生中满者治其标，先中满而后烦心者治其本。小大不利治其标，小大利治其本。病发而有余，本而标之，先治其本，后治其标。病发而不足，标而本之，先治其标，后治其本。谨察间甚，以意调之，间者并行，甚者独行。先小大不利而后生病者治其本。"

1. 治病求本

治病求本，就是要找出致病的根本原因来进行治疗。总的来说，病因有外感、内伤、体质、时代、环境等诸多因素。

2. 急则治标

一般情况下，治病求本是一个根本法则，但在紧急情况下，标病急于本病，如有及时处理，可能危及生命或影响本病的治疗，这时应按照"急则治标"的原则，先治标病，后治本病，治标是在紧急情况下的一种权宜之计，而治本才是治病的根本目的。急则治标缓解了病情，就给治本创造了更有利的条件，其目的仍是为了更好地治本。

3. 缓则治本

在一般病势不急的情况下，病在内者治其内，病在外者治其外，正气虚者固其本,邪气盛者祛其邪。治其病因,症状可解,治其先病,后病可除。

4. 标本兼治

临床上,当标本俱急,已不允许单独治标,或单独治本,必须标本兼顾,标本同治。

当标病与本病处于俱缓状态时,也可采用标本兼治法,单纯地扶正或祛邪都是片面的。

总之,审因施治是根本,辨证论治为纲领,此"因"为致病根本原因。

# 五、三因制宜

1. 因时制宜——时间

因时制宜,是根据不同的气候与时间特点,来考虑制定适宜的治疗方法。四时气候的变化,对人体的生理功能、病理变化均可产生一定的影响。此外,在针灸临床上还应注意针刺的时机问题,才能取得好的效果。

"因时制宜"的具体运用还有典型的时间针法。时间针法是古代医家观察到自然界的日月、星辰、四时、时辰的变化与人体十二经脉气血的流注有密切的关系,因此而创立的按时间取穴治疗的子午流注针法和灵龟八法、飞腾八法。

2. 因地制宜——空间

因地制宜,是根据不同的地理环境特点,来制定适宜的治疗方法。由于不同的地理环境,不同的气候条件和生活习惯,人的生理活动和病理特点也不尽相同,所以治疗方法也不尽相同。

3. 因人制宜——体质

因人制宜,是根据人的年龄、性别、体质等不同特点,其生理功能及病理特点也不相同,制定适宜的治疗方法。

# 第四节　选穴思路

大凡临床疗效较好的医家都是灵活地运用腧穴,合理配穴,而不是受某穴治某病的局限而墨守成方,呆板地配穴。虽然前人对于腧穴的功能及临床应用积累了很多宝贵丰富的经验,但是如果我们不去研究腧穴的功能,不掌握腧穴的特性只是机械地照搬,死记某穴治某病,某病取某几个穴,孤立地认识疾病,就会使我们在临床上受到限制。特别是遇到复杂的疑难病证往往会束手无策,即便是治疗也是取穴不清,治疗不明,病轻不知何因,病重不知何故。

贺老在临证治疗中,取穴方法非常灵活,一般以循经取穴为基础,但决不是简单的头痛医头,脚痛医脚,而是严格按照经络学说来辨证,分析疾病是属于哪一经或哪几经。

# 一、循 经 取 穴

在众多的穴位中,如何进行选穴是比较关键而又有一定难度的,贺老一般以循经取穴为基础。要做到这一点,首先必须按照经络学说来辨证,分析疾病是属于哪一经或哪几经。清代的《琼瑶神书》中说:"医人针灸,不知何经受病,妄行取穴"是针灸疗效不好的重要原因之一,因此针灸选穴的一个重要依据就是要按受病部位来分析病位在何经。对此早在《标幽赋》中就有"既论脏腑虚实,须向经寻"之说。明代张三锡在《经络考》序中也指出:"脏腑阴阳,各有其经……明其部以定经,循其流以寻源,舍此而欲知病之所在,犹适燕而北行,岂不愈劳愈远哉。"这实际也是强调针灸治病必须按病变部位来分析,才能顺藤摸瓜,选出正确的穴位,真正做到"有的放矢",这是循经取穴的基本原则。

# 二、随 症 选 穴

针对某一主要症状取穴称之为随症选穴。关于随症选穴的理解,有两方面的含义:一是根据疾病的病因病机来选取穴位,既要考虑病所与经络的联系,又要根据经络、脏腑的理论酌情选用治疗病因的穴位,此时的选穴就要注重辨证取穴与辨经取穴相结合。二是根据疾病过程中出现的症状来选取穴位。实际上针灸史上比较有代表性的对症取穴大多见于特定穴中,其中五输穴最为突出,从贺老的治疗中可以看出,相当多的穴位属于特定穴的范畴,因此深入细致地研究特定穴的应用对提高针灸疗效是非常有意义的。

# 三、性 能 选 穴

补气:太渊、气海、百会、膻中;
补血:血海、膈俞、中脘、绝骨;

滋阴：三阴交、阴郄、太溪、照海；

壮阳：命门、关元、太溪、肾俞；

疏肝：丘墟、太冲、内关、期门、蠡沟；

健脾：太白、建里、章门、脾俞；

解表：合谷、外关、大椎、（五输）经穴；

祛风：风字穴位；

温里：荥穴、壮阳穴；

通行穴：支沟、手三里、天枢、曲池、三焦俞、条口、环跳、归来；

利水：太溪、四渎、三阴交、阴陵泉、水分、水沟、水道；

祛痰：络穴，邪随络穴而出；

镇静安神：神字穴；

升举穴：百会、冲字穴，加补气穴；

活血祛瘀：郄穴，局部放血，补血穴；

醒脑开窍：人中、井穴、四神聪、会阴、百会、内关；

退热：大椎、膏肓俞、阴郄、劳宫、尺泽、耳尖放血、曲池、清冷渊；

治汗穴：合谷、复溜、阴郄、尺泽、气海、劳宫；

扶正祛邪：原络配穴。

# 四、部 位 选 穴

半身：听宫；

上半身：合谷；

下半身：太冲、环跳；

头顶：太冲、涌泉、合谷；

头两侧：足临泣、外关、中渚；

枕部：至阴、后溪、长强；

前额：解溪、丰隆、合谷；

面部：合谷、冲阳、气冲、条口；

眉棱骨：肝俞；

目：肝俞、臂臑、养老、光明、目窗、风池、行间；

鼻：通天、列缺、上星、孔最、肺俞、膻中；

口唇：脾俞、太白、丰隆；

牙齿：太溪、曲池、合谷、偏历；

舌头：通里、照海、风府、哑门、滑肉门；

耳朵：太溪、外关、悬钟；

颈项：列缺、支正、昆仑；

咽喉：通里、照海；

肩：条口；

肘：冲阳；

手：大椎、中脘；

脊柱：后溪、人中、大钟；

背：合谷、养老；

胸部：内关、足临泣、梁丘、太渊、孔最、大陵；

乳房：足临泣、梁丘、内关、肩井、少泽；

胃口：内庭；

胁部：丘墟透照海；

胁下：内关；

胃脘：足三里、梁丘、丰隆；

腹部：支沟、手三里、三阴交、足临泣；

少腹：蠡沟；

腰部：委中、太溪、合阳；

前阴：大敦、水泉；

后阴：承山、二白；

大腿：腰阳关、秩边、环跳；

腿部：风府、腰夹脊；

脚底：关元、气海、命门、肾俞；

脚趾：百会、中脘、章门；

腋窝：内关、蠡沟。

# 五、病 因 选 穴

举例如下：

外感：合谷、外关、大椎；

内伤：伤食——足三里、天枢；

外伤：局部放血、循经郄穴。

总之，选穴思路是多方面的，需要基础知识全面，才能灵活运用。还可以考虑时间（子午流注）、体质、辨证、经验、现代医学认识等来选穴，依据上述思路，按君臣佐使组合成处方，才能更好地为临床服务。

贺老认为,现在年轻中医在临床中存在的问题是穴位使用太多、不专,治疗的重点不突出,所以临床效果欠佳。另一方面重视文献不够,就如同木匠工具不齐全,是不可能做好手艺的。

他认为研究腧穴可以从五方面进行:①位置变异,②功能作用,③穴位的配伍,④针刺的深浅,⑤手法的不同。要取得好的疗效,就必须全面考虑这五方面问题。

# 第五节　选　法　思　路

## 一、普　通　选　法

外感——拔罐

瘀血——放血

里寒——艾灸

顽固疾患——火针

强壮者——针刺

## 二、灵活运用三通法

针灸三通法即微通法、温通法、强通法,是贺老经过 50 余年的理论探讨和临床实践相结合而提出的针灸学术思想。微通法是以毫针疗法为代表,温通法是以火针疗法为代表,强通法的典型方法是放血疗法。三通法较好地阐明了针灸的作用机制,"病多气滞、法用三通"的针灸学术思想是三通法的立论依据。

谢新才跟师以来运用三通法于临床,确有比较理想的疗效。现在其在临床上结合具体实际情况,已确立了一套自己较熟用的三通法方案,有执简驭繁的妙处,即:

1. 微通——毫针——内伤

一般的内伤疾患,如脏腑功能失调、气滞等,即用毫针通调为主,虚则补之、实则泻之。

2. 温通——火针——顽疾

对于顽固性疾患,如骨质增生、中风后遗症、面瘫后期等,多加用火针疗法以温通之,其效果才能较为理想。火针也有强通的意思。

当然对于阳虚外寒明显者,也用艾灸或红外线照射以温通。

3. 强通——拔罐——外感

而对于外感类疾病,如感冒、痹证,或内虚易外感者,多用拔罐法以祛风邪等强通。

当然,对于瘀血明显者,如静脉曲张等,也用放血疗法以强通。

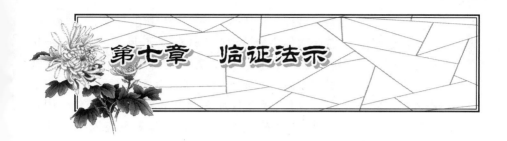

# 第七章　临证法示

"针灸三通法"临证最高准则是"分调合施"、"治神在实"，这就需要具备辨证求正的能力，临证时做到：辨证正、辨病正，施治正、循程正，正识方能正治。

贺普仁教授认为，真正的上工良医，从用法守法，到法无定法，不仅是技艺的提高，更是境界的提升。

20年前，贺普仁教授提出针灸医师"医德、医术、医功"三位一体的执业要求，指明了针灸临证的正确方向。在此基础上，贺普仁教授通过对针灸医师目前工作状态的思考，更加明确和全面的提出"医德、医术、医功、医礼、医貌"五位并重的自律理念。

## 第一节　辨　证　求　正

辨证，即是根据四诊所收集的资料，运用中医学理论进行分析、综合，概括、判断为某种性质的证，证一般由一组相对固定的、有内在联系的症状和体征构成，这一组症状和体征可称之为证候，证是对机体在疾病发展过程中某一阶段病理状况的概括，包括病变的原因、部位、性质以及邪正之间的关系，反映这一阶段病理变化的本质，因而证比症状更全面、更深刻、更正确地揭示人体疾病状态的本质特点。

辨证是中医认识疾病的基本方法，但是中医辨证主要依据患者的主观症状和医者对患者的主观感觉，不像西医凭借客观的理化检查，因而辨证的结论有较大的变异性，没有扎实的中医基本功和丰富的临床经验就不容易得出全面而正确的判断。由此，贺普仁教授提出了"辨证求正"的概念。

辨证求正，即通过辨证、辨体、辨病求解正确的结论，这个"正"字包括：病因的正确推断、病变的精确定位、病性的正确判断和邪正关系的正确认识等，这是正确制定"分调合施"治疗方案的前提，更是治好疾病的前提。

如何辨证，中医各家均有详细论述，这里仅就贺普仁教授辨证的重点做一简单介绍：

其一，关于望诊。贺普仁教授首重望神。这个"神"指的是狭义之"神"的概念。贺普仁教授认为，神是人体生命活动总的外在表现，反映了人的精神状态，同时，神又反映了以精气为物质基础的最高层次的身体功能状态，是五脏精气的外荣，所以望神还可以了解五脏精气的盛衰和病情的轻重。望神应重点观察患者的面目表情、形体动作、反应能力等，尤应重视眼神的变化。望神的内容包括得神、失神、假神，此外神气不足、神志异常等也应属于望神的内容。

其二，对于望体态。望体态也是贺普仁教授望诊的重点。体态主要是人体活动时的各种姿势和动态行为，它反映了筋、肉及骨骼系统的状态。肝主筋、脾主四肢肌肉、肾主骨，因此，体态与肝、脾、肾的关系最为密切。健康或病情较轻的人应该是体态自如，能随自己的意愿做各种各样的动作。当肝、脾、肾对运动系统的支配、控制发生障碍时，就会致各种体态的异常，出现某些活动障碍、活动丧失或者不自主的活动。这时，通过对这些体态特性的观察，就能够分析、判断肝脾肾功能的状态。如脾虚的人可出现动作无力、肌肉萎缩；肝风内动的人可出现肌肉跳动、手足震颤、关节拘挛，甚者出现肢体瘫痪、口眼喝斜、角弓反张、目睛上吊、四肢抽搐等体态；肾虚的人常常出现腰部转动不灵活，甚者垂头驼背，站立不稳。正如《素问·脉要精微论》所言："头者精明之府，头倾视深，精神将夺矣。背者胸中之府，背曲肩随，府将坏矣。腰者肾之府，转摇不能，肾将惫矣。膝者筋之府，屈伸不能，行则偻附，筋将惫矣。骨者髓之府，不能久立，行则振掉，骨将惫矣。得强则生，失强则死。"此外，有些疾病会导致一些有特征的体态，了解这些体态也能帮助诊断疾病。例如胸痹患者常会以手护心，不敢多动；腰腿痛患者常用手护腰，脊柱侧弯以减轻疼痛。一些体态可作为辨证的依据或参考，如畏缩、厚衣往往是阳虚患者的表现，常欲揭衣、烦躁不安则见于阳盛患者，胖人多痰湿，瘦人多肝郁等。总之，通过望诊，对特殊的体态进行观察，对了解疾病的部位和性质都有很大的帮助。

其三，对于问诊，贺普仁教授十分注重了解患者的境遇与情绪、饮食与睡眠情况。贺普仁教授也十分注重问二便的情况，二便异常，或糟粕不能正常排泄，以致浊气上犯，扰乱气血的运行，或生痰生火，酿生他疾；或精华流失，导致气血津液的亏损。

其四，对于切诊，贺普仁教授特别注重切脉的功夫，认为这是"治神"的根本，"切而知之者谓之巧"。这个巧，不是熟而能生的，而是认识和实践的不断结合、不断升华而产生的。脉象是诊断与治疗效果的"客观指标"，通过切诊，首先根据脉象的浮沉、迟速、强弱来进行表里、寒热、虚实等八纲辨证，然后根据其他脉象来判断病位、推断病理因素，再结合其他四诊，首先就对患者的病情有一个正确的断定；其次正如前面在论述贺普仁教授针灸学术体系"治神在实"的核心学说所论，针灸治疗治效的最直接显现也是在切中察知。为了纠正针灸从业人员普遍忽视脉诊的现象。贺普仁教授在 2002 年特地用毛笔手写了一本中医《切诊》。注重脉察，"治神在实"，是针灸治疗的根本宗旨。

其五，对于辨体。贺普仁教授的"辨证求正"，有一项重要内容就是辨体。辨体除了辨体态外，还有辨体质的内容。不同的体质，针法是有区别的，《黄帝内经》中有多处论及之。如《灵枢·根结》曰："帝曰：夫王公大人，血食之君，身体柔脆，肌肉软弱，血气慓悍滑利，其刺之徐疾，浅深多少，可得同之乎？岐伯答曰：膏粱藿菽之味，何可同也！气滑即出疾，气涩则出迟，气悍则针小而入浅，气涩则针大而入深，深则欲留，浅则欲疾。以此观之，刺布衣者，深而留之，刺大人者，微以徐之，此皆因其气慓悍滑利也。"说明不同的人，由于其体质状况的不同，所采用的针法是很不相同的。贺普仁教授对气虚、阳虚体质的患者多用灸法；对抑郁体质的患者多用内关、太冲；对痰湿体质的患者多用中脘、丰隆等穴。这种对偏颇体质的纠正，有助于疾病的治疗，可缩短针灸治病的疗程。

其六，对于辨病。"辨证求正"另一项重要的内容就是辨病。贺普仁教授虽然是一位十分崇古的老中医，但他并不保守，不排斥现代医学对针灸有用的东西，而是广泛吸纳，为我所用。他认为，中医善于从宏观上把握人体的生理、病理过程，而西医善于从微观上确认病变部位、病理性质，故中医擅长辨证，西医擅长辨病。因此贺普仁教授多采用西医的病名，认为这样做有以下几方面的益处：①能够从微观上把握疾病的性质，避免误诊误治。如腰痛，涉及的西医病名有几十种，腰部肿瘤、腰椎结核、腰椎骨质增生均可引起腰痛，而治疗方法是大不相同的。②能够利用西医的检查手段，并做出定量分析。贺普仁教授虽然能熟练运用中医的四诊，对绝大多数疾病能正确判断出疾病的性质、病位，但由于受五官的限制，对一些临床症状不明显的疾病，对某些难治性疾病，对许多疾病的微观变化，还是要借助现代医学的理化检查，以便于有针对性地进行治疗。③有利于明确针灸治疗的适应证，把握治疗的难易度。针灸擅长治疗功能性病变，对部分器质性病变也有治疗作用，但对严重的器质性病变和恶性病变还是要采用其他疗法。例如对腰椎间盘膨出的针灸取效很快，腰椎间盘突出的针灸治疗则需要一段时间，而腰椎间盘脱出的大多需要手术治疗。④有利于针灸临床研究。病证结合，以病统证，可以使"诊断标准"、"纳入标准"、"剔除标准"变得可行，可以促进针灸研究的标准化、规范化、客观化，便于设立对照组，便于研究尽可能地在可以控制的条件下进行，使疗效评价有客观、统一的标准，便于针灸研究成果的交流和推广。贺普仁教授借用西医的方法和检查手段，目的还是为了辨证求正。

总之,辨证求正,就是要透过症状的表象,找到疾病的病因病位的症结所在,特别是要在病程变化中正确把握病机,这样才能提供正确施治的前提,所以贺普仁教授认为辨证求正是最重要的临证能力之一。这是"分调合施"的基本前提,"治神在实"的要旨蕴含其中。

# 第二节　用法守法与法无定法

## 一、关于用法守法

贺普仁教授一再强调针灸治疗要遵守中医治疗的基本法则,在"分调合施"、"治神在实"中,还要注重分清寒热虚实、标本缓急,要因人、因时、因地制宜。"针灸三通法"治疗的基本法则来自于《黄帝内经》,即:《灵枢·经脉》的:"盛则泻之,虚则补之,热则疾之,寒则留之,陷下则灸之,不盛不虚,以经取之。"《灵枢·九针十二原》的:"凡用针者,虚则实之,满则泄之,宛陈则除之……"《素问·阴阳应象大论》的"治病必求于本"。

对于传统的针灸治疗大法:实则泻之、宛陈则除之,虚则补之、陷下则灸之;不盛不虚以经取之;热则疾之;寒则留之;治病求本,急则治标、缓则治本、标病与本病俱急或并重时标本同治。贺普仁教授强调必须坚守。此外,贺普仁教授还从经典中搜寻其他针灸法则,为己所循。如针灸治疗后1小时内不要喝水,就是反复查找,才在《针灸资生经》中查证出来的,一直为遵守的要则之一。贺普仁教授认为:针后立即饮水,会影响刚刚通过针灸治疗建立起来的良好的气血运行状态,从而影响治疗效果。

## 二、关于法无定法

佛祖释迦牟尼在菩提树下开悟之后,不是一下子就达到"如来"这个层次。他在整整49年的传法期间,也是在不断地提高自己。他每提高一个层次的时候,就会发现他以前讲过的法在认识上都是较低的。他还发现每一个层次的法都是法在那个层次中的,现在每一层次都有法,但都不是宇宙中的绝对真法。而高一层次的法比低一层次的法更接近宇宙特性,所以,释迦牟尼讲:"法无定法"。贺普仁教授也有这样的体会,他一生都在不断提高自己。例如,他以前对气血关系的认识是气为主导,血是从属,气行则血行,气滞则病,故提出"病多气滞",后来才逐渐认识到血在气血关系中的重要作用,故又提出了"以血行气"、"以血带气"的重要观点。

通过观察研究贺普仁教授的临证还发现，他跟学生讲的内容和自己的针灸操作有所不同，后来才体会到这是因为层次的不同。对学生所授的内容，要坚持规范化，要强调针灸的基本法则，要讲常规的东西。这就好比练字，开始时要横平竖直，规规矩矩，等基本功打扎实，然后才能逐步连笔快写，不可一开始就练习草书，龙飞凤舞。贺普仁教授针刺时，一针下去往往不施手法就可"气至"、"得气"。他解释说，这是他用针久了熟能生巧，就好比写草书一笔就成一字，还有就是他有深厚的"医功"方能达此。初学的针灸医生要想针刺"得气"，还得老老实实地提插捻转，补泻手法也得按规定的操作去做。法无定法是针对到达很高境界的人而言的。贺普仁教授晚年临床，有时完全没按以前的常规用穴，有时这一次和下一次用穴完全不同，有时看似就是随意一刺，不施手法，可却极为"得气"并"气至病所"，效果极佳。这是因为他的针灸技艺已炉火纯青，针灸知识和经验极为丰富，临证时迅即形成治疗方案，才能做到得心应手，手到针到，针到病除，才能达到法无定法、出神入化的境界。

# 第三节　德术功貌礼并重

医术、医德对一个医生的重要性是不言而喻的。"医功"是贺普仁教授首次明确提出的作为针灸医生的必要条件，对此有专章论述。这里重点论述医貌和医礼。

医貌是指医生的外在形象，其中包括精神面貌、神态表情和衣冠服饰。衣冠整洁是最起码的要求，试想一个衣冠不整、蓬头垢面、身有污渍血迹的医生能不把患者吓跑吗？因此服饰整洁是医貌的基本要求。对医生精神面貌的要求一般为人们所忽视。其实医生的精神面貌对患者有着重要影响。《大医精诚》中指出："夫大医之体，欲得澄神内视，望之俨然，宽裕汪汪，不皎不昧。"就是要医生给患者以神态自如、神情庄重、内敛、富有智慧的感觉，这样患者就容易放心地和医生交流，积极配合治疗。对出诊到患者家里，孙思邈对医生的医貌也有明确要求："又到病家，纵绮罗满目，勿左右顾眄，丝竹凑耳，无得似有所娱，珍馐迭荐，食如无味，醽醁兼陈，看有若无。所以尔者，夫一人向隅，满堂不乐，而况患者苦楚，不离斯须，而医者安然欢娱，傲然自得，兹乃人神之所共耻，至人之所不为，斯盖医之本意也。"这就是要求医生在看病时只专注于诊病治疗，对其他事情都要熟视无睹、不闻不问。但医生对着患者，也不能紧锁双眉，这样会给患者造成的巨大压力，而应该"宽裕汪汪"，给人以自信的感觉。在抢救患者时，医生要镇定自若，不失容度，这样不仅医生自己举措不易错乱，意识尚存的患者也不至紧张、恐惧。总之，医生的容貌会给患者以巨大的暗示，从而对治疗产生或正面或负面的影响。

医礼，不只是医生对患者待之有礼，而是一整套医生在诊疗过程中对患者有益的行为举止、语言态度。良好的医礼，首先出自于医生内心对患者的同情和尊重，所谓"先发大慈恻隐之心，誓愿普救含灵之苦"。因此，医礼是医德的外在表现，修礼要先修德。

医生的不良言行，古已有之，孙思邈描述并痛斥道："夫为医之法，不得多语调笑，谈谑喧哗，道说是非，议论人物，炫耀声名，訾毁诸医，自矜己德，偶然治瘥一病，则昂头戴面，而有自许之貌，谓天下无双，此医人之膏肓也。老君曰：人行阳德，人自报之；人行阴德，鬼神报之；人行阳恶，人自报之，人行阴恶，鬼神害之。寻此贰途，阴阳报施，岂诬也哉？"由此可见，医礼不仅是针对医生和患者的关系，也包括医生和医生之间的关系，相互尊重而不是随意攻击他医、抬高自己也是医生要遵循的基本医礼。

医生在询问病情时，不能问及与病情无关的隐私，更不能在他人面前泄露、宣扬患者的隐私。针对患者的不良心理和生活习惯，不能肆意训斥，而应循循善诱，耐心劝导。总之，只有尊重患者，患者才能尊重医生，先有尊重之心，辅之以适当的言语技巧，才能使医患之间的交流顺畅，医生才能更好地了解患者病情，患者才能信任医生，积极配合医生进行治疗。因此，医礼不仅是道德的需要，也是为了更好地治疗的需要。

贺普仁教授首先在传统医术、医德的基础上提出了医功概念，要求针灸医生需要做到"医术、医德、医功三位一体"，后来，认为医貌和医礼对于针灸医生也是非常重要的，因此又进一步提出了医术、医德、医功、医貌和医礼五位并重的自律理念。这是对针灸医生的高标准、严要求，是"术功双全、德貌双馨、讲究医礼"承古理念的全面体现，这不仅是辨证求正、取得良好临床疗效以及针灸医生自我养护的根基，同时也是针灸事业发展的根基，因为针灸医生素质全面、整体的提高，是针灸事业发展的首要条件。

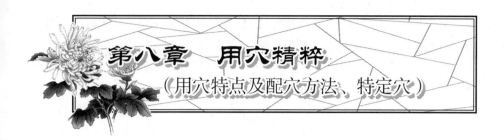

# 第八章 用穴精粹
## （用穴特点及配穴方法、特定穴）

## 一、经　　络

　　经络学说是祖国医学理论的重要组成部分,是针灸学和气功学的理论核心,是研究人体经络系统的循行分布、生理功能、病理变化及其与脏腑相互关系的一种学说。经络,是人体运行气血、联络脏腑、沟通内外、贯穿上下的径路,是经脉和络脉的总称。

　　"经",指经脉,有路径的含义,为直行的主干,较大。"络",指络脉,有网络的含义,为经脉别出的分支,较小。经与络纵横交错,遍布全身。

　　经脉系统包括十二经脉及其附属的十二经别、十二经筋、十二皮部、奇经八脉;络脉系统包括十五络脉以及难以计数的浮络、孙络。

　　1. 经络的发生与形态

　　《灵枢·经脉》:"人始生,先成精,精成而后脑髓生,骨为干,脉为营,筋为刚,肉为墙,皮肤坚而毛发长,谷入于胃,脉道以通,血气乃行。"说明经脉是根于先天,与生俱来,具有遗传性,其形成过程主要与脑髓关联,即由中枢神经系统为主导,并得到皮肤、血管、筋膜、肌肉、骨骼等的支持包绕所构成的立体框架的通道系统,它有独自的运行规律,具有调控血气运行的功能。现有人从发生学来探讨,认为经络是由胚胎时期的网络结构发育而来的,这一观点是符合《黄帝内经》载述的。包绕经脉的五体亦成了经络的附属成分,功能活动受到经脉的调控。

　　对经络的形态,《灵枢·经脉》:"经脉十二者,伏行于分肉之间,深而不见……诸脉之浮而常见者,皆络脉也。"明确指出,经脉的形态是不能直接看见,其实质是深藏于分肉间隙之中,体表的经脉循行线只是经脉的示意图,而不是经脉的实体。从现代组织学看,"分肉之间"是在皮肤与肌肉和骨骼之间的筋膜间隙,它是具有多角、套管、复合、立体形的间隙多元疏松结缔组织,经脉的外周实质可能主要是根基于此中未分化的间充质细胞。至于所言的络脉可见,实质上是指可见的血管,络脉的功能通过血脉得到反映。

2. 经脉的循行与功能

经脉在四肢躯干有特定的循行线路,并且内连属于脏腑,是联络脏腑肢节,沟通上下内外的通路。《灵枢·海论》:"夫十二经脉者,内属于府脏,外络于肢节。"而络脉则纵横交错,网络全身,把人体所有的脏腑、器官、孔窍以及皮肉筋骨等组织连结成一个统一的有机体系。

经络具有运行气血,协调阴阳的作用,《灵枢·本脏》:"经脉者,所以行血气而营阴阳,濡筋骨,利关节者也。"经脉运行气血的功能,《黄帝内经》已经明确分为营血与卫气相对的两大循环体系,并在性能、病理以及治疗方面,也都有彼此各异的认识。关于营气的运行,《灵枢·营气》:"营气之道,内谷为宝,谷入于胃,乃传之肺,流溢于中,布散于外,精专者行于经隧,常营无已,终而复始,是谓天地之纪。"其运行与经脉流注次序是一致的,始于手太阴肺经,终于足厥阴肝经,环周不休。卫气的运行与营气不同,《灵枢·卫气》:"故卫气之行,一日一夜五十周于身,昼日行于阳二十五周,夜行于阴二十五周,周于五脏。"明确指出,卫气循行不同营气那样,不分昼夜阴阳交错着循行,而是昼独行于阳、夜独行于阴的运行程序。

从现代看,营血运行是指血液循环系统,而经络显然并不是指血液循环系统,如《黄帝内经》中称"营气运行"、"经脉流注"、"经气"等并不兼有"血"字,二者早已区别对待,但二者似又有着密不可分的关联,经脉是统调了血液循环系统的功能。其实,营气循行是指营养物质的代谢进程,并不是指血液循环,但又通过血液循环来实现。经脉主导营气循行,是指经脉具有调控微循环灌流量,主持营养物质交换的功能,即营气虽流行于血管中,经络通过调控微循环来运行营血,如流注于肺时,则肺系的微循环开放。同理,卫气是指免疫防卫系统,而免疫是与淋巴系统相连结,经脉调控淋巴循环系统的功能兴许正是体现于卫气循行,且淋巴循环与卫气循行均没有环周的特性。

由上认为,经络运行营卫是与血液和淋巴两大系统密切关联,其实质又是全然有别的,经脉更是机体能量信息的循环通道体系,调控着生命现象,其重要性是不可替代的,正如《灵枢·经脉》:"经脉者,所以能决死生,处百病,调虚实,不可不通。"

# 二、奇 经 八 脉

奇经八脉这一名称,是《难经》提出的,之前这部分内容只是散在于《黄帝内经》各篇。《难经》分为脉学、经络、脏腑、疾病、腧穴和针法六部分,其中第二十七难至二十九难论述了奇经八脉。《黄帝内经》中虽有关于奇经八脉的零散内容,但《难经》首次冠以"奇经八脉"这一名词,讲述了奇经的名称、数目和功能,指出奇经有别于十二正经,如无手、足经的区别;不直接与内在脏腑发生属络关系;除任、督二脉外,无自己的腧穴;无表里阴阳经脉的配合等。关于生理功能,《难经》指出:"比于圣人图设沟渠,沟渠满溢,流于深湖,故圣人不能拘通也。而任脉隆盛,入于八脉,而不还周,故十二经亦不能拘之……"将十二经比为沟渠,奇经为深湖,如降大雨,则沟渠满溢,水势妄行,即便是圣人也没有办法将它堵住,从而流入深湖,就好像络脉中的气血盈满外流,进入奇经,说明奇经的生理功能就是储藏十二经多余的气血,调节十二经的气血而不受十二经范围的限制,从而调节经络系统。书中不仅对奇经八脉的起止点和循行部位做了清晰的描述,还详细论述了各自的病证,其病证的产生,与各经脉循行路线和它的生理功能有密切关系。明代李时珍在《奇经八脉考》中对其循行、主病和穴位进行了考证和总结,书中说:"流溢之气,入于奇经,转相灌溉,内温脏腑,外濡腠理,奇经凡八脉,不拘制于十二正经,无表里配合,故谓之奇。盖正经犹夫沟渠,奇经犹夫湖泽。正经之脉隆盛,则溢于奇经",说明奇经八脉可调节十二经脉气血,在经络学说中占有重要地位。

作为针灸科医生,以上的内容大部分已烂熟于心,临床中也是如此运用的,如临床中常取任脉的中脘、气海、关元等穴用于补气养血,针刺或施灸,对于虚损证候,可获得其他经脉的腧穴难以达到的治疗效果,这与《难经》提出的奇经八脉是"深湖"的理论吻合。当身体虚衰,经络脏腑气血不足时,奇经中还有一定的气血储备,而任脉的中脘、气海、关元等穴位是诸条经络的交会穴,且任脉能总任一身之阴经,有"阴脉之海"的称号,以补法在这些穴位上施治,自然效果显著。再如高热时,采用大椎穴放血疗法,体温可立时下降,这也可用"深湖"的论点来解释,因为奇经储藏十二经多余气血的功能特点,当其受到病邪侵犯后,易发生气血壅滞而肿胀发热,故可以使用针刺放血的方法,通过疏通气血经络而治疗疾病。通过对几条古籍经文的学习,更深地理解了奇经八脉之所以气血旺盛的原因,也为临床治疗找到了更多的理论依据,有豁然开朗之感。

《难经》云:"督之为病,强脊而厥",癫痫的表现即为"强脊而厥",督脉的百会、大椎、长强等穴可用于治疗癫痫。八脉交会的运用非常广泛,后溪穴通于督脉,颈项强直、落枕等常取后溪治疗。如足临泣穴与带脉相通,带脉"起于季胁,回身一周",临床常用于治疗胁肋疼痛。这些都是《难经》理论在临床的具体应用。"阴维为病,苦心痛",通于阴维脉的内关穴,多用于治疗冠心病、心律失常等,现代医学研究已证明,内关穴可以改善心肌供血,调整心律,进一步验证了上千年前中医古籍的正确性。

任脉的"任"字有统帅、妊养之意,任脉统任一身之阴,是"阴脉之海","任主胞胎",任脉可治疗益气养阴,对女子诸生理功能有不可或缺的作用,《十四经发挥》称任脉为"妇人生养之本"。任脉共有 24 个穴位,有 14 个交会穴,2个八会穴(气会、腑会),6 个募穴(膀胱募中极、小肠募关元、三焦募石门、胃经募中脘、心经募巨阙、心包募膻中),诸阳经亦会于任脉(阳跷、手太阳、手少阳、足阳明、督脉),因此任脉功效广泛,在治疗疾病和防病保健方面都有重要价值。

督脉的"督"字,有总督、督领含义,督脉总督一身之阳,与诸阳脉相连,是"阳脉之海"。督脉可疏通阳经经气,可培补真阳。阳气与人的衰老密切相关,"阳气者,若天与日,失其所,则折寿而不彰,故天运当以日光明",宋代窦材《扁鹊心书》云:"阳精若壮千年寿,阴气加强必毙伤";"阳气未消终是死,阳精若在必定生",可见阳气盛则人不易衰老。督脉循行于脊里,入络于脑,说明督脉与脑有密切关系,"脑为元神之府",主宰人的神气活动,王冰曰:"神安则寿延,神去则形弊,故不可不谨养也",脑在人体生长发育衰老过程中起着决定性作用,督脉穴位可填髓益脑,宁神定志。所以从督脉壮阳和益脑两方面作用,可以得出督脉能够预防衰老、延缓衰老的结论。

针灸大师"金针"王乐亭是我们中医医院的老前辈,他常用"督脉十三针"治疗中风后遗症等顽疾,其组方是:百会、风府、大椎、陶道、身柱、神道、至阳、筋缩、脊中、悬枢、命门、腰阳关、长强。督脉十三针的功效为补阳益气,填髓健脑。镇刺督脉可振奋诸阳,以期阳长阴生,使偏瘫肢体恢复正常,并可改善整体功能。除治疗半身不遂外,还可治疗痿证、痹证、癫狂等症。

冲脉之"冲"字有冲要、要道之意,《素问·骨空论》:"冲脉为病,逆气里急",冲脉循腹部,上至胸部而散,冲脉经气逆乱可出现气急、胸腹痛、气上冲心、呃逆等症,此时常取公孙、内关、太冲等。冲为"血海",冲脉失调可出现月经不调、不孕等症。

《难经·二十九难》:"带之为病,腹满,腰溶溶如坐水中",带脉的病症表现为腹部胀满,腰部弛缓无力,像坐在水中的感觉。《素问·痿论》云:"故阳明虚,则宗筋纵,带脉不引,故足痿不用也",可见下肢痿废不用也,属带脉病症。带脉起于季肋,环绕一周,尚可治疗男女生殖系统疾患。

《难经·二十九难》:"阴阳不能自相维,则怅然失志,溶溶不能自相持,阳维为病苦寒热,阴维为病苦心痛";《素问·刺腰痛论》:"阳维之脉令人腰痛,痛上怫然肿"。维脉的主病中易被人忽略的是情志病,心情失意不快,即"怅然失志"。阳维主病中有腰痛,这种腰痛伴有局部肿胀。

跷脉的"跷"字有足跟、矫健之意。男子多动,以阳跷为主,女子多静,以阴跷为主。卫气的运行主要通过阴阳跷脉而散布全身,卫气行于阳则阳跷盛,行于阴则阴跷盛。《难经·二十九难》:"阴跷为病,阳缓而阴急;阳跷为病,阴缓而阴急",说明跷脉主其循行部位的肌肉痉挛、疼痛等病症,如中风及其他原因出现的足内翻等。《灵枢·寒热论》:"阳气盛则瞋目,阴气盛则瞑目",阴跷主目闭而欲睡,阳跷主目张不欲睡,调节跷脉的盛衰,可治疗失眠、嗜睡。《千金方》言阳跷"卧惊,视如见鬼"、"百邪癫狂",张洁古云:"癫痫昼发灸阳跷,夜发灸阴跷",可见跷脉可治疗神志病,常用穴位为照海、申脉。

# 三、腧　　穴

　　腧穴是人体脏腑、经络之气输注于体表的部位,为"脉气所发"、"神气游行出入"之处。"腧"与"输"通,有转输的含义,"穴"有孔隙的意思。腧穴在历代文献中又称"砭灸处"、"气穴"、"骨空"、"孔穴"、"腧穴"以及"穴位"等。

　　腧穴的发展经历了无定位定名阶段、定位定名阶段以及定位定名归经阶段。经穴的发展是随着医疗经验的累积而逐渐由少到多,不断整合而成的,腧穴的归经是人们对穴位性能深化认识的结果,腧穴是形成经络理论的重要依据之一。《黄帝内经》时期经穴很少,往往只举经名而不及穴名,载有穴名者仅有 160 穴左右,到《针灸甲乙经》增至 349 个穴,《铜人腧穴针灸图经》记载了354 穴,《针灸资生经》、《针灸大成》为 359 穴,《医宗金鉴》360 穴,清代李学川的《针灸逢源》将总数扩展到 361 穴,目前针灸应用的人体腧穴 361 个,即是以此为据。

　　经穴是经脉线上的反应点,与经脉一样伏于分肉之间,经络与腧穴是密不可分地联系在一起,经络以穴位为据点,穴位以经络为通路,经络的功能主要是由腧穴来体现的。

　　人体的腧穴很多,大体上可归纳为十四经穴、奇穴、阿是穴。贺老认为腧穴应分三大类,一为人体腧穴,它又分为经穴,奇穴和阿是穴;二为气功腧穴,如丹田之类;三为武术上的腧穴,如点某些穴后人体就不动了。

　　腧穴中有特殊称号及有特殊作用的重要腧穴称为特定穴。特定穴是将十四经中占有特殊地位、特殊性质,又有独特治疗作用的腧穴,赋予有代表性的称号,究其实质,是腧穴的不同分类。它们除具有经穴的共同主治特点外,还有其特殊的性能和治疗作用。特定穴包括五输穴、原穴、络穴、俞穴、募穴、八会穴、郄穴、下合穴、八脉交会穴、交会穴。

　　1. 穴位的本质

　　《灵枢·九针十二原》:"节之交,三百六十五会,知其要者,一言而终,不知其要,则流散无穷。所言节者,神气之所游行出入者也,非皮肉筋骨也。"明确指出穴位是神气游行出入的部位,并不是指皮肤、肌肉等可视见、触摸到的有形物。现一般认为,"神"是中枢神经系统的功能表现,穴位似应是反映中枢神经系统功能——神经递质出入的部位,既言游行出入,自身是能感觉体验到的,这可能即是神经递质的释放降解过程或神经兴奋产生的电脉冲。鉴此,现教材将腧穴命名为脏腑、经络之气输注于体表的部位,似有妨于对穴位本质的认识。

2. 穴位的位置

(1) 穴位据于经线上:经典所载脉气所发三百六十余穴,均是分布于经脉循行线上,数目与位置者是一定的,与生俱来即如此。

(2) 穴位有一定的深度:《素问·刺要论》:"病有浮沉,刺有浅深,各至其理,无过其道。过之则内伤,不及则生外壅,壅则邪从之。浅深不得,反为大贼,内动五脏,后生大病。"说明针刺浅深必须根据穴位的深浅来确定,否则有害无益,不同的穴位其浅深度是有区别的。

(3) 穴位处在分肉间:针刺取穴是遵循循经取穴的原则,由于经脉伏行分肉之间,所以《素问·调经论》主张"守经隧"、"取分肉间"的取穴方法,穴位是处于分肉之间的经脉上,其深浅即由分肉间隙来决定,穴位并不是皮肤表面的一个点。

3. 穴位是反应点、治疗点

《灵枢·九针十二原》:"五脏有六府,六府有十二原,十二原出于四关,四关主治五脏。五脏有疾,当取之十二原,而原各有所出,明知其原,睹其应,而知五脏之害矣。"《灵枢·背腧》:"五脏之腧,出于背者……欲得而验之,按其处,应在中而痛解,乃其腧也。"以上说明穴位是脏腑功能状态的反应点,当然亦是刺灸治疗部位。经脉连属于脏腑,穴位是经脉的据点,穴位与脏腑功能是息息相通的,外在的穴位可影响调节内在的脏腑。还有在经穴——脏腑相关方面,《黄帝内经》尤其强调原穴的重要性,由此必须重视对原穴的探究。

4. 穴位的定位

我看贺老取申脉、照海等穴就与教材有异,并说悬钟应在腓骨前缘等。对穴位的定位请教贺老,他说:这个问题实际上比较复杂,穴位可以说遍布全身,其定位不能照本宣科地套用,有确定性的一面,也有不确定的因素。

贺老认为穴位的确定性是指:①按骨度分寸取穴;②穴位处在分肉之间、骨缝之间、溪谷之间;③穴位处在凹陷处;④穴位常在脉动处;⑤穴位有一定的深度。而穴位的不确定因素包括:①男女差异;②人体体质差异,如高矮肥瘦;③体位的变化;④与练功、气功有关。

5. 穴名与功效

腧穴的名称均有一定的含义,《千金翼方》指出:"凡诸孔穴,名不徒设,皆有深意。"它是历代医家以其所居部位和作用为基础,结合自然界和医学理论等,采用取类比象的方法而定的。这里试就依据穴位功效命名的腧穴做一小结。大致有如下穴位其功效与命名直接相关:

手太阴肺经:云门、侠白、孔最、少商;

手阳明大肠经:商阳、迎香;

足阳明胃经:下关、头维、不容、承满、水道、归来、气冲、条口、冲阳;

足太阴脾经:漏谷、血海、腹结、大横、腹哀、周荣;

手少阴心经:灵道、通里、神门、少冲;

手太阳小肠经:少泽、后溪、养老、支正、秉风、曲垣、听宫;

足太阳膀胱经:睛明、眉冲、承光、通天、天柱、风门、承扶、魄户、神堂、魂门、意舍、志室、飞扬;

足少阴肾经:然谷、太溪、交信;

手厥阴心包经:间使、内关、劳宫;

手少阳三焦经:液门、外关、四渎、消泺;

足少阳胆经:听会、本神、目窗、正营、风池、风市、中渎、光明;

足厥阴肝经:太冲、期门;

督脉:长强、命门、筋缩、灵台、神道、哑门、风府、上星、神庭;

任脉:关元、气海、神阙、水分、建里。

释义探讨举例如:关元——关住元气;交信——交换信息,可调经;养老——养生延老,可治老年性骨关节病、眼花;光明——带来光明;外关、内关——主外感、内伤;诸如此类,不一而足,有待更全面深入的探讨。

6. 腧穴主治的普遍性

腧穴主治的普遍性包括:①腧穴所在,主治所在,也就是通常所说的近部取穴;②经脉所过,主治所及,指的是以穴位的归经确定其主治的病证。

7. 腧穴主治的特殊性

腧穴主治的特殊性包括:①特定腧穴特定主治,主要指特定穴的独特主治内容;②同一腧穴双向主治,即双向调节作用,如天枢又止泻又通便,足三里又解痉止痛又增强蠕动等;③主治相同,疗效有别,这主要指很多穴位都有相同的作用,但其中必有疗效显著者,了解和掌握了以上内容才能正确配穴。

8. 腧穴的相对特异性

腧穴的相对特异性包括:①性能的相对特异性;②补泻后效应的相对特异性——双向调节作用;③配穴效应的相对特异性;④针灸处方治疗病症的相对

特异性。

## 四、特定穴

贺老针刺时选穴精专,甚至有时只取一个穴位治疗。他善用特定穴,对其发展源流和应用特点有深刻认识。特定穴包括五输穴、原络穴、俞募穴及下合穴、郄穴、八脉交会穴、交会穴及八会穴等,特定穴也经历了不断得以补充和完善的发展过程。

五输穴首见于《灵枢·九针十二原》:"经脉十二,络脉十五,所出为井,所溜为荥,所注为俞,所行为经,所入为合,二十七气所行,皆在五输也。"《灵枢·本输》则详细地分述了除手少阴心经外的所有经脉的五输穴的名称和具体位置:"肺出于少商,少商者,手大指端内侧也,为井木;溜于鱼际,鱼际者,手鱼也,为荥……"但此篇中只记载了十一条经脉的五输穴,无手少阴心经的记述,原因是当时认为:"少阴,心脉也。心者,五脏六腑之大主也,精神之所舍也,其脏坚固,邪弗能容也……故诸邪之在于心者,皆在于心之包络,包络者,心主之脉,故独无腧焉。"近代的皇甫谧突破常规,填补了手少阴心经的空白,补充了少冲、少府、神门、灵道、少海,使五输穴发展为六十六穴,完备了五输穴的内容。

由于五输穴在主治上的重要性,历代多有论述。《灵枢·邪气脏腑病形》云:"荥俞治外经,合治内腑";《灵枢·顺气一日分为四时》归纳为"病在藏者取之井;病变于色者取之荥;病时间时甚者取之输;病变于音者取之经;经满而血者,病在胃,及饮食不节者,取之于合";《难经》对五输穴有全面发挥,在临床论述方面更具意义,《难经·六十八难》补充了五输穴的主治作用:"井主心下满,荥主身热,俞主体重节痛,经主喘咳寒热,合主逆气而泄";《难经·六十四难》认为阳为刚,阴为柔,阳经配阳干,阴经配阴干,阴阳相合,刚柔相济,将五输穴与五行相配,形成了本经五输穴子母补泻法、十二经五输穴子母补泻法、补南泻北法;何若愚所著《子午流注针经》也是通过应用五输穴发展而来,元代杜思敬所著《云岐子论经络迎随补泻法》中记载有"接经法",是在《难经》基础上对五输穴的灵活应用;王好古更为具体地运用五输穴,在《此事难知》中有天元例、地元例、阴阳例等,如天元例是根据五脏的色、气、味、呼、液而配以五输穴治疗等;明代高武把五输穴的主治作用分别纳入十二经病症的治疗中;清代廖润鸿则将其主治作用与病机统一起来。

五输穴的分布和排列是标本根结理论的体现。《灵枢·根结》、《灵枢·卫气》两篇对此有详尽论述。"根"是指各经的远段部位,是阴经、阳经相互交接之处；"结"是指各经的近端部位，是多条经脉汇聚归结之所。人体四肢末端是阴阳之气相互接通转化处，阳气由四肢末端向内脏流注；阴气由内脏向四肢末端流注。五输穴的井、荥、俞、经、合起于肢体远端，以向心顺序排列，这就顺应了阳气由四肢末端流注于内脏的规律。经脉的"本"在四肢肘膝以下部位，"标"在头胸背，"标本"、"根结"反映了经络气血的流注情况，这给远端穴位主治的特异性和广泛性以理论上的说明。五输穴的排列还与卫气的运行、分布相当，《灵枢·邪客》："卫气者，出其悍气之慓疾，而先行于四肢末端分肉皮肤之间而不休者也"；《素问·阴阳应象大论》："阴阳发腠理"、"阴阳实四肢"，可见五输穴的所出、所溜、所注、所行、所入与卫气在四肢的运行有关。

原穴首见于《灵枢·九针十二原》，书中认为原穴"五脏之所以禀三百六十五节气味也"，并指出了五脏之原穴的名称，《灵枢·本输》补充了六腑原穴，确定了各原穴的位置，至《难经》增加了心经之原穴之兑骨（神门），并将原来的心经原穴大陵归心包之原穴，《类经图翼》将阴经的输穴并于原穴，即"以输为原"。关于原穴的治疗作用，《灵枢·九针十二原》"五脏之有疾，当取之十二原"，《难经》一书非常重视原穴对脏腑疾病的治疗作用，认为："三焦者，原气之别使，主通行三气，经历于五脏六腑。原者，三焦之尊号，故所止为原"。张洁古采用"拔原法"，即用原穴或补或泻，也是治疗脏腑疾病的一种方法。

络穴见于《灵枢·经脉》，十二经脉及任督二脉各有主络一条，加上脾之大络，共十五络，络穴沟通了表里两经，有"一络通二经"之说，十二络穴分布在四肢肘膝以下，任督及脾之大络分布于躯干部，后世络穴多宗此十五络之说。明代《类经图翼》则增加胃之大络虚里为十六络。

俞穴首见于《灵枢·背腧》篇，曰："五脏之俞，出于背者"，但仅载有五脏之背俞名称和位置，"皆挟脊相去三寸所"，与目前取法不同。《脉经》明确了与脏腑相对应的背俞穴，即肺俞、肾俞、肝俞、心俞、脾俞、大肠俞、膀胱俞、胆俞、小肠俞、胃俞十个俞穴，《针灸甲乙经》增加了三焦俞，《千金方》补充了厥阴俞而使背俞穴完备。

募穴首载于《素问·奇病论》言"胆虚气上逆而为之苦，治之以胆募俞"，具体名称与定位则未提及，至《脉经》才明确了五脏六腑之募穴的名称与定位，《针灸甲乙经》补充了三焦经募穴石门，后人又补充了心包募穴膻中，自此募穴周全。俞穴在背属阳，募穴在腹属阴，《难经·六十八难》中这样阐述俞募配穴："阴病行阳，阳病行阴，故令募在阴，俞在阳"，二者气相通应，常配伍应用。《针灸大成》中则运用了大量俞、募穴治疗脏腑疾病。

下合穴的名称主要是为了有别于五输穴之合穴，其理论依据见于《灵枢·本输》"六腑皆出于足之三阳，上合于手者也。"《灵枢·邪气脏腑病形》以"合治

123

内府"的理论提出了六府之下合穴,至今仍为临床常用。

郄穴出于《针灸甲乙经》,书中记载了郄穴的名称和位置。郄穴表示各经气深聚的部位,十二经脉及阴阳维、跷脉各有一郄穴,共十六郄,在治疗经脉与脏腑的急性病证方面表现突出。《玉龙经》、《外台秘要》、《针方六集》、《类经图翼》等书中都有很多郄穴治疗疾病的记载。

交会穴在《灵枢》中已出现,如《灵枢·寒热病》中这样记载关元穴:"三结交者,阳明、太阴也,脐下三寸关元也";《针灸甲乙经》中共有 80 多个交会穴,后世文献又稍有增加,至百余个,这些交会穴大多分布于头面躯干部,而四肢仅有三阴交、居髎、臂臑等几个,交会穴的理论扩大了腧穴主的主治范围。

八会穴的理论首次在《难经·四十五难》中提出:"腑会太仓(中脘),脏会季胁(章门),筋会阳陵泉,髓会绝骨,血会膈俞,骨会大杼,脉会太渊,气会三焦外一筋直两乳内也(膻中)。热病在内者,取其气之会穴也",它以脏腑筋骨气血髓脉等精气会聚而成,提出八会穴与其所属的八种脏腑组织的生理功能的密切关系,而当相关的组织出现疾病时,可用相应的腧穴来治疗,目前八会穴的治疗早已不局限于《难经》所言的热病范围了。

八脉交会穴始见于宋子华《流注八穴》,后被窦汉卿收入《针经指南》。《针灸甲乙经》中提及照海和申脉分别为阴跷、阳跷脉所生,窦氏则认为八脉交会穴是指奇经八脉与十二经脉气相通的八个腧穴,即公孙和内关、足临泣和外关、后溪和申脉、照海和列缺,书中列举了各穴的主证,认为"先刺主证之穴,随病左右上下所在取之,仍循扪导引,按法祛除",由于八脉交会穴配伍精当,效果确切,临床应用非常广泛。窦汉卿除重视八脉交会穴外,也总结出其他特定穴的选穴方法,他认为"八脉始终连八会,本是纲纪;十二经络十二原,是为枢要。一日刺六十六穴之法,方见幽微;一时取十二经之原,始之要妙"。

现代研究认为,五输穴位于肢体远端,是动作最灵活、感觉最敏锐的部位,若受到同等量的刺激,五输穴比其他部位的穴位传入的冲动要强,对高级中枢大脑皮层的影响也大,神经调节就更广泛和活跃。从大脑皮层的投射关系来看,五输穴所在部位在大脑皮层投射区最大,刺激作用较强,能激发脑部分泌内啡肽,可调整体内的各种功能紊乱,抑制疼痛。

现代实验针灸学利用先进的仪器设备对经络实质、针灸作用特点、针灸对机体的调整等多方面进行研究,其中人体及动物模型的穴位选择中,以特定穴为多,而且在大量穴位与非穴位、特定穴与非特定穴的筛选、比较中,进一步证实了特定穴的特殊作用,如在脏腑有病时,其相应或相关经脉的井穴、原穴、郄穴、募穴或五输穴上出现皮肤电阻或导电量的变化,以此可以确定病位,判断病情轻重进退和疗效的好坏,从而指导临床治疗。古籍中只记载了原穴有此作用,现代研究则证实了很多特定穴都具有这种功能,如脾胃虚弱者的脾俞、胃俞、肝俞穴处出现松弛和凹陷,并且发现了穴位局部组织的病理变化和生物物理特性的变化。又如郄穴,有研究者发现,半数以上的慢性肝炎患者的肝经郄穴有病理反应,而健康人则无反应。对于部分特定穴的功能特异性,实验研究也做出了证实,如针刺绝骨后,红细胞生成增加,造血系统功能增强,正符合"髓会绝骨"理论。至于心包经络穴内关调整心率、胃经下合穴足三里改善胃肠运动等穴位特异性,早已耳熟能详,深植针灸工作者心中。

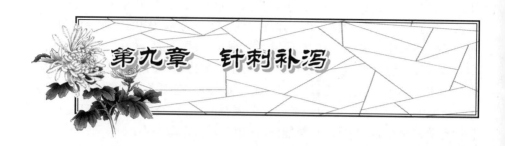

# 第九章　针刺补泻

关于针刺手法,贺老认为要把据以下几个要领:①稳准轻快;②得气为度;③适当使用补泻。而针刺取得疗效主要要把握好刺激量、刺激度与刺激效应的关系。

尽管施术时是一针一穴地完成,而刺激效应则综合反映在临床实践中。机体的状态在施术前是稳定存在,根据八纲,其治疗原则是"虚则实之,满则泻之,宛陈则除之,邪盛则虚之",腧穴处方基本是多个腧穴共同组成,也就是说是若干腧穴总的刺激效应,使机体状态逐渐趋于六经调和。因而刺激形式不单纯地表现在一针一穴上,而且更要重视其全身的综合刺激效应。例如阴虚证,需滋阴,也应潜阳,以使阴阳平衡,对于全身来说应该是"补",但对于某些穴位来说则不同,其中滋阴的腧穴应用"补"法,而潜阳的穴位则应用"泻"法,但对机体的刺激综合效应主要应该是滋阴。

另外,腧穴本身可变性很大,基本上都具双向性治疗作用。由于刺激形式的不同,使腧穴可表现为"补",也可以表现为"泻"。这是很好理解的,因此我们称之为双向性治疗作用。例如,天枢穴在脾不健运,大便溏泄用"补"法,可以止泻。又如阳明燥结,大便干燥时用"泻"法,可以通便;关元既能治尿闭,又可治遗尿。还有,腧穴在配穴处方中还具有相对特异性,即同一穴位在不同的疾病中,不同症状里,可表现出不同的治疗作用,因而认为其治疗作用对于某一种疾病或某一临证是谓相对特异性,而由处方中腧穴与腧穴相互配伍后,构成综合的相对特异性。例如,我们在临床中多次体验到听宫穴就具有很明显的相对特异性。听宫穴可主治中风,肢体肿胀;也可以治疗多种情况的耳聋;还治疗失音,斜视等等。虽然上述情况在病因方面有内因、外因、不内外因,在病的性质方面有实证、虚证、热证、寒证,在病位方面有表证也有里证,但是听宫穴都表现出了很好的治疗作用。因而可以认为穴位与药物不一样,它不是固定不变的性质,相反,穴位的性质可变性很强。总之,由于腧穴具有双向性治疗作用和相对特异性,这样使出现综合刺激效应有了必然性,又由于经络体系的互相影响,腧穴与腧穴之间的联系密不可分,这样又给引起综合刺激效应提供可能性。使得我们观察到的临床实践应该认为是综合刺激效应的结果。

从临床实践的角度看,综合刺激效应是每一针一穴的刺激效应的全面反映。因而我们在施术时,不能只见树木,不见森林,必须在全局观念,整体观念的指导下,重视一针一穴的刺激形式。针灸治病的作用机制是诸因素的综合体现。它包括患者的机体状态,患病的时间,选取的腧穴,针刺手法和医者的技术水平等因素。它是密切结合的一个高度复杂的治疗体系,是协调一致的连续过程,在某一个环节上出现误差,都会影响治疗效果。因此,效果的出现,反过来又调整上述诸因素。使治疗过程成为一个不断发展,不断改善的认识过程。

针刺采用不同的手法其目的是产生大小、快慢、久暂、多少等不同的刺激量,而刺激量是否恰当,影响着刺激效应。那么,正确的刺激量从何而来? 在此之前,应首先明确什么是刺激量。所谓刺激量是在辨证施治,取穴准确的基础上,针刺时,能使机体产生一定反应,改善机体病理状态所需要的强度。既包括施术者刺法娴熟的程度,也包括患者的机体状态和敏感性、反应性。个体对刺激量的反应差别极为悬殊,同一针刺法,对某甲可能合适,但对某乙可能不足,而对某丙又嫌太过。因而正确的刺激量一定是从临床实践中来,从对具体的分析中来。主要有以下几个方面:

1. 临床症状的分析

临床上每一位病人都要按照四诊八纲进行辨证施治。根据病情久暂,气血的虚实,以明轻重缓急,确定扶正祛邪的方案,配选好适当的穴位处方。

凡新病证实者,以攻邪为主,用泻法,尽快挫败病势。因此,取穴相对要多,针具较粗大,手法相应要加强,以期邪去而正自安。

若病延日久,正气已虚,而邪气不去酿成痼疾者,用补法。此时用针要稳,不能急于求成,少取穴,轻手法,步步为营转弱为强,得到满意的疗效。千万不可不顾一切轻举妄动,给病人造成不应有的痛苦。假若临床上有一中风闭证,应该以祛邪为主,相反见到脱证,就应该扶正为先,还有高血压患者大多数是上实下虚,就应该攻补兼施,配穴可以多些,但对肝经的腧穴手法宜轻,肝亢于上也应该用轻刺激,因为肝为将军之官,其性刚暴,体阴而用阳,主升,主动,如手法太重更能助其升动,而血压越高。只能用柔和手法,以缓其上升之势,血压亦随之而下降。

临床上还有一些病适合于泻法重刺激,如炎症、痉挛、抽搐以及各种疼痛。反之,一些麻痹、麻木、肺痨、心脏病、消化不良、遗尿,以及一切功能衰退之症,则适合于补法轻刺激。

2. 年龄的大小

幼少青壮老是人类生命发展的自然规律,在其生存活动过程中,一般说,体质的发育是由小到大,由弱到强,然后由强到衰。思想活动也是由简单到复杂、由低级到高级。由于机体智慧的发育各个阶段不同,体质和胸襟都有差别。故所患之病,亦不完全一样。如儿童多患停食着凉外感病,同时必须注意儿童皮肉脆嫩,故刺激宜巧,多不留针,青年人以饮食所伤居多,其证多实,用泻法,刺激量宜大。壮年人以起居失宜独胜,其证多虚实夹杂,刺激量居中。老年人以七情所伤为主,其证多虚,用补法,刺激量宜轻。

3. 工作的性质

社会一刻不停地向前发展,社会的分工亦随之日益精细。不同性质的工作,即有不同性质的劳动与强度,四肢百骸,五脏六腑等所承担的任务,亦因工作性质的需要而各有差异。关于各行各业的人其临床症状,因人而异变化多端,对针刺总量所耐受程度也大不同。因此,在治疗时,应给予不同的对待,千万不可千篇一律。

一般来说,从事工农业生产之人,其皮坚肉厚,肢体粗壮,气盛血充,其病实证较多,虚证少见,故对这样的患者予针刺时,只有用泻法加大刺激量,才能起到快捷的效果。反之,则往往形如杯水车薪,轻描淡写,无济于事。而从事文教工作的脑力劳动者,其皮肉单薄肢柔体弱,所患之证,虚多实少。针治时用补法,刺激量宜小。反之,不但无益,反增其症。从事商业者,介于两者之间,宜中刺激,用平补平泻手法。《灵枢·根结》云"刺布衣者,深以留之,刺大人者,微以徐之",也讲职业不同,对待不同。

4. 性别的关系

男女性别不同,生理上各有特点,所患之病亦不完全一致。妇女因受胎产经带的影响,体质多虚,男子一般较妇女健壮。在治疗时二者相比较,相对的刺激量男子用泻法宜重,妇女用补法宜轻。这些都是辨证论治的依据,针刺时不可忽略。但也不是绝对的,女子亦有用泻法之症,男子亦有用补法之时。

5. 胖瘦的区别

同一种刺激量对不同的胖瘦之人,可以产生完全不同的反应,临床上也不能忽视。例如:我们常说的"结核质"即瘦人,用补法,刺激量宜轻。而中风质类型的病人,用泻法,刺激量则宜大。

6. 季节及气候的影响

自然界的变化,对人的影响极大。在治疗时亦应循着时令节气的次序推移,按照客观进行诊治,例如:春夏之季,阳气上浮,针刺时宜轻而浅。秋冬之时,阴气下沉,人之气亦然,故针刺宜重而深。

7. 水土习惯

所谓水土习惯,是指某一地区的气候变化、地理环境、生活习惯等。宇宙之大,天涯海角都有人烟,但由于地土方宜各不相同,因而人们的体质发展亦不一样。《素问·异法方宜论》云:"东方之域……鱼盐之地……其病皆为痈痃,其治宜砭石。"又云:"南方者,天地之所长养(长养:谓南方法夏,气候水土,适应于"长养"万物)……其病挛痹,其治宜微针。"这段经文出自两千多年前的记载,但到现在仍有参考价值。这就告诉我们,在针刺治病时,必须因地制宜,不能机械地、一成不变地给予同等程度的刺激量,应当区别对待。一般的南方人体质多瘦弱,因而多用补法刺激量较小,北方人体质强壮,所以用泻法刺激量较大,特别是内蒙古一带。

8. 部位的不同

全身穴位不计其数,有的靠近脏腑和器官,由于所在部位的不同,它的知觉敏感与迟钝,亦有所不同。因此,在针刺时,必须根据部位的不同而给予不同的刺激量。一般的头面部,靠近脏腑器官以及四肢远端(腕踝以下)的穴位,应采用中等量的刺激。肌肉丰满的部位刺激量宜大。

以上这些属于一般规律,特殊情况,仍应灵活掌握,适当处理。特别是在错综复杂的情况下,尤其是这样。

因此,针刺手法在临床应用中,不仅需要有熟练的手法技巧,需要有一定水平的辨证配穴理论,还需要有比较丰富的临床经验,才能较好地应用针刺手法,使其达到提高疗效的目的。

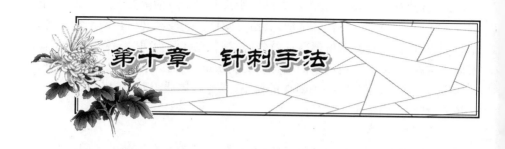

# 第十章　针刺手法

　　针灸疗效取决于选穴和手法，而手法是比较易被人忽视的。其实手法同样无比重要，运用得好，患者感觉舒适，病也好得快。《灵枢·九针十二原》云："言不可治者，未得其术也"，可见针刺手法的重要性。贺老重视针刺手法，对刺法和补泻手法的历史沿革很有研究，各种文献资料了然于胸，取其精华，去其糟粕，在临床实践中反复应用，在操作中得心应手，逐渐形成了自己的针刺风格。

　　《黄帝内经》总结了上古以来的针刺手法，内容丰富，为后世针法的发展奠定了基础。《灵枢·官针》记载了应不同病变的"九刺"、应十二经的"五刺"和应五脏的"五刺"，讲解了针刺的深度、留针、出针以及补泻手法、针刺禁忌等内容。在补泻手法方面，提出了"徐疾补泻"，"呼吸补泻"，"迎随补泻"，"开阖补泻"。《难经》继承《黄帝内经》的传统手法，又有所发展创新。如重视爪切，强调双手协作的重要性；善用迎随补泻，并说明不论补或泻，根本方法在于调气，调节阴阳气血。在《难经》中在提出了"虚者补其母，实者泻其子"的利用五行生克关系的补泻方法。

　　《琼瑶神书》著于宋代，贺老推崇此书，认为其作者刘党氏比任何一位针灸学家都重视和倡导针刺手法，是继《黄帝内经》之后，创造针刺手法的先驱，全书始终贯穿着多种多样的针法，是目前发现的手法名称最多的一本针灸书，当时针灸学仍笼罩在刚刚经历了的唐代"轻针重灸"的学术氛围下，因此显得尤为可贵。

　　书中内容对后世影响颇深，书中有"赤凤摇头""苍龙摆尾"等名。但其文字简单扼要，无手法操作的详细说明，不容易理解。除讲究手法，本书还重视配穴，《琼瑶七星针》中的用穴很精准，"项强头疼痛不禁，指针须使后溪寻"、"两肋阳陵痛更悠，腰膝疼痛委中瘳"等用穴方法至今仍在指导临床。

　　针刺手法得到昌盛发展的是在金元明时期。窦汉卿是较早应用"手法"二字来概括针刺操作手技的，提出"十四字手法"，他主张"补泻之法非呼吸而在手指"，提倡寒热补泻和手指补泻。《标幽赋》云："循扪弹努，留吸母而坚长；爪下伸提，疾呼子而嘘短。动退空歇，迎夺右而泻凉；推内而进搓，随济左而补暖"，这段经文是后世"一进三退"、"三进一退"法操作的渊源，简言之，由浅而深搓进针为补，由深而浅提退针为泻。

徐凤所著的《针灸大全》中收录了明初泉石心的《金针赋》，在窦汉卿的"十四字手法"基础上加以总结，也以十四字来概括，即爪、切、摇、退、动、进、循、摄、搓、弹、盘、扪、按、提。作者提出"治病八法"和"飞经走气四法"。治病八法包括烧山火、透天凉、阴中隐阳、阳中隐阴、子午捣臼、进气、龙虎交战、留气、抽添等手法。

贺老善用龙虎交战法，简言之，即左捻九而右捻六的操作手法。这里所谓的龙，是指补的作用，所谓虎，是指泻的作用。龙虎交战法，即是补泻交替施用的意思。操作时，以捻转补泻为主。手三阳、足三阴及任脉先捻针左转九数，行补法，称之为"龙"；继而捻针右转六数，行泻法，称之为"虎"。手三阴、足三阳与督脉施术，操作手法与上述相反，先右后左，如此龙补虎泻交替施用，故名龙虎交战法。此法的作用是通行营卫，疏调经气，目的是移疼住痛，止痛效果显著。

《金针赋》和《标幽赋》对针刺手法的发展作出了重要贡献。金元时代产生了子午流注按时取穴的时间针法，其中以何若愚为代表，著有《流注指微论》、《流注指微赋》，并创立了"接气通经法"，即令患者呼吸不同次数来配合不同经脉长短和循行的速度。他认为"针入贵速，既入徐进，出针贵缓，急则多伤"，这一进出针方法，仍应用于临床。其后杨继洲在《针灸大成》中收载了多家针法，集诸家之大成。

现代研究证明，不同的针刺对手法对血管运动、某些生化成分含量、对胃电、胃运动、皮肤电位等都有不同影响，如有人用自动博记法记录涌泉、足三里两穴的电位差，看到泻法较补法产生的电位差要快而大。从 20 世纪 60 年代起，就有学者用仪表测量针刺补泻前后人体温度的变化，大多数结果表明，施行补法后可使受试者体温升高，施行泻法后可使受试者体温下降。如有人以口腔温度为指标，观察到烧山火手法可使口温上升者占 70%，最高可升0.5℃；透天凉手法可使口温下降者占 60%，最低可降 0.8℃。也有人观察到迎随补法可使针刺局部皮肤穴温上升 0.2～1.2℃，泻法则下降 0.1～0.5℃。徐疾补法可使局部皮肤穴温上升 0.4～3.5℃，泻法则下降 0.3～1.5℃。

提到针刺手法，就要关系到针感。针感为针刺得气时的感觉，包括受试者主观针感与施术者手下针感，主观针感为酸麻胀重等感觉，手下针感为沉紧感。对手下针感，《黄帝内经》有明确记载，《灵枢·邪气脏腑病形》："刺此者，必中气穴，无中肉节，中气穴则针游于巷，中肉节则皮肤痛。"指出针刺必须中穴位，并描述刺中穴位的手下感觉，因穴位处于分肉间隙，组织疏松，故有游于巷的指下针感。

关于循经感传，《灵枢·九针十二原》："为刺之要，气至而有效。效之信，若风之吹云，明乎若见苍天。"这是描述得气及产生循经感传、气至病所的效应，说明针刺得气与否是取得疗效的关键。而《素问·宝命全形论》："静意视义，观适之变，是谓冥冥，莫知其形，见其乌乌，见其稷稷，从见其飞，不知其谁，伏如横弩，起如发机。"则更形象地描述了针刺气至及循经感传（简称循感）的情形。经脉能出现循经感传，是因为分肉之间是管状通道，而循感的"气"，过去由于时代原因"不知其谁"，现代通过仪器测试，已经证明经气是一种能量流，包括热能、各种频率的波谱等，并且常人还存在着隐性循经感传现象。这也说明经脉是人体的第三循环系统——能量通道。

应该知道，针感与循感是相关联又是不同的，针感是针刺穴位产生的感觉，循感是得气后经气循沿经脉运行激发周围感受器所形成的感觉。

为了减少患者在治疗中的痛苦，贺教授创造了"贺氏飞针法"，在一两秒内完成针灸治疗。此针法主要在用气，要求技术纯熟，对穴位的掌握、进针深浅，成竹在胸，且要有深厚的气功根底。

手法的第一感关键是进针的速度，患者都说贺老进针快，痛苦小，旁人看他进针，觉得有轻描淡写之感，毫不费力，却看不出门道。

进针快实际上是贺老的一大特色，且是长年累月历练出来的绝招。对于进针的速度要求，他常说："进针就像划火柴一样，没有速度，火柴是点不着的，进针如果没有速度，就不可能有好的感觉，并且会给病人增加痛苦。"他在进针时发力，聚精会神、手如握虎，看似轻描，实非淡写，快捷无比，非同寻常。

由于贺老武术、气功的功底深厚，针灸时腕力强，手指稳，手上有一股巧劲，进针顺畅无阻，力度恰到好处。手指上的气感强，气通过针的媒介作用直达穴位。扎针速度极快。

贺老扎针，可说是胸有真识，腕有真劲，手有真气，投之所向，无不如意。既灵活自如，轻妙绝伦，又蕴涵着一种实实在在、巧发奇中的力量，使针入肌肤时，轻而不浮，实而不拙。病人接受贺老的治疗，不仅疗效显著，而且可从此消除"怯针"的心理障碍。

针灸的针刺手法基本有两种：提插和捻转。提插法是由浅入深、或由深出浅，捻转法为左右旋转。《千金方》中说："凡用针之法，以补泻为先。"使正气功能恢复为补，使邪气减弱，或使亢盛的功能下降为泻，针刺补泻效果是根据针刺时机体的状态决定的。要达到补泻的目的，进针以后，往往需要一定的手法，手法虽然形式不同，但对机体产生的都是一种效应，这种效应，通过对机体产生的治疗作用表现出来。临床中要选择适当的手法，注意针刺方法、刺激强度、持续时间等各方面，以达到最佳效应。

针刺治疗的过程也可以说是信息交流的过程。针刺者不能心浮气躁，应心静、气沉，《灵枢·官能》曰："语徐而安静，手巧而心谛者可使行针艾。"具体操作时还要强调重"神"，即精神集中，全神贯注，做到心手相合、眼心相合。这里所谓的"神"，可理解为一种信息，强调"守神"的目的是集中信息，传递给患者，充分发挥其调整作用以取效。针刺效果部分取决于施术者给予患者施加的信息量，施术者情绪饱满，认真细致，则易取得好的疗效。操作时应遵循《素问·宝命全形论》所言："经气已至，慎守勿失，深浅在志，远近如一，手如握虎，神无营于众物。"

贺氏针灸手法犹如蜻蜓点水，进针无痛且针感犹如潮起，渐至隆盛至减弱。经过针治后病人皆有痛苦消失、轻松自如之感，痛苦小而疗效好。作为学生，只有时时揣摩、模仿、练习他的进针手势、用力技巧，才能逐渐掌握，而非一日之功就能一蹴而就的，必须要有正确的方法，勤学苦练，持之以恒。下面就介绍练针方法。

1. 练针先练指

针刺手法是针灸治疗学中重要组成部分。左手循按揉切腧穴，右手为刺手是针灸法中的重要手法。疗效好坏皆在于两手手法及功力。且主要功力又在于拇指、中指及食指，其运力在于指节，并借助腕臂之力，甚至运动全身之力于指端，才能使针体轻了无痛。所以必须先将拇、中、食三指练出一番好功力，方能在临床施术中获得良效。练此功夫宜两手同时练习，若单习一手三指，则不能随心所欲左右手同时进针。

指力努劲与针刺手法有密切之关系，不学针灸则已，欲学针灸必须练习手指努劲，仅就拇、中、食三指而言，其中拇、食指为主，中指为辅，只要把拇、食指功力练好，其功成矣。练指功有四步：

第一步，二指禅。贺老自幼练习八卦掌，在此基础上练习二指禅功，练习此法，首先站立于桌案之前站稳，吸气使气下沉入丹田，然后两手臂向前抬起伸直，随之弯腰向前，双手拇指指腹搭桌案边上，自觉丹田之气上贯两肩、臂、肘、腕乃至指端，初练时必觉甚为费力，不能耐久，此时可调换食指，按于桌案边上，如此交替习之，练习日久之后，则不觉其苦，至此可以增加练习时间，一般要循序渐进，不可急于求成。初练时每次 5 分钟，每日 1～2 次。根据习者的身体素质不同，以后每日练习时间可增至 15 分钟。大约 100 天后即可取得功效。入门后不可间断，仍需平日习之，大约习 3 年后大功成就。

第二步，顶指法。初练时空手习之，紧并中、食两指，屈成钩形，而以拇指屈置中食两指之间，使三指尖相顶，紧紧扣牢，虎口成圆形，猛力扣 5 分钟，每日有空即练，不限次数。

第三步，夹木锥。此法用 2 个小木锥，夹于右手拇、食、中指指肚之间紧捏之，木锥长约 3 寸，粗约 1 寸，根粗尖细，以花梨紫檀质地坚硬为佳。每日有暇则练,半年功可成矣。练习以上诸法不仅有助于提高针灸疗效,对强健身体也有裨益。

第四步,捻线法。练习捻线法不用任何工具,具体做法是,拇、食、中指指肚紧贴,虎口呈三角形,三指肚相贴之处,以三指的第一节为限,指肚相贴之后,乃贯全臂之力于指,拇指徐徐向前捻若干次,然后拇指再向后捻转若干次,其捻转数前后相等。每日不限次数,有暇即练,非常便利。

2. 练针须练气

贺老针法是将针灸、气功融为一体的方法。他常说:"搞针灸不练气功,等于医生白费劲,病人白受苦。"针灸医生指功不可不练,而坐功又不可不行,初行功时,应谨守规矩,调息坐功时,正其心身,巍然竖直,胸硬腰挺,不可伛偻,左腿抱右腿(即盘腿打坐),两手翻置于膝上,眼观鼻,鼻观心,徐事吐纳,由浅入深。先徐徐将胸中之浊气吐出,再吸入新鲜空气,初其微细,采天地之灵秀,取日月之精华,吐胸中之恶浊,纳自然界之清气。每吸一口全部由精神吸入,由胸中经过然后纳入丹田,丹田即气海,在脐之下小腹之上。初练时气随入随出,不能收留,坚持打坐终能存于丹田,气满而道成。针灸者以有形的练习之功,加无形调息之气,用于针刺则能事半功倍。将武术气功运用于针灸学之中,更是中国针灸有史以来的一大亮点。据笔者分析,结合了气功与武术的针法之所以能更加快速明显地取效,就在于其较之一般针法更具振动荡击力,作用于人体的经络气血,更能迅速激发人体的自然潜能和免疫能力。"刺之要,气至而有效",所以,加强针灸医师自身"内功"的修炼也显得尤为必要。

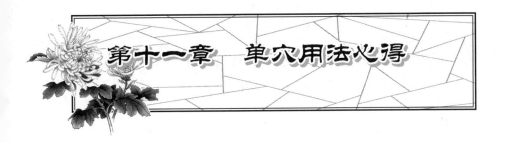

# 第十一章 单穴用法心得

　　贺普仁教授在长期的临床实践中积累了丰富的经验,取得了显著的临床疗效,贺老重视研究穴位,在取穴配穴上有独到见解,形成了独特的风格。他用穴比较少,甚至只选用一个穴位进行治疗,而效果却很好。对于选用一个穴位进行治疗的方法贺老称之为单穴治疗,目前在针灸界也有人将此称为"独穴疗法"。

　　最早的针灸疗法多以单穴疗法为主,以后逐渐发展为多穴。《黄帝内经》中记载的针灸治疗疾病多以单穴疗法为主,大约有 60 种左右的病证采用了单穴治疗,这是有文献记载以来最早的单穴疗法。随着近代自然科学的飞速发展,对腧穴的临床和实验研究日趋增多,更加拓宽了单穴疗法的运用范围。1989 年、1992 年分别召开全国第一届单穴临床经验交流会和首次国际单穴临床应用经验交流会,说明该法越来越受到国内外针灸界的重视。

　　贺老认为研究穴位既要注意普遍性,也不可忽视其穴位的相对特异性。分析单穴疗法的突出特点,其一是穴位单一;其二是操作方法有特色,如手法、针刺方向和角度以及患者的体位等。临床实践证明,单穴疗法易被患者接受,减轻了患者对针刺的恐惧心理和痛苦,操作方便,更主要的还是疗效好,见效快,有效如桴鼓之势。

　　除单穴外,贺老也常取"对穴",即双穴治疗,各取两穴之所长,相互配合,相得益彰。当然,临床应以辨证论治为主要原则,大多数病例仅取单穴或对穴是不够的,取穴时应力求做到精、专、简、效,也不可过分拘泥于穴位的多寡。

　　贺老非常强调用穴在精,不在多,只有明辨腧穴的功能才能少而精地选配穴位。腧穴配伍与汤药组方同样应该是严谨的,穴有各自之特长,方有合群之妙用。药物的组合成为方剂,腧穴的配伍同样成为精妙的处方。因此在临床用穴中必须以脏腑经络学说为基础,结合腧穴特性和临床实践来进行。下面简单介绍他在临床中常用的穴位。

# 一、百会（督脉穴）

正坐位取穴。在头部，当前发际正中直上 5 寸，或两耳尖连线的中点处。

足太阳、手足少阳、足厥阴、督脉之会。三阳五会（《针灸甲乙经》），督脉、足太阳之会（《针灸大成》）。

【主治及刺法】

微通法：不寐、头痛、眩晕、中风、痫证、脱肛、阴挺、遗尿、慢惊风、弱智、夜啼，毫针平刺，针尖向前或向后，进针 0.5～1 寸，局部酸胀针感。

温通法：头痛、脱肛、阴挺，火针点刺，或温灸 10～15 分钟。

【穴性原理】

百会为三阳五会，即是足厥阴、足太阳、手足少阳与督脉交会穴。厥阴、少阳内属肝胆，肝胆内寄相火，为风木之脏，主风主动为内风；太阳主表，为一身之外藩，多与外风有关。据此，百会有祛风息风的作用，为治风要穴，可用于各种内外风病的治疗，如外风引起的头痛、眩晕等；内风引起的中风、痫证等。

头为诸阳之会，百会穴居巅顶正中，督脉、足太阳经均入络于脑，故可治疗头痛和眩晕等症。督脉入络脑，上贯心，脑为元神之府，心主神明，故可治疗神志病变，如不寐等。

督脉起于胞中，经肛门部，贯脊而上行；足太阳经络于肾，其经别入于肛门；足少阳经系于带脉；足厥阴之筋结于阴器。督脉总督诸阳经脉，带脉约束诸经，维系胞宫，经筋维持人体正常运动，肾开窍于二阴。若肾气虚弱，下元不固，经筋弛缓，带脉失于约束，则会发生脱肛、阴挺等病。根据"经脉所通，主治所及"的原理，及《灵枢·终始》："病在下者，高取之"的治疗原则，百会可治之。

【临床应用】

贺普仁教授认为百会是治疗眩晕症的重要穴位。该病可见于内耳性眩晕、颈椎病、椎-基底动脉供血不足、高血压和贫血等病。多因郁怒伤肝，肝阳偏亢，风阳内动，或嗜食甘肥，湿盛生痰，风阳、痰浊上扰清窍而致实证眩晕；或因素体虚弱，思虑过度，心脾两虚，气血失荣；或肝肾之阴耗伤，髓海空虚而致虚证眩晕。

如见眩晕耳鸣，头胀痛，易怒，失眠多梦，口苦，舌红苔黄，脉弦滑。辨证为风阳上扰，穴取百会、合谷、阳陵泉和太冲以平肝息风。

如见头重如裹，视物旋转，胸闷作恶，呕吐痰涎，苔白腻，脉弦滑。辨证为痰浊上蒙，穴取百会、内关、足三里和丰隆，以蠲化痰浊。

如见头晕目眩，神疲乏力，心悸少寐，面色淡白，舌淡苔薄白，脉弱。辨证为气血亏虚，穴取百会、气海、足三里和三阴交以补气养血。

如见眩晕久发不已,视力下降,少寐健忘,腰酸膝软,耳鸣,舌红苔白,脉细。辨证为肝肾阴虚,穴取百会、气海、三阴交和太溪以滋补肝肾。

百会还适用于器官下垂病症,如脱肛病症。虚证可见发病缓慢,初起便后能自行回纳,久则稍有劳累即发,不能自行回缩,伴有神疲乏力,心悸头晕,面色萎黄,舌苔薄白,脉濡细;实证见便秘、痢疾急性期,痔疮发炎时发作,伴局部红肿、灼热、痛痒等症,舌红苔黄,脉弦。穴取百会穴,虚证用补法,实证用泻法,起到益气固脱举陷和清热利湿作用。

【文献摘要】

《玉龙赋》:原夫卒暴中风,顶门(囟会),百会。

《席弘赋》:小儿脱肛患多时,先灸百会次鸠尾;咽喉最急先百会,太冲、照海及阴交。

《行针指要歌》:或针风,先向风府、百会中。

【验案举例】

病例一:

张某某,男,2岁半。

主诉:肛门脱出3个月。

现病史:3个月来,因消化不良而经常腹泻,致使肛门脱出,不能回纳。

望诊:面白无华,舌淡,苔薄白。

切诊:脉沉细。

治法:补阳益气。

取穴:百会。

刺法:毫针点刺,补法,不留针。

治疗1次后,肛门上收,但大便时仍下脱。共点刺百会6次后痊愈。

病例二:

刘某某,男,26岁。

主诉:脱肛20年。

现病史:患者幼时身体健康,6岁时患痢疾久泻不止,导致肛门脱出多方治疗未愈。工作后,脱肛渐渐加重,大便带血,用力后肛门脱出不能回纳,疼痛严重,不能下蹲。食欲一般,大便正常,常带有鲜血。

望诊:面色黄,身体消瘦。舌苔白。

切诊:脉细。

辨证:脾阳不振,中气下陷。

治法:升阳举陷。

取穴:百会,长强。

刺法:以艾卷灸百会,每次30分钟,补法。中粗火针速刺长强。

治疗 4 次脱肛消失,至今未复发。

# 二、四神聪(经外奇穴)

正坐位取穴。在头顶部,当百会前后左右各 1 寸,共 4 个穴位。

**【主治及刺法】**

微通法:痫证、中风、青光眼,毫针斜刺,针尖向百会穴,进针 1～1.5 寸,局部酸胀针感。

温通法:头痛、眩晕,火针点刺不留针。

强通法:头痛、中风先兆,三棱针点刺放血。

**【穴性原理】**

四神聪为经外奇穴,没有所属的经脉,故不具备经穴远治作用。它有固定的名称和部位,所以具有腧穴的共性,即治疗局部病症的作用。该穴位于头顶部,头为元神之府,故可以治疗头部和神志病变。

**【临床应用】**

贺普仁教授常取之治疗眩晕、中风、失眠等症,针刺放血后可迅速改善头晕等症状,使血压降低。如肝风内动较明显,伴有肢体麻木、力弱、抽搐、震颤等症的,应加用"四关穴",即合谷、太冲,二穴分别为手阳明大肠经、足厥阴肝经之原穴,配伍应用有开窍醒神,息风平肝之效。贺老认为四神聪具有疏通经络、平肝息风的作用,尤其用三棱针放血方法治疗中风效果良好。

**【文献摘要】**

《圣惠方》:理头风,目眩,狂乱,风痫。

《类经图翼》:主治中风,风痫。

《银海精微》言其治疗"眼疾,偏正头痛"。

**【验案举例】**

病例一:

宋某某,男,41 岁。

主诉:头晕、目眩数年。

现病史:患高血压症数年之久,经常头晕、目眩,时轻时重,发作重时感头重、脚轻,经医院检查血压达 200/100mmHg,每劳累后必加重,曾服降压药,疗效不明显。饮食正常,大便干,小便黄。

望诊:体胖,面色黧黑,舌质红,苔薄白。

切诊:脉弦滑。

辨证:肾阴素亏,肝阳上亢。

治法:滋阴平肝,息风降逆。

取穴:四神聪。

刺法:以锋针速刺放血。

当日收缩压下降 20mmHg,舒张压下降 10mmHg。继续治疗数次,血压维持正常(140/90mmHg)。

病例二:

张某某,女,56 岁。

主诉:头晕、乏力 1 天。

现病史:昨晚入睡较晚,夜寐不安,晨起即觉头晕、恶心、全身乏力,手麻,走路不稳,双腿发软,稍感语言謇涩。测血压 220/100mmHg。

望诊:体胖,面赤,舌质红,苔白腻。

切诊:脉弦滑。

辨证:阴虚阳亢,水不涵木,肝风内动。

治法:平肝息风,降逆通络。

取穴:四神聪、合谷、太冲。

刺法:四神聪以三棱针放血,合谷、太冲毫针刺法。

治疗 1 次后,头晕、恶心减轻;治疗 3 次后,诸症均有缓解。共治疗 6 次,症状消失,血压 120/80mmHg。

病例三:

李某某,男,35 岁。

主诉:头晕 1 日。

现病史:患高血压症数年之久,血压不稳定,时高时低,昨晚突然头晕目眩,仆倒于床,随即语言謇涩,口眼㖞斜,流涎不止,左侧半身不遂,经外医院诊为脑出血。

查体:患者神清面赤,口角向右倾斜,左眼不能闭合,语言不利,左半身活动丧失。血压 220/120mmHg。

望诊:舌苔黄燥。

切诊:脉象弦滑。

辨证:阴虚阳亢,肝风内动。

治法:滋阴潜阳,平肝息风。

取穴:四神聪、合谷、太冲、太溪。

刺法:四神聪点刺放血,合谷、太冲用泻法,太溪用补法。

二诊:病势减轻,左眼已能活动,脉较昨天缓和,舌苔黄但燥已解,血压降为 130/90mmHg,穴加曲池、阳陵泉、环跳、足三里,金津、玉液放血。

三诊:患者语言謇涩大有好转,已能讲话,但吐字不清,诸症均见好转。穴减金津、玉液,加颊车、地仓。

四诊：患者已能步履，患手已可持物，说话有进步，脉弦象已减，舌苔转白但厚腻，取穴同前。

五诊：症状基本消失，舌苔薄白，脉和缓微滑，治疗同前。

六诊：患者上下肢功能及语言均已恢复正常，舌苔薄白，血压 120/80mmHg 穴取同前，以固疗效。

## 三、睛明（足太阳膀胱经穴）

正坐位或仰卧位取穴。在面部，目内眦角稍上方凹陷处。

手足太阳，足阳明，阳跷、阴跷之会。

【主治及刺法】

微通法：治疗目赤肿痛、白内障、视网膜炎、视神经萎缩时，嘱患者直视，针尖刺入后，不宜提插和捻转，沿目眶鼻骨边缘缓缓刺入，深 1～1.5 寸，局部酸胀针感，并扩散至眼球后面及周围。

注意此穴易出血，退针后用棉球压迫局部 3～5 分钟，以防出血。针刺时注意医者手下感觉，若进针时毫无阻力，为进针顺利，若针下有阻力，应停止进针，或改变角度。如针后出血，局部可出现青紫，可先用冷敷法止血，待血止后改用热敷法。眼周青紫，约 2 周可消退，但并不影响视力。

【穴性原理】

睛明是治疗眼病的重要穴位，首先该穴是手足太阳、足阳明、阳跷和阴跷的交会穴。阳跷脉循行为出于足太阳经申脉穴，沿小腿、股外侧上行，经髋部、胁肋部、肩部、颈部、口旁面部，到达目内眦睛明穴，与手足太阳经、阴跷脉会合后入发际到向后风池；阴跷从照海穴分出，沿内踝后直上，经大腿内侧入前阴部，经腹部入胸内，上缺盆、人迎部、鼻旁，属目内眦睛明，合于太阳、阳跷而上行。跷脉有濡养眼目、司眼睑之开合的功能。阴阳跷主病如《灵枢·脉度》所云："气并相还则为濡目，气不荣则目不合。"通过睛明穴调节阴阳跷脉治疗眼疾，此为原理之一；该穴又为手足太阳、足阳明之交会穴，太阳主一身之藩篱，太阳经多血少气，手太阳小肠经与心经相表里，泻之可散风清热、清心泻热，补之可补血以明目，足太阳膀胱经与肾经相表里，补之可益肾明目，足阳明胃经多血多气，可益气化血以养目，此为原理之二；该穴位于眼部，取其局部作用治疗眼疾，此为原理之三。

【临床应用】

穴位所在，主治所及，故为治疗眼疾所常用，可用于治疗结膜炎、白内障、流泪症、麦粒肿等多种眼病。

实验研究表明，针刺睛明穴可改善眼周围的局部血液循环，提高视神经的兴奋性,调整视神经的功能。有研究者对此穴进行了解剖学分析,提出当针刺深度到 19mm 时,针尖可能刺伤筛前动、静脉,当针到 32mm 左右时,有可能刺伤筛后动、静脉,故建议睛明穴刺入深度不要超过 15mm。也有临床报道可深刺达 1.5~2 寸的,关键在于针刺手法和角度。一般刺入 1 寸深,不行手法。

白内障是部分或全部晶状体混浊而影响视力的一种常见眼科慢性疾病,可分为先天性和后天性。尤以后天老年性白内障最为多见,发病年龄在 50 岁以上,为双侧性,可先后发生,从发病到成熟的时间可数月到数年不等。中医称之为"如银障","枣花翳"等。此病多因年老肝肾渐亏,目窍失养;或脾胃虚弱,精血无以化生,目失血荣发为本病。患者自觉眼前有固定不移的黑点,或如蝇飞蚊舞,或如隔轻烟薄雾,久之视力逐渐下降,视物昏花,眼球酸痛,最后可仅余光感。贺普仁教授只选睛明一穴治疗此病,取其通调眼部经脉、促进气血循行、营养目窍之功效。用细毫针沿眼眶边缘缓慢进针,出针时用干棉球按压针孔,以免出血。每天 1 次,10 次为 1 个疗程。临床上针灸对早期老年性白内障有较好疗效,可控制其发展,延缓晶状体混浊病情的发展。若翳障影响视力严重,仅存光感,可行金针拨障术。

【文献摘要】

《铜人腧穴针灸图经》:治攀睛翳膜覆瞳子。

《针灸大成》:主小儿疳眼,大人气眼冷泪。

《百症赋》:观其雀目肝气,睛明行间而细推。

【验案举例】

病例一:

马某某,女,80 岁。

主诉:两目视物不清 2 年余。

现病史:患者虽年高,但体质健壮。2 年来,患者视力逐渐下降,视物不清,以致行履多有不便,影响日常生活。外院诊为"白内障"。纳可,眠安,二便调。

望诊:舌淡红,苔薄白。

切诊:脉弦滑。

辨证:肝肾亏虚。

治法:滋补肝肾,清睛明目。

取穴:睛明。

针治 6 次后,视力停止下降,继续针治 4 次后,视力提高,行路正常,可操持家务。

病例二:

杜某某,男,20 岁。

主诉:视物模糊半年。

现病史:半年来,无明显诱因出现视物模糊,如有纱蒙。经专科医院诊断为"视网膜炎",治疗效果欠佳。纳可,夜寐不安,二便调。

望诊:舌淡红,苔薄白。

切诊:脉弦细。

辨证:肝阴不足,目失所养。

治法:养肝明目。

取穴:肝俞、睛明。

刺法:睛明不行手法,肝俞刺入0.5～1寸深,行补法。

每周治疗2～3次。随着治疗次数增加,视物逐渐清晰,治疗1个半月后,视力检查恢复正常。

# 四、攒竹(足太阳膀胱经穴)

正坐或仰卧取穴。在面部,当眉头陷中,眶上切迹处。

**【主治及刺法】**

微通法:用于头痛,感冒,产后发热,急惊风,急性结膜炎,流泪,眼睑震颤,面瘫。刺法:①直刺,深0.3～0.5寸,局部酸胀感。②治眼病时,可向下斜刺透睛明,进针0.5寸,局部及眼眶周围胀感。③治面瘫和头痛,可横刺透鱼腰,进针1～1.5寸,局部及眼眶周围胀感。

强通法:产后发热,三棱针点刺放血。

**【穴性原理】**

攒竹位于眼眶,其近治作用能治疗该穴所在部位及邻近组织、器官的病症,故可以治疗眼病和前额、眉棱骨疼痛。穴属足太阳膀胱经,穴位于上,太阳主表,风毒之邪易先沿经脉侵犯头部,故该穴具清热解表、镇静安神之功,可治疗感冒、急惊风。足太阳膀胱经止于至阴,而交于足少阴肾经,膀胱经脉属膀胱络肾。《素问·奇病论》言:"胞脉者系于肾。"攒竹因其清热之功,经脉与肾及胞脉相关,故可清胞宫之毒邪,治产后发热。

**【临床应用】**

产后发热系以产后感染所引起的发热为主症,或伴有其他症状的一种疾病。产后发热原因很多,可以分为感染邪毒、外感风寒、血瘀内停、阴虚血亏等。单纯血瘀或里虚证者多为低热,外感邪毒者为高热。贺普仁教授取攒竹等穴治疗感染邪毒性产后发热,此型是因产妇在分娩时,损伤产道或护理不慎,邪毒乘虚侵入胞宫,正邪相争以致发热不解。临床可见患者高热不退,小腹疼痛拒按,恶露臭秽,兼见烦躁口渴、便结溲赤,舌红苔黄,脉洪数。取攒竹、大椎放血以清热解毒，阴陵泉、曲池、合谷凉血解毒。若热度较高，并伴神昏等危重证候，要及时采取综合措施给予救治，对因会阴部损伤而发热者，要定时换药，防止感染的扩散或加重，妇女产后要适当补充营养，以使阴血尽快得复。

【文献摘要】

《针灸甲乙经》：头风痛，鼻鼽衄，攒竹主之。

《针灸大成》：治泪出目眩，瞳子痒。

《百症赋》：目中漠漠，即寻攒竹、三间。

# 五、承泣（足阳明胃经穴）

正坐或仰靠取穴，仰卧位。在面部，瞳孔直下，当眼球与眶下缘之间。

任脉，阳跷脉，足阳明经之交会穴。

【主治及刺法】

微通法：毫针直刺，治疗急性结膜炎、视神经萎缩、眼球震颤。嘱患者眼向前看，固定眼球，针尖沿眼眶下壁缓慢刺入，深1寸。治疗近视、胞睑肿胀、面瘫、眼肌痉挛、睑缘炎时可横刺，透向内眦角处。针感为局部酸胀，有时流泪。

本穴易于出血，用针要细，进针要缓，一般不提插捻转，退针要慢，出针后可用干棉球压迫局部2～3分钟以防出血。

【穴性原理】

《素问·五脏生成》云："诸脉者，皆属于目。"承泣为任脉、阳跷脉、足阳明经之交会穴。阳跷脉循行经本穴至目内眦，任脉循面经本穴入目，足阳明经旁纳足太阳之脉，足太阳起于目内目此，该穴又为足阳明经起始穴，位于目眶缘，故脏腑经络感邪所致的眼疾，均可取本穴施治。眼病有虚实寒热，本穴对于属实属热的眼病，收效迅速，对于属虚属寒者，收效较缓慢。

【临床应用】

贺普仁教授常用该穴治疗睑缘炎。睑缘炎可因细菌、脂溢性皮炎或局部的过敏反应所引起，且常合并存在，导致睑缘表面、睫毛、毛囊及其腺组织的亚急性或慢性炎症。根据临床的不同特点，睑缘炎可分为3类：鳞屑性睑缘炎、溃疡性睑缘炎、眦角性睑缘炎。

鳞屑性睑缘炎：是由于眼睑皮脂腺及睑板腺分泌旺盛，以致皮脂溢出而发生轻度感染。各种物理、化学刺激（风、尘、烟、热等）、全身抵抗力降低、营养不良、睡眠不足、屈光不正以及视力疲劳等，加之眼部不卫生，容易导致该病发生，临床表现为睑缘充血、刺疼、干燥、奇痒感。睫毛及睑缘表面附着上皮鳞屑，睑缘表面可有点状皮脂溢出，皮脂集于睫毛根端，形成黄色蜡样分泌物，干后结痂，鳞屑与痂皮除去后，露出充血之睑缘表面，但无溃疡及脓点，睫毛易脱落,但能复生。

溃疡性睑缘炎:常为金黄色葡萄球菌感染引起睫毛毛囊、Zeis 和 Moll 腺体的急性或化脓性炎症。睑缘皮脂腺分泌很多,干后结痂,并将睫毛黏着成束,痂皮除去后,睫毛根部可见出血性溃疡及小脓包。因病变深达皮脂腺及毛囊,毛囊被破坏,睫毛易脱落,不易再生,形成秃睫,即使再生位置也不正。

眦角性睑缘炎:为摩-阿(Mora-Axenfeld)双杆菌感染,常为双眼病变,限于眦部,以外眦部最为常见。常与体质差、贫血、结核等有关或因缺乏核黄素所致。睑缘及附近皮肤显著充血糜烂,自觉干燥刺痒和异物感,常合并慢性结膜炎,称眦部睑缘结膜炎。

中医称该病为睑弦赤烂、风弦赤烂或烂弦风,病变局限于眦部者称眦帷赤烂。有风湿型和湿热型两种:风湿型症见眼睑潮红多泪,多痒少痛少屎,加刺曲池、攒竹以祛风利湿;湿热型症见睑缘赤烂,痛痒并重,眼屎或多,加刺合谷、阴陵泉以清热渗湿。

【文献摘要】

《备急千金要方》:目不明,泪出,目眩……瞳子痒,远视……昏夜无见,目哨动,与项口参相引,僻口不能言。

《外台秘要》:禁不宜灸,无问多少,三日以后眼下大如拳,息肉长桃许大,至三十日即定,百日都不见物,或如升大。

# 六、太阳(经外奇穴)

正坐或侧伏坐位取穴。在颞部,当眉梢与目外眦之间,向后约一横指的凹陷处。

【主治及刺法】

微通法:头痛、目赤肿痛,毫针直刺,进针 0.5～1 寸,局部酸胀感。也可向下透刺上关、下关穴,治疗牙痛、面瘫等。该穴针后易出血,要注意按压,但若为了泻火,也可让其出血自止。

强通法:头痛、面瘫、瘿气,三棱针点刺出血,或再加拔火罐。拔火罐后,可能留下紫黑血印,影响美观,宜事先征得患者同意。

【穴性原理】

太阳位于目外眦旁、头颞部,有清热止痛、明目止眩、止痉定惊等作用,治疗穴位局部和邻近的病变,适用于治疗头痛及眼部疾病。

【临床应用】

贺普仁教授认为太阳是治疗头颞部疼痛的有效穴位。临床上凡属于风热、风寒、风湿、瘀血、痰火、肝阳上亢,以及感冒、眼病、高血压等病症所导致的颞部疼痛或伴有颞部疼痛症状者,均可毫针泻本穴,或用三棱针点刺出血,视病情而定。刺络拔罐可收泻血散热,通络行血,祛邪散滞等功效。对角膜炎、青光眼、白内障、面神经炎、牙痛、眩晕、小儿惊风、三叉神经痛等病也有一定的治疗作用。

【文献摘要】

《太平圣惠方》:理风,赤眼头痛,目眩目涩。

《圣济总录》:太阳穴不可伤,伤即令人目枯,不可治也。

《银海精微》:目睛斜视:太阳、颊车、耳门、听会、耳尖、风池。

《扁鹊神应针灸玉龙经》:忽然眼痛血贯睛,隐涩羞明最可憎,若是太阳出毒血,不须针刺自和平。

《奇效良方》:治眼红肿及头痛,宜用三棱针出血。出血之法,用帛一条紧缠其项,紫脉即见……

《针灸集成》:头风及偏正头痛,风目眶烂。

# 七、下关(足阳明经穴)

正坐或仰卧取穴。在面部耳前,当颧弓与下颌切迹所形成的凹陷中。足阳明,少阳之会。

【主治及刺法】

微通法:直刺,针尖略向下,深 1.5 寸,周围酸胀针感,并有麻电感向下牙扩散,治疗面痛、咬肌痉挛。

斜刺,斜刺向前或向后进针 0.8～1 寸,酸胀针感可扩散至整个颞颌关节,治疗下颌关节炎、耳病。

横刺,沿下颌骨向口角或颊车方向,进针 2 寸,针感可扩散至上下齿,治疗牙痛。

温通法:火针点刺 2 分,治疗面瘫、牙痛。

强通法:三棱针点刺出血,治疗面瘫、面痛。

【穴性原理】

下关穴的主治症,均属其局部作用。足阳明经入于上齿中,下关又位于上齿部,故治疗以上牙痛为主。阳明经脉经筋分布于面部,故可治疗口眼㖞斜、面痛等症;下关穴邻近耳部,又是足阳明、少阳之会,少阳经入于耳中,故可治疗耳病。下关穴位于下颌关节处,是下颌骨运动的机关,故可治疗口噤和牙关不利之症。

【临床应用】

下关是贺普仁教授治疗牙痛选用的显效穴。诸多因素可引起牙痛,因手足阳明经分别入于上下齿中，如饮食不节、嗜食辛辣肥甘，可致肠胃蕴热；或风邪外袭经络，郁于阳明而化火，火热之邪循经上炎而发为牙痛实证；肾主骨，齿为骨之余，肾阴不足，阴虚生内热，虚火上炎亦可致牙痛虚证。

虚实证之牙痛表现各异。实证之风火牙痛为牙痛阵发，遇风发作，得冷痛减，牙龈红肿；胃火牙痛剧烈，牙龈红肿较甚，或有溢脓口臭；虚证之虚火牙痛，隐隐作痛，时作时止，牙龈无明显红肿，牙齿松动，牙痛日轻夜重。治疗以下关、颊车、合谷为基础穴，加外关以疏风散热，加内庭以清胃泻火，加太溪以滋养肾阴。若牙龈红肿较甚者，可用三棱针点刺下关出血，放血可使热随血散、肿痛得消。针刺治疗牙痛效果显著，止痛快效力强。对因龋齿感染、坏死性牙髓炎、智齿等所致的牙痛，应同时进行病因治疗。

【文献摘要】

《备急千金要方》：牙齿龋痛，耳痛。

《铜人腧穴针灸图经》：偏风，口目㖞，牙车脱臼。

## 八、颊车（足阳明经穴）

正坐，或仰卧取穴。在面颊部，下颌角前上方约一横指，当咬肌隆起，按之凹陷处。

【主治及刺法】

微通法：直刺0.5寸，局部酸胀针感，治疗咬肌痉挛；横刺2～3寸透地仓，局部酸胀，并向周围扩散，治疗面瘫；针尖朝向上齿或下齿，局部酸胀，治疗上牙或下牙疼痛。

温通法：火针点刺2分，治疗面瘫。

强通法：三棱针点刺放血，治疗面瘫、面痛。

【穴性原理】

颊车是主治穴位所在处和邻近病变的常用穴位，多条经脉和经筋均经过此处，如足阳明经，入上齿中……出大迎，循颊车；手阳明之筋……其支者，上颊，结于頄；手少阳之筋……其支者，上曲牙，循耳前，属目外眦；手太阳之筋……其支者，上曲牙，循耳前，属目外眦；足阳明之筋……其支者，从颊结于耳前。依其穴位所在，经脉的循行和经筋的分布，本穴主治局部病变如面瘫、面痛、齿痛、咬肌痉挛。

【临床应用】

面痛即三叉神经疼痛，多发于一侧，亦有少数两侧俱发者。临床见眉棱骨痛、颧痛、下颌及颊痛，以上三部位可同时发病，亦可单一或两个部位并发疼痛。辨证分型为风邪外袭，脾胃实火，阴虚阳亢。贺普仁教授临床上多用三棱针点刺颊车、太阳、地仓,挤出少量血,若风寒型加针列缺,风热型加针合谷,脾胃实火型加针内庭,阴虚阳亢型加针照海。诸穴应用可使脉络疏通,气血通畅,疼痛自止。针灸对原发性三叉神经痛有一定的治疗作用。如遇有感觉障碍,口眼㖞斜,颈部肿块等,则需做进一步检查,以确诊是否属于继发性三叉神经痛。

【文献摘要】

《针灸甲乙经》:颊肿口急,颊车痛,不可以嚼。

《类经图翼》:颊车、地仓、水沟、承浆、听会、合谷,主口眼㖞斜。

《百症赋》:颊车、地仓穴,正口㖞于片时。

# 九、水沟(督脉穴)

仰靠坐位或仰卧取穴。于人中沟的上 1/3 与下 2/3 交点处取穴。

督脉、手足阳明经之会。

【主治及刺法】

微通法:昏迷、晕厥、痉证、面瘫,毫针点刺,或用指甲掐按穴位。

强通法:高热、腰痛、急惊风,三棱针点刺放血。

【穴性原理】

水沟居口鼻之间,地气通于口,天气通于鼻,本穴可沟通天地之气。人身之任督脉,犹如天地,故本穴通任督脉。任脉总纳诸阴经,督脉总督诸阳经,督脉又入络于脑,其分支和心相联系。如二脉经气失调,阴阳失于交合,就会导致昏迷、晕厥等症。又该穴位于人中沟的上 1/3 与下 2/3 交点处,心脏也大致位于人身上 1/3 处,水沟与心脏相对应,心主神,故水沟有开窍启闭、宁心安神和疏通经络的功效,是临床常用的急救穴,治疗昏迷、晕厥、痉证和急惊风等症。督脉循行又贯行腰脊,故对腰痛、腰扭伤效果良好。

【临床应用】

贺普仁教授选用水沟穴治疗晕厥,穴取水沟、内关、合谷、太冲,以毫针刺入穴位 0.5 寸,虚补实泻,具有回阳醒脑、清心开窍的功能。还用于治疗水肿病,穴取水沟、支沟、中脘、足三里、三阴交、太溪,毫针刺入 3 分～1 寸,用补法,具有宣肺健脾、补肾利湿、化气行水之功效。其他可运用于休克、呼吸衰竭等急危重证,癔症、癫狂等神志病症,面部虚肿、口㖞等面鼻口部病症,以及闪挫腰痛等。

【文献摘要】

《针灸甲乙经》:癫疾互引,水沟及龈交主之。

《备急千金要方》:水沟、天牖,主鼻不收涕,不知香臭。

《铜人腧穴针灸图经》：风水面肿，针此一穴，出水尽即顿愈。

《灵光赋》：水沟、间使治邪癫。

《百症赋》：原夫面肿虚浮，须仗水沟前顶。

# 十、听宫（手太阳小肠经穴）

侧坐取穴。耳屏正中前方，张口时呈凹陷处。

手足少阳、手太阳之会。

### 【主治及刺法】

微通法：张口取穴，直刺 1.5 寸，患者感应局部酸胀，可扩散至半侧面部，有时有鼓膜向外鼓胀的感觉。多用于耳鸣耳聋，落枕，颈痛，下颌关节功能紊乱，斜视，失音，上肢活动不利，上肢震颤，眩晕，面痛，牙痛。

温通法：火针点刺，直刺 2 分即出针。多用于落枕，颈痛，下颌关节疼痛。如落枕、颈痛、下颌关节疼痛，病症轻、时间短首选毫针，直刺 1 寸，不做提插捻转，患者感觉开始胀痛后转为局部热感，留针 30 分钟。如病症持续，疼痛加重，即用火针刺法，针刺时患者无特殊感觉，针后即觉局部温热，颈项肌肉松弛。

### 【穴性原理】

听宫穴是贺普仁教授常用的独特穴位之一，是交会穴理论的临床应用。因该穴为手足少阳、手太阳的交会穴，三脉均入耳中，该穴又位于耳前，针之可以疏调三经经气，为治疗耳病要穴。故可治疗局部病症的耳聋耳鸣。

手太阳小肠经，起于小指之端，沿手外侧上腕，直上循臑外后廉，出肩解，绕肩胛交肩上，循咽下膈。其支者，从缺盆循颈上颊，至目锐眦。其支者，别颊上䪼，至目内眦；手少阳三焦经，起于小指次指之端，循出臂外，上贯肘，循臑外上肩。其支者上颈；其支者至目锐眦；足少阳胆经，起于目锐眦，循颈，至目锐眦后，其支者，别目锐眦，下加颊车，下颈，络肝属胆。其中手太阳手少阳均循臂外肩上，三经均过颈目，三经均会于听宫，故可以治疗诸经脉所循病症，如上肢牙面颊咽眼病症。

### 【临床应用】

对于听宫穴，贺老多年来一直在进行深入的研究和观察。

听宫穴归经为手太阳经，其位居头侧部，《针灸甲乙经》认为该穴还为"手足少阳，手太阳之会"。因此在临床上常用其治疗太阳经和少阳经的病变。治疗范围除耳疾以外，还有目疾、癫狂、失音等病症。《针灸大成》言其主"癫狂、眩仆、喑不能言"等。贺老不仅喜用听宫穴，而且更善用听宫穴，形成了独特的风格。在临床实践中，贺老曾用本穴治疗中风、肢体震颤、落枕、肢端肿胀、耳鸣耳聋、癫症等多种病症。

经云："太阳主开"，"听宫此其输也"。凡外邪侵袭，多从太阳经始，调理太阳经可祛表邪，散风寒，治疗由于外受风寒所导致的颈项强直疼痛。太阳为开，开则肉节渎而暴病起，故暴病者取之太阳，如中风——中脏腑，其发生多由风、火、痰三者因素引起，病变涉及心、肝、脾、肾等脏腑，涉及上、中、下三焦，主要病机为气血不通，经脉不畅。太阳主筋，太阳经气通达，则周身经脉得以充润。听宫穴可通行全身气血经脉，故可以治疗半身不遂，也可以配合列缺、条口、环跳等穴共同治疗，以增强通经活络之力。另外听宫穴具有益聪开窍，通经活络之功，从经脉流注上来看，太阳与少阴相交相贯，互为络属，故可调于前而治于后，调于阴而治于阳。

治疗耳聋、耳鸣时，可配合应用筑宾穴。筑宾为肾经穴位，为阴维郄穴，郄穴为经气汇聚之处，善于治疗突发病、急性病，肾开窍于耳，阴维主一身之阴，故筑宾有补肾益阴之效，对耳部疾患有很好疗效。

听宫穴用于治疗因中风引起的半身活动不利或上肢震颤，操作上运用毫针施以补法，予轻刺激量，留针30分钟，每日治疗1次。如伴有下肢病变常加条口穴，一上一下配合应用。

贺普仁教授治疗小儿耳聋、耳鸣均多取听宫穴，小儿耳病西医诊断多为药物中毒性耳聋、神经性耳聋。刺法均以毫针，行速刺法，"得气"即出针。每周治疗2～3次。一般经长期治疗，症状会明显改善。

火针点刺听宫穴治疗落枕、颌关节功能紊乱可获得明显效果。

【文献摘要】

《针灸甲乙经》：癫疾，听宫主之。

《针灸聚英》：主失音，癫疾，心腹满，聤耳，耳聋如物填塞无闻，耳中嘈嘈㖫㖫蝉鸣。

《百症赋》：听宫、脾俞，祛残心下之悲凄。

【验案举例】

病例一：

王某某，男，53岁。

主诉：左上肢不会动2个月。

现病史：2个月前突然呕吐，腹泻，头痛，说话不清，左上肢肿胀不会动。既往有高血压病史。

望诊：舌体偏左，舌苔白，中间黄。

切诊：脉沉弦。

辨证：阴虚阳亢，肝风内动。

治法：滋阴潜阳，平肝息风。

取穴:听宫。

五诊后左手肿胀消退,治疗10次后诸症减轻。

病例二:

李某某,男,47岁。

主诉:语言謇涩、肢体无力10天。

现病史:10天前下楼时突然左身失灵,说话不清,口眼歪斜,伴呕吐2次。无大小便失禁。

望诊:舌苔白腻。

切诊:脉沉细。

辨证:中气不足,风中于络。

治法:补中益气,通经活络。

取穴:听宫为主穴,配列缺、条口。

治疗5次后,说话清楚,精神好转,走路也较为平稳。

病例三:

刘某某,男,40岁。

主诉:右项背疼痛7天。

现病史:于10月15日晨起时感到右侧肩项部疼痛不适,头颈不能转侧,食欲不佳,睡眠差,二便正常。

望诊:面黄,舌苔薄白,舌质淡。

切诊:脉沉缓。

辨证:卫外不固,风寒阻络。

治法:疏风定痛。

取穴:听宫。

针2次后痊愈。

病例四:

付某某,男,1岁10个月。

主诉:耳聋1年。

现病史:1年前因感染细菌性疾患,注射庆大霉素之后,听力逐渐下降,以致两耳无所闻。伴有性情急躁。纳食可,眠安,二便调。

望诊:舌淡红,苔薄白。

切诊:脉细数。

辨证:药物中毒,经脉闭塞。

取穴:听宫、筑宾。

刺法:毫针点刺,不留针。

一诊后,听力有所改善;六诊后,家长教他说话,能跟着学;九诊后,听力基本恢复,对低微的声音也有反应。

病例五:

张某某,女,6岁。

主诉:双眼胀痛2个月。

现病史:两月前因车祸撞伤头部,扶起后呕吐数日,脑无明显外伤,仅感双眼胀痛,低头时尤甚,诊断为脑震荡。两月来其症不见好转。

辨证:脉络受损、髓海不安、气血瘀滞。

治法:通经活络、行气活血、安髓定志。

取穴:听宫、臂臑。

刺法:以毫针刺法,行捻转补泻之泻法,留针30分钟,隔日治疗1次。

二诊:患儿家长代诉,症状明显减轻,低头时两眼已不胀痛,针法穴不变。

三诊:诉其症状完全消失,无不适感。

# 十一、风池(足少阳胆经穴)

正坐俯伏或俯卧取穴。在项部,当枕骨之下,与风府相平,胸锁乳突肌与斜方肌上端之间的凹陷处。

足少阳、阳维之会。

【主治及刺法】

微通法:治疗感冒,咳嗽,头痛,水肿,目赤肿痛,青光眼,视网膜炎。毫针直刺,平耳垂水平,略斜向下,进针1寸,局部酸胀针感并向头顶、颞部、前额或眼眶扩散;毫针斜刺,针向对侧风池穴,进针1寸,局部酸胀针感,可扩散至项部。

温通法:咳嗽、面痛、痉证、水肿,细火针点刺,或温灸5～10分钟。

【穴性原理】

风池穴为治风之要穴,因其足少阳胆经与足厥阴肝经相表里,肝为风木之脏,极易化火动风,所产生之内风表现为头痛等症;该穴为足少阳与阳维之会,阳维脉维络诸阳经而主表,应于肺,多与外风有关,风邪袭人,上先受之;巅顶之上,惟风可到,说明头面五官病症多与风邪有关,如外风引起的头痛、感冒、咳嗽等症。

足少阳经脉起于目外眦,足少阳经别系目系,足少阳经筋结于目外眦,故该穴又为治眼疾之要穴,治疗目赤肿痛、青光眼和视网膜炎等眼疾。

【临床应用】

风池穴是治疗眼病的重要穴位。贺普仁教授尤善用此穴治疗眼科疑难病症——视网膜炎。临床常见有两种:

一种是原发性视网膜色素变性，该病是一种慢性进行性损害视网膜色素上皮和光感受器细胞的疾病，具有明显的遗传倾向性，主要表现为进行性夜盲、视野逐渐狭窄、中心视力下降，在视网膜上出现骨细胞样色素沉着。一般于儿童期或青春期发病。属眼科疑难病，致盲眼病之一，其发病机制和确切病因尚不明了，针灸可缓解病情。

另一种是中心性视网膜炎，为一种较常见的眼底病，受累部位主要局限于黄斑区。一般认为是黄斑区附近的小动脉收缩，使周围的毛细血管扩张，导致浆液渗入附近组织内，从而形成周围组织的积滞现象。其主要临床特点以视力模糊及视物变形，可不同程度地影响中心视力，但一般不会致盲。

中医认为视网膜炎多由暴怒惊恐，气机逆乱，血随气逆；或因情志抑郁，肝失条达，气滞血瘀，脉络阻塞；或因嗜好烟酒，恣食肥甘，痰热内生，上壅目窍；也有外感风热之邪，内传脏腑，邪热内炽，上攻于目；病程日久或素体肝肾阴亏，阳亢风动，风火上逆，上扰清窍，此外撞击伤目也可致本病。

临床可见视力模糊，眼前似有纱布遮盖，并有阳性盲点，视物变形。发病初期往往伴有同侧偏头痛。眼底检查首先出现黄斑水肿，在水肿边缘可见圆形、椭圆形或不规则的反射光晕，中心凹光反射消失。在水肿区常见有黄白色或灰白色圆形渗出小点。治疗原则宜活血化瘀、清肝明目，病久者宜养血明目。穴取风池，睛明，光明和太阳。

【文献摘要】

《针灸甲乙经》：诸瘿，灸风池百壮。

《备急千金要方》：主喉咽偻引项挛不收。

《针灸大成》：主洒淅寒热，伤寒温病汗不出，目眩苦，偏正头痛，痎疟颈项如拔，痛不得回顾……胬肉攀睛：风池、睛明、合谷、太阳。

《玉龙歌》：偏正头风有两般，有无痰饮细推观，若然痰饮风池刺，倘无痰饮合谷安。

# 十二、风府（督脉穴）

正坐位取穴。在项部，当后发际正中直上1寸，枕外隆凸直下，两侧斜方肌之间凹陷中。

督脉、阳维之交会穴。

【主治及刺法】

微通法：舌急不语，咽喉肿痛。失音，头痛，眩晕，颈项强急，中风癫狂，瘿瘿。神经性头痛，颈项部神经、肌肉疼痛，感冒，癔症。伏案正坐，使头微前倾，项肌放松,向下颌方向缓慢刺入 0.5～1 寸。针尖不可向上,以免刺入枕骨大孔,误伤延髓。可灸。

【穴性原理】

风府指风邪聚结之处,穴当人身上部之头项处,易受风邪。有散风息风,通关开窍之效。

【临床应用】

《素问·热论》云:"巨阳者,诸阳之属也,其脉连于风府,故为诸阳主气也",督脉主一身阳气,太阳为诸阳之首,是藩篱之本,通于督脉,风府为督脉穴位,为邪气易于出入之所。《素问·疟论》云:"言卫气每至风府、腠理乃发,发则邪气入,入则病作……中于手足者,气至手足而病。卫气所在,与邪气相合则病作",可见关节疼痛、肿胀、变形等常与卫气不行、邪闭经脉,最后阳亏阴耗、关节失养有关。风府可鼓舞阳气,散风祛邪,对外邪侵袭、阳气不足之肢体关节疼痛等症有很好效果,常法所不易取效的风湿顽痹,能显示出神奇疗效,如能配合火针点刺局部,则效果更佳。

【文献摘要】

《针灸甲乙经》:督脉、阳维之会。

《针灸聚英》:项后入发际 1 寸,大筋内宛宛中,疾言其肉立起,言休立下。

《针灸资生经》:风府者,伤寒所自起,壮人以毛裹之,南人怯弱者,亦以帛护其项。

《铜人腧穴针灸图经》:禁不可灸,不幸使人失喑。

《扁鹊心书》:但此穴入针,人即昏倒,其法向右耳入三寸,则不伤大筋而无晕,乃千金妙法也。

【验案举例】

病例一:

杨某某,男,20 岁。

主诉:双膝关节疼痛、肿胀 3 个月。

现病史:3 个月前,因受凉引起双膝关节轻度疼痛,时有麻木感,未加重视。数周后,疼痛加重,行走困难。经外院检查"风湿因子"呈阳性,诊断为"风湿性关节炎",服用抗风湿药物后疼痛减轻。现双膝关节疼痛,压痛明显,关节活动自如。纳可,夜寐安,二便调。

望诊:双膝关节肿胀,皮色正常。

切诊:脉弦滑。

辨证:风寒湿邪侵袭,气血不通,经脉不畅。

治法:壮阳祛邪,调畅气血,疏通经脉。

取穴:风府。

刺法:毫针刺法,平补平泻,针感以酸胀为度。留针 30 分钟,隔日治疗 1 次。可火针点刺膝关节局部,因患者畏惧火针,故只取风府穴。

2 诊后,双膝疼痛有所减轻;原法治疗 10 次后,疼痛已减大半。20 余次治疗后,已无疼痛、肿胀,可自如行走。

病例二:

夏某某,女,42 岁。

主诉:双膝疼痛 2 个月。

现病史:2 月前曾趟水过河,水没膝盖且冰凉,后一直双膝疼痛,怕凉,畏风,遇冷痛甚。纳食可,夜寐安,二便调。

望诊:舌淡,苔薄白。双膝关节无变形。

切诊:脉沉细,肢冷。

辨证:寒邪内蕴,阳气不足。

治法:振奋阳气,散寒逐邪。

取穴:风府、阿是穴。

刺法:风府以毫针刺,平补平泻。阿是穴以火针点刺。隔日治疗 1 次。

治疗 2 次后,双膝疼痛已明显减轻,怕冷、畏风等症状也有所好转。治疗 6 次后,膝部已不觉疼痛。

# 十三、神庭(督脉穴)

正坐或仰卧取穴。在头部,当前发际正中直上 0.5 寸。

督脉、足太阳、阳明之交会穴。

【主治与刺法】

微通法:头晕目眩,鼻渊,流泪,目赤肿痛,雀目,吐舌,角弓反张,癫狂,痛证,惊悸,失眠,泪囊炎,结膜炎,鼻炎,神经官能症,记忆力减退,精神分裂症。毫针平刺 0.3～0.5 寸;可灸。

【穴性原理】

神之庭院。脑为元神之府,穴当发际正中,脑海之前庭,乃元神所居之庭堂,故名神庭。别名发际,归属督脉,为督脉与足太阳、阳明经之会,是治疗神志病之常用穴。此外,有安神醒脑,降逆平喘之效。

【临床应用】

头为诸阳之会,脑为元神之府,是督脉与足太阳、阳明经交会穴,贺老常灸之用于治疗各型眩晕,取得满意疗效。轻者只灸神庭即可见效,重者与辨证取穴针刺疗法相结合,留针期间灸神庭。《备急千金要方》曰:"主头风眩,善呕烦满";《玉龙歌》云:"头风呕吐眼昏花,穴取神庭始不差";神庭曾作为禁针穴记载于不少文献中,如《针灸甲乙经》:"禁不可刺,令人癫疾,目失睛,灸三壮";《针灸逢源》:"灸七壮,禁针,针令人发狂,目失睛"等,目前神庭已成为针刺常用穴位,并无特殊禁忌,但这些记录至少提示我们神庭穴作为灸穴使用的时间已很长,疗效甚至可能优于针刺。

眩是眼花,晕是头晕,二者常同时出现,故并称。西医的内耳性眩晕,高血压病,动脉硬化症,贫血,神经官能症以及某些脑部疾患等可出现眩晕。

【文献摘要】

《针灸甲乙经》:督脉、足太阳、阳明之会。

《普济方》:岐伯曰:凡欲疗风,勿令灸多,缘风性轻,多则伤,宜灸七壮至二七壮,禁针,针即发狂。

《类经图翼》灸三壮,禁刺,刺之令人癫狂目失明。

【验案举例】

陈某某,女,54岁。

主诉:头晕两月余,阵发性加重。

现病史:两月来头晕沉,劳累则加重,重时头晕目眩,如坐舟车,不能行走,耳鸣,恶心欲吐。纳差,大便溏薄。

望诊:舌淡胖,边有齿痕。

切诊:脉沉细。

查体:血压 90/60mmHg。

辨证:脾虚,气血化源不足,头窍失养。

取穴:神庭、中脘、风池。

刺法:温和悬灸神庭穴,以局部灼热感为度,灸 30 分钟,配合针刺中脘、风池。治疗后,自觉头目清爽。每日 1 次。

连治 10 天,眩晕未再发作。

# 十四、中脘(任脉穴)

仰卧位取穴。在上腹部,前正中线上,当脐中上 4 寸。

胃募穴,八会穴之腑会,手太阳、少阳、足阳明、任脉之会。

【主治及刺法】

微通法:治疗痫证,不寐,脏躁,头痛,痹证,痿证,水肿,冻疮,脱发,咳嗽,胃痛,腹痛,黄疸,痢疾,便秘,胸痹,慢惊风,疳积,小儿泄泻,夜啼。毫针针刺,进针 1.5～2 寸,上腹部闷胀沉重或紧缩针感。

温通法:治疗咳嗽,头痛,胸痹,胃痛,胃缓,腹痛,黄疸,痢疾,便秘,冻疮。中粗火针点刺,或灸 3～7 壮,或温灸 10～15 分钟。

【穴性原理】

中脘是胃之募穴，是胃的精气结聚的部位，又是手太阳、少阳、足阳明、任脉之会穴，该穴又正当胃部，有调理胃气的作用，是治疗胃病的要穴。胃主受纳和腐熟水谷；胃气主降，以降为和，若其功能失司，可取中脘来调之，适用于胃痛、胃缓和小儿疳积等病症。

脾与胃相表里，脾胃为后天之本，气血生化之源，故可用于脾胃虚弱、气血亏虚、筋脉失养之痿证，皮肤失养之冻疮和斑秃。脾胃虚弱不能运化水湿，蕴而成痰，上犯于肺致咳嗽，侵犯于经络致头痛、水肿和痹证，上犯于心，致情志病变，这些都是中脘的常用主治。又因其为交会穴，手太阳和手少阴相表里，其经脉络属于心，足阳明经别上通于心，手少阳经脉布膻中、散络心包，故中脘穴可治疗不寐、脏躁和胸痹。

该穴又为八会穴之腑会，六腑皆禀赋于胃，胃为六腑之长，中脘为胃之募穴，故中脘与六腑的生理功能有密切关系，六腑的病症如大肠功能失司可导致腹痛、痢疾、便秘等症。

总之，根据中脘腧穴的特性，与其相关的脾胃生理功能，脏腑的关系和经脉的联系，该穴可用于胃、脾、心、肺、肠和胆的病症。

【临床应用】

贺普仁教授认为中脘具有健脾安神、益气养血的功能，故常用它治疗失眠症和脱发症。

失眠为常见病症，引起原因复杂繁多。中脘适用于饮食不节所致的脾胃失和型失眠，可兼见脘闷嗳气，吞酸恶心，舌苔黄腻，脉滑。穴取中脘、内关、脾俞、胃俞、百会、神门、三阴交，诸穴合用以和胃安中。

脱发症多因素体虚弱，脾胃不健，气血化源不足，风邪乘虚侵袭，以致血虚风燥，毛发失养而脱落，或因情志不畅，肝气郁结，气滞血瘀，或肝肾阴亏导致，其中血虚风燥者最为多见。临床可见头发突然成片脱落，脱发部位的形状不一，大小不等，多见圆形或不规则形，边界清楚，继续发展，则损害的数目，范围均可增多、扩大。穴取中脘、上廉、足三里，以健脾益肾、养血祛风。

【文献摘要】

《千金翼方》：中管（中脘）、建里二穴，皆主霍乱肠鸣、腹痛胀满。

《针灸聚英》：便血，灸中脘、三里、气海等穴。

《行针指要歌》：或针痰，先针中脘、三里间；或针吐，中脘、气海、膻中补；翻胃吐食一般针，针中有妙人少知。

【验案举例】

病例一：

韩某某，男，30岁。

主诉：上下肢活动无力十余年。

现病史：十余年前因受凉劳累后，发现双侧下肢不能活动，经输钾治疗后好转。此后经常发作，同时出现两上肢无力，软弱，经医院化验仍诊断为"低钾"，近来发作间隔时间越来越短，几乎每周发作一次，食眠尚可，二便正常。

望诊：舌质红，舌苔白腻。

切诊：脉滑。

辨证：脾胃不足，经气不利，筋骨关节失于濡养。

治法：健运中焦，通行气血以达于四肢。

取穴：中脘。

经过 2 次治疗后，可以骑自行车，追访至今未复发。

病例二：

林某某，男，40 岁。

主诉：逢冬两手肿胀、裂口、疼痛、不能参加活动数年。

现病史：逢冬季必犯，两手肿胀、裂口、疼痛、不能参加活动，需戴大棉手套休息，已连续数年之久。食欲不振，大便不调，小便正常。

望诊：面黄、舌苔白。

脉象：沉细。

辨证：中阳不足，不能温煦四肢所致。

治法：温中散寒，通经活络。

刺法：取中脘，艾盒灸 30 分钟。

每周治疗 2～3 次，坚持灸治 1 个半月，两手冻疮愈合。次年嘱患者自购艾盒灸中脘，随访，冻疮未复发。

病例三：

范某某，男，22 岁。

主诉：冬季两手肿胀、裂口、疼痛数年。

现病史：每逢冬季两手肿胀、裂口、疼痛，不能参加劳动，需要戴大棉手套，已经连续数年。纳差，大便溏，小便正常。

望诊：面黄，舌苔白。

切诊：脉沉细。

诊断：冻疮。

辨证：中阳不足，不能温煦四肢所致。

治法：温中散寒，通经活络。

取穴：中脘。

刺法：中粗火针点刺。共治疗 5 次后痊愈，恢复工作。

病例四：

许某某,男,45 岁。

主诉:头痛数年。

现病史:头痛多年,以前额为主。重时满头作痛,并有胀感,恶心。曾多方治疗,未见效。食欲可,大便干,小便黄,血压不高。

望诊:舌苔薄黄。

切诊:脉弦数。

辨证:阳明蕴热,夹气上扰,气血阻滞。

取穴:中脘。

一次显效,四次痊愈。

病例五:

王某某,女,27 岁。

主诉:毛发稀疏 3 年余。

现病史:3 年前自觉头发脱落较多,每次洗头掉一大团,逐渐毛发越来越少,几见头皮,一般情况好。患者可现头发稀少,舌淡苔白腻,脉沉细。

辨证:脾肾不足,血不养发。

治法:补脾益肾,养血荣发。

取穴:中脘、足三里、上廉。

刺法:毫针刺,平补平泻,留针 30 分钟。患者隔日治疗 1 次。经治疗 3 次后,停止脱发,洗头时仅掉少量头发。共针刺 12 次,已有毛发新生。

# 十五、天枢(足阳明经穴)

仰卧取穴。在腹中部,距脐中 2 寸。大肠之募穴。

【主治及刺法】

微通法:毫针直刺,深 1.5~2.5 寸,有局部酸胀针感,可扩散至同侧腹部,治疗泄泻、便秘、腹满、腹痛。

温通法:火针点刺,进针 0.5 寸,治疗胃痛、腹痛、泄泻。强通法:三棱针点刺出血 3~5 滴,治疗肠痈。

【穴性原理】

天枢穴其经脉属胃络脾,胃为六腑之长,即六腑的生理功能和病理反应为胃所概括。正如《灵枢·本输》所言:“大小肠,皆属于胃。”而反映大肠生理功能和病理反应的募穴与下合穴,都分布在足阳明胃经上,所以足阳明胃经穴可治大肠腑证。天枢又是大肠的募穴,是大肠经气汇集之处,为调理胃肠气机之枢纽,善治大肠腹证。

本穴位于腹部,可治疗局部病症如腹痛腹胀。

【临床应用】

贺普仁教授临床应用天枢穴治疗小儿泄泻,取天枢、中脘、上巨虚和足三里作为基础方。乳食停滞型加四缝穴三棱针点刺出血;湿热及食积型加曲池、阴陵泉用泻法;脾肾阳虚型加肾俞、长强针灸并施,用补法。天枢、中脘艾条温和灸 10 分钟,毫针刺入 0.5 寸左右,捻转 1 分钟左右即出针。长强穴可刺入稍深,沿尾骨与直肠之间直刺。

天枢是大肠募穴,在临床上具有双向调节作用,既能治疗泄泻,又能治疗与之相反的便秘。如气虚不运之虚秘,针泻天枢,补合谷、足三里,以益气通便;血虚津少之虚秘,泻天枢,补复溜、三阴交,以补益津血、润肠通便;阳虚内寒之冷秘,泻灸天枢、上巨虚,以温通开秘;气阻不畅之气秘,针泻天枢、太冲,以理气通便;阳明热盛、肠胃热结之热秘,泻天枢、内庭,以清热通便;食滞闭阻之食秘,针泻天枢、中脘,以消食导滞、攻下通便;肺气不降之便秘,泻天枢、尺泽,以降气通便。

此外,足阳明经循颜面而行,天枢可治疗面部病症,《备急千金要方》有其治疗"面肿"的记载,临床可用于治疗脾胃不足、邪滞阳明之面痛。

【文献摘要】

《备急千金要方》:小便不利……灸天枢百壮。天枢,主疟振寒,热盛狂言。天枢,主冬月重感于寒则泄,当脐痛,肠胃间游气切痛。

《针灸大成》:妇人女子癥瘕,血块成结,漏下赤白,月事不时。

《百症赋》:月潮违限,天枢、水泉细详。

【验案举例】

刘某某,女,44 岁。

主诉:左侧面痛 3 年。

现病史:3 年前无明显诱因开始出现左侧面部疼痛,疼痛呈烧灼样、电击样窜痛,说话、刷牙等均可诱发疼痛发作。诊断为"三叉神经痛"。纳差,夜寐不安,小便可,大便干,面部扳机点明显。

望诊:面色萎黄,舌淡,苔薄白。

切诊:脉沉细。

辨证:脾胃虚弱,阳明壅滞。

治法:调和肠胃,清利阳明。

取穴:天枢、面部扳机点。

刺法:天枢毫针刺法,补法。面部扳机点用细火针点刺,不留针。隔日治疗 1 次。

二诊后,疼痛程度有所减轻;四诊后发作次数明显减少。治疗 15 次后,疼痛消失。

# 十六、气海（任脉穴）

仰卧位取穴。在下腹部，前正中线上，当脐中下 1.5 寸。

肓之原穴。

## 【主治及刺法】

微通法：舞蹈病、呃逆、眩晕、中风、痹证、癃闭、经早、经迟、痛经、崩漏、不孕症、产后腹痛。毫针斜刺，针尖向下，进针 2～2.5 寸，局部酸胀感，可扩散至外阴部。

温通法：阴挺、小儿遗尿。细火针点刺或灸 3～7 壮或温灸 10～15 分钟。

## 【穴性原理】

气海为任脉经穴，任脉与冲脉同起于胞宫，向后与督脉、足少阴之脉相并，同时任脉和足三阴、手三阴经脉联系，故又称为诸阴之海，可治疗生殖泌尿系疾病。气海穴又位于任脉之小腹，是"男子生气之海，元气之聚，生气之源"之处，为下焦的气会穴，元气要穴，主治脏气虚惫、真气不足和下焦气机失畅所致病症，所以有调气机、益元气、补肾虚、固精血的作用，故本穴为强壮要穴，有保健作用。

## 【临床应用】

贺普仁教授认为气海是治疗一切气病的要穴，具有培补元气、补益虚损和疏理气机的功效，故临床上适用于气机不利、脏气虚惫之诸症，以及与气有关的血症。

气机不利的病症，如呃逆、眩晕、中风、癃闭；与气有关的血症，如经早、经迟、痛经、崩漏、不孕症；脏气虚惫的病症，如舞蹈病、阴挺、小儿遗尿。

## 【文献摘要】

《铜人腧穴针灸图经》：气海，治脐下冷气上冲，心下气结成块，状如覆杯……治脏气虚惫，真气不足，一切气疾，久不瘥者，悉皆灸之。

《席弘赋》：气海专治五淋病，更针三里随呼吸。

《百症赋》：针三阴与气海，专司白浊久遗精。

## 【验案举例】

白某某，男，1 岁。

主诉：双眉不自主抖动 2 年。

现病史：2 年前起双眉不自主抖动，舌部、口唇、鼻梁也动，踝部不动即觉不适，一日多次。近来抖动加重，四肢也有不规则抖动，经医院诊为舞蹈病，伴食欲不振，有时腹痛，大便正常、小便频数，患者面黄、苔白、声息正常，脉细。

诊断：舞蹈病。

辨证：先天不足，经脉空虚。

治法：培补元气，温煦经络。

取穴：气海、关元、中脘。

刺法：毫针刺，行补法，不留针，隔日1次。

该患者经过12次针灸治疗，病情逐渐减轻，终使之停止抖动。

# 十七、关元（督脉穴）

仰卧位取穴。在下腹部，前正中线上，当脐中下3寸。

小肠募穴，足三阴、任脉之交会穴。

【主治及刺法】

微通法：经早、经迟、经乱、痛经、经闭、带下病、阴挺、石瘕、恶露不下、产后腹痛、遗精、阳痿；淋证、癃闭；痢疾、便秘；胸痹、中风、痹证；遗尿、夜啼。毫针斜刺，针尖向下，进针2～2.5寸，局部酸胀针感，有时可扩散至阴部。

温通法：遗精、阳痿、经迟、经乱、闭经、子宫肌瘤；小儿遗尿；胃痛、痢疾、便秘；痹证、胸痹。中粗火针穴位点刺，或灸3～7壮，或温针灸10～15分钟。

【穴性原理】

关元是足太阴脾经、足少阴肾经、足厥阴肝经和任脉交会穴，故本穴可治疗四经关联病症。肾藏精，主生殖，开窍于二阴，与膀胱互为表里；肝藏血，主疏泄，其经脉循阴股入毛中，过阴器，抵小腹；脾主运化，为气血生化之源，脾可统血，使血液正常运行于脉内。若三脏功能失调，可导致生殖病、妇科病、泌尿系疾病，关元因其交会穴作用，又因其位于小腹，位于三焦之气所出的部位，脐下肾间动气之处，此处乃十二经之根、元气之所系、生气之源、五脏六腑之本。正如《难经·八难》云："十二经脉者，皆系于生气之源，所谓生气之源者，谓十二经之根本也，谓肾间动气也，此五脏六腑之本，十二经之根，呼吸之门，三焦之原，一名守邪之神。"所以关元具有培肾固本、补益元气、回阳固脱的作用，可作为强壮要穴，治疗中风脱证、虚劳羸瘦病症。关元又是小肠之募穴，具有调节小肠、分泌清浊的功能，可治疗二便病症。

总之依其所属经脉、穴下脏器、小肠募穴、穴位所在，关元主治下焦、中焦、小腹、小肠腑病以及男女生殖、泌尿系疾病。对于真阳虚衰、脏腑虚惫的病症具有一定的功效。

【临床应用】

贺普仁教授常用关元治疗以下多种疾病。淋证，穴取关元、肾俞、大赫、气冲、三阴交、中封，关元进针1.5寸用补法，诸穴合用以补肾疏肝、通利膀胱。癃闭，穴取关元、气海、水道、大赫、阴陵泉，关元进针1.5寸用补法，诸穴合用以行瘀利水、通利小便。遗尿,穴取关元、中极、气海、三阴交、肾俞,关元进针1.5寸用补法,诸穴合用以调补脾肾、固摄下元。阳痿,穴取关元、环跳、大赫、三阴交,关元进针1.5寸用补法,诸穴合用以益肾壮阳。子宫脱垂,穴取关元、大赫、曲骨、水道,关元进针1.5寸用补法,诸穴合用以益气固本。不孕症,穴取关元、气海、中渚、水道、归来、三阴交,关元进针1.5寸用补法,诸穴合用以补益肾气、调理气血。

【文献摘要】

《针灸甲乙经》:气癃溺黄,关元及阴陵泉主之。

《备急千金要方》:关元、涌泉,主胞转气淋,又主小便数;关元、太溪,主泄痢不止。

《针灸资生经》:关元、秩边、气海、阳纲,治小便赤涩。

# 十八、水道(足阳明经穴)

仰卧取穴。在下腹部,当脐中下3寸,距前正中线2寸。

【主治及刺法】

微通法:毫针直刺1~1.5寸,酸胀针感可扩散同侧下腹部。治疗小腹胀满,小便不利,水肿。

温通法:火针点刺5分深,治疗子宫肌瘤、淋证。

【穴性原理】

水道位于下腹部,腹部有气街。《灵枢·卫气》云:气在腹者,止之背俞与冲脉。阐明腹部是经气会合通行的共同通道。《素问·灵兰秘典论》又曰:膀胱者,州都之官,津液藏焉,气化则能出矣。该穴邻近膀胱,功在治水,故名水道。

【临床应用】

贺普仁教授临床应用水道作为基础穴常治疗小便不利,称为淋证,表现为小便频数、短涩淋沥,尿道刺痛胀痛,甚则点滴难出。常取水道,关元,中极和三阴交作为基础方。如尿中见血之血淋,加血海、膈俞;小便混浊,色如米泔之膏淋,加足三里;小便淋沥不已,遇劳即发之劳淋,加脾俞、肾俞;小腹及茎中胀急刺痛,尿中有砂石之石淋,加中封和蠡沟。贺普仁教授也常用火针点刺该穴治子宫肌瘤,其他还用于肾炎、盆腔炎、输卵管不通、月经病、睾丸炎等病症。

【文献摘要】

《针灸甲乙经》:三焦约,大小便不通,水道主之。

《备急千金要方》:三焦膀胱,肾中热气,灸水道随年壮。

《千金翼方》:妊胎不成,若堕胎腹痛,漏胞见赤,灸胞门五十壮。关元左边二寸是也，右边名子户；子脏闭塞不受精，灸胞门五十壮；胞衣不出，或腹中积聚，皆针胞门入一寸，先补后泻。去关元左二寸；子死腹中及难产，皆针胞门。

《针方六集》：主治小腹满，引阴中痛，膀胱有寒，腰背强急，三焦结热，小便不利，妇人胞中瘕，子门寒。

《百症赋》：脊强兮，水道、筋缩。

# 十九、气冲（足阳明经穴）

仰卧取穴。在腹股沟稍上方，当脐中下 5 寸，距前正中线 2 寸。

## 【主治及刺法】

微通法：毫针直刺 0.5～1 寸，局部重胀感，治疗癃闭、腹痛、疝气。向外阴部斜刺 2 寸，局部酸胀针感向生殖器扩散，治疗阳痿、阴肿、茎痛、月经不调、不孕症及胎产诸疾。

## 【穴性原理】

气冲，又名气街。《素问·痿论》曰：阳明者，五脏六腑之海，主润宗筋；冲脉者……与阳明合于宗筋……会于气街……故阳明虚则宗筋纵，带脉不引，故足痿不用也。又《素问·水热穴论》曰：气街、三里、巨虚上下廉，此八者，以泻胃中之热也。以上说明本穴与冲脉、带脉均有联系，故主少腹、阴部、妇科病症，由于属阳明经穴，故还可以泻胃热。

女子生长发育与冲任带脉，肝肾脏器密切相关。女子二七，任脉通，太冲脉盛，月事以时下，女子七七，冲任虚衰，天癸枯竭，月事生育停止。肝为藏血之脏，性喜条达，肝气冲和，则血脉通畅，经血正常；若木郁不达，化而生火，则血横溢，或相火妄动、内烁津液而成血枯。肾主藏精而系胞，又为冲任之本。冲脉起于气街并少阴之经，夹脐上行。肝经之脉，循股阴入毛中，过阴器抵小腹，上行之巅顶与冲任之脉并行。

妇科疾病多为冲任所伤，冲任损伤可影响肝脾，而肝肾有病，又可影响冲任，治疗肝肾，即是治疗冲任，而冲任治疗也是治疗妇科疾病的法则之一。同理，也是治疗男科病的重点用穴。

## 【临床应用】

贺普仁教授临床应用此穴，常治疗老年肾气虚惫、命门火衰、阳气无以化阴，或中气不足，膀胱传递无力导致小便潴留的虚型癃闭。临床可见：小便淋沥不爽，排出无力，面色㿠白，神气怯弱，腰膝酸软，舌质淡，脉沉细而尺弱。方取水道、气冲、气海、关元和大赫。气冲直刺 0.5～1 寸，余穴直刺 1.5 寸左右，使下腹和会阴部有较强得气感，甚至以出现尿意为佳。针灸对神经性、功能性尿潴留效果较好，对阻塞性尿潴留需对病因进行综合治疗。

气冲也常治疗痛经,痛经是临床常见病症,月经前后或正在经期小腹及腰部疼痛,甚则剧痛难忍。其辨证可分五种:

气滞痛经:经前脐痛或乳房胀痛,胀多而通少,精神抑郁,宜行气止痛。取气冲,足厥阴之太冲,足太阴之三阴交。

瘀血痛经:经前及初行时,脐腹急痛。按之更甚,经色紫黯夹瘀块,下血块后即觉痛减,宜调气活血、行瘀止痛。取气冲,足太阴之血海、任脉之中极。

血虚痛经:经后少腹隐痛,喜热喜按,宜健脾益气、理气止痛。取气冲,足阳明之足三里,任脉之关元。

肝肾亏虚:经色淡量少,经后小腹作痛,胁肋胀,宜调补肝肾,兼固肝肾。取气冲,足太阴之三阴交,足少阳之带脉。

风冷痛经:经前或行经期,感受风冷,少腹痛,经行不爽,色黯红,宜温经活血、散寒行滞。取气冲,足太阳之肺俞、肾俞。

在针刺气冲时,因穴下有旋髂浅动脉和腹壁下动脉,针不可深。

【文献摘要】

《素问》:刺气街中脉,血不出,为肿鼠仆。

《备急千金要方》:主腹中满热,淋闭不得尿。

《百症赋》:带下产崩,冲门、气冲宜审。

《铜人腧穴针灸图经》:炷如大麦,禁不可针。

《针灸聚英》:吐血,多不愈,以三棱针于气街出血,立愈。

# 二十、会阴(任脉穴)

仰卧屈膝取穴。在会阴部,男性当阴囊根部与肛门连线的中点。女性当大阴唇后联合与肛门连线的中点。

任脉别络,夹督脉、冲脉之会。

【主治及刺法】

温通法:外阴白斑。细火针局部点刺,局部有热痛感。

【穴性原理】

《针灸大成》曰:"两阴间,任督冲三脉所起,督由会阴而行背,任由会阴而行腹,冲由会阴而行足少阴",故名会阴。任脉、冲脉皆起源于胞宫,二脉皆主治妇科疾病,任脉总统诸阴经,可调节肝肾阴经,又该穴位于会阴部有局部治疗作用,故善治因肝肾功能失调所引起的外阴病。

【临床应用】

贺普仁教授认为火针点刺会阴局部是治疗外阴白斑最有效的针刺方法。

外阴白斑又称女阴白斑,女阴上皮内非瘤样病变,是由一种或多种病因引起的阴部皮肤黏膜营养障碍色素变性样皮肤病。该病病程长、疗效差、反复发作，迁延难治，绝大多数患者阴部瘙痒，严重影响工作和休息。其皮损特点为皮肤黏膜萎缩变薄，脱色，变白或粗糙增厚，皮纹增深，色素沉着，弹性差，干裂、疼痛。部分患者外生殖器变形、阴道口狭窄，影响性生活。有的病变波及尿道口及肛门周围，影响排尿、排便功能。女性任何年龄组均可发病，极少数患者可发展成为外阴癌。国内外对其治疗有过不少研究，但目前仍无比较理想的治疗方法，属于中医阴痒、阴疮、阴蚀等范畴。

中医认为本病多因肝肾阴虚，肝气失和，会阴失去气血濡养，以致局部血不润肤。早期见阴部红肿，继而皮肤变厚、变白，并发生裂纹，伴局部瘙痒或疼痛，夜间加重。治疗可取中粗火针点刺会阴穴和白斑局部数针，每周1～2次，此法可调和气血、温通经脉。

会阴穴还可用于溺水窒息、产后晕厥等急危重症，以及其他前后二阴诸疾。

【文献摘要】

《普济方》：女子经不通，男子阴端寒冲心。

《铜人腧穴针灸图经》：主会阴、谷道瘙痒。

《针灸集成》：产后暴卒，灸会阴、三阴交。

# 二十一、大椎（督脉穴）

俯伏坐位取穴。在后正中线上，第七颈椎棘突下凹陷中。

手足三阳、督脉之会。

【主治及刺法】

微通法：治疗感冒，咳嗽，痫证，脏躁，痹证，痄腮，产后发热，急惊风，弱智。毫针直刺，针尖微斜向上，进针0.5～1寸，局部酸胀针感，或向下或向两肩部扩散。在一般情况下，进针不应过深，如有上肢麻电感，应立即退针。

温通法：治疗咳嗽。中粗火针点刺，或温灸10～15分钟。

强通法：治疗高热，痹证，面痛，痫证，疟疾，毛囊炎。三棱针点刺出血。

【穴性原理】

大椎是督脉、手足三阳经的交会穴，督脉总督诸阳，大椎为诸阳之会，阳主表，外邪入侵，多犯阳经，所以大椎有通阳解表、退热祛邪的作用，为全身退热之要穴，可治疗高热、产后发热等症。

大椎穴邻居心肺，有理气降逆的作用，故可用于感冒、咳嗽等症；又督脉入于脑，其分支联络于心，故可"治神"志病及脑部疾病，如痫证、脏躁、弱智等。

疟疾是由疟邪侵袭人体，伏于半表半里，入于阴争则寒，出于阳争则热。

因大椎为督脉和三阳交会穴,所以该穴既可助少阳之枢,又能启太阳之开,和解少阳祛邪外出。

【临床应用】

贺普仁教授认为强通法于大椎穴,是全身退热的有效的方法,用于外感内伤疾病引起的发热、高热、流脑、毛囊炎病症。用三棱针挑刺大椎穴,挑3下,用手挤出血若干滴,并拔火罐,使血液充分流出,出血可自行停止,留罐15分钟,此法可起到清热解毒、息风清热、行气活血的功效。如属高热,可加三棱针点刺攒竹穴。属流脑者,加用速刺放血法于攒竹、印堂、十宣和人中。如属毛囊炎者,可加锋针缓刺法于委中放血排毒。

【文献摘要】

《伤寒论》:太阳少阳并病,心下硬,颈项强而眩者,当刺大椎、肺俞、肝俞。

《杨敬斋针灸全书》:伤寒发热,大椎、合谷、中冲。

《针灸大成》:脾寒发疟,大椎、间使、乳根。

# 二十二、大杼 (足太阳膀胱经穴)

正坐或俯卧取穴。在背部,当第一胸椎棘突下,旁开1.5寸。

手足太阳之会,八会穴之骨会。

【主治及刺法】

微通法:咳嗽,项背痛。操作时,毫针斜刺向椎体方向刺入,进针深0.5～1寸,针感为局部酸、麻、胀,有时向肋间放散。

温通法:咳嗽,痿证。速刺法火针点刺,灸3～7壮。

【穴性原理】

大杼穴是足太阳、手太阳之会,太阳主开,有宣散外邪的作用,其位置邻近肺脏,故擅长治疗外邪犯表伤肺所引起的咳嗽、发热。大杼为背俞穴之首,接近大椎。"肩能任重,以骨会大杼也"。这是从任重作用来说明骨的作用,故可以治疗项背疼痛。

【临床应用】

大杼,风门,肺俞是贺普仁教授治疗咳嗽的最常用针方。咳嗽因外感病邪或内脏失调引起,临床辨证分型:风寒袭肺可加风池、合谷;风热犯肺加大椎、曲池;痰湿蕴肺加中脘、丰隆;肝火灼肺加阳陵泉、行间;肺阴亏耗加太渊、太溪。

【文献摘要】

《针灸大成》:主筋挛癫疾。

《肘后歌》:风痹痿厥如何治? 大杼、曲泉真是妙。

《席弘赋》:大杼若连长强寻,小肠气痛即行针。

【验案举例】

王某某,女,48岁。

主诉:咳嗽1年。

现病史:1年前出现咳嗽,吐白色痰,夜间及晨起后症状加重,冬季寒冷时病情也加重,经胸透诊断为慢性气管炎。舌苔白,脉沉滑。

辨证:肺气不足,外受风寒,肺失清肃。

治法:益肺祛寒、宣肺止咳。

取穴:大杼、肺俞、风门。

刺法:毫针刺法,先补后泻,留针30分钟,隔日治疗1次。

一诊后症状减轻,咳嗽减少,痰量未减。穴法不变,加用大椎拔罐,6诊后症状明显减轻,咳嗽少,痰量减少。继续治疗12次,症状消失。

# 二十三、风门(足太阳膀胱经穴)

正坐或俯卧取穴。在背部,当第二胸椎棘突下,旁开1.5寸。

督脉、足太阳之会。

【主治及刺法】

微通法:治疗感冒,咳嗽,牛皮癣,产后发热,百日咳,肩背痛。操作时,针尖斜向脊柱,深0.5寸,局部酸胀针感,有时向肋间扩散;治疗肩背痛,可用平刺,针尖从上往下沿肌间平刺,进针1~2寸,局部酸胀感。不宜直刺过深,以免刺伤肺脏。

温通法:咳嗽,痿证,牛皮癣(风湿热型),火针点刺;艾炷灸3~5壮,或温和灸5~15分钟。

【穴性原理】

太阳主一身之表,为肌表防止风邪入侵之藩篱,该穴为风邪侵入人体之门户,又主治风疾,故名风门。穴近肺脏,其近治作用可治疗外风侵袭、肺失宣降之感冒,咳嗽,哮喘。足太阳筋脉,上结头项,若受之于风,则项强不适,可用风门疏风散结以治之。风门散风调肺,促进气血运行,利于肌肤营血分布,可治疗风湿入里,湿久化热,湿热发于肌肤,皮肤失养所导致的牛皮癣。

【临床应用】

牛皮癣是一种慢性瘙痒性皮肤病,本病初起多由风湿热邪阻于肌肤经络,皮肤失养所致,日久耗伤营血,血虚生风化燥而使病情难愈,每因情志不遂或过度疲劳等诱因而使病情加剧。临床可分外邪蕴阻型和血虚风燥型。贺普仁教授治疗此病选曲池、血海、风市作为基础方,如是外邪蕴阻型则加风门、肺俞和阴陵泉,取风门可驱散表邪,固护卫气之功效。

【文献摘要】

《素问·水热穴论》:大杼、中府、缺盆、风门,此八者,以泻胸中之热也。

《针灸甲乙经》:风眩头痛,风门主之。

《玉龙歌》:腠理不密咳嗽频,鼻流清涕气昏沉,须知喷嚏风门穴,咳嗽宜加艾火灸。

《针灸大成》:主上气喘气……伤寒热退后余热:风门、合谷、行间、绝骨;肩背酸痛:风门、肩井、中渚、支沟、后溪、腕骨、委中。

# 二十四、肺俞(足太阳膀胱经穴)

正坐或俯卧取穴。在背部,当第三胸椎棘突下,旁开 1.5 寸。肺之背俞穴。

【主治及刺法】

微通法:咳嗽,哮喘,痿证,牛皮癣,痤疮,产后发热,百日咳。操作时,针尖斜向脊柱,深 0.5 寸,局部酸胀针感,有时向肋间扩散。不宜直刺过深,以免刺伤肺脏。

温通法:咳嗽、哮喘、痿证、牛皮癣(风湿热型),火针点刺不留针。慢性咳喘,可用蒜泥灸 5～9 壮,瘢痕灸 5～9 壮。风寒感冒咳嗽,火罐留罐 3～10 分钟,或温和灸 30～60 分钟。

强通法:咳嗽。三棱针点刺或挑刺,挤出血数滴加火罐治疗 15 分钟。

【临床应用】

肺俞为肺脏之气转输、输注之所,穴在肺之分野,可宣肺解表,补益肺气,化痰祛浊,是治疗哮喘、咳嗽的常用穴。

【文献摘要】

《针灸甲乙经》:肺胀者,肺俞主之,亦取太渊。

《铜人腧穴针灸图经》:治骨蒸劳,肺痿咳嗽。

《针灸资生经》:哮喘,按其肺俞穴,痛如锥刺。

《玉龙歌》:咳嗽须针肺俞穴,痰多宜向丰隆寻。

《行针指要歌》:或针嗽,肺俞、风门须用灸。

《百症赋》:咳嗽连声,肺俞须迎天突穴。

《针灸大成》:久咳不愈:肺俞、三里、膻中、乳根、风门、缺盆。

【验案举例】

汪某某,女,37 岁。

主诉:哮喘 1 年。

现病史:1 年前的春天开始出现哮喘,发作时胸闷气短,呼吸急促,喉中有少量痰。经检查与花粉过敏有关。纳食可,夜寐安,二便调。

望诊:舌淡红,苔薄白。

闻诊:呼吸略促。

切诊:脉沉弦。

辨证:肺气不足,气机上逆。

治法:补肺益气,通调气机。

取穴:肺俞。

刺法:火针速刺法,每日治疗 1 次。

2 诊后胸闷、喘憋等症减轻,喉中清爽无痰。治疗 5 次,诸症消失。

病例二:

陈某某,女,41 岁。

主诉:喘憋气短 21 年。

现病史:该患者约 20 岁时,在春季出现喘憋气短,经治未愈。以后每逢春季及秋季冷热变化时,喘憋加重,且喉中有声,痰多。发作前有胸闷,鼻塞流涕等先兆。哮喘终日不休,需用氨茶碱药物注射方能止喘,待夏季气候变热时哮喘方止。查患者痛苦面容,呼吸急促,张口抬肩,汗多,舌苔薄白,脉沉细。

辨证:肺气不足,气机失调。

取穴:肺俞。

刺法:用中等粗细火针,施用速刺法,每日 1 次。

三诊后,患者自觉喘憋好转,喉中痰鸣减轻。七诊后喘憋基本消失,听诊哮鸣音减轻。

约十诊后喘憋哮鸣音基本消失,巩固治疗数次。火针点刺肺俞可温阳通经,通过肺俞激发肺脏功能,使肺气充盛、气机调畅、津液输布,从而达到痰消喘定之目的。

# 二十五、心俞(足太阳膀胱经穴)

正坐或俯卧取穴。在背部,当第五胸椎棘突下,旁开 1.5 寸。心之背俞穴。

【主治及刺法】

微通法:治疗癫狂,失眠,脏躁,遗精,弱智。操作时,针尖斜向脊柱,深 0.5 寸,局部酸胀针感,有时向肋间扩散。不宜直刺过深,以免刺伤肺脏。

温通法:头痛(气血亏虚)、遗精,火针点刺。

强通法:痫证,梅花针叩打心俞局部 5 分钟,至潮红或出小血滴。

【穴性原理】

心俞是心气转输、转注之穴，具有养心宁神、调理气血的作用。心主血藏神，心神失养，或心神失宁，就会导致癫狂、失眠。心肾相连，水火共济，若水火不济，心肾不交，虚火内扰精宫，可致遗精。

【临床应用】

贺普仁教授常用心俞配谵语成对穴治疗情志疾病，如癫狂症。癫狂是精神失常的病症，癫症多呆静，可见沉默痴呆、精神抑郁、表情淡漠，或喃喃自语、语无伦次、或悲或喜、哭笑无常、不知秽洁、不思饮食；狂症多躁动，可见性情急躁、头痛失眠、面红目赤，继则妄言责骂，不分亲疏或毁物伤人。患者以青壮年较多。该病大多为情志所伤引起，忧思恼怒，肝失条达，肝壅克脾，脾虚生痰，痰蒙心窍，以致神志逆乱而发癫狂。穴取心俞、谵语可斜刺0.8寸，合谷、太冲、内关可直刺1寸，丰隆穴可直刺2寸，素体虚弱者加气海，施以补法，直刺1寸，长留针1小时。狂症发作时点刺上穴不留针。诸穴合用以醒脑开窍，化痰安神，清心泻热。

【文献摘要】

《外台秘要》：主心痛，与背相引而痛。

《针灸大成》：主呕吐不下食。

《玉龙歌》：胆寒由是怕惊心，遗精白浊实难禁，夜梦鬼交心俞治，白环俞治一般针。

# 二十六、膈俞（足太阳膀胱经穴）

正坐或俯卧取穴。在背部，当第七胸椎棘突下，旁开1.5寸。八会穴之血会。

【主治及刺法】

微通法：治疗痹证，淋证，湿疹，牛皮癣，产后发热，产后腹痛，呃逆，呕吐，胃出血等。操作时，针尖斜向脊柱，深0.5寸，局部酸胀针感，有时向肋间扩散。不宜直刺过深，以免刺伤内脏。

温通法：治疗牛皮癣（血虚风燥型），经早，经闭（血枯）。火针点刺。

强通法：斑秃，三棱针点刺或挑刺，挤出血数滴加火罐10～15分钟。

【穴性原理】

膈俞为血会，善于调理气血，妇人以血为本，故产后气血虚弱、阴虚内热所导致的产后发热、产后腹痛，以及经早、经闭均可选膈俞治疗。湿疹、牛皮癣可因血分郁热，久而不愈，血燥生风而引起，用膈俞治之，取其治风先治血，血行风自灭之意。膈俞内应横膈，为上中二焦升降之枢纽，关乎水液代谢，有助运化水湿。痹证多因风寒湿外袭，痹阻气血运行，不通则痛，膈俞可运化水湿，又可调理气血,故可治疗痹证、淋证。

【临床应用】

贺普仁教授取血会膈俞治疗皮肤疾病是其临床特色之一。斑秃为一种头部突然发生的局限性脱发,引起发病的原因之一是饮食不节,以致脾胃积热、风盛血燥,临床表现为突然头发成片脱落,轻度瘙痒,伴头晕失眠、心悸健忘,舌淡苔薄白,脉弦细。除用梅花针点刺局部外,重要的是应用膈俞、足三里等穴,以养血祛风。

【文献摘要】

《针灸甲乙经》:癫疾,膈俞及肝俞主之。

《备急千金要方》:膈俞主吐食,又灸章门、胃管;膈俞、谚谞、京门、尺泽,主肩背寒瘈,肩胛内廉痛。

《针灸大成》:主吐食翻胃。

《类经图翼》:诸血病者,皆宜灸之,如吐血、衄血不已,虚损昏晕,血热妄行,心肺二经呕血,脏毒便血不止。

# 二十七、肝俞(足太阳膀胱经穴)

正坐或俯卧取穴。在背部,当第九胸椎棘突下,旁开 1.5 寸。肝之背俞穴。

【主治及刺法】

微通法:治疗咳嗽,泄泻,失眠,痿证,痤疮,经乱,痛经,产后发热,青光眼,视网膜炎,视神经萎缩。操作时,针尖斜向脊柱,深 0.5 寸,局部酸胀针感,有时向肋间扩散。不宜直刺过深,以免刺伤肺脏。

温通法:泄泻(肝郁乘脾型)、痿证(肝肾阴虚型)、经乱(肝郁型)、痛经(肝郁气滞型)、经闭(血枯型),火针点刺。

强通法:痛证,梅花针叩打 5 分钟至皮肤潮红或出小血滴。黄褐斑(肝郁气滞型),背部痣点挑刺出血数滴加拔罐 15 分钟。

【穴性原理】

肝俞之所以能主治多种疾病,与肝脏功能密切相关。肝为风木之脏,体阴而用阳,其性刚劲,主动主升,如肝阳生动,上扰肺金,可引起咳嗽;上扰心神,神不守舍则致失眠、癫痫;肝木横克脾土可致泄泻,肝气郁结,经血不畅可致经乱;肝开窍于目,肝火上炎或肝血不足,均可致目失所养。肝气输注的部位为肝俞,故取肝俞是治疗肝脏功能失调的重要穴位。

【临床应用】

肝开窍于目,肝之经脉系于目,肝之精血濡养于目,"肝气通于目,肝和则目能辨五色矣"(《灵枢·脉度》)。"肝受血而能视"(《素问·五脏生成》)。因肝的功能失常引起的眼病,贺普仁教授常取本穴施治。如肝肾两虚、精血不能上荣于目之青盲、暴盲,取补肝俞、肾俞、太溪和风池。如暴怒伤肝、肝气上逆、气血郁闭、精明失用之暴盲,取得肝俞、太冲。如肾虚肝热、水亏火旺所致之夜盲、青盲,取泻肝俞、行间,补复溜。

肝藏血主筋,为罢极之本,肾藏精,主骨,为作强之官,精血充盛则筋骨坚强。肝肾亏虚,精血不能濡养筋骨经脉,临床表现为下肢及腰脊酸软等肝肾不足型痿证。取补肝俞、肾俞、太溪,以补肝肾益精血以益筋骨;或补肝俞、肾俞、阳陵泉,以补肝肾壮筋骨。

【文献摘要】

《针灸甲乙经》:肝胀者,肝俞主之,亦取太冲。

《针灸大成》:黄疸、鼻酸。

# 二十八、脾俞(足太阳膀胱经穴)

正坐或俯卧取穴。在背部,当第十一胸椎棘突下,旁开 1.5 寸。脾之背俞穴。

【主治及刺法】

微通法:治疗咳嗽,泄泻,失眠,淋证,痛经,产后腹痛,疳积,百日咳。操作时,针尖斜向脊柱,深 1～1.5 寸,局部酸胀针感,有时向腰部扩散。不宜直刺过深,以免刺伤肝和肾脏。

温通法:胃下垂、腹痛(脾阳不振型)、泄泻(脾胃虚弱型)、头痛(气血亏虚型)牛皮癣(风湿热型)、经闭(血枯型),火针点刺。灸 3～7 壮,或温灸 5～15 分钟。

强通法:痫证,梅花针叩打。黄褐斑(脾虚血瘀型),背部痣点挑刺加拔罐吸血。

【穴性原理】

脾俞是脾气输注的部位,能主治各种脾胃疾病,与脾胃的生理功能密切相关。脾主运化,输布水谷精微,生清降浊,为生化之源,具有益气、统血,主四肢肌肉等功能。如运化功能失常,气机阻滞则腹痛;生化失职,气血亏虚则头痛、腹痛、经闭;水湿停聚,凝炼成痰,上致咳嗽、外发皮癣;传导失司、清浊不分,则致泄泻。以上诸症均可取脾俞,通过调节脾胃功能而治之。

【临床应用】

贺普仁教授取补本穴等,主治心脾两虚型失眠。其临床特点为多梦易醒,常伴心悸健忘、面黄纳减等心血及脾气虚的征象。取百会、神门、三阴交为基础针方,加上脾俞、心俞补法以健运脾土、养心安神。

咳嗽病位在肺,但有些咳嗽病源在脾,取补脾之背俞穴脾俞,治疗痰浊阻肺型和肺脾两虚型咳嗽。如脾失健运,痰浊内生,壅塞于肺的痰浊阻肺型咳嗽,取脾俞、肺俞、丰隆和中脘;如脾虚及肺,脾肺两虚型咳嗽,补脾俞、肺俞,加补太渊、太白,以补脾益肺、培土生金。

【文献摘要】

《备急千金要方》:虚劳尿白浊,灸脾俞一百壮。脾俞、胃管,主黄疸。

《针灸大成》:黄疸,善欠,不嗜食。

# 二十九、肾俞(足太阳膀胱经穴)

正坐或俯卧取穴。在背部,当第二腰椎棘突下,旁开 1.5 寸。肾之背俞穴。

【主治及刺法】

微通法:泄泻,失眠,痿证,腰痛,水肿,淋证,遗尿,遗精,经乱,痛经,产后发热,产后腹痛,小儿泄泻,青光眼,视神经萎缩。操作时,针尖斜向脊柱,深1.5～2寸,腰部酸胀针感,或有麻电感向臀部或下肢扩散。不宜向外斜刺过深,以免刺伤肾脏。

温通法:头痛(气血亏虚型)、痿证(肝肾阴虚型)、膏淋、水肿、遗精、腰痛、经乱(肾虚型)、经闭(血枯型)、带下病(肾虚型),火针点刺。灸 3～7 壮,或温灸 5～15 分钟。

强通法:痫证,梅花针叩打;黄褐斑(肾阳虚衰型),背部痣点挑刺加拔罐吸血。

【穴性原理】

肾俞是足太阳经位于腰部的穴位,与肾脏有内外相应的联系,为肾经经气输注于背部之处。肾为先天之本,生殖发育之源。"男子以藏精,女子以系胞"(《难经·三十六难》)、"胞脉系于肾"(《素问·奇病论》)。与肾虚有关的胎、产、经、带、阳痿、遗精等,都属本穴主治范围。肾主骨,藏精生髓,为作强之官,髓藏骨中,充养骨骼,齿为骨之余,腰为肾之府,脑为髓海,生于肾。肾脉循喉咙挟舌本,肾之津液出于舌下,肾开窍于耳,"目者,五脏六腑之精也。"肾精亏耗、髓海不足、精血亏虚引起的骨、髓、脑、齿、耳、目、腰的病症均可由本穴治疗。足太阳之经筋"上挟脊上项",足太阳为病的角弓反张和所循行处的经筋拘急、弛缓、麻痹或劳损等也属本穴治疗。

【临床应用】

腰痛是患者的一个自觉症状,病因诸多。贺普仁教授选取本穴施治以下两型腰痛:肾虚型腰痛,表现为腰痛绵绵不休,以酸痛为主,劳累时加重,多伴有下肢酸软无力,耳鸣脱发,足跟痛;风寒湿痹腰痛,多有手寒冷史,痛在腰骶,时有僵硬感,与气候有关,阴雨寒冷天腰痛加重。腧穴共取肾俞、委中,肾虚型加大肠俞和命门,寒湿型加风府和腰阳关。

肾俞为足太阳膀胱经穴,为肾脏之气输注之所,可益肾填精,强壮元阳,适用于肾气亏虚,肾阳不足之证,是治疗肾脏疾患的重要腧穴。关于其功效,古籍中有如下记载,《针灸大成》:"虚劳羸瘦,耳聋肾虚,水脏久冷,心腹䐜满胀急……小便淋……腰寒如冰,洞泻食不化,身肿如水";《胜玉歌》:"肾败腰疼小便频"。现代研究证实,针刺肾俞穴对肾脏有调整作用,使尿蛋白减少,酚红排出量增加,泌尿功能加强,血压下降,浮肿减轻等。临床常用于治疗慢性肾炎、肾病综合征等。

久病或过于虚弱的患者可配合应用关元穴,关元为任脉经穴,是任脉与足三阴经之交会穴,具有鼓舞肾气,充盛气血的功效,凡久病沉疴,痼疾顽症均可取其治疗,两穴配伍应用,更强化了补肾壮阳之效。除针刺补法外,可并用灸法。

【文献摘要】

《玉龙歌》:肾弱腰痛不可当,施为行止甚非常,若知肾俞二穴处,艾火频加体自康。

《备急千金要方》:消渴小便数,灸肾俞二处三十壮……主喘咳少气百病。

《类经图翼》:色欲过度,虚肿,耳痛耳鸣,肾俞刺三分,得气则补。

【验案举例】

病例一:

郑某某,女,4岁。

主诉:周身浮肿、蛋白尿数年。

现病史:(家长代诉病情)因周身浮肿伴腰痛,1984年去某医院检查治疗。化验结果:尿常规:蛋白(＋＋),白细胞0～2,红细胞1～3。诊为肾炎,收入院治疗。入院1周后尿蛋白(＋＋＋＋),重度浮肿,确诊为"肾病综合征",服用泼尼松治疗。45天后浮肿开始消退,出院继续门诊治疗。查尿蛋白(＋),泼尼松减量服用。两周后尿蛋白(－)。半年后又感不适,化验尿蛋白(＋＋＋),病情忽轻忽重,服用激素类药物病情无明显改善,来针灸科求治。

望诊:面色黄,舌质淡,舌苔白。

切诊:脉沉细。

辨证:先天不足,肾虚水泛。

治法:益肾行水。

取穴:肾俞。

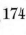

刺法:双侧肾俞施用补法,不留针。

每周治疗2～3次。医嘱:注意饮食,免食辛辣咸盐,多食清淡食品,不可过多食用高蛋白食品。注意保暖,避免感冒。坚持针灸治疗,有计划减少激素用量。经过半年治疗,已完全停用激素、尿蛋白阴性,虽患感冒、咽炎等,肾病未复发。

病例二:

李某某,男,23岁。

主诉:腰痛、浮肿5年。

现病史:5年前因感冒引起腰痛剧烈,头面、下肢浮肿、尿血。经查血压140/100mmHg、尿蛋白(＋＋),红细胞成堆,白细胞2～3,管型多见。诊为急性肾小球肾炎,予利尿、降血压、抗感染等治疗。经治疗未能根除,其症经常反复发作,每遇劳累、寒凉之后症状加重,诊断为慢性肾炎,经服用中药后症状在一段时间较稳定,最近旧病复发,故来求治。患者腰痛如折,下肢轻度浮肿,纳食偏少,食无味,不喜饮。周身乏力,少言嗜卧,自觉精力不支,四肢冷。尿黄、夜尿2～3次,寐安。

望诊:面色黄白无泽,精神委靡,唇淡,舌苔薄白。

切诊:双手凉,脉沉细,双尺弱。

查体:血压140/100mmHg,下肢浮肿Ⅱ°。尿常规:蛋白(＋＋)、红细胞3～d5,颗粒管型,血色素10g。

辨证:肾阳不足,损及脾阳,阳虚水泛。

治法:温补肾阳,行气化水,固本求真。

取穴:肾俞、关元。

刺法:肾俞、关元均用毫针刺法,施用补法,留针30～40分钟。关元加艾条灸法,每次灸30～40分钟,每周治疗2～3次。

经20余天治疗后,病人精神好,纳食好转。四肢冷凉明显好转,腰痛等症均减。下肢浮肿Ⅰ°,血压120/85mmHg,尿蛋白(＋),未见尿中红细胞,有少量颗粒管型,血色素12g,原方原法不变继续治疗。约2个月后,患者症状明显减轻,下肢浮肿消失,血压大致正常,尿常规正常,血色素稳定在13g。继续间断治疗,巩固疗效。

病例三:

王某某,男,41岁。

主诉:腰痛6年

现病史:患者6年前渐渐发生腰痛,原因不明,其痛时轻时重,呈酸痛状,稍事休息后可缓解。不能久立、久坐、久行,弯腰困难,有时感局部发凉畏寒,冬季尤甚,常服补肾中药。曾诊为腰肌劳损。现主要表现为腰酸痛,下肢软、畏寒,乏力,精神差,夜寐不安,多梦,舌苔白,脉沉细。

取穴:肾俞、中空,腰局部阿是穴。

刺法:毫针刺法,施用捻转补法。每次留针 30 分钟,隔日治疗 1 次。

治疗 3 次后患者感腰部轻松,发僵、发板感明显减轻,酸痛消失。穴法不变,共治疗 7 次,腰痛消失,局部症状消失,患者精神好。再以数次巩固治疗,临床告愈。

# 三十、膏肓俞(足太阳膀胱经穴)

俯卧取穴。在背部,当第四胸椎棘突下,旁开 3 寸。

【主治及刺法】

微通法:咯血,漏肩风,百日咳。毫针斜向脊柱,进针 0.5~1 寸,局部酸胀感,针刺不宜过深,以免刺伤内脏。

温通法:慢性咳嗽,哮喘。一般用温和灸 30~60 分钟,重者艾炷灸 5~9 壮,蒜泥灸 5~9 壮,瘢痕灸 5~9 壮。风寒感冒咳嗽,火罐留罐 3~10 分钟,或用穴位贴敷法。

【穴性原理】

心下为膏,心下膈上为肓,膏为膏脂,肓为肓膜,膏肓俞即指膏脂、肓膜之气输注于体表的部位。《左传》:"公(晋景公)疾病,求医于秦。秦伯使医缓为之。未至,公梦疾为二竖子,曰:'彼良医也,惧伤我,焉逃之?'其一曰:'居肓之上,膏之下,若我何?'医至,曰:'疾不可为也! 在肓之上,膏之下。攻之不可,达之不及,药不至焉,不可为也。'公曰:'良医也。'厚为之礼而归之。"说明膏肓是人体深处要害部位,对应膏肓俞为重要穴位。膏肓俞主治很广,能扶助正气,位于胸背部,故其临床一般用于治疗肺脏之虚损劳伤。病久体弱则为虚,久虚不复则为损,咯血、百日咳即为肺结核表现。其近治作用对漏肩风,颈背痛也有佳效。

【临床应用】

由于该穴邻近肺脏,故现代临床膏肓俞用之很少,但贺普仁教授常取之治疗咯血症。咯血是肺络受伤,血液外溢,以咳嗽、咯血或痰中带血等为主要临床表现,多见于支气管扩张、肺结核等疾病过程中。贺普仁教授治疗咯血症以膏肓俞、肺俞、脾俞和膈俞为基础方,如因燥热伤肺可加尺泽、孔最;如肝火犯肺可加阳陵泉、行间;如属阴虚肺热可加鱼际、水泉。诸穴合用,可清热润肺、清肝泻肺、滋阴养肺而宁络止血。

膏肓属于足太阳膀胱经穴,善治诸虚百损。贺老常取膏肓治疗肩周炎之顽症。患者发病多在半年以上,症见:肩痛,沉重感,缠绵不愈,局部畏风怕凉,活动受限,不能高举,且多伴全身乏力、气短、食欲不振等。此时最宜取膏肓穴治疗。

在治疗肩周炎的病人中对那些比较顽固的情况贺老选用膏肓穴,沿着肩胛骨后缘下方向肩部斜刺,局部配合火针点刺。实际上该穴治疗肩周炎在针灸文献中的记载并不多,贺老主要是根据膏肓俞有治疗"诸虚百损"的道理,在刺法上加以改进,用于临床实践中取得了满意的效果。膏肓既能扶正,还能祛邪,因此对正虚感受外邪的肩周炎最为适宜。

刺膏肓时,用3寸28号毫针,进针前医生用手指揣摩,重按之局部有酸楚欣快之感,方可进针。刺时沿肩胛骨,向肩头部刺入2～3寸深,使肩周产生酸麻胀感。得气后行捻转补法,留针30分钟,隔2日1次,15天为1疗程,一般要治疗1～10个疗程。

【文献摘要】

《备急千金要方》:膏肓俞无不治,主羸瘦虚损,梦中失精,上气咳逆,狂惑忘误。

《铜人腧穴针灸图经》:发狂健忘。

《行针指要歌》:或针劳,须向膏肓及百劳。

《采艾编翼》:无所不疗,劳伤积病。

【验案举例】

张某某,男,45岁。

主诉:右肩关节周围疼痛十余年。

现病史:患者右肩关节周围疼痛,已达十余年之久。疼痛时作时止,时轻时重,阴天和气候变化时,疼痛加剧。曾经中西医多方治疗,疼痛未愈。肩部疼痛,疼重时连及肘关节,局部怕风并有凉感,抬举困难,穿脱衣服受限,当臂外展时疼痛尤甚。食欲欠佳,眠可,大便每日1～2行,小便清长。

望诊:舌苔薄白。

切诊:脉沉细。

辨证:正气不足,邪入经络。

治则:扶正祛邪,通经活络。

取穴:膏肓。

刺法:从肩胛下向肩部斜上刺,补法。待得气后行捻转术。局部发凉处,火针点刺数针。

该患者经过40次治疗后,疼痛虽未完全消失,但明显减轻。

# 三十一、次髎（足太阳膀胱经穴）

俯卧取穴。在骶部，当髂后上棘内下方，适对第二骶后孔处。

【主治及刺法】

微通法：痛经等妇科病，石瘕。毫针稍斜下刺，进针深 1～2 寸，骶部酸胀针感，刺入第二骶后孔针感可放射至小腹部，有时向下肢放散。

温通法：寒湿凝滞型痛经、闭经，火针点刺或灸 3～7 壮；温和灸 15～30 分钟。

强通法：痛经、神经性皮炎，三棱针挑刺出血数滴，加玻璃火罐 15 分钟。

【穴性原理】

次髎穴近胞宫，为足太阳膀胱经穴，属膀胱络肾，肾主生殖，该穴的近治作用和经络作用使其治疗痛经和胞宫疾病有特效。

【临床应用】

次髎，出自《针灸甲乙经》。是足太阳膀胱经的腧穴，具有强腰补肾、调经活血、行气止痛的作用。归属八髎之一。主治腰痛、下肢痿痹、月经不调、痛经、赤白带下、阳痿、疝气等。贺普仁教授认为次髎可通调冲任，引经气下注，为治疗痛经的经验效穴，治疗肝郁气滞和寒湿凝滞所致之经期小腹疼痛连及腰骶者。前者取次髎、中极、地机、血海和行间，毫针治疗；后者取次髎和中极，火针速刺法，点刺不留针。次髎深度 1～3 分，中极深度 3～5 分，诸穴合用，共奏温散寒湿、通经活血之效。

【文献摘要】

《素问·骨空论》：腰痛不可转摇，急引阴卵，刺八髎与痛上，八髎在腰尻分间。

《针灸甲乙经》：腰痛怏怏不可俯仰，腰以下至足不仁，入脊，腰背寒，次髎主之。

《备急千金要方》：次骱、绝骨、承筋，主腰脊痛恶寒。

《针灸大成》：主小便赤淋，腰痛不得转摇，急引阴器痛不可忍，腰以下至足不仁，背膝寒，小便赤，心下坚胀，疝气下坠，足轻气痛，肠鸣注泻，偏风，妇人赤白带下。

【验案举例】

赵某某，女，35 岁。

主诉：经行腹痛半日。

现病史：患者正值月经期间，晨起突发小腹疼痛，经一位医生针刺治疗后效果不显。现腹痛剧烈，被迫卧位，辗转难安，手足厥冷，冷汗淋漓，痛甚欲厥。

追问平素体弱,月经周期尚可,经行腹痛。

望诊:面色苍白,舌质淡。

切诊:脉沉细。

诊断:痛经。

辨证:冲任虚寒,血行不畅。

治则:温经散寒,活血调经。

取穴:次髎。

针灸5分钟后痛止,10分钟后安然入睡。未再进行回访。

# 三十二、长强(督脉穴)

跪伏或屈膝俯卧取穴。在尾骨端与肛门连线的中点处。

络穴,督脉、足少阴交会穴。

【主治及刺法】

微通法:治疗痢疾,泄泻,摇头风,痔疮,小儿泄泻,弱智。毫针平刺,沿尾骨和直肠之间刺入,深为1.5～2.5寸,局部酸胀针感,可扩散至肛门。

温通法:治疗脱肛,泄泻,痢疾,痔疮。细火针点刺,不留针;或温灸5～10分钟。

【穴性原理】

长强穴位于肛门处,肛门为大肠之门户,有调节大肠之功能,故可用于泄泻、痢疾、脱肛和痔疮。

长强是督脉和足少阴经的交会穴,督脉入络于脑,其支脉和心相联系,足少阴经脉注入于心。脑为元神之府,心主神明,故本穴与人之神有关,可治疗弱智。

【临床应用】

贺普仁教授常选用长强穴治疗摇头风。该病多因年事已高,脾肾渐亏,精血不足,髓海空虚。肝肾同源,肾精亏虚,肝之阴血亦亏,血不养筋,肝阳偏亢,肝风扰动而致头摇不止。表现为摇头不能自控,每于情绪激动、紧张及见生人后加重,睡时摇头停止,醒后又作,舌淡红、苔薄白,脉细弦。穴取长强,用4寸毫针,沿尾骨后缘向上刺入3～4寸,行补法,此法起到益阴养血、平肝息风的作用。

【文献摘要】

《备急千金要方》:长强、小肠俞,主大小便难,淋癃。

《针灸资生经》:长强、身柱,灸痔最妙。

《百症赋》:刺长强于承山,善主肠风新下血。

《杂病穴法歌》:热秘气秘先长强,大敦阳陵堪调护。

**【验案举例】**

病例一:

裴某某,女,56 岁。

主诉:头部不自主摇动数年。

现病史:数年前原因不清出现头部轻度摇动,不能自制,病情时轻时重,多在恼怒以及情绪波动时加重。曾在某医院神经内科诊断为"脑动脉硬化症"。近几个月加重,终日头摇不停,不能自制。曾服用平肝息风类中药治疗无效,时常伴轻度头晕,稍有烦躁。一般情况良好,纳佳,二便正常。

望诊:舌质正常,舌苔白。

切诊:脉弦滑。

辨证:肾阴不足,水不涵木,督脉失畅,虚风内动。

治法:滋阴涵木,养阴息风,通达督脉。

取穴:长强。

刺法:以 4 寸毫针沿尾骨端前缘刺入,行以捻转补法,不留针,得气即出。

初诊后患者感到头部摇动次数明显减少,精神集中时,自己可以控制发作程度。二诊后症状继续减轻,每天仅摇动 2～3 次,且摇动幅度明显减轻。继续治疗,取穴、刺法不变。五诊治疗后,头摇停止,临床告愈。

病例二:

张某某,女,55 岁。

主诉:便溏不爽数月。

现病史:便溏不爽,每日大便数次,每次大便量少,又总有排不尽感。精神紧张时加重。食欲不好,小便正常。面黄无华,声息正常。

望诊:苔白,脉沉细。

辨证:操劳过度,脾肾阳虚。

治法:补益阳气,以奏收摄之功效。

取穴:长强。

刺法:中粗火针,速刺法。

一次火针治疗后,便溏次数减少,排不尽感减轻;二次火针治疗后,便溏又有好转;三次火针治疗后,大便基本成形,日一次;四次后大便正常,带团到国外访问演出。

# 三十三、背 部 瘀 点

经络有一定的循行部位和脏腑络属,它可以反映所属脏腑的病证。皮部是十二经脉功能活动反映于体表的部位，是十二经脉之气散布的所在。在某些疾病的过程中，在经络循行的通路上，或在经气聚集的某些穴位上，常发现明显的压痛、结节，或瘢痕、突起等，颜色或青或红或褐，这就是痣点，也就是临床上所称的反应点，即脏腑疾病在皮肤上的反映。在胸、腹、背部出现的痣点上放血，可以起到治疗脏腑病变的作用。

五脏俞位于背部，所以五脏病变多在背部有反应，而背部又适合拔罐。临床上常采取背部痣点放血拔罐治疗多种病证，如白癜风、痤疮、皮炎等，效果甚佳。

【验案举例】

病例一：

谢某某，女，19岁。

主诉：面部痤疮4年

现病史：自15岁面部开始起疙瘩，发痒，月经前及进食肥甘后加重。曾内服中药治疗，效果不显。纳可，眠可，大便干，小便调。

望诊：舌苔白。

切诊：脉滑。

辨证：青春发育，情志不畅，气血郁滞。

治法：通经络，调气血。

取穴：背部痣点。

刺法：用锋针，速刺放血，辅以拔罐。

治疗10次，面部痤疮消失，月经来潮时也未有反应。

病例二：

王某某，女，35岁。

主诉：双侧面部散发黄褐斑二十余年。

现病史：二十余年前，月经周期不准，时来时停，经量时多时少，当时学习较紧张，并未曾治疗，后发现面部有小块色斑，持续几年后消失，结婚生育后面部色斑又起，不规则，双侧颊部较多，双鼻旁互相融合，似蝴蝶样，斑呈黄褐色，或呈咖啡色。现月经尚可，二便调。

望诊：舌黯瘀点，苔薄白。

切诊：脉沉细。

辨证：气血失和，经络不通。

治法：通经祛滞。

取穴：背部痣点（肺俞、肝俞附近）。

刺法：以锋针挑刺痣点出血后拔罐。患者每周治疗1次。

共治疗7次，面部色斑消失，肤色恢复正常。

病例三：

王某某,男,52岁。

主诉:皮肤瘙痒数月。

现病史:背部、四肢、双侧腋下及小腹有小红疹,奇痒,夜不成眠,心烦、纳差、二便正常,已数月,曾在多处治疗,服中、西药无效。

诊断:过敏性皮炎。

望诊:面黄无泽,舌苔白腻,背部、四肢、双侧腋下及小腹均有抓痕,并有褐色痂。

切诊:脉滑。

辨证:脾失健运,复受风邪,风湿相搏。

治法:祛风利湿、活血通经。

取穴:耳背青筋(静脉)、背部痣点。

刺法:耳背青筋以锋针用缓刺法,背部痣点用锋针挑刺出血后拔罐。

共治疗20余次,两个月后痊愈,至今未复发。

# 三十四、魂门(足太阳膀胱经穴)

俯卧取穴,位于第9胸椎棘突下,旁开3寸。

## 【主治及刺法】

微通法:背痛,胸胁胀痛;饮食不下,呕吐,肠鸣泄泻。毫针斜刺0.5～0.8寸;可灸。

## 【穴性原理】

魂,神之别灵,随神往来藏于肝;门出入之处。穴当肝俞之外旁,为肝魂出入之处,故名魂门。其穴应肝,肝藏魂,有疏肝理血,归魂之效。肝俞为主流肝胆脾胃功能失调所致诸疾之常用穴,亦为治肝疾之要穴。

## 【临床应用】

魂门内应肝脏,为肝气转输之处,肝魂游行出入之门。故刺之能调理肝脏之气血而疏肝安魂,疏肝解郁,而和胃降逆,凡肝魂失藏,和肝气不舒所致诸症,皆可治之。贺老取之治疗痹证。

## 【文献摘要】

《针灸甲乙经》:背痛恶风。

《针灸大成》:胸背连心痛。

《针方六集》:浑身筋骨痛。

## 【验案举例】

赵某某,女,49岁。

主诉:全身酸痛半年余。

现病史:无明显诱因出现全身酸痛,尤其颈项部、脊柱旁、腰背疼痛明显,口渴,大便干,性情急躁,无低烧。有低血压病史。

检查:血白细胞高,类风湿因子阳性。

望诊:舌黯红,舌苔薄白。

切诊:脉沉细弱。

辨证:风痰阻络,经脉失养。

治法:祛风化痰,活血通络。

取穴:魂门。

治法:艾盒灸。

25 次后基本痊愈。

# 三十五、阴廉(足厥阴肝经穴)

仰卧取穴。在大腿内侧,当气冲直下 2 寸,大腿根部,耻骨结节的下方,长收肌的外缘。

【主治及刺法】

微通法:下肢挛急,股内侧痛,少腹疼痛;月经不调,赤白带下。子宫内膜炎,阴道炎。毫针直刺 1～1.5 寸。

温通法:可灸 10～15 分钟,治疗月经不调,妇人不妊。

【穴性原理】

阴廉位于阴器之旁,刺之能疏理局部气血,活血调经,用于治疗前阴病和妇科病,有调经种子,舒筋活络之效。

【临床应用】

贺老常用于治疗妇科疾病,尤其是不孕症的治疗。

【文献摘要】

《针灸甲乙经》曰:妇人绝产,若未曾生产,阴廉主之。

《针灸大成》云:阴廉主妇人绝产,若未曾生产者,灸三壮,即有子。

【验案举例】

华某某,女,37 岁。

主诉:结婚 7 年未孕。

现病史:月经周期 35 天左右,经量中等,经色黯,夹有血块,经前胸胁胀满,平素性情急躁,食欲尚可,容易出现腹胀、便溏。

望诊:患者形体较胖,舌淡黯,苔薄白。

切诊:脉弦细。

查体:妇科检查未见明显异常。

中医诊断:不孕症。

辨证:气滞血瘀夹痰湿,闭阻胞宫。

取穴:阴廉。

刺法:大艾炷直接灸阴廉穴,5~7壮,泻法,灸完一侧,再灸另一侧,每日1次,10次一疗程,疗程间休息5天。

灸8次后,患者月经来潮,色泽转好,且经前症状减轻,继续灸至下一个月经周期,月经未至,经检查,患者已经怀孕,停止治疗。后足月顺产一男婴。

# 三十六、肓俞(足少阴肾经穴)

仰卧取穴。在脐区,当脐中旁开0.5寸。

冲脉与足少阴之交会穴。

【主治及刺法】

微通法:腹痛绕脐,腹胀;腰脊痛,呕吐,泄泻,痢疾,便秘;月经不调,疝气,胃痉挛,肠炎,肠麻痹,膀胱炎等。毫针直刺0.8~1寸;可灸。

【穴性原理】

肓俞有理气止痛,益肾健脾,润燥通便之效。因其位于腹中部,为肠外脂膜之气输注之处,与肓门前后相攻,刺之能疏理肠膜之气而调理肠胃,用于治疗胃肠疾病。

【临床应用】

肓俞,出自《针灸甲乙经》。本穴与膏肓、胞肓、肓门相通,为肾气输注于腹部的要穴,故名。有理气止痛,益肾健脾,润燥通便之效。常用于治疗腹痛绕脐,腹胀,月经不调,疝气,便秘。《类经图翼》云:"主治腹痛寒疝,大便燥,目赤痛从内眦始。"

贺老经过对古医书的研究发现,肓俞对偏头痛有治疗作用。

【文献摘要】

《针灸甲乙经》:冲脉、足少阴之会。大肠寒中,大便干,腹中切痛。

《千金方》:大腹寒疝。

《针灸聚英》:腹满响响然不便,心一下有寒,目赤痛从内眦始。

《百症赋》:肓俞、横骨,泻五淋之久积。

【验案举例】

周某某,男,56岁。

主诉:左侧头部疼痛1日。

现病史:患者1日前突发左侧头部疼痛,其痛剧烈,经针灸治疗无明显效果,遂来就诊。现头痛难忍,辗转不安。

望诊:面色苍白。

切诊:脉沉细。

诊断:偏头痛。

治疗:扶助正气。

取穴:左侧肓俞。

针灸 5 分钟后平静入睡。

# 三十七、少商(手太阴肺经穴)

自然松拳取穴。在拇指末节桡侧,距指甲角 0.1 寸。

五输穴之井穴。

【主治及刺法】

微通法:毫针斜刺向上,进针 0.1 寸,针感局部疼痛,可治疗感冒、咳嗽。

温通法:用火针速刺少商,进针 1 分,可治疗中风、无脉症、鼻出血属实证者。

强通法:用三棱针点刺出血豆许,可清利咽喉、开窍醒志。治疗咽喉肿痛、拇指麻木、癫证、厥证。

【穴性原理】

少商是手太阴肺经的井穴,用三棱针或火针点刺出血,具有清热凉血、泻血开闭的作用,是治疗热迫血行之实证和神志突变、意识昏迷等阳实郁闭之证的急救穴。

该穴为肺经穴,向内属肺,咽喉连气道,与肺相通,为肺气之通道,肺系之所属。外感为患,常首犯咽喉,或肺脏内伤,传至咽喉。因此,凡外感或内伤引起的感冒咳嗽、咽喉疾患,都可取本穴。

【临床应用】

鼻出血是鼻腔疾病的常见症状,中医称之为"鼻衄"。鼻出血多为单侧,亦可为双侧。本病有虚实之分。实证多因风热犯肺,或嗜食辛辣,胃肠积热,或肝郁化火等因素,致热灼经络、迫血妄行。鼻出血多见血色鲜红、量多鼻干、口渴烦躁、身热便秘、舌红苔黄脉数,当以火针速刺少商,挤出少量血,此法以清热凉血而止血。

咽炎有急慢性之分。急性咽炎中医称之为喉痹。常因火热客于上焦,而致咽喉肿胀。取本穴点刺放血,用以清肺热,利咽喉,疏卫解表,消散郁热和通畅经络气血,可收辨证取穴和循经取穴之效果,多用于治疗急性咽炎。若是内蕴邪热,外感风热,上蒸咽喉所致者,症见发热恶风,头痛咳嗽等症,配泻曲池和合谷。若肺胃积热,蒸烁咽喉者,症见咽喉红肿,灼热疼痛,痰黄黏稠者,配泻内庭、尺泽以泻热利咽。

【文献摘要】

《窦太师针经》：治喉中一切乳蛾。

《针灸大成》：主颔肿喉闭，烦心善眵，心下满，汗出而寒，咳逆，疟疾振寒，腹满，唾沫，唇干引饮，食不下，膨膨，手挛指痛，掌热寒栗，鼓颔，喉中鸣，小儿乳蛾。

《百症赋》：少商、曲泽，血虚口渴同施。

【验案举例】

刘某某，女，42岁。

主诉：心中不适伴鼻衄1日。

现病史：昨日突然感到心中不适，继而鲜红的血液从鼻中衄出，当即用冷水淋头而血止。下午稍活动后衄血复出，出血量多，不止，感头痛头胀，烦闷，大便干燥，小便黄赤，月经正常。

望诊：声息正常，面苍黄，舌质稍紫，无苔。

脉象：弦数。

辨证：肝郁不舒，郁久化热上冲，迫血妄行。

治法：平肝泻火，清热凉血。

取穴：少商。

刺法：以中粗火针，用速刺法，点刺少商穴。热盛者可挤出少量血液。

# 三十八、后溪（足太阳小肠经穴）

自然半握拳取穴。在手掌尺侧。微握拳，当小指本节后的远侧掌横纹头赤白肉际。

五输穴之输穴，八脉交会穴，通督脉。

【主治及刺法】

微通法：毫针直刺，握拳，从外侧沿掌骨前向内刺入，进针0.5～1寸，后溪透合谷，进针1.5～2寸，局部酸胀针感可传至整个掌部。治疗痔疮、落枕、急性腰扭伤、头项强痛、手指及肘臂挛急。

温通法：火针点刺2分，治疗外感头痛、痉症。

【穴性原理】

后溪为八脉交会穴通于督脉。督脉起于少腹下，循脊柱向上，至项后上头顶；其络于足太阳经会合，贯脊属肾；其支起于目内眦，还出别下项，夹脊抵腰中。手太阳经筋起于小指之上，结于肘部，并上行结于耳后完骨。后溪为五输穴之输穴，《难经·六十六难》曰："输主体重节痛"，故后溪治疗督脉病症和循经病症如痔疮、落枕、腰扭伤和头项强痛。

【临床应用】

后溪作为治疗痔疮的基础方穴之一,在贺普仁教授临床中广为应用,穴取后溪加长强、承山和阳溪,取其通督脉之理,督脉起于邻近肛门的长强,督脉不和则可生痔疾。若气虚下陷加肾俞,湿热郁滞加曲池,诸穴合用以益气升阳举陷或清热利湿化滞。

落枕症见颈项强痛或微肿,不能左右转侧,或前后俯仰不便,甚则酸楚疼痛延及肩背、头部或扩散到上臂。循经取穴,上病下取,泻后溪以宣畅太阳经脉壅滞。如以项强不能俯仰为主者,加泻足太阳经脉通于阳跷脉的申脉,以宣畅足太阳经脉的壅滞。正如《黄帝内经》曰:"项痛不可以俯仰,刺足太阳;不可以顾,刺手太阳也。"因睡眠时过度疲倦,经络气血运行受阻者,加取局部穴位火针点刺,或刺络出血拔罐以温通散寒,舒筋活络。

【文献摘要】

《窦太师针经》:治五痫病,癫狂不识尊卑。

《针灸大成》:主疟寒热,目赤生翳,鼻衄,耳聋,胸满,头项强,不得回顾,癫疾,臂肘挛急,痂疥。

《百症赋》:后溪、环跳,腿疼刺而即轻;阴郄、后溪,治盗汗之多出;治疸消黄,谐后溪、劳宫而看。

# 三十九、劳宫(足厥阴心包经穴)

正坐或仰卧仰掌取穴。在手掌心,当第二、第三掌骨之间偏于第三掌骨,握拳屈指时中指尖处。

五输穴之荥穴。

【主治及刺法】

微通法:中风、湿疹、鹅掌风、口疮、口臭、心痛等,夜啼、癔症、癫狂痫等神志疾患。毫针直刺0.3～0.5寸,局部酸胀针感。

温通法:艾炷灸3～5壮,艾条温和灸5～10分钟。

【穴性原理】

劳宫为荥穴,配五行属火,火乃木之子,《难经·六十六难》云:"荥主身热",故劳宫穴的特点即是清心热、泻肝火,醒脑开窍,适应于心火上炎之口疮,肝阳上亢引起的中风昏迷。若母病及子,致脾失健运,湿热内蕴,郁于肌肤可现湿疹等皮肤疾病。

【临床应用】

贺普仁教授选用劳宫主要治疗以下疾病。

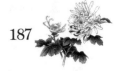

口腔溃疡:劳宫加照海,用平补平泻手法,以疏表解毒,或滋阴清热。

湿疹:劳宫进针 5 分,用泻法,加委中、背部痣点点刺或挑刺出血。

鹅掌风:劳宫加曲池、外关、合谷、中渚,毫针用泻法,留针 30 分钟,以清热利湿解毒。

【文献摘要】

《针灸甲乙经》:风热善怒,心中喜悲,思慕戏欷,善笑不休,劳宫主之。

《备急千金要方》:主大人、小儿口中肿腥臭。

《外台秘要》:主热病发热,满而欲呕哕,三日以往不得汗,怵惕,胸胁痛不可反侧,咳喘,尿赤,大便血,衄不止,呕吐血,气逆噫不止,嗌中痛食不下,善渴,口中烂,掌中热,风热,善怒,心中善悲,屡呕,嘘唏,善笑不休,烦心,咳,寒热,善哕,少腹积聚,小儿口中腥臭,胸胁支满,黄疸目黄。

《太平圣惠方》:小儿口有疮浊,龈烂,臭秽气冲人,灸劳宫二穴各一壮,炷如小麦大。

《针灸资生经》:劳宫、大陵,治喜笑不止……当屈中指为是,今说屈第四指非也。

《玉龙赋》:劳宫大陵,可疗心闷疮痍。

# 四十、合谷(手阳明大肠经穴)

松拳取穴。在手背,第一、第二掌骨间,当第二掌骨桡侧的中点处。手阳明经之原穴。

【主治及刺法】

微通法:毫针泻法顺经斜刺 1 寸,酸胀针感可向上扩散,有时可至肘。治疗头痛,咳嗽,目赤肿痛,青光眼,眼睑下垂,牙痛,咽喉肿痛,下颌关节痛;毫针泻法或补法直刺 0.5~1 寸,针感为局部酸胀。治疗半身不遂、臂痛、小儿急惊风、眩晕、面肌痉挛、癫狂、癫痫、风疹、瘙痒、胃痛、呃逆、泄泻、经闭、痛经;毫针合谷透劳宫或后溪,进针 2~3 寸,针感为手掌麻胀及向指端放散,可治疗手指拘挛或肌肉无力。

温通法:火针点刺 2 分,治疗咳嗽、呃逆、胁痛、中风、面瘫、痉症、乳癖、痔疮。

有习惯性流产史的孕妇禁针此穴。

【穴性原理】

手阳明大肠经贯颊,经过面部和口唇,鼻及足阳明经相联系;足阳明经合眼相联系。其经别系目系,手阳明之络如于耳中,手阳明经筋结于面部和额额。根据"经脉所通,主治所及"的原理,故合谷可用于头面及五官诸种疾病的治疗。

肺与大肠相表里。肺属卫外合皮毛,风邪外袭,肺卫首当其冲。手太阴属里属阴,手阳明属表属阳。在表之邪宜轻而扬之,以解表通络祛邪。故应取阳明经穴为主,合谷为手太阳原穴,所以合谷是治疗表证的主穴。故可治疗外邪袭肺或肺卫所致的病症如头痛、咳嗽。

手阳明经属大肠,合谷又为其原穴。《灵枢·九针十二原》篇曰:"凡此十二原者,主治五脏六腑之有疾着也",故合谷主治腑症胃痛,呃逆,泄泻。阳明经多气多血,妇女以血为本,合谷善于调气通经止痛,故可用于妇科疾病。

【临床应用】

合谷作为贺普仁教授的常用穴,大多是和太冲相配,称四关穴。其名称出自金元时代针灸医家窦汉卿的《标幽赋》:"寒热痹痛,开四关而已之。"《针灸大成》:"四关穴,即两合谷、两太冲是也。"四关是对穴,合谷太冲相配伍,一为手阳明大肠经原穴,一为足厥阴肝经原穴。原穴是本经脏腑原气经过和留止的部位,与三焦有密切关系,原气导源于肾间动气,乃人体生命活动的原动力,通过三焦运行于脏腑,为十二经脉之根本,故原穴是调整人体气化功能的要穴。《素问·调经论》曰:"人之所有者,血与气耳。"人体活动离不开气血,在发生病变时,也不外乎气血,气为血之帅,血为气之母,"针灸三通法"治病的主要机制就是通过经脉调节人体气血。合谷属多气多血之阳明经,偏于补气、泻气、活血;太冲属少气多血之厥阴经,偏于补血、调血。合谷、太冲二穴相配堪称经典配穴,两穴一阴(太冲)一阳(合谷),一气(合谷)一血(太冲),一脏一腑,一升一降,共同调理全身气血。

合谷、太冲配用泻法,治疗因凡肝阳上亢,风火相煽,或内热炽盛,引动肝风,或肝肾阴虚,气血亏虚,筋失所养,虚风内动,或瘀血内阻,血行不畅,筋脉失养所致的中风、半身不遂病症,有平肝息风、抗痉止搐之功效。用补法,适用于气血亏虚、筋脉失养之症,如眩晕、高血压、面肌痉挛、小儿急惊风、癫痫等。

【文献摘要】

《窦太师针经》:治目暗,咽喉肿痛,脾寒及牙耳头疼,面肿皆治,量虚实补泻,泻多补少。伤寒无汗则补,有汗则泻。女人有孕者,切不可针灸。

《针灸大成》:疗疮生面上与口角,灸合谷;小儿疳眼,灸合谷,各一壮。

《百症赋》:天府、合谷,鼻中衄血宜追。

## 四十一、神门(手少阴心经穴)

正坐或正卧仰掌取穴。在腕部,腕掌侧横纹尺侧端,尺侧腕屈肌腱的桡侧凹陷处。

五输穴之输穴,手少阴经之原穴。

【主治及刺法】

微通法:毫针直刺,稍偏向尺侧,进针0.3~0.5寸,局部酸胀针感,并可有麻电感向指端放散。治疗失眠健忘、心痛心烦、心悸怔忡,痴呆悲哭、癫狂、痫症。

【穴性原理】

神门是心经原穴,为五输穴之输穴,《灵枢·九针十二原》:"五脏有疾,当取之十二原。"《素问·咳论》:"治脏者,治其输。"心主血脉、心藏神,故心神失养、或心火亢盛、或痰浊蒙心、或气血闭阻引起的神志病和脏器病,均可用神门治之。

【临床应用】

贺普仁教授临床应用此穴常用于治疗失眠症。《素问·灵兰秘典论》曰:"心者,君主之官,神明出焉。"心藏神,乃神明之府,为精神意识思维中枢。取本穴可补心、清心、镇心安神。补神门、三阴交以补益心脾,养血安神,适用于主心脾血亏型;泻神门、补复溜以滋阴清火,适用于阴虚火旺型;泻神门、内关以镇惊安神,适用于心胆气虚型;泻神门、足三里以消积导滞,和胃安神,适用于胃中不和型失眠。

【文献摘要】

《窦太师针经》:治心内呆痴,泻;癫痫,先补后泻;发狂等症,泻。治健忘失记,喜怒不常,失笑无则,多言。又云:转手勾阳骨开,方可下针。

《针灸大成》:主疟心烦,甚欲得冷饮,恶寒则欲处温中。咽干不嗜食,心痛数噫,恐悸,少气不足,手臂寒,面赤喜笑,掌中热而宛,目黄协痛,喘逆身热,狂悲狂笑,呕血吐血,振寒上气,遗尿失音,心性痴呆,健忘,心积伏梁,大小人五痫。

# 四十二、通里(手少阴心经穴)

正坐或仰卧取穴。在前臂掌侧,当尺侧腕屈肌腱的桡侧缘,腕横纹上1寸。手少阴经之络穴。

【主治及刺法】

微通法:毫针直刺,进针0.5~1寸,局部酸胀针感,并沿尺侧向上下传导。治疗暴喑、舌强不语,心悸怔忡,腕臂痛。

【穴性原理】

手少阴之脉,从心系却上肺,手少阴经别,属于心,上走喉咙,故取手少阴经穴通里可宣肺通闭以治暴喑。心开窍于舌,手少阴之络脉入心中,系舌本,通里为心经之络穴,故本穴是治疗舌强不语之要穴。手少阴心经起于心中并属心,故本穴可宁心安神,以止心悸怔忡。

【临床应用】

贺普仁教授在临床应用中把通里作为治疗弱智儿童必用穴之一。通里治疗小儿五迟,尤其是语迟。小儿先天禀赋不足,如婴儿胚胎时母体患病,或母体素弱、智能不足,或分娩时胎儿产伤,均可致先天之本亏虚,髓海不足,气血不充而致智能障碍。表现为吐字欠清,无语言或仅能片言只语。组方法则为填髓通督,健脑益智。穴取心经络穴通里和哑门共用以通窍增音,治疗舌强不语。针法以补法为主,进针后捻转半分钟即出针,深度 0.5 寸左右。本病的治疗需要较长疗程,应采取综合措施配合功能训练,从各个方面促进大脑智能的恢复。

【文献摘要】

《窦太师针经》:治虚烦,头面赤,泻补;手臂酸疼,补泻;心虚怕惊,宜补。又法:针 5 分。

《针灸大成》:主目眩头痛,热病先不乐,数日懊侬,数欠频呻悲,面热无汗,头风,暴喑不言,目痛心悸,肘臂臑痛,苦呕喉痹,少气遗尿,妇人经血过多,崩中,实则支满膈肿,泻之。虚则不能言,补之。

《百症赋》:倦言嗜卧,往通里、大钟而明。

# 四十三、列缺(手太阴肺经穴)

正坐或仰卧取穴。在前臂桡侧缘,桡骨茎突上方,腕横纹上 1.5 寸,即左右两手虎口交叉时,当一手之食指压在另一手腕后桡骨茎突上,食指尖所指小凹陷处。

手太阴之络穴,八脉交会穴之一,通于任脉。

【主治及刺法】

微通法:用 1 寸半毫针,针尖向肘部斜刺 0.5～1 寸,针感局部酸胀,可向下传至拇指,向上传至肘部。得气后,拇指向后轻微缓慢捻转,留针 20～30 分钟。多用于偏正头痛、咳嗽、哮喘、咽痛、鼻渊、颈项疼痛、上肢震颤、手和腕关节疼痛。

温通法:火针点刺 1 分,治疗哮喘、头痛、无脉症。

【穴性原理】

列缺为肺经穴,向内连属肺脏,肺主肃降,司呼吸,为宗气出入之所。肺开窍于鼻,喉司纳气,内通于肺。外邪侵肺,痰浊阻肺,痰热壅肺,而使肺失清宣肃降,气机出入不利的肺卫和肺系疾患。

该穴为络穴,与相表里的大肠经相连。手阳明大肠经……其支者,从缺盆上颈,贯颊,入下齿中,还出夹口,交人中,左之右,右之左,上夹鼻孔。《灵枢·经筋》曰:手阳明之筋……其支者,上颊,结于鼻;直者,上出手太阳之前,上左角,络头,下右颔。故可以治疗肺经和大肠经经脉、经筋所循病症,如偏正头痛,颈项疼痛,手和腕关节疼痛。

【临床应用】

头痛是患者的一个自觉症状,出现在多种疾病中,头为诸阳之会,五脏精华之血、六腑清阳之气皆上会于头。外感诸邪,内伤诸疾,都能引起头痛。针灸治疗同样是以脏腑经络学说为基础,根据病因、病位、病机、疼痛特点以及体征,运用四诊八纲,进行辨证施治,选取腧穴。不能只根据“头项循列缺”,即凡头痛均取列缺的这种不加辨证分析的治疗方法。本穴虽是治疗头痛的常用穴和有效穴,但用泻法对外感风寒或风热或痰热引起的头痛、偏头痛、咳嗽、哮喘等病症有显著疗效。若风寒犯肺无汗者,配泻肺俞、风门以疏风散寒、解表宣肺;若风热犯肺,配合谷以疏风清热、宣肺止咳。

贺普仁教授擅长用列缺对穴,如列缺与合谷相配伍称原络配穴法,是根据脏腑经络的表里关系配合应用。两穴相配,运用泻法,治疗外感表证。列缺配照海,《八脉交会八穴歌》曰:“列缺任脉行肺系,阴跷照海膈喉咙”,通于任脉的列缺穴和通于阴跷脉的照海穴,通合于肺系咽喉和胸膈,两穴配伍,主治咳嗽、咽痛属肺肾阴虚者。

【文献摘要】

《针灸甲乙经》:主偏风口㖞斜,手肘无力,半身不遂,掌中热,口噤不开,寒热疟,呕沫,咳嗽,善笑,纵唇口,健忘,溺血,精出,阴茎痛,小便热,痫惊妄见,面部四肢臃肿,肩痹,胸背寒栗,少气不足以息,尸厥寒厥……

《窦太师针经》:治咳喘,寒补,热泻;头疼重如石,泻。又治牙疼,吐血,偏正头痛,看虚实补泻。

# 四十四、养老(手太阳小肠经穴)

正坐或正卧取穴。在前臂背面尺侧,当尺骨小头近端桡侧凹陷中。取穴法:①屈肘,掌心向胸,在尺骨小头的桡侧缘上,与尺骨小头最高点平齐的骨缝中是穴。②掌心向下,用另一手指按捺在尺骨小头的最高点上,然后掌心转向胸部,当手指滑入骨缝中是穴。

手太阳小肠经之郄穴。

【主治及刺法】

微通法:毫针斜刺,向内关方向,进针1~1.5寸,手掌和手腕酸麻针感,可向肩肘传导,治疗肩背肘臂痛。掌心向胸,肘方向斜刺 0.5～0.8 寸,治疗急性腰痛。

温通法:治疗颈肩腰腿痛,艾炷灸 3～5 壮,艾条温和灸 10～20 分钟。

【穴性原理】

养老是手太阳经的郄穴,善于通经止痛,用于手太阳经脉循行所过之处的急性疼痛。手太阳经在背部交会于督脉和足太阳经,故又可用于急性腰痛的治疗。

【临床应用】

该穴善于治疗老年阳气不足引起的目视不明,颈肩腰腿痛,故名养老。现代颈椎病、腰椎病日益年轻化,视力也提前退化,故养老穴已广泛运用于各年龄组。贺普仁教授取养老多治疗急性腰痛,多因腰肌劳损或外受风寒,或突遭外伤,引起局部气滞血瘀,经脉闭阻不通。取养老加昆仑,可疏通经气、活络止痛。

【文献摘要】

《针灸甲乙经》:肩痛欲折,养老主之。

《备急千金要方》:养老、天柱,主肩痛欲折。

《百症赋》:目觉疏疏,急取养老、天柱。

《类经图翼》:张仲文传灸治仙法,疗腰重痛,不可转侧,起坐艰难,及筋挛,脚痹不可屈伸,养老穴也。

《人体特效穴位》:配胰俞、肾俞、脾俞、肺俞,施补法,治疗糖尿病。张永臣博士经验:本方有降血糖的作用,但针刺疗程要长,一般 1 个月为 1 疗程,最少要针刺 3 个疗程。配光明,施补法,治疗青光眼、白内障,有降眼压的作用。

【验案举例】

刘某某,女,42 岁。

主诉:腰及右下肢放射性疼痛数月。

现病史:患者自 4 月底开始出现腰及右下肢放射性疼痛,站立 3 分钟以上即出现腰及右下肢疼痛麻木,严重影响日常生活,到北医三院做腰 CT 示腰椎间盘突出症,建议其卧床休息,重时可予手术治疗。经休息近 3 个月,患者症状无任何缓解。来诊时由急救中心送到特需门诊。

贺老即取养老穴,用龙虎交战补泻手法,同时嘱患者活动腰部,行针过程中患者即感疼痛明显减轻,贺老嘱其继续活动腰部及右下肢,一个小时后,患者未发作疼痛,自己走出诊室。

# 四十五、内关(手厥阴心包经穴)

正坐或正卧仰掌取穴。在前臂掌侧,当曲泽与大陵的连线上,腕横纹上2寸,掌长肌腱与桡侧腕屈肌腱之间。

络穴,八脉交会穴,通阴维。

【主治及刺法】

微通法:胸痹、惊悸:毫针斜刺,针尖向上,进针1.5寸,酸胀针感可扩散至肘、腋下和胸部;胃痛、呕吐、呃逆、晕厥、癫狂、不寐、脏躁、头痛、眩晕、瘿气、梅核气:毫针直刺0.5~1.5寸,可透外关,局部酸胀针感,麻木感可扩散至指尖;手指麻木,毫针斜刺,针尖向下略偏向桡侧,进针0.3~0.5寸,有麻电感扩散至指端。

温通法:胸痹、头痛、胃痛、胃缓、呕吐、黄疸:细火针穴位点刺,或灸3~7壮,或温灸5~15分钟。

【穴性原理】

内关是手厥阴心包经的络穴,和与其相表里的手少阳三焦经相联系,三焦作用于全身气化,内关又是八脉交会穴之一,通于阴维脉,阴维脉的功能是维络诸阴,它联系着足太阴、少阴和厥阴,并会于任脉,还与足阳明经脉相合,这些经脉都循行于胸脘、胁腹,阴维脉的病症是心痛、胃痛、胸腹痛,《难经·二十九难》曰:"阴维为病苦心痛。"故内关穴理气散滞、通畅心脉,可治疗胸痹和惊悸等症,有调理气机、理气和胃的作用,可治疗胃痛和胃缓等症。

手厥阴心包经属心包,系心脏,心主血脉、主神明、藏神,故可以治疗神志方面的病变。如肝郁化火、上扰神明的癫狂、不寐等。

内关为络穴,直接与手少阳三焦经相连,三焦主一身之气化,手厥阴心包经与足厥阴肝经同名经,同气相应,故内关有疏肝理气、平肝潜阳的作用,可治疗肝阳上亢引起的头痛、眩晕等病症。

手厥阴心包经"循臑内,行太阴、少阴之间,入肘中,下臂,行两筋之间,入掌中,循中指,出其端,其支者,别掌中,循小指次指出其端"。故可治疗手指麻木病症。

总之,内关的主治病症与其是络穴、八脉交会穴通阴维脉的特性和经脉循行相关。

【临床应用】

内关是临床常用穴,治疗病种广泛,贺普仁教授常用该穴治疗神志、胃心胸的病变。

晕厥:取内关,加人中、合谷、太冲以回阳醒脑、清心开窍。

癫狂：取内关，加合谷、太冲、丰隆、颊车、心俞、谵语，毫针刺入上穴，进针5分～1寸，气海补法，诸穴合用以开郁化痰安神、清心泻热、醒脑开窍。

脏躁：取内关，加素髎、合谷、太冲、中脘、心俞、神门，以毫针刺入上述穴位，进针5分～1寸，用泻法留针1小时，诸穴合用以平肝降逆、理气宽胸。

胸痹：取内关透郄门，以4寸毫针刺左侧内关穴沿皮平刺向上透郄门，用补法，共奏益气养阴、温阳通络的功效。

呃逆：取内关，加足三里、气海、期门、左章门、右合谷，以毫针刺入，进针5分～1寸，用补法，诸穴合用以降气和胃平呃。

胃下垂：取内关，加脾俞、胃俞、中脘、足三里，取细火针，点刺上述穴位，不留针。共起补中益气、升阳举陷之作用。

【文献摘要】

《针灸甲乙经》：心澹澹而善惊恐，心悲，内关主之。

《备急千金要方》：凡心实者，则心中暴痛，虚则心烦，惕然不能动，失智，内关主之。

《玉龙赋》：取内关于照海，医腹疾之块。

【验案举例】

吕某某，女，23岁。

主诉：全身抽搐9小时。

现病史：因就诊昨晚恼怒，胸闷不舒，至凌晨4点开始抽噎，伴四肢抽搐，胸中苦满，嗳气有声，头痛如裂，食物不下，欲咽不能。查患者呼吸不畅，全身肌肉抽动，舌苔黄厚，脉沉弦。

辨证：肝气久郁，恚怒呃逆。

治法：平肝降逆，理气宽胸。

取穴：内关、素髎、合谷、太冲。

刺法：毫针刺，用泻法，留针1小时，针后抽搐即解。

隔日二诊，抽搐已缓解，下午间或发作，睡眠尚稳，仍头痛，不思饮食。三诊，患者已能独自来诊，抽搐未发，饮食转佳，除身倦头稍痛外，诸症悉平。

# 四十六、外关（手少阳三焦经穴）

正坐或仰卧俯掌取穴。在前臂背侧，当阳池与肘尖的连线上，腕背横纹上2寸，尺骨与桡骨之间。

络穴，八脉交会穴，通阳维。

【主治及刺法】

微通法：头痛、感冒、咽喉疼痛、疟腮、鹅掌风、牙痛：毫针直刺1～1.5寸，可透内关,局部酸胀针感;胁痛、肩痛、肘臂屈伸不利:毫针斜刺,针尖向上,进针 1.5 寸,局部酸麻胀可扩散至肘部。

温通法:痄腮、头痛,细火针局部点刺,或温灸 5～15 分钟。

【穴性原理】

外关是手少阳三焦经穴,又是八脉交会穴之一,通于阳维脉,阳维脉的功能是"维络诸阳"而主表,故有解表祛热的作用,治疗感冒。手少阳经脉循头之偏侧、颊部、入耳中,因其散风解表清热作用,故可治疗外感风热,或三焦火盛上扰之偏头痛、咽喉肿痛;"手少阳三焦经之脉,起于小指次指之端,上出两指之间,循手表腕,出臂外两骨之间,上贯肘,循臑外上肩,而交出足少阳之后……"按"经脉所行,主治所及"之理,可治疗肩痛、肘臂屈伸不利。

【临床应用】

贺普仁教授取外关治疗外感头痛,正如《经验特效穴歌诀》云:"头痛发热外关安";《杂病穴法歌》云:"一切风寒暑湿邪,头痛发热外关起";《兰江赋》云:"伤寒在表并头痛,外关挥动自然安"。临床应用上循经取穴应结合辨证取穴,如泻外关,加泻丘墟,治疗少阳头痛,共奏宣通少阳、通络止痛之功效。如因风热引起的头痛,针泻外关以清热解表、加合谷以疏散风热、通络止痛;因风寒引起的头痛,针泻外关以宣阳解表,加列缺,以疏卫解表、通络止痛。

贺普仁教授认为外关是治疗痄腮的重要穴位。痄腮即流行性腮腺炎,以发热、耳下腮部肿痛为主的急性传染病,以冬春季发病最多,多见于 5～15 岁儿童。起病时可有发热,1～2 天后可见以耳垂为中心漫肿,边缘不清,皮色不红,压之有通感,通常见于一侧,然后见于另一侧,整个病程 1～2 周。病情重者可见高热烦渴,并发睾丸肿大,神昏惊厥,舌苔黄腻,脉滑数。取泻外关、合谷、颊车、翳风。如高热不解,可大椎、少商放血;如睾丸肿大,加针大敦和曲泉;如神昏惊厥,加人中。诸穴合用,起到疏风清热、解毒消肿的作用。

【文献摘要】

《针灸甲乙经》:耳炖炖浑浑无所闻,外关主之。

《铜人腧穴针灸图经》:治肘臂不得屈伸,手五指尽痛不能握物,耳聋无所闻。

# 四十七、支沟（手少阳三焦经穴）

正坐或仰卧俯掌取穴。在前臂背侧,当阳池与肘尖的连线上,腕背横纹上 3 寸,尺骨与桡骨之间。

五输穴之经穴。

【主治及刺法】

微通法:胁痛、便秘、水肿、蛔虫症,毫针直刺1～1.5寸,局部酸胀针感,麻木感可向肘部或指端扩散。

强通法:胁痛,三棱针点刺放血。

【穴性原理】

手少阳三焦经首先与足少阳胆经同名经同气相求,足少阳胆经循胁里过胁肋。其次与表里经手厥阴心包经相连,手厥阴心包经循胸出胁,故可以治疗胁痛。三焦主气,有调理气机主气化作用,支沟是手少阳三焦经荥穴,配五行属火,该穴可清泻三焦相火,疏理三焦气化功能,故凡气血阻滞,三焦火盛引起的胁肋痛、便秘和水肿等均可取支沟治之。

【临床应用】

贺普仁教授选支沟,治疗情志失和、肝气郁结、气机不畅、脉络痹阻和气滞血瘀、阻滞脉络的胁肋痛。支沟透间使,以理气、通络、止痛。若症见胁肋掣痛、烦热口干、二便不畅、舌红苔黄、脉象弦数等气郁化火征象的胁肋痛,可针泻支沟、行间以清肝调气。

支沟又为治疗便秘之要穴,取泻本穴,用以清热、理气通便,治疗虚秘、热秘和气秘。临床应用如下:

因精血枯燥、津液亏损、肠内干涩、失其滋润的虚秘(血虚),大便不干,便意频,但排便费力,便后汗出,兼见口干心烦、舌剥脉象细数者,取泻支沟、丰隆,加复溜、足三里以养血生津、清热通便。因肠胃积热、耗伤津液、热伏于内、燥热内结的热秘,大便干结不通,兼见腹部痞满、按之有块作痛、矢气频出、面红身热、头痛口干、小便短黄、舌苔黄燥、脉滑实,取泻支沟、丰隆、内庭、天枢以清热通便。

因情志不舒、气机郁滞不能宣达,通降失常、传导失职所引起的气秘,大便秘而不甚干结、腹部胀满、连及两肋、嗳气频作、纳少、苔薄白、脉弦,取泻支沟、丰隆,加中脘、太冲以行气导滞、通肠治秘。

【文献摘要】

《针灸甲乙经》:暴喑不能言,支沟主之。

《铜人腧穴针灸图经》:治热病汗不出,肩臂酸重,胁腋痛,四肢不举,霍乱呕吐,口噤不开。

《玉龙赋》:肚痛秘结,大陵合外关于支沟。

## 四十八、曲池(手阳明大肠经穴)

正坐或正卧屈肘取穴。在肘横纹外侧端,屈肘时当尺泽与肱骨外上髁连线中点。

五输穴之合穴。

【主治及刺法】

微通法：毫针顺经斜刺 1.5 寸，得气后，大幅度提插泻法，治疗咽喉肿痛、牙痛、目赤肿痛、颈部淋巴结炎；毫针泻法直刺 1.5 寸，局部酸胀，治疗腹痛、泄泻、丹毒。

温通法：火针点刺局部，治疗咳嗽、泄泻、头痛、中风、上肢疼痛，水肿、上肢扭伤、乳癖、丹毒、经早、阴痒、网球肘、瘾疹、瘰疬。

强通法：三棱针点刺放血，治疗银屑病、面痛、麦粒肿。

【穴性原理】

阳明为两阳之合，其火通明，言其阳气隆盛。曲池为阳明经合穴，合为汇合之意，犹江河入海，言其经气最盛，故曲池通调经络作用当为之最；本穴配五行属土，土乃火之子，施泻法，其清热作用，亦当为之最。故曲池的作用特点是清热和通络。清本经所循器官之热，如咽喉肿痛、牙痛、目赤肿痛，泻之治疗风热，湿热毒邪蕴于皮肤所致瘾疹、丹毒。疏通经络，治疗上肢疼痛、上肢不遂、网球肘、瘰疬等。《灵枢·邪气脏腑病形》曰："合治内腑"，本穴是大肠合穴，应治大肠腑病，如腹痛、泄泻。

【临床应用】

《百症赋》云："臂臑，兼五里，能愈瘰疬"。采用透穴的方法，一针可担曲池、五里、臂臑三穴之功，而各穴都有主治瘰疬的功能，故可收速效。贺普仁教授用针灸治疗颈部淋巴结炎可获得较好的临床效果。该症初起时单个淋巴结肿胀，压痛，继而则发生淋巴结周围炎，数个淋巴结粘连在一起，形成硬块，压痛明显，并有不同程度的全身反应，如高热、寒战、头痛、食欲不振等，重者高热不退、便干尿赤，局部化脓，按之应指，舌红苔黄，脉滑数。他用 4 寸毫针，刺入曲池后将针平卧，针尖向上沿皮刺入 4 寸，必要时，可配合肩井穴，肩井为胆经穴，可加强曲池疏通气结，调和气血之功。

已故名医王乐亭采用 6 寸金针曲池透臂臑治疗瘰疬，临床观察治疗 200 例，取得满意效果。坐位，刺前沿曲池与臂臑之间的连线，顺经络循行的方向，抚摩皮肤，揉按肌肉，使经络舒展。消毒后，将针尖蘸少许甘油，医生用右手中指、食指夹住针柄，拇指顶住针的尾端，将针尖触及患者曲池穴，使金针与上臂延长线呈 45°角，刺入皮下 0.5～1cm，然后用拇指、食指握针，缓缓旋转退针至皮下，并将针卧倒，沿皮下透刺，速进缓退，以利进针。针刺时，要将针尖对准臂臑的方向，不可偏移，针体紧贴皮下，深浅适宜。患者会出现发胀和沉重感，可配合刮针柄的方法，以引气、催气。运用捻转补泻法。局部红肿热痛用泻法，局部肿硬无红肿者用补法，针体约旋转 180°。隔日治疗 1 次。

曲池常配合血海治疗皮肤疾患。血海为脾经穴位,脾主裹血,温五脏,穴为足太阴脉气所发,气血归聚之海,故名血海,又名血郄,具有活血化瘀,健脾利湿之效,多用于妇科月经不调等。皮肤病多与风、湿、瘀有关,和血海化湿、活血的穴性相符,"血行风自灭",瘀除则风散,因此为皮肤疾病所常用,《胜玉歌》云:"热疮臁内年年发,血海寻之可治之。"加之手阳明大肠经合穴曲池清肺散风,理肠活血,两穴配用对风疹、湿疹、丹毒、疔疖、疥疮和皮肤干燥等均有很好疗效。

火针刺曲池治疗荨麻疹:该病因腠理疏松、卫外不固,风邪遏于肌肤而发病;或因膏粱厚味,鱼虾荤腥,胃肠积热,复感风邪,内不得泄,郁于肌肤而发疹。临床可见皮肤突然出现疹块,此起彼伏,疏密不一,或块或片,瘙痒异常,发病迅速,消退亦快。若属风邪外袭,多伴发热恶风,自汗身痛,舌苔薄白,脉浮缓;若属胃肠积热,多伴脘腹疼痛,大便秘结,舌苔黄腻,脉滑数。穴取曲池和血海以祛风清热,凉血止痒。操作上用中粗火针,速刺法,点刺不留针,深度1～3分。加风市以疏散风邪,或加内庭以清胃肠积热。

贺普仁教授曾用放血疗法配合中药治疗银屑病12例:其中男性9例,女性3例;年龄14～50岁,病程1～20年以上;进行期1人,静止期3人,亚急性期1人,消退期1人。采用放血疗法,每周1次,12次为一个疗程。穴取曲池、曲泽、尺泽、委中,以上诸穴三棱针缓刺法放血。随证加减:头部皮损严重者加大椎、率谷、百会、太阳、印堂,多次放血效果不显者加膈俞,顽固皮损在肘膝以下者加手足十二井。治疗结果:基本痊愈3例,显效3例,好转6例。在12例中,2例放血时有头晕反应,2例发生自汗,但不影响继续治疗。

【文献摘要】

《针灸甲乙经》:伤寒余热不尽。胸中满,耳前痛,齿痛,目赤痛,颈肿,寒热,渴饮辄汗出,不饮则皮干热。目不明,腕急,身热惊狂,躄痿痹重,瘈疯。癫疾吐舌。曲池主之。

《窦太师针经》:治半身不遂,手臂酸痛,拘挛不开,先泻后补;两手拘挛,先补后泻。

《百症赋》:半身不遂,阳陵远达于曲池。发热仗少冲、曲池之津。

《类经图翼》:臂臑主治臂痛无力,寒热瘰疬,颈项拘急;五里主治寒热瘰疬。

【验案举例】

病例一:

赵某某,男,26岁。

主诉:左侧淋巴结肿胀、疼痛3天。

现病史:3天前开始出现左淋巴结肿胀、疼痛,伴咽部不适,头胀痛。食欲减退,眠可,小便调,大便偏干。

望诊:咽红,舌边尖红,苔黄略腻。

辨证:邪热内蕴,毒热聚结。

治法:清热解毒,软坚散结。

取穴:曲池。

刺法:以 4 寸毫针,刺入穴位后将针卧倒,针尖向上沿皮刺入 4 寸,留针 30 分钟。每日针刺 1 次。

治疗过程中,疼痛逐渐减轻,肿胀减退,3 次而愈。

病例二:

田某某,女,8 岁。

主诉:神经性皮炎 6 年。

现病史:除面部外,全身皆有神经性皮炎已 6 年之久,两肘、两膝、两臀部、后颈部均有皮疹,瘙痒,尤为后颈部及两肘部均呈苔藓样改变、搔痕。纳可,二便正常。

望诊:面黄,苔白,四肢躯干均有苔藓样皮疹。

切诊:脉沉细。

辨证:情志不遂,气血郁滞,血虚生风。

治法:祛风利湿,通经络,调气血。

取穴:曲池、血海。

刺法:以毫针刺入穴位 1 寸深,用补法,留针 30 分钟。

一诊后刺痒明显减轻;二诊后皮疹停止新生。共诊治 15 次,诸症消失。

# 四十九、臂臑(手阳明大肠经穴)

正坐或正卧取穴。在臂外侧,三角肌止点处,当曲池与肩髃连线上,曲池上 7 寸。

【主治及刺法】

微通法:毫针斜刺,向上刺入三角肌中,穴位 1 寸深,先补后泻,针感为局部酸胀,留针 30 分钟,治疗斜视、复视、近视、麦粒肿、视神经萎缩。

温通法:火针点刺 3～5 分,治疗中风、痹证等。

【穴性原理】

阳明经多气多血,手阳明之络脉入耳中,与耳目所聚集的经脉(宗脉)合。又因臂臑是手阳明、手足太阳、阳维之会穴,而手足太阳经又交汇于睛明,阳维起于金门,沿足少阳循经上行,过臂臑后,复沿手足少阳经上头,交于治疗眼病的阳白、头临泣、目窗、风池等穴。故本穴善治眼病。

【临床应用】

臂臑归属手阳明经,关于其主治病症在历代针灸医籍中有不少记载,如:头痛、瘰疬、肩臂痛不得举等,但是唯独没有治疗眼目之疾的内容。贺老在临床实践中,将此穴作为治疗眼疾的常用穴,它能有效地消除患者畏光、红肿疼痛、视力减弱、辨色模糊、斜视、复视等症状,应用于结膜炎、近视、色弱、视神经萎缩等病,取得满意疗效。

《针灸甲乙经》谓本穴为"手阳明络之会",《针灸聚英》谓之"手足太阳、阳维之会"。阳明经多气多血,手阳明之络,脉入耳中与耳目所聚集之经脉(宗脉)会合,故本穴可以治疗多种眼疾。手足太阳经交会于睛明,阳维起于金门,沿足少阳循经上行,过臂臑后复沿手足少阳经上头,终于阳白。考臂臑乃手阳明、手足太阳、阳维之会穴,故用之可通阳泻热,疏通经气,促使气血流畅,眼目得养而清亮。

臂臑用于眼科疾病的治疗,临床观察及从文献记载中未发现副作用,而且臂臑治疗眼疾已经被越来越多的针灸同道所运用。在《中国针灸独穴疗法》中记载了臂臑治疗结膜炎、角膜炎、眼内异物等病。《中国针灸穴位通鉴》一书中说,臂臑主治"眼疾病……在臂臑穴分别向前上方,后下方直刺一寸,每个方向作适量的捻转,可治疗视物模糊、视力下降等眼疾患"。目前对这个穴位治疗眼疾的机制还需进一步研究探讨,但该穴治疗眼疾的疗效是肯定的。

【文献摘要】

《针灸甲乙经》:寒热,颈疬,适肩臂不可举,臂臑俞主之。

《太平圣惠方》:宜灸不宜针,日灸七壮,至一百壮……若针,不得过三分,过多恐恶。慎冷食、滑菜、盐、醋、冷浆水等。

《类经图翼》:臂痛无力,寒热瘰疬,颈项拘急。

《百症赋》:五里、臂臑,生疬疮而能治。

《针灸学简编》:主治发热恶寒,颈项拘急,肩端红肿,肩背疼痛,臂不得举,淋巴结结核……有疏通经络,止痛镇痛作用。配肩髃(臂臑透肩髃)是针麻肺切除手术配方之一。

【验案举例】

病例一:

张某某,男,7岁。

主诉:视力减退3年。

现病史:5岁时在幼儿园体检时发现视力差,去同仁医院诊为"弱视",测视力分别为0.2,0.3,配眼镜度数100多度,去年多次查视力下降为0.2,眼镜度数升至300多度。

望诊:舌淡、苔白。

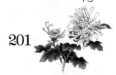

切诊:脉沉滑。

诊断:弱视。

辨证:气血不足,目窍失养。

治法:养血、明目。

处方:肝俞、臂臑、养老,毫针刺。经治疗 1 个月后,视力已明显增长。

病例二:

阎某某,女,11 岁。

主诉:斜视 2 个月。

现病史:外伤造成颅底骨折,左耳膜破裂,左眼向内斜视,约斜 15°,视物成双,伴有听力下降。纳食可,眠安,二便调。

望诊:面色黄,舌淡红,苔薄白。

切诊:脉细数。

辨证:外伤致瘀血内存,经络阻滞,目失所养。

治法:活血化瘀,通调经络,养睛明目。

取穴:听宫、臂臑。

刺法:毫针刺入穴位 1 寸深,先补后泻。

治疗 8 次后,经同仁医院复查,视力好转,左眼内斜下于 15°。又经 1 个月治疗后复查,双眼球位置基本正常,复视症状消失。后情况稳定,追访未发现异常。

# 五十、侠白(手太阴肺经穴)

正坐上臂自然下垂。在臂内侧面,肱二头肌桡侧缘,腋前纹头下 4 寸,或肘横纹上 5 寸处。

## 【主治及刺法】

上臂内侧痛;咳嗽,气短,烦满,干呕;心痛。支气管哮喘,支气管炎,鼻出血,心悸。毫针直刺 0.5～0.8 寸。

温通法:可灸 10～15 分钟。

## 【穴性原理】

侠有侠义之意,这里指魄力;肺色白,主魄;侠白为手太阴经之经别,肺经经别在此别离正经,而入内走肺,散之于大肠,浅出于缺盆,合大肠经于头颈,加强了与大肠经在体内和体表循行的联系,故有补肺益魄、理气宽胸之效。

## 【临床应用】

取名的原因是肺主白,穴侠于赤白肉筋分间。因肺主皮毛,白色应肺,故侠白有调理肺气、行气活血、养荣肌肤的作用。《寿世保元》云:“治赤白汗斑”,

贺老在临床上常用其治疗白癜风。

白癜风的临床表现为皮肤突发圆形白斑，并逐渐扩大，边缘肤色加深，中心可有褐色斑点。日晒后灼热发红，周身上下都可发病。常给病人造成心理压力。其病机主要为气机失和，气血凝滞。《圣济总录》曰："白癜风……由肺热窒热，风热相并，传流荣卫，窒滞肌肉，久不消散，故成此也。"

贺老治疗白癜风，常灸侠白，配合采用阿是穴火针点刺、背部放血拔罐和局部围刺。灸侠白采用艾卷温和灸，微热刺激穴位，每次半小时，增强行气活血之效。肺气调，气血荣，则斑可消。

【文献摘要】

《针灸甲乙经》：心痛，咳，干呕，烦满，侠白主之。

《铜人腧穴针灸图经》：治心痛，干呕，烦满。

【验案举例】

病例一：

李某某，女，18 岁。

主诉：下颌生白斑 1 年。

现病史：1 年前，下颌处有一白色小斑，有 1cm×1cm 大小，不痛不痒，自涂白癜净。2～3 次后起大水疱，疱起之处皮肤日后即成白色，后来又涂白灵丁，效果差，皮肤深层起水疱，现皮肤 2cm×4cm 大小的白色斑块，不痛。

望诊：舌质淡红，舌苔薄白。

切诊：脉细。

辨证：气血不调，经络不通。

治法：调和气血，疏通经络。

取穴：局部围刺，灸侠白。

刺法：隔日一次，每次 10 分钟。

经 3 个月治疗后，症状缓解，皮肤如常。

病例二：

刘某某，女，18 岁。

主诉：左腿出现白色斑块 7 年。

现病史：7 年前左腿发现白色斑块，有 1cm×1cm 大小，未见增大。去年双手腕、右下腹部、右肋、右脚踝等处均新增白斑，逐渐发展，最大 5cm×7cm，性情急躁，睡眠尚可，饮食一般，二便可。

望诊：舌红边有齿痕，苔薄白。

切诊：脉弦滑。

辨证：肝郁脾虚，气血不调。

治法：健脾疏肝，活血通络。

取穴：局部灸侠白以及背部痣点放血拔罐。

刺法：背部痣点用三棱针点刺后拔罐放血。隔日治疗1次。治疗10次后，白斑明显缩小，其中左手腕部的白斑已基本消失。

# 五十一、液门（手少阳三焦经）

正坐或仰卧，俯掌取穴。在手背部，当第四～五指间，指蹼缘后方赤白肉际处。

**【主治及刺法】**

微通法：手背痛；喉痹，头痛，目赤，耳鸣；疟疾，热病。咽喉炎，前臂肌痉挛，齿龈炎，角膜白斑。毫针直刺，0.3～0.5寸，可灸。

**【穴性原理】**

液指水之精；门为出入之处。穴为三焦经之荥水穴，三焦者，决渎之官，水道出焉。脉气由此输注，为水气出入之门，故名液门。液门为手少阳三焦经脉气所溜之荥水穴，水能克火，性善清实热，有清三焦郁火，消肿止痛之功，是治疗三焦少阳郁火上攻所致头面五官肿痛之常用穴。

**【临床应用】**

液门为三焦经荥穴，可通调三焦之气，肺属上焦，肾为下焦，故此穴也可调畅肺肾气机，起到宣通气机、育阴升津润喉之效，因此常用于声音嘶哑、失音等症。

失音可因多种疾病引起。《景岳全书》云："声由气而发，肺病气夺，此气为声音之户也。肾藏精，精化气，阴虚则去气，此肾为声音之根也"，可见与肺、肾关系密切，正与液门穴性相符，故治疗失音常取之，还可配合应用水突、听宫等穴。针刺时以毫针刺入2寸深，向上方斜刺，使针感沿经向上传导为佳。

**【文献摘要】**

《针灸甲乙经》：胆眩寒厥，手臂痛，善惊，忘言，面赤，泣出，液门主之。

《千金方》：主手臂痛。

《医宗金鉴》：主治咽喉红肿，牙眼痛，手臂红肿，耳暴聋，不得眠等证。

**【验案举例】**

病例一：

齐某某，女，49岁。

主诉：语言不利40天。

现病史：患者于40天前行甲状腺切除手术，术后出现语言不利，不能发音。纳食尚可，夜寐欠安，二便调畅。

望诊：舌淡红，苔薄白。

切诊:脉滑。

辨证:经脉损伤,气血阻滞。

治法:通调经脉,行气活血。

取穴:水突、液门。针刺时,循经感传至咽喉。

第1次针刺起针时即可发音。共治疗5次痊愈。

病例二:

乔某某,男,42岁。

主诉:声音嘶哑2周。

现病史:2周前外感后出现声音嘶哑,说话语声低微,咽痒痛,口舌干燥,腰膝酸困。食欲尚可,眠安,二便调。

望诊:舌淡红,苔薄白。

切诊:脉弦细。

辨证:外邪未尽,肾阴不足,津液失承。

治法:祛邪滋阴,生津润喉。

取穴:液门、听宫。

针刺后,声音清亮,口舌干燥缓解,共针4次而愈。

# 五十二、上廉(手阳明经穴)

侧腕对掌,伸前臂取穴。在前臂背面桡侧,当阳溪与曲池连线上,肘横纹下3寸。

【主治及刺法】

微通法:手臂肩膊酸痛麻木,偏瘫;头痛,腹痛,肠鸣,泄泻。肩臂神经痛,上肢麻木,瘫痪,肠炎。毫针直刺0.5～0.8寸。

温通法:可灸。

【穴性原理】

上廉是阳明经腑病证之常用穴,尤长于治疗手阳明大肠经经气运行不畅所致之证。有理气通腑,增津生发之效。《针灸甲乙经》:本穴独抵阳明之会。

【临床应用】

上廉位于肘下3寸,阳明经多气多血,刺之可荣养气血、通经活络。贺老常以上廉为主穴治疗脱发,选穴少而精,取得了较好疗效。必要时配合中脘、足三里、阿是穴等以增强补养气血之功。

近年来,因脱发而就诊的患者越来越多。考虑与现代工作压力大,精神紧张致神经内分泌紊乱、营养代谢障碍有关,也有的继发于慢性疾病或妊娠后。可分为脂溢性脱发、广泛性脱发和斑秃三种。临床表现如下:斑秃起病突然、头发呈斑块状脱落,患处呈圆形或不规则形状,其范围、大小、数目均不相等。脂溢性脱发是由于皮脂腺分泌亢进引起头发营养不良,脱落稀疏。广泛性脱发一般无自觉不适,毛发普遍稀疏,多有家族倾向。

中医认为肾精亏虚,发失所养;或因病后、产后,心脾损伤,气血生化无源,加之劳累、情绪紧张,头发失于滋养所致。

贺老认为气血不足,气血失和,经气阻滞,不能上荣于发而致本病。治疗本病以补肾健脾、养血和血为治则。

【文献摘要】

《针灸甲乙经》:小便黄,肠鸣相逐。

《铜人腧穴针灸图经》:脑风头痛,小便难黄赤,肠鸣气走,痉痛。

《针灸聚英》:胸痛,偏风半身不遂,骨髓冷。

【验案举例】

病例一:

王某某,女,27岁。

主诉:毛发稀疏3年余。

现病史:3年前觉头发开始脱落,逐渐头发越来越少,几见头皮,余无异常感觉,纳食、睡眠均好,二便正常。

望诊:头发稀少,苔白腻。

切诊:脉沉细。

辨证:肾气不足,发失所养。

治法:补肾益气,健脾养血。

取穴:中脘、上廉、足三里。

经3次治疗后,停止脱发,洗发时仅掉少量头发。针12次,已有毛发新生。1年后随访,发长如初。

病例二:

张某某,女,36岁。

主诉:头部脱发10年余。

现病史:患者素日睡眠不好,易做噩梦,精神紧张,每遇心中有事,则反复思考,夜眠更差。脱发处,小者如黄豆大小,大者如5分硬币,形状不规则,曾外用某生发精两瓶,未见效果。近半月来工作紧张,夜眠差,头顶和枕部各有一块脱发处,请求诊治。现纳可,二便调。

望诊:舌体胖大齿痕,苔薄白。

切诊:脉细。

查体:头顶脱发处约2分硬币大,枕部脱发处似黄豆大。

辨证:劳伤气血,血不养发。

治法：调补气血，养血生发。

取穴：上廉、阿是穴（头部脱发处）。

刺法：以毫针刺上廉 1 寸深，密刺阿是穴。

患者针治 10 次长出细发。

病例三：

王某某，女，40 岁。

主诉：右侧面瘫 8 年。

在治疗过程中，患者诉有慢性脱发病史多年，每次梳头或洗头时即掉头发一大团，贺老在原有面瘫取穴的同时，加用上廉穴，约 5 次后，脱发明显减少。

# 五十三、中渚（手少阳三焦经）

俯掌，掌心向下取穴。在手背部，当环指本节（掌指关节）的后方，第四、五掌骨间凹陷处。

【主治及刺法】

微通法：手指不能屈伸，肩背肘臂酸痛，头痛，目赤，耳鸣，耳聋，热病，消渴，疟疾。肘腕关节炎，神经性耳聋，肋间神经痛；落枕，颈项不舒。毫针直刺0.3～0.5 寸。

微通法：可灸。

【穴性原理】

三焦经输穴，属木。舒筋活络，清热散邪。中渚为手少阳三焦经脉气所注之输木穴，性善通调，刺之能通调三焦气血，治疗外经病变；又因其为三焦火经之木穴，泻之能清三焦相火，有釜底抽薪之力，治疗三焦相火亢盛所致头面五官疾患。

【临床应用】

中渚为输穴，渚是江中小洲之意，三焦水道似江，脉气至此输注留连，犹如江中有渚，故名中渚。手少阳之脉，其支者从耳后入耳中，出走耳前，本穴可清宣少阳经气，祛邪散滞，善于治疗耳部疾患。《针灸大成》言其治疗"耳聋"；《备急千金要方》："额颅热痛"；《外台秘要》："头痛耳鸣"。临床还常用于治疗落枕、腰扭伤、眩晕、呃逆及咽喉、眼部、肩背部等疾患。

【文献摘要】

《针灸甲乙经》：耳聋，两颊颤痛，中渚主之。

《针灸甲乙经》：疟发有四时，面上赤，眊眊无所见，中渚主之。

《针灸大成》：咽肿，中渚、太溪。

《医宗金鉴》：主治四肢麻木，战振蜷挛无力，肘臂连肩红肿疼痛，手背痈毒等证。

【验案举例】

杨某某,男,35 岁。

主诉:右耳聋 1 周。

现病史:1 周前,无明显诱因,突然出现右耳听力下降,发堵,伴有头晕、恶心。次日右耳完全听不到声音,左耳听力也有下降,并觉两腿走路不稳,失去平衡。诊断为"突发性耳聋"。食欲尚可,二便正常。

望诊:舌质紫黯,舌苔薄黄。

切诊:沉弦。

辨证:肾阴亏耗,虚火上炎,气血阻滞,耳窍闭塞。

治法:泻虚火,调气血,利耳窍。

取穴:中渚。

刺法:以毫针刺入 1 寸深,用泻法。

针后即觉听力有所恢复。治疗 5 次而痊愈。

# 五十四、少泽(手少阳小肠经穴)

俯掌取穴。在手小指末节尺侧,距甲根角 0.1 寸。

小肠经井穴。

【主治及刺法】

微通法:肩臂外后侧疼痛,头痛,项强,咽喉肿痛,热病昏迷,耳聋,耳鸣;乳病,乳汁少。乳腺炎,乳汁分泌不足,神经性头痛,精神分裂症,中风昏迷。毫针斜刺 0.1 寸。

温通法:可灸。

【穴性原理】

井穴,属金。泽,有润泽之意;小肠主液,故有增液通乳,清热利窍之效。

【临床应用】

少为小,泽为润,小肠主液,其穴可润泽身体,井穴脉气始出而微小,故名少泽。关于本穴主治,历代医籍这样记载:《铜人腧穴针灸图经》:"目生肤翳覆瞳子";《针灸大成》:"喉痹,舌强,口干,咳嗽,口中涎唾,颈项急不得回顾";《针方六集》:"疟疾、妇人无乳及乳痈痛,乳汁不通,鼻衄不止"。临床上常取之用于循经病症及角膜炎、红眼病等眼疾、缺乳等,也有指压少泽治疗呃逆的报道。手太阳经起于少泽,止于耳前听宫,作为井穴,少泽有通接经气,开窍启闭之功,善于治疗耳疾。下面的这例患者年过四十,阴血已亏,水不涵木,肝火时旺,胆与肝相表里,胆络于耳,肝火循胆经灼于耳,故出现耳痛。治疗此病,选取少泽、阿是穴以滋液熄火、通络止痛。

【文献摘要】

《铜人腧穴针灸图经》:目生肤翳覆瞳子,少泽主之。

《医宗金鉴》:主鼻衄不止。

《玉龙歌》:妇人吹乳痛难消,吐血风痰稠似胶,少泽穴内明补泻,应时神效气能调。

【验案举例】

鲍某某,女,59岁。

主诉:右耳痛5月余。

病史:5个月前无明显病因出现右耳内部疼痛,呈阵发性,尤其急躁时疼痛加剧,呈放电样,纳眠可,二便调。病人痛苦异常,曾多方求治未见效果,经他人介绍才来求治。

望诊:舌质淡黯,苔白。

切诊:脉弦。

西医印象:无菌性中耳炎?

辨证:肝阴不足,肝胆火旺,灼伤耳络。

法法:滋阴平肝,通络止痛。

取穴:少泽、阿是。

刺法:毫针。

针刺1次后耳痛即明显缓解,针3次后症状完全消失。

# 五十五、四　　缝

仰掌伸指。在第二～五指掌侧,近端指关节的中央,一侧4个穴位。

【主治及刺法】

微通法:小儿腹泻,咳嗽气喘;疳积,百日咳,肠虫症。直刺0.1～0.2寸,挤出少量黄白色透明样黏液或出血。

【穴性原理】

现代研究发现:小儿低热针刺四缝穴,治疗小儿低热120例,针刺0.1～0.5分,捻转35次,快速出针后加压,有黄白色油珠样液冒出为好,有良好的退热作用。有实验表明针刺四缝有抗炎作用,白细胞总数偏高降至正常,咽部充血消失,肿大的扁桃体缩小。另外,针刺四缝还能调节人体的体液成分。能促进血清钙、磷、胰蛋白酶、胰脂肪酶的含量增加,胆汁、胰液分泌加强,而碱性磷酸酶活性降低,D-木糖的排泄率明显升高,因此,能迅速改善消化不良,营养不良所致的低热。

【临床应用】

四缝位于手第 2～5 指掌面,近端指间关节横纹中,一侧 4 穴,故名。是导滞化痰,消积健脾之经验效穴。最早出于《奇效良方》,用于治疗"小儿猢狲劳"。目前临床常用于治疗小儿疳积、腹泻、百日咳等。据临床实验观察,营养不良小儿合并佝偻病者,针四缝后可升高血清钙、磷值,有助于患儿的发育和成长。

贺老常用此穴治疗小儿厌食、消化不良、疳积等症。疳积包括积证和疳证两部分,《证治准绳》云:"积为疳之母,有积不治乃成疳",积证为病之始,较轻;疳证为积之渐,较重。小儿脏腑娇嫩,脾胃功能薄弱,饮食失节,则脾胃受损,积滞内停,日久则出现食少、腹胀、便溏等症,形成疳证。提早取四缝治疗,效果显著,疳积已成则取效困难,且影响生长。现在疳积在城市已很少见到。

【文献摘要】

《奇效良方》:"小儿猢狲劳"。

【验案举例】

病例一:

王某某,男,1 岁。

主诉:厌食半年。

现病史:(家长代诉病情)患儿半年来厌食,食后腹胀,易哭闹,不爱玩耍,右手经常挖鼻孔,夜寐欠安,大便不调。

望诊:面色萎黄无华,形体干瘦,毛发稀疏发黄直立。舌淡,苔薄白。手指关纹色淡。

切诊:脉细数。

辨证:食滞内停,脾胃虚弱。

治法:消积化滞,调理脾胃。

取穴:四缝。

刺法:以细小三棱针,速刺,挤出黄白色黏液。每周治疗 1～2 次。

治疗 2 次后,食欲好转。共治疗 7 次,饮食增加,大便调畅,毛发、面色恢复正常。

病例二:

田某某,女,6 岁。

主诉:不欲饮食 3 个月。

现病史:3 个月前 1 次食下大量冷饮,后患儿一直食欲不振,正餐进食很少,不喜油腻,每日靠少量零食充饥。乏力倦怠,以前贪玩而现在不爱玩耍,体重下降,夜寐尚可,大便有时偏干。

望诊:面黄无华,身体瘦弱。舌淡,苔薄白。

切诊:脉沉细。

辨证:饮食不节,运化失调。

治法:调理脾胃,健运中焦。

取穴:四缝。

刺法:以细小三棱针,速刺,挤出黄白色黏液。每周治疗 1～2 次。

治疗 1 次后,食欲即有所增加,有饥饿感,共治疗 4 次,面色渐丰润,体重上升。

# 五十六、阳池(手少阳小肠经)

正坐或仰卧,俯掌取穴。在腕背横纹中,当指伸肌腱的尺侧缘凹陷处。

手少阳小肠经原穴。

【主治及刺法】

微通法:手腕痛,肘臂痛;目痛,咽喉肿痛,疟疾,消渴。腕关节炎,风湿热,糖尿病。毫针直刺 0.3～0.5 寸。

温通法:可灸。

【穴性原理】

手少阳小肠经之原穴,性善扶正祛邪,刺之能调理三焦,疏风散热,和解少阳,用于邪在半表半里,枢机不利之寒热往来等症。有理气通经,和解少阳,益阴增液之效。

【临床应用】

阳池,出自《灵枢·本输》。为手少阳经之原穴,可通利三焦水液,使之输布如常,有生津止渴润燥之性。古医籍中记载了如下适应证:肩痛不能自举,汗不出,颈痛,手腕提物不得,消渴、口干、烦闷等。有报道,阳池施用灸法可治疗子宫脱垂。贺老选用阳池治疗失眠,取其疏通少阳,调理气机,输布津液之意,气血、津液得调,则心神可安,失眠可愈。

【文献摘要】

《针灸甲乙经》:肩痛不能自举,汗不出,颈痛,阳池主之。

《外台秘要》:治寒热痎疟,肩痛不能自举,汗不出,颈肿。

《类经图翼》:主治消渴目干烦闷,寒热疟,或因折伤,手腕提物不得,臂不能举。

【验案举例】

郭某某,女,31 岁。

主诉:失眠半年。

现病史:半年前因家务事争吵后出现失眠,不能入睡,辗转不安,常服安眠药。伴口干,大便干,纳食尚可。

望诊:舌淡红,苔薄白。

切诊:脉弦滑。

辨证:阴亏液耗,津不上承,心神失养。

治法:养阴安神。

取穴:阳池。

刺法:毫针刺法,行平补平泻法,每次留针 30 分钟,每日治疗 1 次。

三诊后,患者感心中舒畅,已能入睡,但夜间仍睡眠不实,口干稍有好转。六诊后,夜间睡眠较实,口干已不明显,大便干结好转。约经十余次治疗,口干、大便干结等症状消失,大便每日 1 次,夜眠安好。

# 五十七、环跳(足少阳胆经穴)

俯卧或侧卧取穴。在股外侧部,侧卧屈股,当股骨大转子最凸点与骶管裂孔连线的外 1/3 与中 1/3 交点处。

足少阳、太阳之会。

【主治及刺法】

微通法:中风,阳痿,腰腿痛,皮肤瘙痒症。毫针直刺,针尖向外生殖器方向,进针 3～3.5 寸,局部酸胀针感,或麻电感向下肢放散;毫针直刺或左右探刺,进针 2～3 寸,局部酸胀针感,可扩散至髋关节。

【穴性原理】

环跳是足太阳膀胱经和足少阳胆经的交会穴。足太阳经分布于腰、臀和下肢的后面;足少阳胆经分布于髂部和下肢的外侧部;足太阳和足少阳经筋结于踝、膝、腘、臀和骶部;在经脉病候上,足太阳"主筋所生病",足少阳经"主骨所生病",筋和骨是人体结构的主体,关系着人的运动。根据经络的分布,经络的主病,结合环跳穴位于髋部,为下肢运动之枢纽,所以环跳是治疗腰腿痛、中风下肢不遂瘫痪的主穴。

足少阳经脉,出气街,绕毛际,横入髀厌中;足少阳经别,绕髀入毛际,合于足厥阴;足厥阴经,环阴器。因环跳是两阳经交会穴,通过其相表里的足厥阴肝经和足少阴肾经的联系,所以本穴可治疗男子阳痿病症。

【临床应用】

环跳是治疗各种原因所致的坐骨神经痛的主穴,具通经活络、化瘀止痛之功,对风湿性疾病、类风湿性疾病以及肌肉肌腱疾患所致的腰部及下肢疼痛均有良好的效果。该穴还常用于治疗中风引起的下肢半身不遂,对下肢运动功能障碍确有良好的治疗作用。

贺普仁教授还用本穴治疗遗精和阳痿：如遗精症，以 4 寸毫针刺入环跳 3 寸半深，刺入朝阴部方向，用补法，针感传至少腹或阴茎，此法可振奋阳气、固摄精关；如阳痿症，穴取环跳，刺法同上，加用关元、大赫和三阴交，以补益肾阳。

【文献摘要】

《针灸甲乙经》：腰胁相引痛急，髀筋瘈胫，胫痛不可屈伸，痹不仁，环跳主之。

《铜人腧穴针灸图经》：治冷风湿痹，偏风半身不遂，腰胯痛不得转侧。

《百症赋》：后溪、环跳，华佗刺蹙足而立行。

【验案举例】

孙某某，男，28 岁。

主诉：遗精 4 年。

现病史：自 24 岁起开始遗精，最近新婚发现阴茎不能勃起，难以完成性交。纳食可，二便调。

望诊：面黄，舌淡红，苔薄白。

切诊：脉滑，两尺脉弱。

辨证：肾气不足。

治法：益气补肾。

取穴：环跳。

刺入一定深度时，出现触电样感觉，向阴茎放射。针刺当晚阴茎勃起，性交成功，治疗 2 次收功而结束治疗。

# 五十八、伏兔（足阳明经胃穴）

跪姿取穴。在大腿前面，当髂前上棘与髌底外侧端的连线上，髌底上 6 寸。

【主治及刺法】

微通法：屈膝跪坐，毫针直刺 2.5 寸，酸胀针感可至膝部。治疗坐骨神经痛。仰卧，毫针直刺，局部酸胀感，治疗腿痛痹证。

温通法：火针点刺 3～5 分，治疗中风、痹证、小儿痿证。

【穴性原理】

伏兔为足阳明经穴。足阳明经筋起于足部的次中和无名趾，结于足跗上面，斜向外侧上行，分布于外辅骨，上结于膝外侧，直上结于髀枢，上循胁肋，连属于脊柱；其上循胫结于膝，分支络于外辅骨，合于足少阳；从膝部直上结于髀部，会聚于阴器。又足少阳经筋，起于足无名趾上，上结于外踝，上循胫外侧结于膝外侧；其分支起于外辅骨，上走髀，前面的结于伏兔上部，后面的结于尻骶。可见足阳明经筋经与足少阳经筋相连，《针灸大成》云：伏兔为脉络所会也。坐骨神经痛多数为足少阳胆经病变，疼痛多沿胆经循行放散，足阳明经多气多血，取之可行气活血，一穴伏兔，兼通二经筋，泻之可行气活血，通筋止痛。

【临床应用】

《会元针灸学》云："伏兔者，伏是潜伏，大腿肉肥如兔，跪时肉起如兔之潜而不伏也，故名伏兔。"本穴归属足阳明胃经，为"足阳明脉气所发"，又为"脉络之会"，故具有强腰益肾，通经活络之用，正如《针灸甲乙经》所说"寒疝，下至腹膝，膝腰痛如清水，大腹诸疝，按之至膝上，伏兔主之。"《医宗金鉴》言伏兔主："腿膝寒冷，脚气痛痹。"此外又因本穴归阳明经，阳明多气多血，故对血脉闭阻不通，经络运行受阻之半身不遂、痹证、痿证及下肢诸多症状均有较好的疗效。贺老常用之治疗下肢麻木、肌肉萎缩、坐骨神经痛、腰椎间盘突出等病症。

贺老运用本穴的特点是令患者采取跪姿进行针刺，只有取跪姿，才能充分体现伏兔穴的穴名、穴性特征。《针灸大成》云："膝上六寸起肉，正跪坐而取之"，其他如《类经图翼》、《医宗金鉴》、《十四经发挥》也有类似记载。采取这种特定的姿势后使股四头肌隆起，便于取穴和操作，利于准确定位和得气。关于这种体位的论述在《针灸大成》中有具体解释："动物中卧伏牢固者，莫过于兔。人当跪坐之时则腿足之气，冲至两膝以上，则两腿股直股肉绷急，推捏不动，犹兔之牢伏也。"治疗时，毫针直刺2.5寸，提插泻法，酸胀针感强烈，可放射至膝部，根据患者耐受情况，留针15～20分钟，仅此单穴，不必添加他穴。如患者不能坚持此体位，可缩短留针时间。

针灸作为一种古老又具有显著特色的治疗手段，在临床上除了要注重选穴配穴以外，还要特别重视体位的选择、手法的运用以及针刺的角度和深度，这一点与现代医学的服药需注意时间、剂量以及禁忌是同样重要的，应该引起足够的重视。

【文献摘要】

《针灸甲乙经》：寒疝，下至腹膝，膝腰痛如清水，大腹诸疝，按之至膝上。

《窦太师针经》：主膝冷不得温，风劳痹逆，狂邪，手挛缩……

《备急千金要方》：狂邪鬼语，灸伏兔。

【验案举例】

刘某某，女，35岁。

主诉：右腿疼痛1周。

现病史：1周前无明显原因出现右腿痛，向足部窜痛，咳嗽、用力及变换姿势时疼痛加重，重则抬腿困难，行走吃力，伴有腰部酸困、无力、怕凉，纳可，二便调，夜寐安。在外院诊断为"腰部骨质增生"、"坐骨神经痛"，经服活血止痛类的中成药,未见明显效果。

望诊:舌黯红,苔薄白。

切诊:脉沉细。

辨证:肾气不足,气血郁滞。

治法:补肾益气,行气活血。

取穴:伏兔、肾俞。

刺法:伏兔跪刺,留针20分钟。起针后,伏卧刺肾俞穴,并加艾盒灸。

起针后,自觉腰腿轻松。治疗5次,疼痛消失。

病例二:

徐某某,男,27岁。

主诉:右下肢疼痛1日。

现病史:该患者因夜间受风,今晨起突发右腿疼痛,痛甚不能正常行走,坐卧不宁。

取穴:伏兔。

刺法:嘱患者屈膝跪坐,取伏兔穴,毫针直刺2.5寸,大幅度提插之泻法。

患者刚跪坐时痛苦状,须用两手支撑,方能坐位,针后1分钟,患者感觉疼痛减轻,手不用支撑,身体可后移,臀部可坐于足上,留针20分钟后,疼痛消失,步履如常,感觉神奇。

# 五十九、血海(足太阴脾经穴)

仰卧或正坐屈膝取穴。在大腿内侧,髌底内侧端上2寸。

【主治及刺法】

微通法:毫针直刺,进针1~2寸,局部酸胀针感,有时向髋部扩散。治疗经闭、痛经、月经不调;湿疹、瘾疹、皮肤瘙痒、丹毒;股内侧痛。

温通法:火针点刺3~5分,治疗胁痛、行痹、痉证、扭伤、丹毒、湿疹、经闭、阴痒。

【穴性原理】

足太阴脾经为多血之经,脾主统血,能益气,故有气为血帅、气行则血行之理。血海意即血液会聚之处,即本穴具有调血之功,用于与血有关的病症。妇人以血为本,故可治疗诸多妇科病。

血来源于水谷精微,生化于脾,总统于心,贮藏于肝,施泻于肾,注之于脉,血脉循道,润养全身。气血失调是主要发病机制之一。思虑、劳倦、气滞、肝火、痰火、寒凝、湿热、气虚、热邪、损伤等因使五脏功能失常,均能导致血行障碍、瘀血闭阻、血热妄行、阴血不足、新血不生等病理变化。血海为阴血之海,既可调血,又为脾经穴,具有养血行血、凉血调血之功,上述之因所导致的与血有关的病症,如血虚、血瘀、血燥、热耗阴血所出现的皮肤病均可使用。

【临床应用】

血海是贺普仁教授治疗皮肤病的常用穴位之一,对慢性瘙痒型皮肤病有明显效果,如牛皮癣,西医称神经性皮炎。该病初起多由风湿热邪郁于肌肤经络,皮肤失养所致,日久耗伤阴血,血虚生风化燥而使病情缠绵难愈,每因情志不遂或搔抓等诱因而使病情加剧。皮损好发于颈部,肘、膝关节屈侧,会阴、大腿内侧等处。如属外邪蕴阻,其病程较短,患部皮肤潮红、糜烂、湿润和血痂;如属血虚风燥,其病程较长,患部干燥、肥厚、脱屑,状如牛皮。治以散风祛邪,养血润燥。穴取血海、曲池、风市,以凉血泻热散风;加肺俞、风门,以驱散表邪;或加膈俞以养血行血。

【文献摘要】

《针灸甲乙经》:若血闭不通,逆气胀,血海主之。

《针灸大成》:暴崩不止,血海主之。

《百症赋》:疬癣兮冲门、血海强;抑又论妇人经事改常,自有地机、血海。

# 六十、委中（足太阳膀胱经穴）

俯卧取穴。在腘横纹中点,当股二头肌腱与半腱肌肌腱的中间。

五输穴之合穴。

【主治及刺法】

微通法:腰痛,湿疹。毫针直刺,进针深0.5～1寸,局部酸胀针感,或有麻电感向足底放散。

温通法:温灸3～5分钟。

强通法:治疗牛皮癣,呕吐,泄泻,阴痒(肝经湿热),神经性皮炎,急性腰扭伤。三棱针缓刺出血至血液自然凝固。

【穴性原理】

委中为足太阳经合穴,合穴如江河水流汇入湖海,经气最为旺盛,调节气血的作用较强,委中又为血之郄穴,善治血分病,风邪入血分,致气血壅滞,发于体表,可致皮肤疾病。太阳主开,位于体表,易感受外伤,《难经·八十八难》:"合主逆气而泄。"若外邪由太阳直中胃肠(阳明),则呕吐、泄泻。

足太阳经脉从腰中下夹脊贯骶,过髀枢,入腘中,根据"经脉所通,主治所及"的原理,委中可治腰痛,故前人有"腰背委中求"之说。

【临床应用】

委中穴位居血管丰富之处,是强通法临床应用的常用穴。"宛陈则除之"(《灵枢·九针十二原》),"血有余则泻其盛经,出其血……病在血,调之络"

（《素问·调经论》）。用三棱针点刺委中血络出血，对瘀血阻络、血热壅闭、邪毒蕴郁、热郁肌肤、暑湿秽浊、暑热郁闭、血随气升、热入血营、汗闭高热、气血郁滞等导致的急性热病、闭证、疮疡、疖肿、丹毒、霍乱、暑病以及腰痛，可有一定功效。

贺普仁教授用委中放血治疗牛皮癣疗效甚佳。先用止血带系在委中穴的上端，常规消毒，右手持三棱针，对准委中努起的静脉，徐徐刺入脉中 0.5～1 分，然后缓缓将针退出，血即流出，待黑色血出尽，变为赤色，再将止血带松开，以消毒棉球按压针孔，其血即可自行停止。但切记针刺过深，以免穿透血管壁，造成血液内溢。若治疗后局部发生血肿，可以用手挤压出血，或用火罐拔出。如血肿不退，还可局部热敷，促使血肿消散。

曲泽、委中分别为手厥阴心包经和足太阳膀胱经合穴，二者常配合应用于急性胃肠炎、中暑、霍乱等病症，有和胃降逆、凉血解毒之效。

【文献摘要】

《类经图翼》：大风眉发脱落，太阳疟从背起，先寒后热，熇熇然，汗出难已，头重转筋，腰脊背痛，半身不遂，遗溺，小腹坚，足软无力。凡肾与膀胱实而腰痛者，刺出血妙，虚者不宜刺，慎之。此穴主泻四肢之热。委中者，血郄也，凡热病汗不出，小便难，衄血不止，脊强反折，瘛疭癫疾，足热厥逆不得屈伸，取其经血立愈。

《针灸聚英》：霍乱上吐下泻，或腹中痛绞，刺委中。

《百症赋》：背连腰痛，白环、委中曾经。

【验案举例】

病例一：

张某某，女，20 岁。

主诉：腹部起脱屑丘疹 3 年余。

现病史：腹部起脱屑丘疹 3 年余，并逐渐扩大到全身多处，以腹部和腋下为重，稍痒。纳食尚可，夜寐欠安，二便调畅。

望诊：舌质红，苔黄。全身多处丘疹、鳞屑。

切诊：脉滑。

辨证：风邪侵袭，气滞血瘀。

治法：祛风止痒，行气活血。

取穴：委中、耳背青筋。以三棱针缓刺放血。

治疗 3 次后，痒感明显减轻；6 次后鳞屑减少；12 次后，痒止，丘疹完全消失。

病例二：

薛某某，男，7 岁。

主诉:呕吐、腹泻2天。

现病史:患者无明显诱因突然出现恶心、呕吐,腹痛、腹胀,腹泻,大便呈水样,每日7~8次,不能进食。伴有精神委靡,周身乏力,低热。已静点消炎药,效果不明显。

望诊:面色萎黄,舌淡红,苔白稍腻。

切诊:脉弦细数。

辨证:感受时疫,胃肠积滞。

治法:除湿逐疫,升清降浊,调和肠胃。

取穴:曲泽、委中。

刺法:三棱针缓刺法放血。

治疗当日,未再呕吐,腹泻次数减少,治疗2次而愈。

# 六十一、阳陵泉(足少阳胆经穴)

仰卧或侧卧取穴。在小腿外侧,当腓骨头前下方凹陷处。

五输穴之合穴,八会穴之筋会。

【主治及刺法】

微通法:黄疸、胁痛、眩晕、中风、痹证、咳嗽、咯血、胆道蛔虫症、蛇丹。毫针直刺,向胫骨后缘斜下进针1.5~2寸,局部酸胀针感可向下扩散。

温通法:火针点刺3分,治疗咳嗽、胁痛等。

【穴性原理】

阳陵泉是八会穴之一,《难经·四十五难》云:"筋会阳陵泉"。因足三阳经筋和足三阴经筋均结聚于膝,《素问·脉要精微论》提出"膝者筋之府。"所以膝下穴阳陵泉具有舒筋通络的作用,主治筋脉病症、膝关节病症、下肢疼痛病症、下肢活动不利病症。

该穴是足少阳胆经之合穴,又是胆腑之下合穴。《灵枢·邪气脏腑病形》曰:"合治内府",故阳陵泉善治胆腑病症。

【临床应用】

黄疸、胁痛是常见病症,可发生于急性胆囊炎和胆石症的疾病过程中。肝胆气郁,经络不通则见胁痛;郁而化火,脾虚生湿,湿热蕴结,则发黄疸;湿热蕴结,煎熬胆汁,则生砂石。贺普仁教授认为阳陵泉是治疗上述病症的主要腧穴,如见肝郁气滞型,表现为右胁阵发性绞痛或窜痛,口苦咽干,头晕,食欲不振,舌苔薄白或薄黄,脉弦或弦数等,取泻阳陵泉、丘墟、太冲,以疏肝理气、清热利胆;如遇肝胆湿热型,表现为右胁持续性胀痛,阵发性加剧,口苦咽干,发热畏寒,或寒热往来,身目色黄,尿黄便秘,舌质红,舌苔黄腻,脉象弦滑,取泻阳陵泉、丘墟,加上利胆退黄之经验效穴腕骨,共奏清胆利湿、疏肝理气之功效。

【文献摘要】

《针灸甲乙经》:胁下支满,呕吐逆,阳陵泉主之。

《铜人腧穴针灸图经》:治膝伸不得屈,冷痹脚不仁,偏风,半身不遂,脚冷无血色。

《百症赋》:半身不遂,阳陵远达于曲池。

# 六十二、阴陵泉(足太阴脾经穴)

正坐或仰卧取穴。在小腿内侧,当胫骨内侧髁后下方凹陷处。

五输穴之合穴。

【主治及刺法】

微通法:毫针直刺,沿胫骨后缘,进针1～3寸,局部酸胀针感可向下扩散。治疗小便不利或失禁,痰饮,水肿,腹胀,泄泻,湿疹,膝疼,痿痹,妇人阴痒。

温通法:火针点刺3分,治疗痹证、痉证、水肿、丹毒、阴痒。

【穴性原理】

阴陵泉为足太阴之脉所入为合的合水穴,为治湿要穴。本穴是治疗脾不化湿、湿困脾土、聚湿生痰、脾虚及胃肠引起的诸多病症;足太阴经筋,结膝内辅骨,上循阴股,结于髀,聚于阴器,故用于治疗循经病症。

【临床应用】

贺普仁教授临床应用此穴治疗泌尿系结石,包括肾、输尿管、膀胱、尿道结石病,属于中医的石淋、膏淋、癃闭的范畴。临床多见腰部或小腹部突发性刀割样剧烈绞痛和血尿,疼痛呈阵发性,可持续几分钟、几十分钟或几小时,自肾区向输尿管、外生殖器、大腿内侧放射,常伴有恶心、呕吐。穴取阴陵泉,肾俞和腰阳关。用三棱针点刺三穴,使其稍有出血后立即拔罐,三穴合用以清利湿热、疏通水道、通淋止痛。

阴陵泉也常用于水肿。水肿的形成与肺脾肾三脏功能失常有关。张景岳云:"凡水肿等证,乃肺脾肾三脏相干之病。盖水为至阴,故其本在肾;水化于气,故其标在肺;水惟畏土,故其制在脾。"取本穴,健脾利水。水肿因脾虚不能制水,以致水湿停聚,泛滥横逆而成者,泻阴陵泉、中极,补关元、脾俞;脾肾两虚,水湿不化者,补阴陵泉、关元、肾俞,以温补脾肾,化气行水。

【文献摘要】

《窦太师针经》:治大小便不通,膝盖红肿,泻;筋紧不能开,先补后泻。浑身胀满。

《备急千金要方》：阴陵泉、关元，主寒热不节，肾病不可俯仰，气癃尿黄；阴陵泉、阳陵泉，主失禁遗尿不自知；阴陵泉、隐白，主胸中热，暴泄。

《百症赋》：阴陵、水分，去水肿之脐盈。

# 六十三、足三里（足阳明经胃穴）

仰卧直伸下肢或正坐屈膝取穴。在小腿前外缘，当犊鼻下 3 寸，距胫骨前缘一横指部。五输穴之合穴，胃之下合穴。

【主治及刺法】

微通法：毫针直刺针尖稍偏向胫骨方向，进针 1～2 寸，有麻电针感向足背放散。向下斜刺，进针 2～3 寸，酸麻针感向下扩散至足背。

温通法：火针点刺 0.3 寸，不留针。可治疗脾胃病症：胃痛，呕吐，不欲饮食，泄泻，消化不良，腹胀，肠鸣，便秘；肺系病症：咳喘痰多；心系病症：失眠，心悸气短，癫狂，中风；水湿病症：水肿，遗尿；皮肤病症：湿疹，风疹；循经病症：头晕，鼻疾，耳鸣，膝胫酸痛，下肢不遂，脚气；强壮保健：体瘦羸弱。

【穴性原理】

足三里临床广泛应用，主要与其腧穴特性有关。足阳明经属胃络脾，足三里为其经穴，根据"经脉所通，主治所及"的原理，可用于脾胃病的治疗；该穴又是胃的下合穴，合主内腑，专司胃腑病症；又是五输穴之合穴，五行属土，与脾胃相应，故是治疗脾胃病症的主穴。

阳明胃经和足三里配五行均属土，乃土中之土，补之可培土生金、健脾益肺。痰浊阻肺者可健脾化痰，脾为生痰之本，肺为贮痰之器，故该穴可健脾化痰、止咳平喘。

足阳明经别，上通于心，如阳明火盛上扰于心，或痰火郁于胸膈，上蒙清窍，均可发生癫狂之症。取足三里可泻阳明胃热，降火涤痰，使心神宁静，癫狂可止。足阳明循行部位所出现病症，依据经脉所循，主治所及之理，均可用足三里通经络、调气血以治之。

水、饮、痰的产生，与脾肺肾关系密切。痰湿生于脾者，取泻本穴健脾祛湿以止痰；痰湿聚于胃者，取泻本穴，和胃行湿而降痰。故足三里有健脾化湿祛痰之作用。

脾胃为后天之本，后天强壮，气血旺盛，自可抗御外邪，脏腑自强，可协调阴阳，故可保健身体、预防疾病。

【临床应用】

治疗泄泻：取足三里，阴陵泉治脾胃虚弱型泄泻以健脾益气、渗湿止泻；补足三里泻太冲，治肝木乘脾型泄泻以抑肝扶脾；泻足三里、天枢，灸神阙治寒湿型泄泻以温化寒湿;泻足三里、曲池,治食滞泄泻以消食导滞;补足三里、关元,治脾肾阳虚型泄泻以温补脾肾、固肠止泻;灸足三里、天枢,治脾胃虚寒型泄泻,以温中散寒、健运脾胃。毫针先补后泻足三里和内关,可治疗素体阴盛、中焦虚寒,肝气横逆引发的胃痛,其表现为胃脘痛,不能进食,夜间病重,反酸胀气,大便不爽。两穴可奏调补中土,疏达厥阴,通经止痛之效。

足三里善治心脾两虚型失眠,其表现特点是失眠多梦,寐中易醒,醒后难以入睡,尤以劳动紧张舌病情加重,常须服安眠药来维持睡眠,伴全身乏力,疲劳倦怠,面色无华,多取足三里,加中脘、内关,施用捻转补法以调理心脾、补益气血、养心安神。

【文献摘要】

《灵枢》:邪在脾胃,则病肌肉痛。阳气有余,阴气不足,则热中善饥;阳气不足,阴气有余,则寒中肠鸣腹痛;阴阳俱有余,若俱不足,则有寒有热。皆调于足三里。

《外台秘要》:凡人年三十以上,苦不灸三里,令人气上眼……以三里下气。

《针灸资生经》:冲阳、三里、飞扬、复溜、完骨、仆参,主足痿失履不收;三里、条口、承山、承筋,主足下热,不能久立。

《针灸大成》:不省人事:三里、大敦;腹坚大:三里、阴陵、丘墟、解溪、冲阳、期门、水分、神阙、膀胱俞;胸满血膨有积块,霍乱肠鸣,善噫:三里、期门;未中风时,一两月前或四个月前,不时足胫上发酸重麻,良久方解,此将中风之候也,便宜急灸三里、阳溪、合谷、中渚、阳辅、昆仑、行间……不效……复刺后穴,先针无病手足,后针有病手足,风市、丘墟、阳陵泉。

《针灸集成》:催孕:下三里、至阴、合谷、三阴女、曲骨,七壮至七七壮,即有子。

《天星秘诀》:若是胃中停宿食,后寻三里起璇玑。

《玉龙歌》:寒湿脚气不可熬,先针三里及阴交。

《杂病穴法歌》:泄泻肚腹诸般疾,三里内庭功无比;三里至阴催孕妊。

《席赋歌》:手足上下针三里,食癖气块凭此取;耳内蝉鸣腰欲折,膝下明存三里穴,若能补泻五会间,且莫逢人容易说;脚痛膝肿针三里,悬钟、二陵、三阴交,更向太冲须引气,指头麻木自轻飘。

《天元太乙歌》:腰腹胀满治何难,三里膊肠针承山。

【验案举例】

张某某,女,41岁。

主诉:腹泻腹胀,胸闷反复发作2个月。

现病史:患者2个月来无明显诱因出现腹泻,每日2～3次。大便有时稀溏,有时不成形,有时则正常。每逢大便稀时则伴有胸满,矢气多。多项大便

第十一章　单穴用法心得

化验正常,常服中西药物。

取穴:足三里、天枢。

刺法:均用毫针刺法,补足三里、天枢,泻曲池,留针 30 分钟,每天治疗 1 次。

三诊后,患者诉仍有腹泻,每天 2～3 次,但大便已成形。效不更方,穴法不变,继续治疗。五诊大便每天 1～2 次,腹胀基本消失。又治疗数次,大便恢复正常,诸症好转,再予巩固治疗数次。

# 六十四、条口(足阳明胃经穴)

仰卧直伸下肢或正坐屈膝取穴。在小腿前外侧,当犊鼻下 8 寸,距胫骨前缘一横指。

## 【主治及刺法】

微通法:毫针直刺 1～2 寸,局部酸胀针感。治疗小腿冷痛,麻痹,转筋,跗肿,足缓不收。毫针直刺 2～2.5 寸透承山,治疗肩臂痛。

温通法:火针点刺 5 分,治疗漏肩风、中风、下肢痿痹等。或温和灸 15 分钟左右,温针灸 1～3 壮。一般不用直接灸,以免局部烧伤影响下肢运动。

## 【穴性原理】

条口是足阳明胃经穴,阳明经多气多血,利于通调经络。又足阳明经别合于手阳明大肠经,足阳明经筋从鼻旁合于足太阳经筋,足太阳经筋结于肩,其病为肩不举。故条口透承山,一穴通两经,多气多血的胃经和主病为肩不举的足太阳经筋,共奏通经止痛之效。

## 【临床应用】

肩周炎又称"漏肩风"、"五十肩",历来的治疗大多比较重视外邪,而贺老提出该病的病机首先是正气虚弱,结合《素问》中"背为胸中之府,背曲肩随,府将坏矣"的论述可以看出,如果失去正常的生理功能基础,则外邪才会乘虚而入,由表及里,阻滞经络气血的通畅,导致不通则痛的病理表现。采用条口穴治疗本病,效果满意,轻症、重症均适宜,重症可配合火针点刺。治疗时手法攻补兼施,早期用泻法,晚期施以补法。患侧条口深刺 2 寸以上,以承山有胀感或针感下窜为度,边提插捻转,边嘱患者活动患侧肩部。轻者针到病除,短期可愈;重者隔日或每日 1 次,10 次为 1 个疗程,5～10 个疗程可愈。

针刺时可深刺,条口直透承山,《医学举要》曰:"若外邪为患,当从太阳经治……"承山穴属足太阳经穴,透刺后,加强了祛除外邪之力。

## 【文献摘要】

《针灸甲乙经》:胫痛足缓失履,湿痹,足下热不能久立。

《备急千金要方》:胫寒不得卧;膝股肿,胫酸转筋。

《针灸聚英》:主足麻木,风气,足下热,不能久立,足寒膝痛,胫寒,湿痹,脚痛,胫肿,转筋,足缓不收。

《天星秘诀》:足缓难行先绝骨,次寻条口及冲阳。

【验案举例】

病例一:

王某某,女,50岁。

主诉:肩部疼痛数年。

现病史:右肩部疼痛,抬举不便,逐渐加重,阴天疼痛更甚,背部畏寒,有沉重感,后项部僵硬,连及右侧头部及肘关节作痛,右手指发紧感,心烦,睡眠欠佳,食欲尚好,大便干,小便正常。

望诊:舌苔薄白。

切诊:脉弦,沉取无力。

诊断:漏肩风。

辨证:正气不足,风寒湿三邪侵入肌肤,阻于经络,流于关节,血气不通而致肩痛。

治法:祛风寒,通经络。

刺法:取患侧条口穴,深刺,不留针,平补平泻手法。

针一次后减轻,同法针七次后痊愈。

病例二:

肖某某,女,47岁。

主诉:右肩部疼痛4个月。

现病史:自述右肩臂疼痛已四个月之久,阴天及夜间疼痛加重,不能抬举,臂外展、后伸尤为困难。右手拇、食二指有时胀痛,伸屈尚可。曾在某医院针灸治疗,症状未显著减轻。食纳尚可,二便调。

望诊:舌尖红、苔白略腻。

切诊:脉细弦。

辨证:体质素虚,卫外不固,感受风寒湿之邪,稽留经络、关节之中,阻滞气血运行,以致肩臂作痛,抬举困难。

治法:先补后泻,在补正气的基础上,祛除风寒湿三邪,以达到通经活络、宣通气血之目的。

取穴:条口、压痛点(阿是穴)。

刺法:条口,深刺,不留针。压痛点(阿是穴)火针点刺。

针3次后症稍减轻,经几十次治疗,约3个月,终告痊愈。

病例三:

麦某某,男,54 岁,美国大使馆,2002 年 4 月 20 日初诊。

主诉:左肩疼痛 8 个月。

现病史:初起因搬重物致左肩部拉伤,局部疼痛,后去滑雪时又局部拉伤,渐出现左肩部活动功能受限,疼痛渐加重,呈烧灼样疼痛。1 个月前在美国华盛顿某医院做手术,术后症状无明显改善,仍疼痛,活动仍受限,向前平举幅度小于 45°,后伸小于 30°,故来就诊。纳眠可,二便调。

诊断:肩痹——肩周炎。

辨证:气滞血瘀。

治法:行气活血。

刺法:条口,缪刺右肩相应部位。并嘱患者活动患侧肩关节。

留针过程中患者即感疼痛减轻,活动范围明显增大。向前平举约 70°,后伸约 30°。

# 六十五、丰隆(足阳明经胃)

仰卧直伸下肢或正坐屈膝取穴。在小腿前外侧,当外踝尖上 8 寸,条口外,距胫骨前缘两横指。足阳明之络穴。

【主治及刺法】

微通法:毫针直刺,后向内斜刺 1.5～3 寸,酸胀针感,可向上放散之大腿根部,下至外踝。治疗痰多,哮喘,咳嗽,头痛,头晕,梅核气,癫狂,呕吐,肠鸣,腹泻。

温通法:火针点刺 3～5 分,治疗咳嗽、呕吐、痢疾、头痛、中风、瘰疬。

【穴性原理】

丰隆穴临床应用广泛,善治痰饮。其主治可归纳为肺系、脾系和心系三类病证。痰饮的生成,多由于脾失运化,聚而成饮;湿聚成痰化热,痰迷心窍,则神昏癫狂;痰饮阻肺,则咳喘痰多;痰阻咽喉则成梅核气;痰阻清窍则头痛,头晕;痰阻胃肠则呕吐,肠鸣,腹泻。丰隆穴是足阳明经络穴,可联络调理表里脾胃二经。既可调太阴以运化,又可泻阳明以祛火,故可化痰治疗以上诸疾。再从经络循行言,足阳明经脉属胃络脾,足阳明经别,上通于心;足阳明络脉上络头项,合诸经之气,下络喉咽。根据"经脉所通,主治所及"之理,丰隆穴适宜治疗各种痰饮病证。

【临床应用】

贺普仁教授曾取丰隆治疗情志病变。患者张女士,34 岁。主诉为语无伦次,行为异常半年。半年前因家务琐事导致情绪不畅,继而出现呃逆气短,善太息,吞咽不利。后因悲伤思虑过度,病情加重。现神志昏乱,行为异常,语无伦次,双颊发紧,张口困难。曾多方治疗无效,遂来诊。患者形弱体瘦,面色萎黄,闭口不张,未见舌象,脉弦滑。辨证为心情抑郁,耗伤营血,痰气内结,蒙蔽包络,发而成癫。治以疏肝解郁,顺气豁痰,宁心安神。取丰隆、合谷、太冲、内关、颊车、地仓、气海。以毫针刺入上穴 5 分~1.5 寸,施以泻法,只有气海用补法,留针 1 小时。针后当即神志意识清醒,语言行为趋于合理,嘱其戒怒少思,善自调养,巩固治疗。

【文献摘要】

《肘后方》:哮喘发来寝不得,丰隆刺入三分深。

《玉龙歌》:痰多宜向丰隆寻。

《百症赋》:强间、丰隆之际,头痛难禁。

# 六十六、承山（足太阳膀胱经穴）

仰卧取穴。在小腿后面正中,委中与昆仑之间,当伸直小腿或足跟上提时,腓肠肌肌腹下出现尖角凹陷处。

【主治及刺法】

微通法:痔疮、肛裂。毫针直刺,进针深 1~1.5 寸,局部酸胀针感,有时扩散至腘窝。

温通法:寒性腰腿痛,腓肠肌痉挛。火针点刺 5 分,或温和灸 15~30 分钟左右,温针灸 1~3 壮。

【穴性原理】

十二经脉在人体的分布,除了"内属于脏腑,外络于支节"的分布路线以外,每条经脉都另有别行深入体腔的分支称为经别。足太阳经别,从足太阳的腘窝部分分出以后,其一支经别延展分布到尻骶下 5 寸处别走于肛门部位,属于膀胱,散络于肾。即《灵枢·经别》所言:"足太阳之正,别入于腘中,其一道下尻五寸,别入于肛。"依"经脉所行,主治所及"之理,承山可治疗痔疮、肛裂。

【临床应用】

贺普仁教授常取承山穴治疗肛裂。肛裂是肛管的皮肤全层破裂,并形成慢性溃疡。诸多因素可以导致,如大便干结,排便用力,妊娠分娩,用力努张,均可撕裂肛门管。加之湿热内蕴人体,血热肠燥,热结成痈,肠络阻滞而反复难愈。疼痛是肛裂的主要症状,其特点是排便时肛门灼热,便后略缓解,然后剧痛又作,呈波动式疼痛。取承山穴,加孔最、阳溪和后溪,以润肠通便、清利湿热、调理气血。该法治疗肛裂,可明显止痛、止血、止痒,疗效满意,疗程较短,操作简便,易为患者接受。

《铜人腧穴针灸图经》：承山治脚气，膝下肿，久痔肿痛，可灸五壮，针入七分。

《千金翼方》：灸转筋随年壮神验。

《百症赋》：刺长强与承山，善主肠风新下血。

《玉龙歌》：九般痔漏最伤人，必刺承山效若神，更有长强一穴是，呻吟大痛穴为真。

《马丹阳十二穴歌》：承山名鱼腹，踹肠分肉间，善治腰疼痛，痔疾大便难，脚气并膝肿。展转战疼酸，霍乱及转筋，穴中刺便安。

# 六十七、中封（足厥阴肝经穴）

正坐或仰卧取穴。在足背侧，当足内踝前，商丘与解溪连线之间，胫骨前肌腱的内侧凹陷处。

五输穴之经穴。

【主治及刺法】

微通法：治疗淋证，尿闭，阴部痛，肝病。毫针斜刺 0.5～1 寸，或毫针平刺 2～2.5 寸，针尖向上，局部酸胀感。

温通法：阴部寒性疼痛，缩阴症。艾炷灸 3～50 壮，艾条温和灸 10～30 分钟，温针灸 2～3 壮。

【穴性原理】

足厥阴肝经，起于足大趾，向上与足太阴脾经、足少阴肾经交汇于脾经三阴交，绕阴器，抵小腹，和任脉交会于曲骨、中极、关元等穴，与生殖泌尿器官相联系。尿液的正常排泄，主要决定于肾的气化和膀胱的制约功能，而膀胱的制约功能与肝的疏泄功能有关，同时又有肝肾相生、肝肾同源之说。所以前阴病变多责之肝肾，故临床上排尿异常可取肝经穴治疗。《灵枢·经筋》云："厥阴之筋结于内踝之前"，即中封所在之处，故中封可治疗经筋病所致的疼痛症。

【临床应用】

贺普仁教授认为中封具有较强的疏肝止痛作用，常适用于肝经疾病严重时，如淋证疼痛剧烈时，可取中封，有通调气机，疏利水道之功，用泻法强刺激有明显止痛效果。如疹腮，疾病位于少阳经脉，但少阳与厥阴相表里，足厥阴肝经绕阴器，若内传厥阴，则现睾丸红肿疼痛，治疗应加取中封和大敦穴，可取得良好的效果。

【文献摘要】

《针灸甲乙经》：身黄时有微热，不嗜食，膝内踝前痛，少气，身体重，中封主之。

《备急千金要方》：瘿，灸中封随年壮……中封主身黄，有微热，不嗜食……主色苍苍然，太息振寒。

《千金翼方》：治失精筋挛，阴缩入腹，相引痛，灸中封五十壮。

《玉龙歌》：行步艰难疾转加，太冲二穴效堪夸，更针三里、中封穴，祛病如同用手抓。

# 六十八、三阴交（足太阴脾经穴）

正坐或仰卧取穴。在小腿内侧，当内踝尖上3寸，胫骨内侧缘后方。

## 【主治及刺法】

微通法：毫针直刺透绝骨，进针1.5～2寸，局部酸胀针感；毫针直刺后略向后，进针1～1.5寸，有麻电感向足底放散；毫针斜刺，针尖向上，进针1.5～2.5寸，"得气"后，大幅度捻转，酸胀感可扩散至膝关节或股内侧。治疗：脾胃虚弱，腹胀，肠鸣泄泻，消化不良；月经不调，崩漏，赤白带下，经闭，癥瘕，产后血晕，恶露不行；阳痿，阴痛；小便不利，遗尿，癃闭；湿疹，荨麻疹；失眠；下肢痿痹，半身不遂。

温通法：火针点刺3分，治疗痢疾，痉证、湿疹、经早、痛经、经闭、阴痒。

## 【穴性原理】

三阴交治病广泛，是由其腧穴特性所决定。足三阴经起于足，交汇于三阴交穴，复从三阴交穴分行于少腹，结于阴器，交于任脉，会于曲骨、中极、关元，又分行于腹、胸、脘、胁等处。根据足三阴经的循行和脾肝肾三脏的生理、病理，三阴交不仅治疗肝脾肾三脏功能失常为因的男女生殖、泌尿系疾病，循经取穴，还治疗足三阴经循行通路上的下肢、阴器、腹胸胁等病变。

妇科病中的经、带、胎、产诸疾与冲、任、带脉关系密切。冲为血海，任主胞胎，带脉约束诸脉，此三脉与肝脾肾关系密切。脾胃化源不足，肝肾精血亏少，则冲、任、带脉无以充盈，经无生成之血，胎无营养之本，必致胎、产、经、带诸疾丛生，故可治疗肝、脾、肾功能失常引起的冲任带病变。

足太阴脾经又属脾络胃，上注于心，心主血、脾统血、肝藏血、肾主精血，故三阴交具有调血养心宁神之功能。

因三阴交具有健脾利湿、调血养筋的功效，可治因风寒湿邪闭阻经络，或筋脉失养所致的下肢痿痹、半身不遂；因三阴交既可调血祛风，又可健脾利湿、清泻血分之热，常治疗因风邪郁于肌表，或湿热郁于血分所致的皮肤病症。

## 【临床应用】

贺普仁教授常取本穴治疗妇科病，小便不利症和皮肤病。妇科病如崩漏、经迟、痛经、闭经、带下病和阴痒病症；小便不利包括淋证、癃闭和遗尿；皮肤病含湿疹、荨麻疹和白癜风。

带下病:如因饮食不节,劳倦过度,伤及脾气,脾失健运,谷不化精,聚而为湿,流注下焦的脾虚型带下病,表现为带下量多,色白或淡黄,质黏稠,无臭味,绵绵不绝;或因素体下元亏虚、或纵欲过度、或孕育过多,伤及肾气,带脉失约,任脉不固的肾虚型带下病,表现为带下清冷,量多色白,质稀薄,淋漓不断;或因经行产后,胞脉空虚,或手术所伤,湿毒秽浊之气乘虚而入,损伤任带二脉的湿毒型带下病,表现为带下量多,色黄绿如脓,或夹有脓血,或混浊如米泔,臭秽,阴中瘙痒。分别治以健脾渗湿、温补肾阳、利湿解毒。取三阴交、中极、带脉为基础方,脾虚型加脾俞、足三里,肾虚型加肾俞、关元,湿毒型加阴陵泉、行间。虚证用补法,湿毒型用泻法。

针灸治疗遗尿有显著效果,遗尿以小儿或老人为多见,治以补肾壮元,温理下焦。穴取三组:第一组是肾俞、三阴交;第二组是关元、三阴交;第三组是中极、三阴交;配穴是足三里、阳陵泉、膀胱俞、太冲、百会。三组穴轮流使用,每次配穴 1~2 个,用补法,腹部可加灸。肾俞及腹部、下肢穴位直刺 1~1.5寸,膀胱俞直刺 1 寸,太冲直刺 5 寸,百会平刺 0.5~0.8 寸,诸穴共济固脬止尿之功。曾观察 85 例患者,用上法治疗,每日 1 次,5 次 1 疗程,治疗 2~3 个疗程后,疗效显著者 39 例,症状减轻者 41 例。无效者 5 例,总有效率 94.1%。

【文献摘要】

《针灸甲乙经》:足下热,痛不能久坐,湿痹不能行。

《备急千金要方》:卵偏大上入腹,梦泄精,女人漏下赤白及血,脾中痛不得行,足外皮痛,胫寒不得卧。

《百症赋》:针三阴交与气海,专司白浊久遗精。

## 六十九、绝骨(又称悬钟,足少阳胆经穴)

仰卧或侧卧取穴。外踝尖上 3 寸,当腓骨后缘与腓骨长、短肌腱之间凹陷处。

八会穴之一,髓会绝骨。

【主治及刺法】

微通法:落枕,颈项强痛,膝腿疼,胸腹胀满,胁肋疼痛,半身不遂,头痛头晕。毫针直刺,可透三阴交,深度可 1~2 寸,有局部酸胀或向足底放散。

【穴性原理】

绝骨是足少阳胆经穴位,肝胆相表里,肝主疏泄,喜条达而恶抑郁。若肝气郁结,肝胆失于疏泄,可见胸腹胀满,胁肋疼痛等症。足少阳胆经分布于胸胁部,故取其经穴绝骨治之。

中风半身不遂多由于肾水不足,肝阳上亢,肝风内动所致。绝骨是髓之会穴,肾主骨生髓,绝骨又具有疏通经络的作用,故可用于半身不遂的治疗。脑为髓之海,若髓不足可致头痛头晕,故可用髓会绝骨施治。

绝骨因其较强的疏通经络作用,可用于落枕、颈项强痛的治疗。

【临床应用】

绝骨临床应用广泛。但贺普仁教授临床用之最具特点是独穴取之治疗落枕。落枕可因感受风邪引起,或睡眠姿势错误引起。前者用手太阳小肠经之听宫穴可疏风定痛,因太阳主开,凡外邪侵袭,经络阻滞不通先从太阳经治疗。后者则用足少阳经之绝骨以疏通经络、活血止痛,因少阳为枢,凡气血瘀滞,枢纽不利,经络不通可取少阳经治疗,效果良好。

【文献摘要】

《标幽赋》:悬钟、环跳,华佗刺蹙足而立行。

《针灸大成》:心腹胀满,绝骨、内庭。

《天星秘诀》:足缓难行先绝骨,次循条口及冲阳。

【验案举例】

曲某某,女,42岁。

主诉:左肩项疼痛伴活动障碍1日。

现病史:患者因昨日午睡后,突觉左肩项疼痛,动转不能,十分痛苦,食欲尚好,二便月经均正常。痛苦面容,舌苔薄白,脉弦紧。

辨证:寒凝经络,气血瘀滞,运行不畅。

治法:散寒邪,通经络,调气血。

取穴:绝骨。

刺法:毫针刺,得气后,行捻转术,先补后泻。

一次而愈。

# 七十、复溜(足少阴肾经穴)

正坐或仰卧取穴。在小腿内侧,太溪直上2寸,跟腱的前方。

五输穴之经穴。

【主治及刺法】

微通法:治疗盗汗,无汗,水肿,痉证,疟疾。毫针直刺1~1.5寸,有局部酸胀针感,有时麻木感至足底。

【穴性原理】

复溜是五输穴之经穴,配五行属金,肾主水,金生水,所以复溜是足少阴肾经的母穴。虚者补其母,该穴多用于肾虚证的治疗。

足少阴经属肾,通达心肺肝,复溜穴可补肾安心,调理肝肺,故既可补卫气以固表止汗,又可鼓动卫气以去邪开腠理,治疗汗症。

复溜为肾经母穴,可补肾以利气化,配五行属金,内应于肺,其经脉又上达于肺,故可补肺以通调水道;温补肾脏可健运脾土,以利运化,故该穴是治疗水肿之要穴。

【临床应用】

复溜、合谷是治疗汗症的重要对穴。临床治疗如何应用补泻手法,历代医书对此多有记载,但有歧义。如:

《玉龙赋》:伤寒无汗,攻复溜宜泻;伤寒有汗,取合谷当随。

《玉龙歌》:无汗伤寒泻复溜,汗多宜将合谷收。

《肘后歌》:当汗不汗合谷泻,自汗发黄复溜凭。

《针灸大成》:多汗先泻合谷,次补复溜;少汗先补合谷,次泻复溜。

《医学纲目》:伤寒汗不出,刺合谷、复溜,俱针泻之。

《十四经要穴主治歌》:复溜……伤寒无汗急泻此,六脉沉伏即可伸。

《兰江赋》:更有伤寒真妙诀,三阴须要刺阳经,无汗更将合谷补,复溜穴泻好施针。

贺普仁教授认为,复溜是肾经的金母穴,有补肾益阴的作用。伤寒无汗属于阴虚体质者,在解表发汗的同时,补复溜防止汗出伤阴,有增液的作用。汗多伤阴,误汗而重伤阴液,泻复溜更伤阴液亦伤精血,宜补复溜补阴敛阴,以防多汗亡阳。伤寒无汗应该泻合谷,因合谷是手阳明大肠经的原穴,肺与大肠相表里,肺属卫外合皮毛,主一身之表,泻合谷有开发腠理、宣通毛窍、祛邪外出、解表发汗的作用。伤寒汗出不止,应该补合谷,是因伤于卫表,表虚则卫气不固,腠理不密,补合谷益气固表而止汗。总之两穴合用治疗汗症,无汗泻合谷,补复溜;有汗补合谷,补复溜。

【文献摘要】

《铜人腧穴针灸图经》:足胫寒,复溜、申脉、厉兑。《玉龙歌》:无汗伤寒泻复溜,汗多宜将合谷收。

《百症赋》:复溜祛舌干口燥之悲。

# 七十一、太溪（足少阴肾经穴）

坐位平放足底或仰卧取穴。在足内侧,内踝后方,当内踝尖与跟腱之间的凹陷处。

五输穴之输穴、原穴。

【主治及刺法】

微通法:治疗咳嗽,哮喘,胁痛,不寐,眩晕,中风,水肿,遗精,经早,经乱,痛经,崩漏,阴痒,青光眼,耳鸣耳聋,耳轮痛,牙痛,咽喉肿痛。毫针直刺0.5~1寸,可透昆仑穴,有局部酸胀针感,时有麻木扩散至足底感。足跟痛:针尖略向内踝,进针0.5~1寸,有麻木感扩散至足底。

温通法:治疗咳嗽,哮喘,胁痛,足跟痛,痉证,经早,痛经,牙痛。细火针局部点刺,进针0.3分。

强通法:失音。细三棱针点刺放血。

【穴性原理】

太溪穴为肾经原穴,是肾经原气输注之穴,肾为水火之脏,内藏元阴元阳,肾阴是一身的根蒂,先天之真源,肾阳是机体活动的动力。肾阴亏耗、肾阳虚衰的病症,宜取本穴滋阴壮阳。肾为先天之本,生殖发育之源。与肾有关的胎、产、经、带、遗精等病症,都可选太溪治疗。

该经脉直接与肝脏、心脏、肺脏、膀胱相通,与咽喉、舌本、耳部、脊柱相连。依据"经脉所通,主治所及,生理相连,病理相关"之理,太溪主治疾病包括:肺系疾病如咳嗽和哮喘等;心系疾病如不寐等;肝系疾病如眩晕、中风、青光眼等;与肾脏相关疾病如月经不调、水肿,齿病如牙痛等;耳病如耳鸣、耳聋等。

【临床应用】

取肾经的原穴太溪,主治与肾有关的牙痛。肾主骨,齿为骨之余,肾衰则齿豁,肾固则齿坚,肾精不固则齿脆、齿动。肾阴不足、虚火上炎的满齿隐痛,和肾精不足、牙齿不固的齿痛,均可取本穴治之。

喘有虚喘、实喘之分,虚喘有肺虚、肾虚之别。肺为气之主、肾为气之根,肾虚则气不摄纳,肺虚则气无所主。取太溪穴主治肾虚和肺肾俱虚型的虚喘。肾虚型加补复溜和气海,补肾纳气,偏于阳虚者加关元,助阳纳气;肺肾俱虚型加补肺俞,补肺肾益元气;如心阳亦同时衰竭,以致喘逆加剧、烦躁不安、肢冷汗出、脉象浮大无根,乃属孤阳欲脱的危候,宜急补关元、气海、太溪,扶元救脱,镇摄肾气。

【文献摘要】

《针灸甲乙经》:足少阴疟,令人呕吐甚,多寒少热。欲闭户牖而处,其病难已,取太溪。

《玉龙赋》:太溪、昆仑、申脉,最疗足肿之迍。

《百症赋》:寒疟兮,商阳、太溪验。

【验案举例】

张某某,男,54岁。

主诉:牙痛1月余。

现病史：患者 1 个月前始发牙痛，咀嚼时加重，食欲不振，二便正常，痛甚时影响睡眠。患者舌苔略黄，脉弦。

辨证：肾阴不足、虚火上炎。

治则：育阴制火、通经止痛。

取穴：太溪、合谷、下关、颊车、行间。

刺法：毫针刺之，局部穴先补后泻，余穴补法，留针 30 分钟。

共治疗 4 次，牙痛痊愈。

# 七十二、昆仑（足太阳膀胱经穴）

正坐或仰卧取穴。在足部外踝后方，当外踝尖与跟腱之间的凹陷处。

五输穴之经穴。

【主治及刺法】

微通法：治疗腰痛，头痛，项强，腰背痛，坐骨神经痛，下肢瘫痪，踝关节疼痛，癫痫，滞产等。毫针直刺，可透太溪，进针深 0.5～1 寸，局部酸胀感，可向足跟或足趾放散。孕妇禁针，以防流产。

温通法：艾条温和灸 10～20 分钟，温针灸 1～3 壮。

【穴性原理】

昆仑穴的治病原理与其经脉和经筋的循行密切相关。足太阳膀胱经循行于头部、项部、背部、腰部及股、腘、踹、外踝等部位。足太阳经筋结于踵。跟、踹、腘、臀、腰、项、头部。所以《灵枢·经脉》云："是主筋所生病者……头囟项痛……项、背、腰、尻、腘、踹、脚皆痛，小指不用。"按"经脉所行，主治所及"之理，循经取穴，具远治作用之效，该穴可治疗腘以上诸病。近治作用可治疗踹、足踝病症。

【临床应用】

坐骨神经痛又名腿股风，临床常见。本病主要表现为放射性腰腿痛，疼痛常由一侧腰部、臀部向大腿后侧、腘窝、小腿外侧及足背外侧放散。疼痛性质多样，程度有轻有重，常因咳嗽，弯腰用力加重。晚期可有腿部肌肉轻度萎缩及感觉异常。贺普仁教授独取昆仑穴，用泻法直刺 1～1.5 寸，较强手法，有放电感效果好，适用于早期病症，可驱散外邪、通络止痛。

【文献摘要】

《针灸甲乙经》：痉脊强项眩痛，脚如结，踹如裂，昆仑主之。

《备急千金要方》：昆仑、曲泉、飞扬、前谷、少泽、通里，主头眩痛。

《玉龙歌》：肿红腿足草鞋风，须把昆仑二穴攻，申脉、太溪如再刺，神医妙诀起疲癃。

《马丹阳十二穴歌》：昆仑足外踝，跟骨上边寻，转筋腰尻痛，暴喘满中心，举步行不得，一动即呻吟，若欲求安乐，须于此穴针。

《医学纲目》：草鞋风，足腕痛，取昆仑透太溪，又取丘墟、商丘各寸半，泻之。

《针灸大成》：妊娠刺之落胎。

《千金十穴歌》：腰背痛相连，委中、昆仑穴。

# 七十三、解溪(足阳明胃经穴)

仰卧直伸下肢或坐平放足底取穴。在足背与小腿交界处的横纹中央凹陷处，当踇伸肌腱与趾长伸肌腱之间。

五输穴之经穴。

【主治及刺法】

微通法：毫针直刺向关节腔，进针 0.3～0.5 寸，局部酸胀针感。治疗头痛，眉棱骨痛，牙痛，眩晕，目赤，腹胀，便秘，下肢痿痹。

温通法：火针点刺 2 分，治疗头痛、中风、痹证、小儿痿证。

【穴性原理】

解溪穴是五输穴中的经穴，配五行属火，故泻之，既可清阳明经热，又可泻阳明胃火。火乃木之子，泻之又可清肝，所以解溪可用于阳明经热火肝火、上扰引起的头痛、头晕、目赤等症，又可用于心火炽盛和肝风内动引起的癫疾，还可用于胃肠积热、腑气不通所引起的腹胀、便秘等症。足阳明经筋起于足趾，结于踝、膝和髀枢，在额部合于太阳，太阳布于额眉部，故可治疗眉棱骨痛和下肢痿痹。

【临床应用】

贺普仁教授应用此穴特别治疗阳明头痛、眉棱骨痛和胃热炽盛型头痛。治疗应辨证论治与辨经选穴相结合。如头痛多因胃热炽盛、循经上攻、热扰清空所致，临床表现伴有口臭咽干、大便干秘、舌苔黄或薄黄、脉数或洪数，针泻本穴以清泻胃火和清降阳明经热邪。如头痛部位以前头痛和眉棱骨痛为主，可取本穴疏通阳明经气，故解溪可收循经取穴和辨证取穴的双重效果。

牙痛亦是临床常见症。特别对因胃火炽盛、循经上攻的胃火齿痛，针泻本穴以清泻胃火治其本，加下关或颊车，共奏清泻胃火、散热止痛之效。

【文献摘要】

《针灸甲乙经》：白膜覆珠，瞳子无所见；风水面浮肿，颜黑，解溪主之。

《备急千金要方》：腹大下重；厥气上柱腹大；膝重脚转筋，湿痹。

《百症赋》：惊悸怔忡，取阳交、解溪勿误。

# 七十四、丘墟（足少阳胆经穴）

仰卧取穴。在足外踝的前下方，当趾长伸肌腱的外侧凹陷处。
原穴。

**【主治及刺法】**

微通法：偏头痛，颈项痛，黄疸，胁痛，胆囊炎，下肢痿痹，足肿，蛇丹，踝扭伤，足内翻等。毫针直刺，对准内踝下缘，进针0.5～2.5寸，局部酸胀针感。

温通法：胁痛，黄疸，痹证。细火针点刺，或艾条温和灸5～15分钟，温针灸1～3壮。

**【穴性原理】**

丘墟为足少阳胆经之原穴，即是胆经原气输注之穴，故治疗胆经病变有其特殊疗效。《灵枢·九针十二原》提出："五脏六腑之有疾者，皆取其原也。"故胆病首取原穴丘墟，可治疗胁痛，黄疸，蛇丹等。原穴又善于通经络、利关节，故可治疗痿痹等病症。胆附于肝，位于胁下，足少阳胆经又分布胸胁，若肝胆失于疏泄，气血不通可致胁痛，发于肌肤可致黄疸。肝胆内寄相火，多火多热，发于内腑可致胆囊炎，浸淫肌肤脉络可成蛇丹。

**【临床应用】**

蛇丹是在皮肤上出现簇集成群、累累如串珠的水疱，且疼痛异常剧烈的一种疾病。贺普仁教授认为丘墟透照海能够有效地治疗该病。蛇丹的发病因素多因外感风火之邪；或肝气郁结，郁而化火，以致肝胆火盛，湿热蕴蒸，浸淫肌肤脉络而发；或因脾湿久困而化热，蕴于皮肤而致。本病初起皮肤发红，继则出现密集成簇、大小不等的丘疱疹，迅即变成小水疱，水疱三五成群，排列成带状，疱群之间肤色正常。患部呈带索状刺痛、灼痛。取丘墟透照海，三棱针刺血治疗局部以清热利湿、疏肝解郁、通经止痛。

**【文献摘要】**

《针灸甲乙经》：目视不明，振寒，目翳，瞳子不见，腰两胁痛，脚酸转筋，丘墟主之……寒热颈肿，丘墟主之。

《备急千金要方》：丰隆、丘墟主胸痛如刺……下廉、丘墟主狂言非常……主脚急肿痛，战掉不能久立，跗筋足挛。

《百症赋》：转筋兮，金门、丘墟来医。

# 七十五、照海（足少阴肾经穴）

正坐平放足底或仰卧取穴。在足内侧，内踝尖下方凹陷处。

八脉交会穴,通阴跷。

【主治及刺法】

微通法:口疮,咽喉肿痛,失音,梅核气,胁痛,痹证,面痛,瘿气,瘰疬,胆囊炎,蛇丹,弱智。毫针直刺 0.5～1 寸,有酸麻感扩散至踝部或小腿部。

【穴性原理】

足少阴肾经起于下肢,贯脊属肾,络脊属肾,络膀胱,贯肝、膈,入肺中,络于心,故可治疗肾、膀胱、肝、心、肺的病变。照海穴为阴跷脉的交会穴,阴跷脉为足少阴经的别支,起于足跟,从内踝上行,经大腿内侧进入阴部,向上沿胸里至咽喉,上面部与阳跷脉会于目并入于脑。因阴跷脉与肾、阴部、胸部、咽喉、脑相联系,所以照海的主治从脏腑言为肾、膀胱、肝、心和肺之病症。从部位言为脑、眼、咽喉、胸、阴部和下肢内侧面病症,尤其咽喉为肺之系,又是阴跷脉经过之处,故咽喉干燥独取照海润之。

【临床应用】

咽喉疼痛是口咽和喉咽部病变的一个主要症状,包括现代医学的急、慢性咽喉炎,扁桃体炎,照海因其为肾经和阴跷脉交会穴这一特性,故其善治虚热型之咽喉疼痛,如慢性咽炎,其病因多因素体阴亏或阴液耗伤,阴津不能上润咽喉,且阴虚生内热,虚火上灼于咽喉而致发病。临床常见咽部疼痛,阵阵作痒,痒后干咳不止,少痰,咽部干燥,频频求饮,但饮之不多,咽部痛或伴音轻,多言更甚,头痛耳鸣,腰膝酸软,急躁易怒,便干难解,入夜诸症加剧,舌红少苔,脉细数。取照海、太溪和列缺等以滋阴降火,清咽通络。

【文献摘要】

《针灸大成》:洁古曰:痫病夜发,灸阴跷、照海穴也。

《玉龙赋》:照海、支沟通大便之秘。

《标幽赋》:阴跷〈照海〉阳维(外关)而下胎衣。

【验案举例】

胡某某,女,26 岁。

主诉:咽喉痛 2 月余。

现病史:患者因 2 个月前患感冒时出现咽喉肿痛,经治疗后感冒已愈,但咽痛仍存在。2 个月来咽喉一直隐隐作痛,干涩胀,阵阵作痒,手足心热,口干舌燥,舌质红,苔少,乏津,脉弦。

辨证:热病灼阴,肾阴不足,虚热内生,上蒸咽喉。

治法:滋阴降火、清利咽喉。

取穴:少商、商阳、照海、太溪、列缺。

刺法:先以三棱针点刺少商、商阳出血,后用毫针刺照海、太溪和列缺,留针 30 分钟。

经过两次治疗,患者自述咽痛好转,咽喉不像以前那样干涩,再针两次,咽痛完全消失,其余不适亦随之消失,临床痊愈。

# 七十六、太冲(足厥阴肝经穴)

正坐或仰卧取穴。在足背侧,当第一跖骨间隙的后方凹陷处。

五输穴之输穴、原穴。

## 【主治及刺法】

微通法:胁痛,痫证,不寐,脏躁,眩晕,中风,遗尿,乳癖,经早,经乱,崩漏,恶露不下,产后腹痛,泄泻,便秘,急惊风,慢惊风,目赤肿痛,青光眼,耳鸣耳聋,口唇痛,梅核气。毫针斜刺 0.5～1.5 寸,可透刺向涌泉穴,局部酸胀或麻电感传至足底。

温通法:便秘、胁痛、经早、经迟、带下病,细火针点刺不留针,或温灸 5～15 分钟。

## 【穴性原理】

太冲是足厥阴肝经的原穴,是肝脏原气经过和留止的部位,所以是肝经穴中的重要穴位。在治疗方面,《灵枢·九针十二原》说:"五脏有疾也,当取之十二原。"针刺原穴能使原气通达,从而发挥其维护正气、抗御病邪的作用,说明原穴有调节脏腑经络虚实的功能,所以太冲的主要功能是调节肝脏和肝经的虚实。在临床上既可用于肝实证,也可用于肝虚证的治疗。

肝为风木之脏,内寄相火,其气主升主动,最易化火生风,上扰神明,故可导致中风、痫证、不寐、脏躁和急慢惊风等症。太冲可镇肝息风。

肝开窍于目,目者肝之官也,肝气通于目,肝和则目能辨五色,肝受血而能视,肝得养以明目,其经脉连目系,上出额,与督脉会于巅,故头面五官眼病症可取太冲清泻肝火或滋阴平肝。

足厥阴肝经夹胃属肝络胆,布胁肋。肝主疏泄,喜条达而忌抑郁,若功能失调,必致疾病发生,太冲为原穴,又是五行穴之输穴,配五行属土,有疏肝调中的作用,故可治肝肠、胁痛等症。

肝藏血,主疏泄,具有调节血量的作用,与妇人经、带、胎、产相联系,太冲可疏肝解郁、清泻肝火,或调补肝血。

足厥阴肝经,过阴器,抵小腹,和生殖泌尿器官相联系。尿液的正常排泄,主要决定肾的气化和膀胱的制约功能,而膀胱的制约功能与肝的疏泄功能有关,同时又有肝肾同源、肝肾相生之说,所以前阴病变多责之肝肾,故临床上排尿异常可取太冲治疗。

【临床应用】

太冲穴临床应用广泛,贺普仁教授常用之治疗各种妇科疾病。

如郁热型经早:可见月经先期,经量或多或少,经色紫红,经质黏稠并夹有血块,经行不畅,胸胁乳房胀痛,心烦易怒,舌苔薄黄,脉弦数。穴取太冲、膈俞、血海和三阴交,以疏肝解郁、调血调经。

如气滞型经迟:可见月经错后,量少色黯,小腹胀满而痛,胸胁乳房作胀,舌苔薄白,脉弦。治取太冲、中极、血海和三阴交,以行气化滞、养血通经。

如肝郁型经乱:可见月经先后不定,经量或多或少,色紫红,质黏稠,经行不畅,胸胁乳房胀痛,嗳气不舒,善太息,苔白脉弦。治取太冲、中极和肝俞。以疏肝理气、调和冲任。

如肝郁血热型崩漏:可见出血量多,色紫红或夹有瘀块,腹痛拒按,胸胁胀急,脾气急躁,口干作渴,舌质红,脉弦数,多见于年轻人和初病者。穴取太冲、气海、三阴交、隐白、大敦、血海、诸穴合用以解郁泻热、健脾统血。

如肝郁气滞型的恶露不下:多因情志不畅,肝气郁结,气机不利,血行受阻引起,表现为产后恶露不下,或流之甚少,下之不畅,色黯有块,少腹胀痛,舌质紫黯,脉弦。穴取太冲、中极、血海、地机、行间,以行气逐瘀。

如血瘀型产后腹痛:多因情志不畅,气机郁阻,血行受阻,瘀血内停而导致,表现为小腹疼痛拒按,恶露量少,涩滞不畅,夹有血块,舌黯苔薄白,脉涩。穴取太冲、中极、归来、膈俞、血海,以活血化瘀、通络止痛。

【文献摘要】

《针灸甲乙经》:痉,互引善惊,太冲主之。

《针灸大成》:女人漏下不止,太冲、三阴交。

《医学入门》:配大敦,治七疝;配合谷,治鼻塞、鼻痔、鼻渊。

# 七十七、行间(足厥阴肝经穴)

正坐或仰卧取穴。在足背侧,当第一、第二趾间,趾蹼缘的后方赤白肉际处。

五输穴之荥穴。

【主治及刺法】

微通法:咳嗽、咯血、腹痛、头痛、蛇丹、白癜风、痛经、带下病、石瘕、产后发热、恶露不下。毫针斜刺,进针 0.5~1 寸,局部酸胀针感可传向足背。

温通法:咳嗽、头痛、淋证,细火针点刺,或温灸 5~15 分钟。

【穴性原理】

行间是荥穴,"荥主身热",说明荥穴主要用于热证的治疗。该穴配五行属火,火乃木之子,实则泻其子,故行间的作用概括为清肝热、泻肝火。

足厥阴肝经起于足大趾,过阴器,抵小腹,上达于头部,连目系,出于额,与督脉会于巅,其支脉注于肺,其支者夹胃属肝络胆。从肝脏的生理功能,和经脉循行言,该穴与头面五官、妇人经血、肺之宣发肃降、胃之消化和小便功能正常与否密切相关。肝为刚脏,体阴而用阳,内寄相火,所以肝病最易生火动阳,肝阳上亢可致头痛;若肝火炽盛,肝不藏血,火盛动血则见咯血;若肝经湿热下注,气化不利则现淋证,浸润肌肤现皮肤病症。故行间可致肝气郁滞或肝郁化火引起的妇科疾病。

【临床应用】

贺普仁教授认为行间多适用于因肝火上炎、肝经湿热所引起的临床诸症。

如肝火灼肺引起的咳嗽,表现为气逆作咳,痰少而黏,咳时胸胁引痛,舌苔薄黄少津,脉弦数,取泻行间和阳陵泉以泻肝肃肺。如湿热内蕴引起的淋证,多因湿热之邪蕴结下焦,膀胱气化失司,则产生尿频、尿急、尿痛等症,湿热灼伤血络则可出现尿血,湿热煎熬尿液,浊质凝结为砂石,可使尿路受阻,刺痛难忍,取行间、合谷、膀胱俞、中极、阴陵泉,以清热利湿、通淋止痛。如气郁痰阻引起瘿瘤,可见颈部肿大,伴有胸胁窜痛,胸闷太息,情绪不稳,随月经、妊娠而肿块增大,苔白腻,脉弦缓,取行间和丰隆,局部火针治疗以疏肝解郁、理气化痰。如湿毒引起的带下病,多因经行产后,胞脉空虚,或手术所伤,湿毒秽浊之气乘虚而入,损伤任带二脉而致,表现为带下量多,色黄绿如脓,或夹有血液,或秽混如米泔,臭秽,阴中瘙痒,口苦咽干,小便短赤,舌红苔黄,脉滑数,取行间、阴陵泉和下髎以清热解毒。

【文献摘要】

《针灸甲乙经》:癫疾短气,呕血,胸背痛,行间主之。

《备急千金要方》:主心痛,色苍苍然,如死灰状,然终日不得太息。

《百症赋》:观其雀目肝气,睛明、行间而细推;行间、涌泉,主消渴之肾竭。

# 七十八、太白(足太阴脾经穴)

仰卧或正坐平放足底取穴。在足内侧缘,当足大趾本节后下方赤白肉际凹陷处。

五输穴之输穴。足太阴经之原穴。

【主治及刺法】

微通法:毫针直刺 0.2 寸,补法为主,针感为局部胀痛。治疗胃痛,腹胀,腹鸣,呕吐,泄泻,便秘。足痛,足肿。

温通法:艾条温和灸 5～15 壮,温针灸 1～3 壮。

【穴性原理】

太白是足太阴脾经原穴,原穴的重要性在《难经·六十六难》中云:"脐下肾间动气者,人之生命也,十二经之根本也,故名曰原。三焦者,原气之别使也,主通行三气,经历五脏六腑,原者,三焦之尊号也,故所止辄为原,五脏六腑之有病者,皆取其原也。"太白是脾脏真气输注所在,故本穴具有健脾和胃、理气化湿的作用,主要用于脾胃病的治疗。太白又是五输穴之输穴,"输主体重节痛",故可用于治疗关节痛和脚气病的治疗。

【临床应用】

贺普仁教授临床应用此穴治疗脾虚引起的多种病症,如脾虚水湿不化、湿困脾土所致的腹胀、呕吐;脾虚水谷不化、食滞伤脾的胃痛;脾失健运、气血生化不足致气血亏虚的全身倦怠;脾气亏虚致统摄无权的失血症。故临床本穴多采用补法。补脾则能健运化湿,行湿祛痰,养胃益肠,固摄止血。目前对太白的穴效又有了新的发现,治疗足臭症,毫针刺太白,疗效显著。

【文献摘要】

《针灸甲乙经》:热病,满闷不得卧,太白主之;胸胁胀,肠鸣切痛,太白主之。

《备急千金要方》:太白、公孙主腹胀、食不化,鼓胀、腹中气大满……主肠鸣……肠痛痛:太白、陷谷,大肠俞……太白主霍乱、逆气。

《窦太师针经》:治五脏交寒,泄泻呕吐,补;大便虚结,小便滑,先补后泻。

《针灸大成》:太白主膝、股、胫酸转筋,心痛脉缓。

# 七十九、公孙(足太阴脾经穴)

仰卧或正坐平放足底取穴。在足内侧缘,当第一跖骨基底的前下方。

足太阴经之络穴,八脉交会穴通冲脉。

【主治及刺法】

微通法:毫针直刺,透向涌泉,进针 1.5 寸,局部酸胀针感,有时扩散至足底。治疗呃逆,胃痛,呕吐,饮食不化,肠鸣腹痛;烦心失眠,发妄狂言,嗜卧;多饮,水肿。

温通法:火针点刺 0.2 寸,不留针,治疗腹痛、痰浊头痛。

【穴性原理】

公孙是足太阴脾经之络穴,和胃经相联络,所以本穴的主要作用是调理脾胃,是治疗脾胃病的要穴之一。诸如胃肠运化和传导功能异常引起的病症,脾胃虚弱引起的病症,公孙均能治疗。

足太阴脾经"注心中",冲脉为十二经之海,又曰血海,其经脉起于胞中,至胸中而散。如脾虚痰湿内阻,冲气夹痰浊上逆,心神不宁,则心烦失眠,痰气郁结心窍则嗜卧。取公孙可健脾化痰,调冲脉降逆气,故可治疗睡眠病症。

**【临床应用】**

贺普仁教授临床应用此穴治疗寒邪内积型腹痛,临床可见痛势急暴、喜温怕冷、大便溏薄、四肢不温,舌淡苔白润,脉沉紧。取公孙、中脘、足三里、神阙,细火针点刺公孙和足三里,深度 2~3 分,中脘连续点刺 2~3 下,深度 4~5 分,神阙不针仅灸 20 分钟,诸穴合用可温中散寒以止痛。

公孙也是治疗呃逆的常用穴。张景岳云:"呃逆之由,总由气逆,气逆于下,则直冲于上。"在治疗上,以理气和胃、降逆平呃为主。常与通于阴维脉的内关穴配伍,治疗各种呃逆:因情志失和,肝气犯胃,气机阻滞,胃气上逆所致者再加泻太冲以疏肝理气、和胃降逆;因宿食痰浊,久蕴胃中,郁而化火,胃气上冲所致者,加泻内庭中脘以消积导滞、清胃降逆;因肝气郁滞,气郁化火,肝火犯胃,肝胃之火上冲所致者,加泻行间、内庭以平肝清胃、降逆平呃;因暴食生冷,或过食生冷,或寒凉药物所伤,寒气蕴蓄中焦,胃阳被遏,胃失通降所致者,加灸中脘以温中散寒、和胃降逆。

**【文献摘要】**

《备急千金要方》:腹胀,食不化,鼓胀,腹中气大满,肠鸣。

《针灸大全》:九种心痛;痰膈涎闷;脐腹胀满,气不消化;肋胁下痛,泄泻不止,里急后重;反胃吐食。

《八脉八穴主治症歌》:九种心痛涎闷,结胸反胃难停,酒食积聚肠鸣,水食气疾膈病,脐痛腹痛胁胀,肠风疱疾心痛,胎衣不下血迷心,泄泻公孙立应。

# 八十、内庭（足阳明胃经穴）

仰卧或坐位平放足底取穴。在足背,当二三趾间,趾蹼缘后方赤白肉际处。五输穴之荥穴。

**【主治及刺法】**

微通法:毫针直刺 0.3~0.5 寸,局部酸胀针感,治疗牙痛、口喝、烦渴饮引、鼻出血、口渴、腹痛腹胀、泄泻、足背肿痛。

温通法:火针点刺 2 分,不留针,治疗泄泻、中风、面痛、风疹。

强通法:三棱针点刺出血,治疗面痛、咽喉肿痛。

**【穴性原理】**

足阳明经脉循鼻外,入于上齿中,夹口还唇,属胃络脾;其经筋结于面部;其络脉络于咽喉,与鼻、面部、咽喉、胃、脾相联系。内庭是五输穴之荥穴,荥主身热,故内庭的特点是清热。所以内庭既可清阳明经热,又治阳明腑热。

【临床应用】

贺普仁教授应用此穴治疗胃肠积热型风疹,多因禀赋不耐膏粱厚味、鱼虾荤腥,胃肠积热,复感风邪,内不得泻,郁于肌肤而发病。临床常见皮肤风疹表现外,伴有脘腹疼痛,大便秘结,舌苔黄腻,脉滑数。取中粗火针用速刺法点刺内庭、曲池及血海,深度1~3分,不留针。

取泻本穴,亦清胃以治上消和中消。上消由于胃火熏灼,肺津损伤所致,治宜润其肺兼清其胃,针泻内庭、鱼际,补复溜;中消是由于胃火炽盛,阴液不足所致,治宜清胃滋肾,针泻内庭、补照海。

面痛因多种原因引起。三棱针点刺本穴,挤出3~5滴血,治疗因胃肠实火引起的面痛,此法可使脉络疏通,清泻胃火,疼痛自止。

【文献摘要】

《针灸甲乙经》:胫痛,腹胀,皮痛,善伸数欠,恶人与木音,振寒……热病汗不出,下齿痛,恶寒,目急,喘满寒栗,齿口噤僻,不嗜食。

《窦太师针经》:治小腹胀满,脚背红肿,气喘,便血,泻;胃口停食,冷积,先补后泻。

# 八十一、隐白(足太阴脾经穴)

仰卧或正坐平放足底取穴。在足趾末节内侧,距趾甲角0.1寸。

五输穴之井穴。

【主治及刺法】

微通法:毫针斜刺,向上0.1~0.2寸,局部痛感。治疗腹胀,暴泻,呕吐;吐血尿血,便血;癫狂,噩梦,烦心善悲,心痛;足趾痛。

强通法:三棱针点刺出血。治疗崩漏,闭证。

【穴性原理】

隐白是足太阴脾经穴,是五输穴的井穴,配五行属木,有健脾和胃、疏肝理气的作用。脾胃病症因脾虚或肝木乘脾犯胃所致,故可取隐白治之;足太阴脾经循行上膈注心中,故可用于肝木犯脾,脾虚痰湿所致的心痛、噩梦、多梦等症的治疗。癫狂多因肝郁或肝火夹痰浊犯心所致,脾为生痰之源,足太阴脾经上注于心,并隐白又为土木之穴,既可疏肝又可健脾,故可治疗癫狂之症。脾统血,肝藏血,脾虚则失于统血,肝脏疏泄太过则失于藏血,引起诸多出血证,故隐白可用于月经过多、崩漏等出血证的治疗。

【临床应用】

隐白多用于治疗崩漏。气虚肾虚所致者可见骤然下血甚多,或淋漓不断,经色淡红;血热所致者可见经血量多,或淋漓不断,血色深红;血瘀所致者可见月经时崩时止,淋漓不净,经色紫黑有血块。治疗穴取隐白和大敦,血瘀、血热型点刺隐白、大敦两井穴,出血2～3滴。继用消毒棉按压止血;气虚、肾虚型隐白用灸法,大敦用补法;气虚者加三阴交,血热者加血海,肾虚者加然谷,血瘀者加太冲。

贺普仁教授用三棱针点刺隐白、大敦及少商治疗疣病。现代医学认为疣为病毒性皮肤病,分为寻常疣、扁平疣、传染性软疣等,多由风热之邪搏于肌肤,或郁怒伤肝,或因血虚肝失所养而引起气血凝滞,郁于肌肤而生。初起表现为针头大的丘疹,与皮色相似,可逐渐或迅速增多增大,损害呈半球形或略扁平的坚实丘疹,有蜡样光泽、界清、中央形成脐窝,能从中挤出一个半固体的乳酪状白色小栓,有时此物从中央窝突出而明显易见,损害数目不定,可发生任何部位。治疗时用三棱针点刺以上诸井穴,以自然出血为度,5～10分钟后擦去血迹。

【文献摘要】

《针灸甲乙经》:气喘、热病衄不止,烦心善悲,腹胀,逆息热气;足胫中寒,不得卧,气满胸中热,暴泄,仰息,足下寒,中闷,呕吐,不欲食饮,隐白主之;腹中有寒气,隐白主之;饮渴身伏多唾,隐白主之。

《针灸大成》:下血,主肠风,多在胃与大肠,针隐白,灸三里;吐衄血,针隐白、脾俞、肝俞、上脘。

《百症赋》:梦魇不宁,厉兑相谐于隐白。

# 八十二、至阴(足太阳膀胱经穴)

仰卧或正坐平放足底取穴。在足小趾末节外侧,距趾甲根脚0.1寸。

五输穴之井穴。

【主治及刺法】

微通法:头痛、目痛、鼻塞、中风、痛经。毫针斜刺向上,进针0.1～0.2寸,针感为局部疼痛。

温通法:胎位不正,艾条温和灸15～30分钟。

强通法:鼻出血、难产、胎盘滞留,产后、术后尿潴留,三棱针点刺出血。

【穴性原理】

足太阳经,循行于头部,太阳主开,易于感受风邪侵袭,沿经脉上行,阻于清窍。《灵枢·终结》云:"病在头者,取之于足。"该穴是五输穴之井穴,配五行属金,开窍于鼻,据此至阴可治疗因风引起的诸多疾病。足太阳膀胱经止于至阴,而交于足少阴肾经。《素问·奇病论》言:"胞脉者系于肾。"若肾气不足,则胞宫失养,难系胎位。正气不足,气血虚弱,产力不足,可致难产。温灸至阴穴,可通达肾气,增益精血,气血充足,胞宫得养,使错位胎位复正,助胎儿顺利分娩,此为特效经验穴。该穴点刺出血可强通膀胱经,收缩子宫、膀胱,治疗难产、胎盘滞留,产后、术后尿潴留。

【临床应用】

至阴穴在足小指端,为足太阳膀胱经之井穴,膀胱经循头后部而行,因此至阴穴可治疗后头部疼痛。

至阴也是治疗胎位不正的特效穴位。至阴为足太阳膀胱经井穴,《针灸经纶》云:"治横逆难产,危在顷刻,符药不灵者,灸至阴穴三炷,炷如小麦,下火立产,其效如神";《医宗金鉴》云:"妇人横产,子手先出,诸符药不效,灸此,灸三壮……"本穴用于治疗各种胎位不正,并可借其良性促宫缩作用,用于难产及胎盘滞留。妊娠 7 个月,经诊断为胎位不正者,医者可用艾条悬灸至阴穴,每日 1 次,每次 15～30 分钟。此穴经研究证实可增强子宫活动,增快胎儿心率,胎儿活动也随之增强,从而有利于胎位的矫正。除了矫正胎位外,贺普仁教授善于用该穴治疗膀胱经循行经过部位的各种痛症。

【文献摘要】

《针灸甲乙经》:头重,鼻衄及瘈疭,汗不出,烦心,足下热,不欲近衣,项痛,目翳,鼻及小便皆不利……疝,四肢淫泺……身闷。风寒从足小指起,脉痹上下带胸胁,痛无常处,至阴主之。

《太平圣惠方》:张文仲救妇人横产,手先出,诸般药符不捷,灸妇人右脚小指尖头三壮,炷如小麦大,下火立产。

《席弘赋》:脚膝肿时寻至阴。

《肘后歌》:头面之疾针至阴。

【验案举例】

病例一:

李某某,女,46 岁。

主诉:右后头痛 5 年。

现病史:右后头痛 5 年,时轻时重,近来因工作劳累发作频繁。伴头晕,低头时加重,食欲不振,二便正常。

望诊:舌苔白

切诊:脉沉细。

辨证:操劳过度,气血阻滞太阳经所致。

治法:疏风散寒,调和气血,通达经络。

取穴:至阴。

刺法:毫针刺。

治疗 4 次而愈。

病例二：

齐某某，女，28 岁。

主诉：胎位不正 31 周。

现病史：怀孕 31 周，产前检查为横位。无特殊不适。

取穴：至阴。

刺法：治疗前，让患者排尿，松解裤带，取双侧至阴穴，同时艾条悬灸，调整与皮肤的距离，以局部潮红而患者不感灼痛为度，约 20 分钟，每日 1 次。

灸治 6 次后，产前检查，胎位已恢复正常。

# 八十三、涌泉（足少阴肾经穴）

正坐或仰卧、跷足取穴。在足底部，卷足时足前部凹陷处，约当足底二三趾趾缝纹头端与足跟连线的前 1/3 与后 2/3 交点上。

五输穴之井穴。

【主治及刺法】

微通法：痫证，中风，耳轮痛。毫针直刺 0.5～1 寸，有局部痛、酸胀针感，或向上扩散至踝部。温通法：高血压，温灸 5～10 分钟。

【穴性原理】

涌泉为肾经穴，足少阴肾经上贯肝膈……其支者，从肺出络心，注胸中，故肾与心肝肺经络相连。肝为刚脏，体阴而用阳，全赖精血之滋养。心主神明。心火与肾水需上下相济，才能保持相对平衡，维持正常的生理功能。若肾水不足，肝失所养，则肝阳上亢，肝风内动；或水火不能上下相济，就会产生心神失宁，神志异常诸症，故可见中风、痫证。

肾开窍于耳，肾精充盛，则气血畅通，耳络平和，反之则可气血运行不畅，不通则痛。

【临床应用】

贺普仁教授选涌泉治疗痫证，其发作时，突然昏倒，不省人事，四肢抽搐，牙关紧闭，双目上视，口吐唾沫，甚则二便失禁，醒后神清如常人。发作时应醒脑息风，豁痰开窍，取涌泉，加上百会、人中、颊车和地仓。待发作后间歇期，根据具体病症辨证取穴，以治其本。

涌泉还常治疗高血压，以"病在上取之下，病在头取之足"之法，引火下降以潜其阳。属于肝阳偏亢，风阳升动，上扰清空所致者，加泻行间、风池和百会以平肝潜阳息风；属于下虚上盛，本虚标实者，加泻太冲、补复溜以平肝息风、育阴潜阳。

【文献摘要】

《针灸甲乙经》:热病挟脐急痛,胸胁满,取之涌泉与阴陵泉。

《备急千金要方》:涌泉、然谷,主喉痹,哽咽寒热;五指尽痛不能践地。

《铜人腧穴针灸图经》:治腰痛大便难,心中结热,风疹风痫,心痛不嗜食。

《针灸资生经》:涌泉、太冲主胫酸;涌泉、神堂治胸腹满。

《玉龙歌》:传尸劳病最难医,涌泉出血免灾危,痰多须向丰隆泻,气喘丹田亦可施。

《肘后歌》:顶心头痛眼不开,涌泉下针定安泰;伤寒痞气结胸中,两目昏黄汗不通,涌泉妙穴三分许,速使周身汗自通。

《通玄指要赋》:胸结身黄取涌泉而即可。

《百症赋》:厥寒、厥热涌泉清。

# 八十四、足临泣(足少阳胆经穴)

仰卧取穴。在足背外侧,当足四趾本节(第四跖趾关节)的后方,小趾伸肌腱的外侧凹陷处。

输穴;八脉交会穴,通带脉。

【主治及刺法】

微通法:足跗肿痛;偏头痛,目痛,乳痈,胁肋痛;瘰疬,疟疾,中风偏瘫。毫针直刺,0.5～0.8寸。

温通法:可灸。

【穴性原理】

胆经输穴,属木。八脉交会穴之一,通于带脉。可平肝息风,消肿止带,调经回乳。

【临床应用】

常用于治疗目赤肿痛、胁肋疼痛、月经调、瘰疬等症。足临泣是八脉交会穴之一,通于带脉。妇女的经、孕、产、乳与冲、任、督关系密切,而带脉"起于季胁,回身一周",约束全身纵行的经脉,带脉出自督脉、行于腰腹,腰腹是冲、任、督三脉脉气所发之处,因冲任督皆起于胞中,所以带脉与冲、任、督三脉的关系极为密切,故亦能影响乳汁的分泌,可以治疗溢乳、乳痈等。贺老单取足临泣治疗溢乳,取穴独特,疗效显著,明显优于其他治疗方法。

溢乳是指乳汁不经婴儿吸吮而自然流出,其病机为气血虚弱,阳明胃气不固;或肝经郁热,疏泄失常,迫使乳汁外溢。足临泣疏泄肝胆,从而调节乳汁的分泌。

【文献摘要】

《针灸甲乙经》:胸痹心痛,不得息,痛无常处,临位主之。

《针灸大成》:乳肿痛,足临泣。

《类经图翼》:主治胸满气喘,目眩心痛,缺盆中及腋一下马刀疡,瘰痛无常。

《医宗金鉴》:中风手足举动难,麻痛发热。筋拘挛,头风肿痛连腮项,眼赤而疼合头眩。

【验案举例】

病例一:

陈某某,女,30岁,工作单位:华北电管局,2002年5月29日初诊。

主诉:月经量少伴溢乳两年。

现病史:患者自2000年3月发现月经量少,每次持续2天,伴溢乳,挤压乳房时乳汁便从乳内溢出,色白,无乳房疼痛,到协和医院就诊,查泌乳素正常,做乳房红外线扫描,除发现双侧轻度乳腺增生外,未见其他异常。行头MRI检查,未见异常,考虑为内分泌失调,未予药物治疗。既往2000年发现血压高,近2年体重增加近20斤。

取穴:足临泣。

仅治疗1次后,溢乳量已明显减少。共治疗5次而愈。

病例二:

张某某,女,23岁。

主诉:右侧乳房肿块3月余。

现病史:3月前,洗澡时发现右侧乳房有肿块2个,如枣大。近来工作紧张,常有胸部不适感,乳房胀痛,尤以月经前明显,有时气急胸闷。纳可,眠安,二便调。外院诊断为"乳房纤维腺瘤",因惧怕手术而就诊。

查体:乳房内可摸到肿块2个,约1.5cm×2cm大小表面光滑,可移动。

望诊:乳房外观无异常。舌淡红,苔薄白。

切诊:脉细。

辨证:肝郁气滞,气血凝结。

治法:疏肝解郁,行气活血。

取穴:足临泣。

刺法:以毫针刺,施泻法,留针30分钟。隔日治疗1次。

患者针后,自觉胸部舒畅;针刺3次后,肿块减小;共治疗10次,肿块消失。

# 八十五、上星（督脉穴）

仰靠坐位取穴。在头部，当前发际正中直上 1 寸。

**【主治及刺法】**

微通法：眩晕，头痛，耳赤种痛，面赤肿，迎风流泪，鼻渊，鼻痛，鼻衄，鼻痔，热病汗不出，疟疾。额窦炎，鼻窦炎，鼻息肉，角膜白斑，前额神经痛，神经衰弱。毫针，平刺 0.5～0.8 寸。

**【穴性原理】**

上星者，开光明目，如星之居上。上星位于头上，阳中之阳，为督脉经气所发，故刺之能清热凉血，清热明目，宁神通鼻之效。

**【临床应用】**

过敏性鼻炎为鼻科常见病、多发病，是身体对某些过敏原敏感性增高而出现的以鼻黏膜水肿、充血、分泌物增加的一种异常反应。常反复发作，较顽固。中医称之为"鼻鼽"。可发生于任何季节，夏秋之交、秋冬之交或春季较为多发。

本病多由肺气虚弱，卫表不固，外邪袭肺；或肾脾气虚，致肺气虚弱，肺开窍于鼻，鼻窍失养或壅塞，均可致本病发作。

鼻窍位居面部中央，督脉"沿前额下行鼻柱"，手阳明大肠经"上挟鼻孔"，足阳明胃经"下循鼻外……"上星属督脉穴，通调阳气，为治疗过敏性鼻炎的常用穴，同时可以配合风门祛风散邪；背俞穴补益脏腑；合谷清泻阳明，列缺宣降肺气。

本病患者容易感冒，使症状反复发作而加重，要嘱患者加强体育锻炼，提高自身免疫力，注意生活起居，避受风寒，使"正气存内，邪不可干"。

文献中多以艾灸或温针灸治疗本病，火针的记载很少。与传统的艾灸相比，火针热力不易散失，深入集中而透达，应用火针点刺，可振奋人体阳气，鼓舞卫气，固护肌表，提高人体免疫功能。

**【文献摘要】**

《铜人腧穴针灸图经》：可灸七壮，不宜多灸，若频灸，即拔气上，令人目不明。

《针灸聚英》：以细三棱针宣泄诸阳热气，无令上冲头目。

《类经图翼》：又十三鬼穴，此名鬼堂，主百邪癫狂，当在第十次下针。

《普济方》：灸亦得，然不及针。日灸三壮至百五壮罢，须停十余日，然后更灸。故不用相续加灸满五十壮，即以细三棱针刺头上，以宣热气，忌酒面荞麦。

## 八十六、地五会（足少阳胆经穴）

仰卧取穴。在足背外侧，当足四趾本节〔第四跖趾关节功分后万，第四、五跖骨之间，小趾伸肌内侧缘。

**【主治及刺法】**

微通法：主治足跗肿痛；头痛，目赤痛，耳鸣，耳聋，腋肿，胁痛，乳痛。直刺或斜刺 0.3～0.5 寸；可灸。

**【穴性原理】**

此穴能治足病，五趾不能着地，以使五趾着地，站立平稳故名地五会。地五会为足少阳脉气之所发，"病在头者，取之足"，故本穴有疏肝利胆，通经活络之效。用于治疗肝胆郁热，风火上攻所致头面五官之疾。

**【临床应用】**

在古典医籍中，耳聋有多种名称，如暴聋、卒聋、虚聋等。因为耳鸣常与耳聋同时出现，且治疗又大致相同，故可相提并论。

耳鸣耳聋在临床上首先需辨证。从辨经角度认识，耳鸣耳聋多与手足少阳经有关。如三焦手少阳之脉"上项，系耳后，直出耳上角……从耳后入耳中，出走耳前"；胆足少阳之脉"上抵头角，下耳后，从耳后……入耳中，出走耳前"。从辨证角度认识，本病多分为虚实之证，虚证者，听力渐渐下降。日久成聋。耳鸣呈高调如夏季之蝉鸣，经久不断。多为脏腑虚弱，如肝血不足，肾阴不足等。实证者，突发暴聋，耳鸣多呈低调，音响较大，如雷鸣、如击钟、如飞机起落等不尽相同，时作时止，多与风、火、郁等因素有关。贺老听宫、翳风、中渚、地五会四个主穴均为阳经穴，可疏通耳部气血，止鸣复聪，配四关穴清泻火热，开窍启闭；配太溪、筑宾滋阴补肾，肾精充足则耳窍得养。

**【文献摘要】**

《针灸甲乙经》：内伤唾血不足，外无膏泽，刺地五会。

《铜人腧穴针灸图经》：治内伤唾血，足外皮肤不泽，乳肿。

《针灸大成》：主腋痛，内损唾血，足外无膏泽，乳痛。

《席宏赋》：配三里，治耳内蝉鸣，腰欲折。

## 八十七、鸠尾（任脉穴）

仰卧位取穴。在上腹部，前正中线上，当胸剑结合部下 1 寸。
络穴，膏之原穴。

【主治及刺法】

微通法：主治胸闷咳嗽，心悸，心烦，心痛，呃逆，呕吐；惊狂，癫痫，脏躁。胃神经痛，肋间神经痛，胃炎，支气管炎，神经衰弱，癔症。毫针直刺 0.3～0.6 寸，向下斜刺。

微通法：可灸。

【穴性原理】

鸠尾可安心宁神，宽胸定喘，祛邪定痫。鸠尾为任脉之络穴，膏之原穴，膏为心尖之脂，膏附于心，故刺之能通任督二脉，调和阴阳，清心宁神，凡阴阳失和，神不守舍之心烦不宁，癫狂痫证，皆可治之。

【临床应用】

鸠尾乃历代医家治痫经验效穴，在于清心泻火，涤痰定痫。此外，鸠尾可安心宁神，亦可治疗瘙痒症；其有宽胸定喘之效，可治疗哮喘。

【文献摘要】

《素问》王注：人无蔽（通蔽）骨者，从歧骨际下行同身寸之一寸，为鸠尾处也。

《针灸甲乙经》：不可灸刺。

《铜人腧穴针灸图经》：不可灸，灸即令人毕世少心力。此穴大难针，大好手方可此穴下针，不然取气多，不幸令人夭。

《针灸大成》：曰鸠尾者，言其骨垂下如鸠尾形。任脉之别。

# 八十八、然谷（足少阴肾经穴）

正坐或仰卧取穴。在足内侧缘，足舟骨粗隆下方，赤白肉际。

荥穴。

【主治及刺法】

微通法：足跗痛，下肢痿痹，月经不调，阴挺，阴痒，白浊，遗精，阳痿，小便不利，泄泻，胸胁胀痛；咳血，小儿脐风，口噤不开，消渴，黄疸。咽喉炎，肾炎，膀胱炎，睾丸炎，不孕症，糖尿病。毫针直刺 0.5～1 寸。

温通法：可灸。

强通法：治疗胸痹，可三棱针放血。

【穴性原理】

然谷为荥穴，属火。然，有燃烧水谷之义。有益肾助阳，导赤清火之效。本穴为足少阴肾经之荥穴，水中之真火，少火生气，故补之灸之能温补少阴之火，温阳益气，治疗肾阳衰微所致诸疾。然谷是处经气尚微，荥迁未成大流，故其阴易虚，其火易亢，刺之能潜镇龙类之火，滋肾阴泻肾火，用于治疗肾阴亏虚,相火妄动所致疾患。

【临床应用】

然谷为肾经荥穴,心与肾为同名经,然谷放血祛胸中瘀血,心脉通畅而痛可止。针灸治疗胸痹可配合膻中、内关,效果可靠。膻中为气会,可调畅气机,气行则心脉可通;内关为心包经络穴,别走少阳之经,且与阴维相会,"阴维为病苦心痛",内关透郄门,中间透过间使穴可散寒,郄门穴可活血止痛,二者共为主穴,宽胸理气止痛。灸膻中温阳散寒;配合中脘、丰隆长于祛痰化浊。

针刺治疗胸痹,可使心肌缺血性心电图得到明显改善。临床急救时可用内关透郄门,可谓"一针三穴世间稀,救治冠心显神奇"。

然谷,有燃烧水谷之义,亦可用于减肥。

【文献摘要】

《针灸甲乙经》:痉互引身热,然谷主之。

《百症赋》:脐风须然谷而易醒。

《通玄指要赋》:然谷泻肾。

# 八十九、水泉(足少阴肾经穴)

正坐平放足底,或仰卧取穴。在足内侧,内踝后下方,当太溪直下1寸(指寸),跟骨结节的内侧凹陷处。

郄穴。

【主治及刺法】

微通法:主治足跟痛,月经不调,痛经,阴挺,小便不利,目昏花,腹痛。闭经,子宫脱垂,附件炎,膀胱炎,前列腺炎等。毫针直刺0.3～0.5寸。

温通法:可灸。

【穴性原理】

水泉有清热利水,活血通经之效。水泉为足少阴肾经气血深聚之郄穴,善治血证。《素问·上古天真论》云:"肾者主水,受五脏之精而藏之,故五脏盛乃能泻。"其所主之水,即为精血血充盈则天癸至,月事以时下,故刺之能活血调经,用于月经不调诸证。此外,本穴为足少阴肾经脉气之所发,能疏其源,故刺之能调理肾经之气而通利小便,用于治疗小便之疾。

【临床应用】

水泉穴为足少阴肾经的郄穴,肾属水,针水泉,配归来,有扶正祛邪,疏窍利水之妙。常可配合三阴交治疗泌尿系结石,同达到培补脾肾、通利水道、散结止痛之目的。

水泉是肾经穴,有明目之效,和光明穴一样也是治疗目疾的常用穴,但二者相比,水泉多用于肾虚目疾,而光明则虚实皆用。贺老常取水泉、光明、臂臑补益肝肾,调理气血,配合睛明、太阳、攒竹局部取穴以调理眼区经气,诸穴配合使用,起到养阴明目、提高视力的作用。

【文献摘要】

《针灸甲乙经》:目䀮䀮不可远视。

《铜人腧穴针灸图经》:治月事不来,来即多,阴挺出,小便淋沥,腹中痛。

## 九十、蠡沟(足厥阴肝经穴)

正坐或仰卧取穴。在小腿内侧,当足内踝尖上5寸,胫骨内侧面的中央。络穴。

【主治及刺法】

微通法:主治胫部酸痛,月经不调、赤白带下,阴挺,疝气,小便不利,睾丸肿痛,小腹满。子宫内膜炎,子宫脱垂。毫针,平刺0.5～0.8寸。

温通法:可灸。

【穴性原理】

足厥阴肝经之络穴。有泻肝调经,清热消肿,缓解精神紧张之效。蠡沟为足厥阴肝经别走足少阳胆经之络穴,善于沟通两经之经气,故泻之能清利肝胆湿热,以其经经别胫骨上结于阴部,故常用于治疗湿热下注之前阴病变。

【临床应用】

中封、蠡沟穴都是足厥阴肝经穴位。中封为经穴,主疝瘕,脐和少腹引痛,腰中痛,阴暴痛等症。蠡沟为络穴,别走足少阳,与三焦相通,主少腹痛,腰痛,阴暴痛,小便不利,遗尿等,两穴合用,有疏肝利气,止痛利尿的作用。

【文献摘要】

《千金方》:主气噫恐悸,气不足,腹中悒悒。

《铜人腧穴针灸图经》:治卒病少腹肿,时少腹暴痛,小便不利如癃闭,数噫恐悸,少气不足,腹中悒悒不乐,咽中闷如有息肉状。背拘急不可俛仰。

《类经图翼》:主治病痛,小腹满痛,癃闭脐下积气如石,数噫,恐悸少气。足胫寒酸,屈伸难。

## 九十一、大赫(足少阴肾经穴)

仰卧取穴。在下腹部,当脐中下4寸,前正中线旁开0.5寸。

【主治及刺法】

微通法:主治月经不调,带下,痛经,不妊;阴部痛,子宫脱垂,遗精,泄泻,痢疾。毫针直刺 0.8～1.2 寸。

温通法：可灸。

【穴性原理】

足少阴肾经脉气所发，冲脉与足少阴之交会穴，内应胞宫精室，阴气盛大，亦为赫赫下焦元阳升发之处，水中之火，助阳生热，有补肾固精，调经种子之效。

【临床应用】

闭经一病的治疗，调理气血是根本原则，临证要究其致病之因，在应用关元、大赫穴补益肾精以养血的基础上，再针刺三阴交补阴血调经。

阴挺一病多由气虚下陷所致。贺老认为，导致阴挺的原因与肾气关系最为密切，肾气虚，带脉失约，冲任不固，无力维系胞宫，故子宫下垂，小腹坠胀，腰为肾之府，肾主骨，肾虚则腰酸腿沉，行走劳累后症状更重，舌淡，脉沉细，均为肾虚之征象。处方中以关元、大赫补益肾气，以曲骨穴固冲任，刺水道穴调补脾胃之气，四穴合用，益气而固胞。

癃闭的针灸治疗效果较好，取穴以腹部腧穴为主。气海、关元、水道、大赫居于小腹，与膀胱相邻，具有疏利膀胱之作用。另加脾经腧穴阴陵泉以运化水湿。以上诸穴，共同起疏导气机，通利水道，促进排尿之作用。

阳痿也是针灸治疗效果较好的病种。贺老认为，虽以虚证为多，实证为少，但治疗上并不能完全将虚实截然分开，这是针灸治疗的特点。无论发病原因如何，或虚或实。发病之病机总为气血瘀滞于内，肾阳不足，宗筋不荣。因此，通调少阴、任脉等经脉则为常规大法。腧穴多选用大赫、中极、关元等，并据气血虚实酌情选用三阴交、内关、环跳等腧穴。关元以添精补阴，温阳通脉，治疗中强调针感要窜至会阴或阴茎。大赫、中极为局部用穴，辅助关元增加效力。三阴交以养阴血，鼓舞后天脾胃，气血得充，五脏得以调养。内关、环跳枢转阴阳之气，调和诸脉，使宗筋得养。

【文献摘要】

《针灸甲乙经》：冲脉、足少阴之会。

《千金方》：主精溢，阴上缩。

《针灸大成》主虚劳失精，男子阴器结缩。茎中痛，目赤痛从内眦始，妇人赤带。

# 九十二、哑门（督脉穴）

正坐位。在项部，当后发际正中直上 0.5 寸，第一颈椎下。

【主治及刺法】

微通法：主治舌强不语，暴喑，颈项强急，脊强反折，瘈疭，癫痫。脑性瘫痪,舌骨肌麻痹,脑膜炎,脊髓炎。毫针,直刺或向下斜刺 0.5~1 寸,不可向上斜刺或深刺。

【穴性原理】

督脉与阳维之交会穴,入系舌本,阴病治阳,从阳引阴,故刺之能利咽开喑,为治哑要穴。因哑门位于后发际凹陷处,内应延髓,为回阳九针之一,故有息风通络,开窍醒神之效,多用于治疗中风、癫狂痫等病症。

【临床应用】

哑门是回阳九针穴之一,是治疗喑哑失语、神志病和督脉病的常用穴。哑门穴入系舌本,穴下深部是延髓,语言发育障碍及喑哑失语与延髓、喉、舌的功能障碍和大脑发育不良有密切关系。小儿发育不良,气血亏虚,髓海不足不能上奉脑髓,音窍失养,故而语言不利或迟缓,因此对小儿语迟,表达意识障碍等症均可取哑门穴,以达益脑增音,开宣音窍,清脑醒智之功效。

【文献摘要】

《针灸甲乙经》:督脉、阳维之会。

《针灸甲乙经》:不可灸,灸之令人喑。

《圣济总录》:脑后哑门穴,不可伤,伤即令人哑。宜针人中、天突二穴,可二分。

《针灸大成》:仰头取之。

# 九十三、廉泉(任脉穴)

仰靠坐位取穴。在颈部,当前正中线上,喉结上方,舌骨上缘凹陷处。

阴维、任脉之交会穴。

【主治及刺法】

微通法:主治舌下肿痛,舌根缩急,舌纵涎出,暴喑,口舌生疮,喉痹,中风失语。舌炎,声带麻痹,舌根部肌肉萎缩。毫针刺,针尖向咽喉部刺入 0.5~1 寸。

温通法:可灸。

【穴性原理】

廉泉位于喉舌中间,内应舌根,为阴维、任脉之交会穴,两脉上达舌咽,故泻之能清利咽喉,通利舌络,凡外邪内伤所致舌疾咽喉病,皆可治之。此外,尚有养阴生津,消肿止痛之效。

【临床应用】

哑门、廉泉,都是疏调舌本之气机,为治哑要穴。本穴与哑门均能治疗喑哑,但哑门偏于治疗脏腑功能失常之喑哑;廉泉偏于治疗舌疾喉痹之喑哑,二穴常配伍使用。本穴与天突均能通利咽喉,治疗咽喉疾病,但天突功在化痰而通利咽喉,偏于治疗肺喉之疾;本穴功在利舌而通利咽喉,偏于治疗舌咽之病,两穴常配伍使用。

【文献摘要】

《针灸甲乙经》:阴维、任脉之会。

《类经图翼》:然则廉泉非一穴,当是舌根下之左右泉脉,而且为足少阴之会也。

## 九十四、譩譆(足太阳膀胱经穴)

俯卧取穴,在背部,当第六胸椎棘突下,旁开3寸。

【主治及刺法】

微通法:主治咳嗽,气喘,肩背痛,季肋引少腹痛,目眩,鼻衄,疟疾,热病汗不出。肋间神经痛,腋神经痛,腰背肌痉挛。毫针1斜刺0.5～0.8寸。

温通法:可灸。

【穴性原理】

本穴属足太阳膀胱经,位居背上,内通肺气,而太阳主开主表,肺主呼吸外合皮毛,故泻本穴可疏风清热,宣肺止咳,多用于治疗风邪外肺失宣降之咳喘、肩背痛等处方中。

【临床应用】

譩譆可理气止痛,清热宽胸。常配合心俞应用,治疗精神、神经疾病。

【文献摘要】

《针灸甲乙经》喘逆鼽衄。

《铜人腧穴针灸图经》肩背痛目眩。

## 九十五、孔最(手太阴肺经穴)

微屈肘,掌心相对;或伸前臂仰掌取穴。在前臂掌面桡侧,当尺泽与太渊连线上,腕横纹上7寸。

郄穴。

【主治及刺法】

微通法:主治肘臂挛痛,咳嗽,气喘,咯血,咽喉肿痛,失音,痔疮;热病无汗,头痛。肘臂疼痛,麻木,支气管炎,支气管哮喘,肺结核,肺炎,扁桃体炎,肋间神经痛等。毫针,直刺0.5～0.8寸。

温通法:可灸。

【穴性原理】

孔,指孔穴;最,聚也。本穴为肺经气血深聚之郄穴,最大之孔窍,功效最能开瘀通窍,所治病证均有关孔窍,为治疗孔窍病之最常用穴,故名孔最。归属手太阴肺经,为手太阴肺经气血深聚之郄穴,是治疗肺热伤血、动血之常用穴,孔窍病之要穴。孔最乃肺经气血深聚之郄穴,善治血证,可以清泻肺热,凉血止血,用于治疗咳血、失音、咽喉肿痛等肺经热盛伤血、动血之证,又由于肺与大肠相表里,故又能治疗痔疮及其出血。此外,刺之可以宣通肺气,开泄腠理,通中发汗,因而能治疗咳喘、热病汗不出、头痛等外邪束表,犯肺之证。

【临床应用】

孔最为手太阴肺经之郄穴,乃本经气血深聚之处,最大孔窍,功善清泻肺热,凉血止血,开瘀通窍,是治疗肺热伤血、动血之常用穴,孔窍病之要穴。

【文献摘要】

《针灸甲乙经》:厥头痛。

《千金方》:孔最,主臂厥热痛汗不出,皆灸刺之,此穴可以出汗。

# 九十六、二间(手阳明大肠经穴)

侧腕对掌,半握拳取穴。在食指本节(第二掌指关节)前,桡侧凹陷处。

【主治及刺法】

微通法:主治食指屈伸不利,疼痛,喉痹,颔肿,鼻衄,齿痛,口干,口眼歪,肩背痛振寒,大便脓血,身热,嗜睡、目痛、目黄。咽喉炎,扁桃体炎。毫针直刺0.2～0.3寸。

微通法:可灸。

【穴性原理】

本穴为手阳明经所溜之荥穴,性属水,故刺之能清泄阳明,导热下行,而消肿利咽止痛,治疗风热或肺肠积热所致的五官诸窍病证。

【临床应用】

本穴为手阳明所溜之荥穴,在五行为水,为本经子穴,故刺之能泻得本经实热,功善清热消肿,善于治疗风热或肺肠积热所致的五官诸窍病证,尤长治疗阳明燥热所引起咽痛。

【文献摘要】

《针灸甲乙经》:多卧善睡,鼻鼽痛寒,鼻衄赤多血,浸淫起面,身热,喉痹如哽,目眦伤,忽振寒,肩疼。

《席弘赋》:牙齿肿痛,喉痹,二间、阳溪。

《类经图翼》:颔肿喉痹,肩臂臑痛,鼽衄齿痛,目黄口干,口眼歪斜,饮食不通,振寒伤寒水结。

## 九十七、风市（足少阳胆经穴）

俯卧或侧卧取穴。在大腿外侧部的中线上,当腘横纹上7寸。或直立垂手时,中指尖处。

【主治及刺法】

微通法:下肢痿痹麻木,半身不遂,遍身瘙痒,脚气。中风后遗症,小儿麻痹后遗症,坐骨神经痛,膝关节炎,荨麻疹。毫针,直刺1～1.5寸。

温通法:可灸。

【穴性原理】

风市,风邪游行聚集之处,故为祛风要穴,刺之可祛风化湿,疏通经络,治疗外风所致下肢痿痹和皮肤瘙痒等症。

【临床应用】

荨麻疹的病名出自西医,祖国医学对本病的描述较多,如"风疹"、"瘾疹"、"鬼饭疙瘩"等皆相当于荨麻疹病,中医对本病最早的记载出自《素问·四时刺逆从论》,到了隋唐时期,对本病的病因病机及其治疗均有了详细的记载,对针灸治疗本病的记载,当推宋朝王执中所撰《针灸资生经》较详,书中云:"曲泽治风疹,臂肘腕善动摇;肩髃治热风瘾疹;曲池治刺风瘾疹;涌泉、环跳治风疹;下昆仑疗刺风疹、风热、风冷痹;曲池疗刺风疹疼痛;伏兔疗隐疹;合谷、曲池疗大小人遍身风疹"。

本病的发生既有内因,又有外因,素体患胃肠积热,营卫不调,腠理空虚之人,外受风邪,最易发生此证,故治以清热和营,疏风止痒。贺老常以风市、合谷疏风,血海、三阴交、合谷调理营卫之气,可获得较好的疗效。

【文献摘要】

《针灸大成》:主中风腿膝无力,脚气,浑身瘙痒,麻疹,厉风疮。

《医宗金鉴》:主治腿中风湿,疼痛无力,脚气,浑身痰痒,麻疹等证。

## 九十八、尺泽（手太阴肺经穴）

仰掌,微屈肘取穴。在肘横纹中,肱二头肌腱桡侧凹陷处。

合穴。

【主治及刺法】

微通法:主治肘臂挛痛,咳嗽,气喘,咯血,咽喉肿痛,胸部胀满,吐泻;潮热热,舌干,小儿惊风,乳痈,绞肠痧。肺结核,肺炎,支气管炎,支气管哮喘,胸膜炎,急性胃肠炎,丹毒,肘关节及周围软组织疾患等。毫针,直刺0.5～0.8寸。

温通法:可灸。

强通法:点刺出血。

【穴性原理】

尺泽为手太阴肺经之合水穴,经气之所归,而肺为金脏,水乃金之所生,实则泻其子,故取泻本穴,能清泻肺热,宣降肺气,凡因外邪袭肺、痰热蕴肺、邪热乘虚以及阴虚肺燥等所致肺失宣降,气机失常所引起的肺系病证,都可取本穴治之。

肘为气血流注之大关节,穴居其处,故刺其络出血,可以清血热、泄毒邪治疗血热毒邪所致的中暑、急性吐泻、小儿惊风等证。

【临床应用】

尺泽乃肺经经气所入之合穴,为其子水穴,子能盗母气,故泻之不仅能清泻肺热,宣肺降气,亦能泻血热,祛毒邪,用于治疗肺气不利和痰热壅肺之证,以及血热毒邪所致诸疾。主要用于胃肠炎、肘臂挛痛、中暑。

【文献摘要】

《千金方》:主呕泻上下出,两胁下痛。

《铜人腧穴针灸图经》:治风痹肘挛,手臂不得举,喉痹上气,舌干,咳嗽唾浊,四肢暴肿,臂寒短气。

《灵光赋》:吐血定喘补尺泽。

# 九十九、地机(足太阴脾经穴)

正坐或仰卧取穴。在小腿内侧,当内踝尖与阴陵泉的连线上,阴陵泉下3寸。

郄穴。

【主治及刺法】

微通法:主治腿膝麻木,疼痛;腹胀,腹痛,食欲不振,泄泻,痢疾,水肿,小便不利,月经不调;女子癥瘕,痛经;腰痛不可俯仰,遗精。胃痉挛,细菌性痢疾,功能失调性子宫出血,精液减少症等。毫针直刺1～1.5寸。

【穴性原理】

地机为脾经之郄穴,气血之所聚,故刺之能调和气血,活血理气,燮理胞宫,健脾利湿,主治血证和脾失健运之中焦诸症。

【临床应用】

地机性主疏调,功善调和气血,活血理血,主治用于治疗妇科疾病,如痛经,女子癥瘕。亦用于治疗水肿,泄泻。

【文献摘要】

《针灸甲乙经》：溏瘕，腹中痛，脏痹。

《铜人腧穴针灸图经》：女子血瘕，按之如汤沃股内至膝。丈夫溏泄，腹胁气胀水肿，腹坚不嗜食，小便不利。

# 一百、阴谷（足少阴肾经穴）

正坐微屈膝取穴。在腘窝内侧，屈膝时，当半腱肌与半膜肌之间。合穴。

【主治及刺法】

微通法：膝股内侧痛；阳痿，疝痛，月经不调，崩漏，小便难，阴中痛；癫狂。泌尿感染，阴道炎，阴部痛痒。毫针，直刺1～1.5寸。

【穴性原理】

阴谷为足少阴肾经合穴，属水。功善清热安肾，利水排石，常用于治疗生殖泌尿系统诸疾。

【临床应用】

阴谷，肾经气血输入脏腑之处，能调理肾经之经气，助肾之气化，为通调水道之效穴。主要用于治疗肾结石，泌尿系结石引起的小便不利。

【文献摘要】

《针灸甲乙经》：狂癫，脊内廉痛，溺难，阴痿不用，少腹急引阴及脚内廉。

《针灸大成》：主膝痛如锥，不得屈伸。

《循经》：阴囊湿痒，带漏不止。

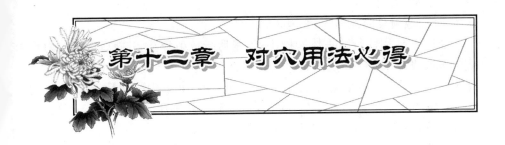

第十二章　对穴用法心得

## 一、内关、足三里

内关为手厥阴心包经的络穴,又为八脉交会穴,通于阴维。心包经"下膈,历络三焦",心包经与少阳经相表里,少阳为气机之枢纽;阴维主一身之里,故内关可以治疗胃、心、胸的病变,如对呃逆有很好效果,有调气降逆之效。

足三里为胃经的合穴、下合穴,阳明亦属土,故本穴为土中之真土,具有强壮脏腑,补气养血,疏通经络之功效,《灵枢·五邪》言:"阴阳俱有余,若俱不足,则有寒有热,皆调于三里",可见其不仅善治吐泻等脾胃疾患,还可作为调节全身的强壮穴使用。内关和足三里两穴常作为主穴用于胃脘痛的治疗中,止痛迅速。

【验案举例】

病例一:

王某某,女,25 岁。

主诉:呃逆 1 年半。

现病史:无明显诱因 1 年半前开始出现呃逆,经常发作。伴嗳气、腹胀。纳食可,但食后胃脘不舒,大便干,3 日 1 行,月经错后 3 天。

望诊:舌淡黯,苔薄白。

闻诊:呃逆声频。

切诊:脉弦滑。

辨证:肝郁不舒,胃气上逆。

治法:疏肝理气,和胃降逆。

取穴:内关、足三里。

刺法:毫针刺,平补平泻法,留针 10 分钟。每日针治 1 次。

初诊将针刺入内关,施用手法后,患者呃逆停止,留针 10 分钟内,呃逆未再发作。二诊,患者诉当天呃逆复发,但次数和程度均有所减轻。取穴、刺法不变。三诊时,患者诉呃逆已减过半。共治疗 5 次,呃逆消失,临床告愈。

病例二:

牛某某,男,45 岁。

主诉:放射反应性呕吐,泄泻 3 周。

现病史:4 周前行脑垂体肿瘤手术,术后行放射疗法,1 周后出现放射反应,头晕、恶心、呕吐、不能进食、食入即吐。严重时吐黄绿色苦水,周身无力,痛苦不已。约 3 周放射治疗结束后,仍呕吐不止,伴有腹泻,卧床不起,白细胞 4000/mm³(4×10⁹/L),血小板 3000/mm³(3×10⁹/L)以下。

望诊:面色苍白无华,舌苔薄白。

切诊:脉沉细。

辨证:不内外因所致脾虚胃弱,水谷运化失常,精气亏耗,气不化津。

治法:补益正气,降逆止吐,健脾止泻。

取穴:内关、足三里。

刺法:均用毫针刺法,行捻转补法,每次留针 30 分钟,隔日治疗 1 次。诊后,患者自觉呕吐、恶心明显减轻,腹泻有所减轻。三诊后,呕吐、腹泻完全消失,精神好,食欲增加,体力有明显恢复。

病例三:

王某某,男,30 岁。

主诉:胃脘痛两年。

现病史:胃脘痛两年,不能进食,食后则吐,经治好转,近 1 年胃脘痛复发,以夜间为重,进食则痛减,返酸胀气,大便不爽,经消化道造影诊为十二指肠球部溃疡,现胃脘疼痛不能工作,进食不能缓解,服用溴丙胺太林等药物无效,纳呆、尿黄、大便溏。

望诊:舌质淡,舌苔薄白。

切诊:脉弦细。

辨证:素体阴盛,中焦虚寒,肝气横逆,发为胃痛。

治法:调补中土,疏达厥阴,通经止痛。

取穴:内关、足三里。

刺法:以针刺,施以先补后泻法,每次治疗留诊 20 分钟,每天治疗 1 次。

针刺 10 分钟后,胃脘痛大减,第二天复诊时疼痛以较治前明显好转,第三诊时诉疼痛基本消失,返酸、胀气均有好转。

病例四:

庞某某,男,28 岁。

主诉:胃脘痛 1 年。

现病史:胃脘痛 1 年,伴大便稀,经胃镜检查后诊为浅表性萎缩性胃炎,常服各种药物效果不佳。表现为胃脘隐痛,嗳气频频,腹胀明显,不欲饮水,不欲进食,尿少而黄,大便不成形。

望诊:面黄消瘦,舌苔白。

切诊:脉弦细。

辨证:肝失条达,木郁克土,中焦气滞,发为胃痛。

治法:疏肝理气,调理中土,通经止痛。

取穴:内关、足三里。

刺法:以针刺左内关,右足三里。泻内关,补足三里,留针 20 分钟,每日治疗 1 次。

针刺后痛止,嘱继续来诊。二诊后患者诉回家后胃痛复发,但疼痛程度明显减轻。针穴不变。三诊后疼痛消失,嗳气、腹胀均有好转。纳食可,大便已成形。经十余次治疗,患者诸症消失,纳可,二便调,临床告愈。

病例五:

贺某某,女,54 岁。

主诉:胃脘经常疼痛不适 3 年。

现病史:自年轻时发生胃脘不适,后发展为胃痛,经常发作,每次发作时胃脘胀痛,不能进食,恶心呕吐,大便 3～5 日一行,尿少而黄。

望诊:舌苔白稍厚。

切诊:脉弦。

辨证:胃热于内,升降失司,气机不畅,发为胃痛。

治法:清泻胃热,调理气机,通经止痛。

取穴:内关、足三里。

刺法:毫针刺。用泻法留针 20 分钟,每天治疗 1 次。

二诊后其疼痛减轻,恶心消失。三诊后疼痛完全消失,能正常进食,继续治疗。

# 二、内关、郄门

内关为手厥阴心包的络穴,为八脉交会穴之一,通阴维脉。因阴维脉也过胸部,故内关穴可通畅心络,理气行血。是治心、胸病变的有效穴位。早在《难经》中就有"阴维为病苦心痛"的记载,《拦江赋》云:"胸中之病内关担",《千金方》曰:"心实者,则心中暴痛,虚则心烦,惕然不能动,失智,内关主之。"实验证明:针刺内关穴后,可以改善心肌供血,调整心率;郄门为心包经的郄穴,郄穴长于止痛。二穴相配,可以缓解胸痛、憋闷、心慌等症状,治疗多种急、慢性心脏病,如冠心病、心绞痛、房颤、心律不齐、心脏神经官能症等。心包是心的外膜、外卫,附有络脉,能代心受邪,有保护心脏的作用。手厥阴心包经起于胸中,出属心包络,故常取心包经的内关、郄门等穴治疗心、胸病证。

针刺时,用3~4寸长针透刺,由内关透向郄门。

【验案举例】

病例一:

孟某某,男,34岁。

主诉:胸闷、憋气多年,加重2日。

现病史:近2日来胸部不适加重,出现喘憋,靠吸氧度日,经检查为"心尖息肉",纳差,二便正常。

望诊:舌苔白腻。

切诊:脉细略数。

辨证:心阳不振,气血郁滞。

治法:温阳通络,活血化瘀。

取穴:内关、郄门。

刺法:以4寸毫针针刺内关,沿皮向上透郄门,用补法。

经过针刺4次后,症状消失,回原籍。最近一直很好,可以参加体力劳动。

病例二:

赵某某,女,78岁。

主诉:胸闷、胸痛十余年。

现病史:患者于十余年前开始心前区疼痛,胸闷、时有喘憋,夜间时有咳嗽,咯吐泡沫痰,曾于门诊服中药治疗,效果不显,现仍时胸痛、胸憋闷,夜间时常喘憋、咳嗽、咯吐泡沫痰。伴气短,双下肢浮肿。在西医院诊断为冠心病,心功能不全。纳可,眠差,二便调。

望诊:舌质黯、苔白。

切诊:脉沉细。

辨证:气滞血瘀。

治法:益气活血通脉。

取穴:内关透郄门。

刺法:毫针。

二诊:症情有所好转,仍感胸痛、胸闷、夜间时咳嗽,咯吐泡沫痰,针取内关透郄门,筑宾、天突、膻中(毫针)。刚针完觉胸闷减轻。

病例三:

于某某,男,39岁。

主诉:胸闷半年余。

现病史:半年余来,患者经常感到胸闷、憋气,休息后可缓解,紧张、劳累时加重。行心电图检查,诊断为"心肌缺血"。纳差,眠安,二便调。

望诊:舌淡黯,苔薄白。

切诊：脉弦细。

辨证：心阳不振，气虚血瘀。

治法：振奋心阳，补气活血。

取穴：内关透郄门。

刺法：毫针刺，行补法，内关向斜上方刺。

针刺后，患者自觉周身舒适，胸部豁朗。治疗 5 次，已未再发作胸闷等症，劳累后亦未觉不适。

## 三、劳宫、照海

劳宫为手厥阴心包经荥穴，心包经起于胸中，最后进入掌中，出于中指端，并从劳宫分出支脉，与手少阳三焦经相接，劳宫位于掌心，可治疗掌部疾患。荥主身热，善于泻热，《针灸甲乙经》言劳宫主："掌中热"，对手掌的痛痒、起疹等有很好疗效。

照海为肾经穴，足少阴之脉入肺，循喉咙夹舌本。若肺肾阴虚，虚火上炎，可致咽喉疼痛、干咳、咳血。照海又为八脉交会穴之一，肾经脉气归聚于此而生发阴跷，通阴跷、阳跷脉，合于膈喉咙，可滋肺肾之阴，清降虚火，故可治疗上述诸症。《拦江赋》言其治疗"噤口喉风"；《标幽赋》云照海主治"喉中闭塞"。因其益阴清火，滋水涵木，还可用于治疗瘿瘤、瘿病等疾患。

劳宫、照海配伍应用，可治疗口腔溃疡。口舌为心之苗，故劳宫可泻心清火，止口舌疼痛，《针灸大成》云：劳宫主"大小人口中腥臭、口疮"。有补肾滋阴之效，取照海益阴填精，引火下行而口疮可消。心包经五行属火，肾经五行属水，水克火，两穴相配既滋肾水，又清心火，这组穴有补有清，刚柔相济，相辅相成，充分发挥了协同作用。

口腔溃疡，俗称口疮，中医又称为口疳。其特征是口腔黏膜上出现黄白色如豆大的溃疡点，数目不等，有剧烈烧灼痛，具有周期性复发的规律。外感风热之邪；或过食肥甘厚味，心脾积热；或思虑过极，心脾两虚；或肾精亏损，虚热内生，虚火上炎，均可致本病发生。偏热者，伴有发热口渴、便结溲赤，舌红苔黄，脉滑数；偏虚者，伴有五心烦热，失眠盗汗，舌红苔少，脉细数。一般来针灸科求治的患者大多已经治疗过一段时间，但效果不太明显。很多人治疗本病大多采用清热泻火之法，殊不知本病看似症状单一，但如若不抓住根本也很难奏效。本病不仅仅是局部病变，与脏腑有密切联系，因此在治疗时应注意调整全身，局部与全身并重。《黄帝内经》病机十九条明确指出"诸痛疮疡，皆属于心"，明代《景岳全书·口疮》曰："口疮……虽久用清凉，终不见效，此当察其所由，或补心脾，或滋肾水"，《寿世保元·口舌》言："口疮者，下焦阴火也"，这些著作中对于口疮的虚实证治进行了详明的阐述。选用心包经劳宫穴、肾经照海穴治疗本病针对了病因病机,故可奏速效,还可配涌泉等一起应用。患者应注意口腔卫生;并少食辛辣等刺激食品,戒烟戒酒,保持充足睡眠。

【验案举例】

病例一:

张某某,男,59岁。

主诉:双手掌起疹16年,加重2个月。

现病史:16年来,手掌经常起湿疹,奇痒难忍,时有溃烂流水,时好时发,近2月来加重。纳食可,二便正常。

望诊:双手掌潮红,掌面起满小疱疹,流黄水。舌淡红,苔薄白。

切诊:脉沉。

诊断:湿疹。

辨证:湿毒浸淫肌肤。

治法:化毒解肌。

取穴:劳宫。

刺法:以1寸毫针,刺入5分深,行泻法。

经16次治疗,湿疹消退,不痒,不流水,双手掌皮肤基本正常。3年后追访,一直未再发作。

病例二:

马某某,女,13岁。

主诉:扁桃体肥大已四五年。

现病史:患者四五年来扁桃体肥大,常常感冒,咽喉肿痛,发热,每次均需注射青霉素方能奏效。近3日来自觉咽喉略有疼痛,口干不欲饮。

望诊:舌红苔薄黄。

切诊:脉细。

查体:咽两侧扁桃体肥大,略红。

辨证:体内蕴热日久,耗伤阴液,壅滞经络。

治法:泻热护阴,通经利咽。

取穴:照海、阿是穴(肿大之乳蛾)。

刺法:以毫针刺照穴留针;以火针点刺肿大之乳蛾,有恶血流出时,将其略出,后以净水漱口。

患者每周治疗两次,共治疗3次,肿大之乳蛾消失,咽痛缓解。

病例三:

藏某某,女,32岁。

主诉:颈前部肿大半年余。

现病史:半年余来,患者出现颈前甲状腺结节肿大,伴有心悸、烦躁、手指抖动,周身乏力。纳食可,二便调。

望诊:面黄,舌体胖,有齿痕,舌质淡,苔薄白。

切诊:脉细。

辨证:肝郁不舒,气失条达,气血瘀滞。

治法:疏肝理气,条达气机,活血化瘀。

取穴:照海。

刺法:以毫针点刺,不留针。

共治疗 10 次,不适症状消失。

病例四:

王某某,女,45 岁。

主诉:口腔溃疡反复发作 7 年。

现病史:7 年前,因为发热而出现口腔溃烂,经治疗后症状好转,但反复发作,且日渐加重,近来整个口腔呈黄白色溃疡面,因疼痛不能说话,不能进食,身体日渐消瘦,二便正常。

望诊:面黄无华,舌质红,苔薄白。

切诊:脉沉细无力。

辨证:素体虚弱、虚火上炎、耗损阴液。

治法:养阴清热,泻火祛腐。

取穴:劳宫、照海。

刺法:以毫针刺入穴位,刺入 5 分深,先补后泻,先针照海穴行九六之补法,后针劳宫穴行九六之泻法。留针 30 分钟。

针后 4 小时,病人疼痛大减,可进食水,次日,已能说话;二诊后,溃疡面缩小,疼痛轻微;六诊后,溃疡面痊愈。

# 四、丘墟、照海

丘墟为足少阳之原穴,具有清宣少阳郁热,清泻肝胆火热,疏利肝胆之功,临床应用范围广泛。贺老用本穴主要治疗肝胆疾患和少阳经分布区域内的病变,如:胆囊炎、胆结石、带状疱疹、疝气等病,同时治疗因肝胆功能失调所致的胸胁胀满疼痛、目痛、耳鸣耳聋等症。本穴的临床应用在古代医籍中已有很多记载,《针灸甲乙经》:"目视不明……目𥆧……两胁痛,脚废转筋,丘墟主之";"寒热颈肿,丘墟主之";"大疝腹坚,丘墟主之"。《千金方》:"丘墟主腕不收,坐不得起,髀枢脚痛"。《医宗金鉴》:"胆原主治胸胁满,痛不得息,牵引腰腿……足胫难行等症。"该穴为原穴,《灵枢·九针十二原》云:"五脏有疾也,应出十二原,而原各有所出,明知其原,睹其应,而知五脏之害矣",原穴可以反映脏腑气血的变化,脏腑出现病理变化后在原穴出现反应,根据这个特点我们不仅可以用该穴进行治疗,还可以用于诊察,贺老在针刺前经常触压患者的丘墟穴,以感知病情变化。

治疗时,贺老多取透刺的方法。照海为足少阴肾经穴位,阴跷脉所生,八脉交会穴之一,与丘墟分别位于内、外踝下。由丘墟向照海方向透刺,以在照海穴处触摸到皮下针尖为宜。采用先泻后补的手法,具有疏肝解郁,调气止痛的作用,达到少阳经气疏通以利转枢、阴经气血充足的效果。一针刺两穴,可减少患者疼痛,又可增强穴位作用,事半而功倍。

【验案举例】

病例一:

国际友人,女,70岁。

主诉:左胁痛数年,咳嗽或深呼吸时加重,曾检查肝功、肝胆B超以及十二指肠引流均未见异常,西医治疗无效。

望诊:舌苔白。

切诊:脉弦滑。

辨证:肝郁气滞,经气阻塞不畅。

治法:条达肝气,通调经络气血。

取穴:丘墟透照海(患侧)。

刺法:捻转补泻,先补后泻。

针后即刻疼痛减轻。

病例二:

周某某,男,50岁。

主诉:左侧肩胛缝隙处疼痛数日。

现病史:参加劳动时,突然感到左侧肩胛缝隙处疼痛,5～6日后痛势加剧,继之波及左侧胁部疼痛不已,呼吸加剧,咳则更甚,经服药物后无效。

望诊:舌质紫黯。

切诊:脉弦紧。

辨证:劳动时用力不当,致使经络气机不畅。

治法:通经活络,行气止痛。

取穴:丘墟透照海、曲池(患侧)。

刺法:行捻转手法,先补后泻。留针30分钟。

起针后,气舒而痛止,欣然而去。

病例三:

李某某,男,56岁。

主诉:右侧胁肋部疼痛1年。

现病史:右侧胁肋部疼痛,发作重时向右侧后背部放射,经超声检查示:胆囊炎、胆结石。

取穴:丘墟透照海。

刺法:行九六捻转补泻法。

治疗10余次,症状消失。

# 五、大椎、腰奇

大椎为督脉腧穴;腰奇为经外奇穴,位于督脉下部,当尾骨端直上2寸,骶角之间凹陷中。此二穴常作为治疗癫痫的主穴使用。癫痫,中医称痫证,是一种发作性神志失常的疾病。俗称"羊痫风"。发作时突然昏仆,不知人事,口吐涎沫,双目上视,四肢抽搐,或喉间有痰鸣声,醒后如常人。中医辨证多由肝脾肾等脏器失调,导致一时阴阳紊乱,阳升风动,痰阻清窍所致。大椎为诸阳经之交会穴,具有协调阴阳、平降逆乱的功能;腰奇是治疗痫证的经验穴。临床也常配合四神聪共同使用,以增强开窍醒脑之力。

针治时,用3寸毫针,大椎针尖向下,腰奇针尖向上,沿皮刺,酸胀则止。

【验案举例】

张某某,男,24岁。

主诉:阵发性抽搐,口吐白沫,牙关紧闭,间断发作数年。

现病史:数年前因突然昏倒,全身抽搐,口吐白沫,小便失禁等症状,每日发作1~2次,每次发作约2分钟,醒后头痛、乏力,诊断为癫痫大发作。数年来,间断服用苯妥英钠以及中药涤痰剂,效果甚差。至今每日发作10余次,不能工作。

望诊:舌苔白,脉细滑。

辨证:情志不遂,督脉失调,气机逆乱。

治疗:通调督脉,调理气机,疏导情志。

取穴:大椎、腰奇。

刺法:以上法先刺大椎,后针腰奇,施以对刺。留针30分钟,隔日治疗一次。

二诊时病人诉针后精神好转,发作症状程度减轻。五诊后诉精神好,症状明显减轻,发作次数减少,每次欲发作时的痛苦感受明显减轻。九诊时诉大发作已经停止,仅有瞬间而过的小发作,发作次数明显减少为3~4天发作1次,自述精神好,纳佳,心情舒畅。治疗1个月后,病人诉已经有近1周癫痫未发作,精神较好。效不更方,穴法不变。巩固治疗2个月痊愈。2年后随访,未复发,已胜任工作。

# 六、中封、蠡沟

中封为足厥阴之经穴,善主前阴、泌尿、生殖之症,是通达厥阴气血的常用腧穴。蠡沟为厥阴之络穴,别走少阳,可通利三焦,具有疏调气机,化气行滞之功效,两穴合用可疏调经脉气血,常用于治疗前阴疾病。

此处前阴疾患主要指前列腺肥大、慢性前列腺炎、外阴白斑、及部分月经失调、泌尿系结石等。经言:"经脉所过,主治所及",足厥阴经脉循行是"循阴股,入毛中,过阴器,抵小腹",其病候所主为"丈夫癞疝","妇人少腹肿","遗溺","闭癃"等,均以少腹、前阴疾患为主,因此,治疗此类疾患多选用肝经穴位。

【验案举例】

病例一:

王某某,男,38岁。

主诉:右下腹疼痛3天。

现病史:2004年5月15日就诊,患者右下腹疼痛,向会阴部放射,伴血尿,在外科住院,做尿路造影发现右输尿管近膀胱处结石,约7mm大小,经外科消炎止痛等治疗后,症状缓解,但结石未排出。

取穴:中封、蠡沟。

刺法:用毫针刺法,施用龙虎交战手法,先补后泻。留针20～30分钟,配合应用关元、水道、归来、三阴交。并嘱多饮水。

次日排出结石1枚。

病例二:

杜某某,女,58岁。

主诉:外阴色白,瘙痒15年。

现病史:15年前,患者外阴部颜色变白,瘙痒,起小水疱,破后则疼痛难忍。曾用激光、胎盘组织浆注射液、针灸、中药外洗,内服中药等多方医治,病情略有好转,白斑颜色变深,去年因爱人患病,情志刺激,又诱发外阴瘙痒加重,夜不能寐。既往患十二指肠溃疡,至今未愈。

望诊:舌淡红,苔薄白。

切诊:脉沉细。

辨证:肝肾不足,气失条达。

治法:温通肝肾经脉,条达气机。

取穴:中封、蠡沟、阿是穴。

刺法:以毫针平刺蠡沟穴,行九六补法,留针 30 分钟。以粗火针速刺局部皮肤色变白处。

二诊后,患者瘙痒减轻;三诊时,症如前述,加刺血海穴,用补法;四诊时,白斑减小,皮损处变粉色,瘙痒已除;十诊时,患者近日吃羊肉多,瘙痒又作,治同前法;十六诊时,患者已 2 周内无瘙痒及疼痛;二十四诊后,患者外阴颜色已变深,诸症消失,临床治愈。此患者每周针治 1 次,前后共治疗半年。

# 七、章门、合谷

章门为肝经穴位,是脾之募穴,八会穴之脏会,足厥阴、少阳之会。章门为脏气出入之门之意。常用之治疗胁肋痛、积聚痞块、腹痛、泄泻、食积不化等病症。关于其主治,医籍这样记载,《针灸甲乙经》:"奔豚,腹胀肿,腹中肠鸣盈盈然;《类经图翼》:"主一切积聚痞块"。肝脉夹胃,若气郁伤肝,肝气横逆犯胃,胃气壅滞,气失和降则可发生呕吐、呃逆,章门可疏肝利胆,和胃降逆,故贺老常选用章门治疗呃逆。合谷为手阳明大肠之原穴,"五脏有疾,当取十二原",可清泻阳明,调中理气,治疗胃肠疾患,与章门配伍应用,对呃逆有较好效果。

【验案举例】

孙某某,男,60 岁。

主诉:呃逆 3 天。

现病史:3 天前生气后出现呃逆,发则持续几小时,声高,偶有缓解,旋即再发,入睡后可自行停止。3 天来有逐渐加重倾向。伴有胃脘胀满,胁肋不舒,烦躁,无法正常进食,大便偏干。

望诊:面色萎黄,舌质淡红,苔薄白。

切诊:脉弦细。

辨证:木郁乘土,胃气上逆。

治法:疏肝解郁,和胃降逆。

取穴:章门(左)、合谷(右)。

刺法:毫针刺,平补平泻,留针 30 分钟。

第 1 次治疗,针入呃止,但走后再发,频率、程度有所改善,2 次治疗后,呃逆基本平息,再巩固治疗 1 次而愈。

## 八、心俞、谚语

心俞穴为心脏之气输注之所,可补心气、宁心神,治疗心悸、心烦、失眠、健忘等症。贺老常取之治疗癫、狂、痫症。思虑过度,劳伤心脾,阴血暗耗,神无所主,神明逆乱,可发癫、狂;心脾气结,郁而生痰,痰蒙心窍,则发病症,都与心和神明有关,故选用心俞治疗。《针灸大成》言其主"心气乱恍惚,狂走发痫"。谚语为膀胱经穴,常配合心俞应用,治疗精神、神经疾病。

**【验案举例】**

病例一:

王某某,女,29 岁。

主诉:经常自言自语,骂人已有多日。

现病史:患"精神分裂症"已 2 年,经住院治疗已趋平稳出院。出院后不足 1 年,又频繁发作,语无伦次,经常骂咧,食欲尚可,二便正常。

望诊:舌苔白、有齿痕。

切诊:脉沉细数。

辨证:长期情志抑郁,气血耗散,致成癫证。

治法:清心开窍,补益气血。

取穴:心俞、谚语。

刺法:以毫针刺入 5 分深,用补法,留针 30 分钟。每周针治 1 次。

针刺治疗共 40 余次,精神逐步恢复正常。经随访,见患者精神正常,并结婚已孕。

病例二:

王某某,男,40 岁。

主诉:性格暴躁 5 年余,伴幻听幻觉 2 个月。

现病史:自 5 年前开始出现性格暴躁,易思虑,爱出风头,自命不凡,曾服奋乃静等药近 2 个月,易出现幻听、幻觉,动作无目的,记忆力减退,反应慢,梦多、眠差。二便调。

望闻:舌淡苔白。

切诊:脉细弦。

取穴:心俞、谚语。

刺法:以毫针刺入 5 分深,用泻法,留针 30 分钟。每周针治 1 次。

经治疗 20 余次,性格较前温和,记忆力好转,幻听、幻觉症状明显减轻。

# 九、阳溪、后溪

肛门与肠道相连,因此肛门疾病常取大肠、小肠经穴位治疗。阳溪为手阳明大肠之经穴,有清利大肠湿热,通腑行气之功,《铜人腧穴针灸图经》言其治疗"痔疾";后溪为手太阳小肠经之输穴,亦可清热利湿,《针方六集》中也有后溪治疗"痔疾"的记载,两穴配合,常用于治疗肛门瘙痒。

引起瘙痒症状的原因多与风邪、湿邪有关,如外风侵袭,湿热浸淫等。瘙痒可发生于身体各个部位,风邪袭上,湿热犯下,因此肛门瘙痒多由湿热下注而引发,大肠湿热之人易感染病虫,本病的治则为清热利湿,杀虫止痒。

【验案举例】

金某某,男,56岁。

主诉:肛门周围瘙痒6年。

现病史:病初起时肛门周围轻微刺痒,经用高锰酸钾坐浴,服用多种维生素治疗数月,未见好转,且日渐加重,发作时必须用热水烫洗方觉舒适。近1年来,瘙痒尤甚,每发作时必烫洗,每日少则5~6次,多则7~8次,否则瘙痒难忍。纳食尚可,夜寐不安,二便尚调。

望诊:舌淡红,苔薄白。

切诊:脉滑。

辨证:湿热下注。

治法:清热利湿,止痒。

取穴:阳溪、后溪。

刺法:毫针刺入穴位1寸深,留针30分钟。

初诊后肛周瘙痒明显减轻,当晚只烫洗1次;二诊后症状继续减轻,不烫洗也可忍受;三诊后基本不痒,可正常入睡。共治疗6次,症状消失。

# 十、承山、孔最

承山是足太阳经膀胱穴,膀胱经别自腘至尻,别入于肛,承山通过这条入于肛门的膀胱经经别,可治疗肛门疾患,《玉龙歌》言其主治"九般痔漏"。肛门与大肠相连,肺与大肠相表里,郄穴善于急症和血证,因此肺经郄穴孔最可通腑止血。两穴配合应用,可治疗痔疮出血、肛裂等症。

【验案举例】

陈某某,女,50岁。

主诉:肛门裂痛2年,加重3天。

现病史:2年来,无明显诱因出现肛门裂痛,时轻时重。3日前开始疼痛明显,大便时出血较多。伴有乏力、纳少,夜寐欠安,小便调,大便干。

望诊:舌淡,苔薄白。

切诊:脉沉细。

辨证:气血不足,肠道失濡。

治法:补气润肠,养血止血。

取穴:承山、孔最。

刺法:毫针刺法,留针30分钟。

针1次后疼痛减轻,2次后出血减少,但仍未能止血。到肛肠科检查后,诊断为"肛裂",一处血管破裂未愈合,经缝合痊愈。

# 十一、四　花

四花指胆俞与膈俞,左右各两穴,共四穴,主治五劳七伤,尪羸痼疾。贺老常用之治疗低热。

胆俞穴为胆气转输、输注之所,又因少阳为枢,故针灸胆俞,可使气机条达,枢转得利;凡低热日久,必有气血耗伤,瘀血内存;膈俞为血会,可养血益阴,活血通络,两穴相配使用,气机畅,瘀血消,阴血盛,故低热可退。临床改善各种原因所致的骨蒸潮热等症状,对于一些因体弱、自主神经功能紊乱而引起的低热,更有良好效果。另外,大椎、气海、脾俞等也作为治疗低热的穴位,常与四花穴配合使用。大椎能通达周身阳气,阳泄而热解;元气不足者配用气海、脾俞,可增强荣养气血之力。

【验案举例】

病例一:

王某某,女,52岁。

主诉:自觉身热年余。

现病史:1年前手术后自觉身热,不思饮食,周身无力,心悸,失眠,时血压高,二便正常。

望诊:舌尖红、苔薄白。

切诊:脉细数。

辨证:术后大伤元气,阴液亏耗,虚热低烧。

治法:大补元气,滋阴退热。

取穴:大椎、四花、气海。

刺法:以1寸毫针刺入穴位5～6分深,气海刺入1～1.5寸深,均用补法。

针治八次痊愈。

病例二:

王某某,女,32岁。

主诉:午后低热3个月。

现病史:3个月来,午后低热,体温 T 37.5℃,颧红,体倦,心悸,夜不成寐,不思饮食,面色无华,月经不调,带下,二便正常。

望诊:舌体胖,苔薄白。

切诊:脉细弦。

辨证:思虑劳倦伤脾,气血无生化之源,以致阴虚发热。

治法:健脾胃,退劳热。

取穴:大椎、四花、脾俞。

刺法:以 1 寸毫针,刺入穴位 5～6 分深,均用补法。

针后饮食稍增,体温由 T 37.5℃降至 T 37℃,继用前穴治疗,共针刺治疗 10 次,低烧退至 36.5℃,饮食正常,心悸除,体倦消失,痊愈,恢复工作。

# 十二、大椎、攒竹

大椎属督脉,与手三阳交会,关于其主治,医籍这样记载:《伤寒论》:"太阳与少阳并病",《针灸甲乙经》:"伤寒热盛",《医宗金鉴》:"满身发热"。攒竹属足太阳膀胱经,太阳主表,主一身之藩篱,风邪侵袭,先犯太阳,可出现发热、恶寒、头痛等症,此时常取大椎、攒竹合用,放血以疏风散邪,泻热解表。

【验案举例】

王某某,男,17 岁。

主诉:高热 3 天。

现病史:3 天前出现周身冷,肌肤发热,头痛,在外院诊断为"上感",曾服用 APC 等药物,发热不退。伴有倦怠乏力,纳差,小便黄,大便干。

望诊:面赤,咽部充血。舌红,苔薄白。

切诊:脉浮数。

辨证:风寒束表,入里化热。

取穴:大椎、攒竹。

刺法:大椎拔罐放血,攒竹点刺放血。

共治疗 3 次,热退症消。

# 十三、金津、玉液

此两穴为经外奇穴,位于舌下静脉,常配合放血应用,用于治疗舌肿、中风语言不利等,有泻火解毒,活血化瘀,通利舌窍之功。

据临床观察,金津、玉液放血后 15 分钟,收缩压降低 10～30mmHg,舒张压降低 10～20mmHg,可持续 2～3 周时间不等。放血前后利用聚光光源 45°角落入甲皱放大 60～80 倍下对比观察发现,放血后迂曲管袢减少,开放管袢增多,血液瘀滞改善。

【验案举例】

王某某,男,46 岁。

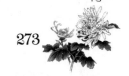

主诉:舌肿痛 1 天。

现病史:舌部无明显诱因出现肿胀、疼痛,影响讲话和进食,自服银翘解毒丸未效,且咽部也出现不适感。纳差,小便黄,大便 2 日未行。

望诊:舌红肿苔黄。

切诊:脉弦滑。

辨证:心胃之火上炎,气血阻滞不通。

治法:清热泻火,调畅气血。

取穴:金津、玉液。

刺法:三棱针缓刺放血。

第 1 次放血时,流出较多黯色血液,出血后自觉舌头活动较前灵活,疼痛减轻。每日 1 次,每次选择舌下静脉的不同点。共治疗 4 次,临床痊愈。

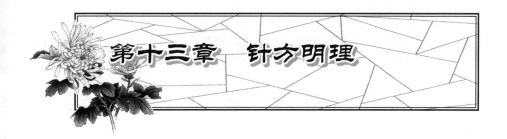

# 第十三章 针方明理

## 第一节 内科病证

### 一、退 热 方

【病症：发热】

体温超过正常水平的状态。本方适应的发热主要属于外感实证的范畴，多因外感六淫，尤其是风热之邪，上先受之，首先犯肺，肺主气属卫，卫气失于宣畅，故见发热。

【针方组成】

大椎、曲池、合谷。

【针方临证】

在发热初常有寒意，或恶寒、寒战；发热时心率一般加速、呼吸增快，并有口唇干燥、舌苔厚腻、食欲不振、尿少色深、疲乏软弱，头痛头昏，热退时常汗出。

【随证加减】

伴头痛，加太阳、外关，毫针泻法以清头部之邪。

伴咽喉肿痛，加少商，三棱针点刺出血以清肺热利咽喉。

伴咳嗽、气喘，加尺泽、肺俞，毫针泻法以清肺化痰。

【临床操作】

大椎，三棱针点刺放血；曲池、合谷，毫针泻高热时三穴同用，热度不太高时选用其中两穴。留针 30 分钟，每日 1 次。

【针方明理】

贺普仁教授认为大椎、曲池、合谷三穴组成为清热之要方。大椎是督脉要穴，为诸阳之会，针之能振奋人体正气，祛邪外出而解热。风热上受，首先犯肺，太阴与阳明互为表里。曲池、合谷为手阳明大肠经的合穴、原穴，两穴并用，有疏散风热、清利肺气的作用。

【按语】

西医认为外感发热主要是由各种病原体(如病毒、细菌、寄生虫等)的感染引起,内伤发热主要见于各种慢性感染,如结核病、胆囊炎、慢性肝炎、风湿病、肾盂肾炎、慢性局灶性感染等,甲亢以及自主神经功能紊乱等。

# 二、止 咳 方

【病症:咳嗽】

咳嗽为肺系疾患的主要证候,根据其发病原因。分为外感咳嗽和内伤咳嗽两大类。外感咳嗽是由外邪侵袭,肺气不得宣畅而引起;内伤咳嗽则为脏腑功能失调,影响肺脏功能所致。

【针方组成】

大杼、风门、肺俞。

【针方临证】

风寒咳嗽:咳嗽喉痒,痰稀色白。风热咳嗽:咳嗽,痰稠而黄,咽痛口渴。

痰浊阻肺:咳嗽痰多,痰白而黏。肝火灼肺:气逆作咳,痰少而黏,咳时胸胁引痛。

肺肾阴虚:干咳少痰,或痰中带血。

【随证加减】

风寒咳嗽伴头痛,鼻塞,流清涕,寒热无汗,加风池,合谷。

风热咳嗽伴身热头痛,恶风汗出,加大椎、曲池。

痰浊阻肺伴胸脘痞闷,胃纳减少,加中脘、丰隆。

肝火灼肺,加阳陵泉、行间。肺肾阴虚,加太渊、太溪。

【临床操作】

毫针刺入针方穴 0.5 寸深,先补后泻。病情重者可用中粗火针,速刺法,点刺不留针,针刺深度不超过 0.5 寸。风寒、风热型毫针浅刺用泻法,风池向鼻尖斜刺 0.5 寸,合谷直刺 0.5 寸,大椎向上斜刺 0.5 寸,曲池直刺 1 寸。痰浊及肝火型用平补平泻法,中脘、丰隆、阳陵泉直刺 1 寸,行间斜刺 0.5 寸。肺肾阴虚型用补法,太渊避开桡动脉,直刺 0.3 寸,太溪直刺 0.5 寸。

【针方明理】

针方三穴属足太阳膀胱经,太阳主一身之表,大杼为手足太阳经交会穴;风门为风之门户,足太阳督脉之会;肺俞是肺脏之气输注之要穴,此三穴共济宣肺平喘之功。贺普仁教授认为,病重用火针刺之,其意义在于借火之温热之力,激发经气,鼓舞气血运行,较毫针更具事半功倍之效。虚证得火,火壮补之;实证得火,火郁发之。此三穴合用为治疗呼吸疾患的主要针方。风池、合谷散风祛寒。大椎为手足三阳经与督脉之会,为清热要穴;行间为足厥阴荥穴,配五行属木,与阳陵泉共为清泻肝火之要穴。太渊、太溪分别为手太阴与足少阴经原穴,"五脏六腑之有疾者,皆取其原也",肺主气,肾主纳气,两穴益肺肾之阴而止咳。

【按语】

咳嗽常见于上呼吸道感染,支气管炎,支气管扩张,肺结核等疾病。

对于慢性长期不愈的咳嗽患者,应注意改善体质,提高人体防御能力。戒烟或少吸烟,平素要慎起居、避风寒,可以运用三伏贴、三九贴来改善呼吸系统的功能。

# 三、定 喘 方

【病症:哮喘】

哮喘是一种常见的呼吸道过敏性疾病。以阵发而带有哮鸣声音的气喘为其主要表现,常伴有咳嗽。严重者可持续发作。

中医认为其主要病理因素为痰,内伏之痰在肺,因外感风寒、饮食、情志或劳累过度而诱发,其中与气候变化最为密切。哮喘发之于肺而关系于五脏。

【针方组成】

肺俞、曲垣、秉风、大杼、风门。

【针方临证】

外感实证:风寒束肺:喘急、喉中哮鸣声、痰清稀、色白,黏沫状。

痰热犯肺:喘急气粗、息促胸高、喉中哮鸣,喘急坐不得卧、痰浊黄稠。

燥热伤肺:烦扰气粗、痰少而黏带血丝。内伤实证:痰浊阻肺:喘息气粗日轻夜重不能平卧,痰黏腻或黄稠。

肝火灼肺:烦扰气微促、痰白黏或黄稠。内伤虚证:喘促气短、动则喘剧,痰白清稀或泡沫。

【随证加减】

外感实证,加列缺、尺泽。内伤实证,加丰隆、合谷、太冲。虚证,加太渊、太溪、足三里。喘甚,加天突、定喘。

【临床操作】

实证用泻法,虚证用补法。针方五穴刺入 0.5～0.6 寸深;列缺向上斜刺 0.3 寸,尺泽直刺 1 寸;太渊、太溪直刺 0.5 寸;足三里直刺 1 寸;天突先直刺 0.2 寸,然后将针尖转向下方,紧靠胸骨后方刺入 1～1.5 寸,要防止刺伤血管;定喘穴直刺 0.5 寸。如病情较甚,针方穴可用中粗火针点刺。

【针方明理】

贺普仁教授取此针方用毫针或火针治疗哮喘均取得较好效果。大杼、风门、肺俞均为足太阳膀胱经穴,分别位于第一、第二、第三胸椎棘突下,旁开1.5寸;曲垣、秉风为手太阳小肠经穴,均位于肩胛冈上窝中。太阳主一身之表,而肺主皮毛,两经气不利,皮毛自开,外邪侵入则郁滞于肺,使肺气不利而发生哮喘,故取太阳经振奋体表之气,使外邪难入,入侵之邪外出,再加上肺俞健利肺气则哮喘缓解。此外,五穴均位于背部,背部为肺所居,故又有局部治疗作用,可刺激局部气血,加强肺脏气血供养,以利肺气之宣降。另外,膀胱与肾互为表里经,故针足太阳经又能补足少阴经。

【按语】

本病为反复发作,不易根治的慢性顽固病,应坚持治疗,尤其在夏秋季节、缓解期亦应坚持,以巩固疗效。患者应预防感冒,属过敏体质者,须避免接触致敏原和进食过敏食物。

西医认为哮喘是由于支气管分支或其细支的平滑肌痉挛,管壁黏膜肿胀和管壁内黏稠的分泌物增多,使空气不能顺利地呼出所引起的。常迁延多年,可引起肺气肿。病因的遗传因素,使平滑肌分泌过多的白三烯等前列腺物质,从而造成该肌的痉挛,黏膜呈急性炎症、水肿和渗出。吸入花粉或皮毛,食用蛋类和牛奶,体内的某些疾病如鼻炎。鼻窦炎、胆囊炎等以及神经精神因素,都是重要的诱发因素。

# 四、止 呕 方

【病症:呕吐】

呕吐可见于多种疾病。有声无物为呕,有物无声为吐,因两者常同时出现,故称呕吐。

呕吐一证的病变部位在胃,是由于胃失和降、反逆于上所致。根据胃主受纳,腐熟水谷,及其经脉联系,胃气上逆主要是由于感受外邪、饮食停滞、痰饮停蓄、肝气犯胃、脾胃虚弱所致。

【针方组成】

内关、足三里、魄户、中府。

【针方临证】

感受外邪:突然呕吐,伴寒热表证、头身疼痛,胸脘满闷。

饮食所伤:呕吐酸腐,嗳气厌食,脘腹胀满,大便臭秽而溏。

肝气犯胃:呕吐吞酸,嗳气频繁,胸胁胀满,烦闷不舒。

痰饮停蓄:呕吐清水痰涎,脘闷不食,头晕目眩,心悸。

脾胃虚弱:饮食稍有不慎即呕吐,时作时止,倦怠无力,不欲饮食,四肢不温,腹满便溏。

胃阴不足:干呕,时作时止,口燥咽干,似饥而不欲食。

【随证加减】

感受外邪:加外关。

饮食所伤:加合谷。

肝气犯胃:加曲泽。

痰饮停蓄:阴陵泉。

脾胃虚弱:加中脘和上脘。

胃阴不足:三阴交。

呕吐甚者:金津、玉液。

【临床操作】

内关直刺 0.5 寸,足三里直刺 1 寸,中府向外斜刺或平刺 0.5 寸,不可向内深刺,以免伤及肺脏;隔姜灸放入灸盒内置于中脘和上脘穴上留 20 分钟,患者取坐位或卧位,手臂前伸,肘上扎止血,肘窝部常规消毒,用三棱针或 7~9 号头皮针在曲泽穴(相当于肘正中静脉)刺络放血,流出黯红或黯紫色血液数滴后,松开止血带,待血色变正常后,拔除针具,以消毒棉球压迫止血。呕吐严重者可加金津、玉液穴三棱针刺络出血;实证用泻法,虚证用补法。

【针方明理】

贺普仁教授认为,魄户和中府是治疗呕吐的经验效穴;内关、足三里健脾和胃,为消化系统疾患常用穴位;曲泽穴为手厥阴心包经合穴,有治疗呕吐的功效。《灵枢·顺气一日分为四时》曰:"病在胃及以饮食不节得病者,取之于合。"曲泽穴刺络放血具有开窍祛邪、活血化瘀、疏经通络、降逆止呕作用,针刺曲泽穴止吐方法简便,见效快,痛苦小。金津、玉液为经外奇穴,有强力止吐功效,运用放血疗法治疗严重呕吐可以取得很好的疗效。虚证加灸可以增强温养降逆之功。

【按语】

《圣济总录·呕吐》曰:"呕吐者,胃气上而不下也。"呕吐大体可分为虚实两大类,急性呕吐多属实证。病因为外邪犯胃,饮食积滞,痰湿内阻,情志失调等。急性呕吐以外邪犯胃最多见。《素问·举痛论》曰:"寒气客于肠胃,厥逆上出,故痛而呕也。"《古今医统大全·呕吐哕》曰:"卒然而呕吐,定是邪客胃府,在长夏为暑邪所干,在秋冬为风寒所犯。"《景岳全书·呕吐》曰:"或暴伤寒凉,或暴伤饮食,或因胃火上冲,或因肝气内逆,或以痰饮水气聚于胸中……皆有呕证,此皆呕之实邪也。"急性呕吐治疗重在祛邪。《景岳全书·呕吐》曰:"实者有邪,去其邪则愈。"

古人对放血疗法非常重视，《黄帝内经》有大量记载。《灵枢·官针》曰："络刺者，刺小络之血脉也。"《素问·血气形志》曰："凡治病必先去其血。"《素问·小针解》曰："宛陈则除之者，去血脉也。"《灵枢·血络论》专篇就放血疗法进行了论述。张子和倡"邪去正安"说，认为体内恶血本为致病之邪，出血即泄邪，"出血之于发汗，名虽异而实同"。把放血疗法作为攻邪的一种手段。李东垣，罗天益，薛立斋，郭右陶，夏春农等对放血疗法都有重要发挥。

呕吐可见于西医的多种疾病，如神经性呕吐、急慢性胃炎，幽门痉挛和梗阻，肝胆疾患等。

# 五、胃 痛 方

**【病症：胃痛】**

胃主受纳和腐熟水谷，胃又通过经脉和其他脏腑相联系。若病邪犯胃，如外感寒邪、过食生冷、饮食不节，均可寒积中焦，胃阳被遏或食滞不化、阻塞气机；若肝气犯胃，如气滞血瘀、肝郁气滞横逆犯胃，肝郁化火、肝火犯胃均可致胃气壅滞不通或胃气逆乱，不通则痛；若脾胃虚弱或胃阴不足，均可致胃络失于温煦或濡养，胃之脉络拘急而致痛。

总之，胃痛的病位虽在胃，但与肝、脾两脏有密切关系。其病因虽多，病机均系不通则痛。辨证要点应首先分清虚实之证，痛势较剧者多为实证，痛势较缓者多为虚证。

**【针方组成】**

中脘、梁门。

**【针方临证】**

寒邪犯胃：胃痛暴作，遇寒疼重，得热痛减，口不渴或喜热饮。

饮食停滞：胃脘胀满而痛，拒按，厌食，嗳腐吞酸，恶心呕吐，吐后痛缓。

肝气犯胃：胃脘胀痛，攻窜两胁，得嗳气或矢气舒，遇郁怒复发或加重。

脾胃虚寒：胃痛隐隐，喜温喜按，遇冷痛作或加重；空腹痛重，得食痛减，食后腹胀。胃阴不足：胃痛隐作而有烧灼感。

**【随证加减】**

寒邪犯胃，加足三里。饮食停滞，加天枢、上脘、下脘。肝气犯胃，加左内关，右足三里。脾胃虚寒，加足三里，关元。胃阴不足，加内关、足三里。

**【临床操作】**

前三型属实证用泻法，后二型为虚证用补法。

腹部穴直刺 1 寸左右，足三里直刺 1～1.5 寸，内关直刺 0.5 寸，寒邪犯胃和脾胃虚寒者中脘可加灸。

【针方明理】

贺普仁教授认为梁门穴具有和胃降逆气的功能,梁门为水谷之门,可消积化滞、和胃降逆、制酸止痛。中脘为胃之募穴,可疏理中焦之气。足三里为胃之合穴,合治内腑,配合胃脘部施灸可散寒止痛。上、中、下三脘善于消导,配用大肠之募穴天枢,可化食消滞。内关为手厥阴心包经之络穴,通于少阳经,少阳乃气机之枢纽,可助脾胃之升降,常与足三里相配合,有温中健脾、疏肝理气之功。

【按语】

患者平时应注意饮食规律,忌食刺激性食物。针刺不缓解者,应详查病因,对溃疡病出血、穿孔等症,应及时采取急救措施。

# 六、腹 痛 方

【病症:腹痛】

腹痛是指胃脘以下,耻骨毛际以上的部位发生的疼痛。腹痛的发生与受寒、饮食不节、情志刺激及平素内脏阳虚有关。腹内为许多脏腑所居,并为手足三阴、足少阳、阳明以及冲脉、任脉、带脉等经脉循行之处。因此有关脏腑、经脉发生病变,均可导致腹痛。

【针方组成】

天枢、足三里。

【针方临证】

寒邪内积:腹痛急暴,得温痛减,遇冷更甚。饮食停滞:脘腹胀满,痛处拒按,或痛处欲泄,泄后痛减。

肝郁气滞:脘腹胀痛,连及胁肋,痛无定处。

【随证加减】

寒邪内积,加中脘、合谷。饮食停滞,加下脘、里内庭。肝郁气滞,加章门、行间。脾阳不振,加脾俞、胃俞。

【临床操作】

实证用泻法,虚证用补法。腹部穴位直刺1~1.5寸;足三里直刺1.5寸;中脘用隔盐灸或火针点刺,合谷直刺0.5寸;章门直刺0.5寸,行间斜刺0.5寸;脾俞、胃俞向内斜刺0.5~0.8寸。

【针方明理】

贺普仁教授用天枢、足三里为治疗腹痛的基本针方,因天枢为大肠募穴,可分离水谷糟粕、清导浊滞,与足三里配合具有调节肠胃理气止痛之功。下脘位于胃之下口,可降逆导滞,里内庭为治疗伤食的经验效穴;章门为肝经穴位,又为脾之募穴,可健脾疏肝;行间可平横逆之肝气,肝条达而脾土健则腹痛止;脾俞、胃俞为背俞穴诸穴合用可振奋脾阳。

【按语】

尽管针灸治疗腹痛效果较好,但腹痛痛势急暴而针灸不缓解或缓解不理想者,应尽快查明原因,采取相应措施,以免延误病情。

西医认为腹痛主要由腹内脏器的病变引起,如消化性溃疡、肠炎、阑尾炎、胆囊炎、腹膜炎、胰腺炎、尿路结石、手术后肠粘连、肝肿大及妇科病等。但有时胸部疾病,如冠状动脉性心脏病、肺炎、胸膜炎等,也可由于放射性疼痛而出现腹痛,所以腹痛应及时查明原因,明确诊断而进行相应的治疗。

# 七、止 泻 方

【病症:腹泻】

腹泻的主要表现即排便次数增多、粪便稀薄,有时带有黏液或脓血。急性泄泻多由于感受寒湿、暑湿,或饮食积滞,客于胃肠,传导失司所致;慢性泄泻多由于脏腑失和所致,或由于脾胃虚弱,或由于命门火衰,脾失温煦,或由于肝郁侮脾,致使脾失健运,清浊不分,并走肠间而成泄泻。所以致病原因有外感和内伤的不同。外感致泻其证多实,内伤致挥其证多虚。但临床上二者互为因果,交错发生,形成虚实夹杂的复杂证型。

【针方组成】

中脘、天枢、长强。

【针方临证】

外感寒湿:泄泻不止,泻物清稀带不消化之食物,色淡无剧臭。

外感湿热:起病急暴,腹痛即泻,泻物黄褐糜粪,臭秽。

饮食所伤:泄泻频繁,泻时排气多,泻后舒,泻物含不消化之食物,臭如败卵。

脾胃虚弱:时溏时泻,久泻便频,甚则食入即泻,泻物含不消化之食物。

肝郁乘脾:暴怒伤肝,痛则腹泻,泻物含不消之食物。

肾阳不足:黎明之前,腹鸣即泻,泻后则安,日久不愈,泻物色白溏软。

【随证加减】

外感寒湿,加灸神阙。

外感湿热,加曲池、内庭。

饮食所伤,加合谷、里内庭。脾胃虚弱,加脾俞、胃俞。肝郁乘脾,加肝俞、脾俞、太冲。肾阳不足,肾俞、命门、太溪。

【临床操作】

前三型为实证,用泻法;后三型为虚证,用补法。毫针刺长强时,紧靠尾骨前面斜刺 0.8～1 寸,也可用中粗火针点刺;腹部穴位直刺 1～1.5 寸;背俞穴向内斜刺 0.5～0.8 寸;四肢穴位直刺 1 寸,手足穴位直刺 0.5 寸。

【针方明理】

取长强穴治疗腹泻是贺普仁教授长期临床经验的总结,长强为督脉络穴,又靠近肛门,可调理肠道气机。天枢为大肠募穴,中脘为胃之募穴,募穴是脏腑之气汇聚之处。故三穴合用可调节胃肠的运化与传导功能,为针方的根本组成。临床上随不同的病因、证候而加相应的腧穴。如合谷是大肠经原穴,大肠经又与手太阴经相表里,故既可通调胃肠气机,又可祛除外邪;胃俞与中脘为俞募相配,可加强健脾益气的作用;肝俞与太冲乃俞原相配,可疏肝解郁;肾俞与太溪亦为俞原相配,更助以命门,可温肾壮阳。诸穴合用以奏温养脾肾,运化水谷之功,属治本之法。

【按语】

针灸治疗急慢性泄泻有较好的疗效,但治疗期间应控制饮食。

西医认为腹泻主要原因有肠道功能紊乱,如精神紧张、饮食失调、受冷或变态反应;肠道感染,如肠炎、食物中毒、细菌性痢疾、阿米巴痢疾、肠结核;肠道肿物,如结肠癌等。

# 八、通 便 方

【病症:便秘】

便秘是大肠传导功能失常引起的病症,病位在大肠,但受肝、脾、肾等多个脏腑的影响,病性有虚实寒热的不同,常见的原因有胃肠积热、肝郁气滞、气血虚弱、肾阳虚弱等,可分为热秘、寒秘、气秘和虚秘四种类型。

【针方组成】

丰隆、支沟。

【针方临证】

热秘:大便干结难下,数日一行,排出后身觉舒快,腹胀腹满拒按。

气秘:大便多日不通,欲便不得,窘迫难下,胸胁痞满,甚则腹胀痛。

虚秘:大便努争难下,大便并不干硬,或秘结带黑色,便如羊屎,腹痛胀。

寒秘:大便艰涩,排出困难,腹中气攻或痛。

【随证加减】

热秘,加内庭、天枢。

气秘,加中脘、太冲。

虚秘,加足三里。

冷秘,灸关元。

【临床操作】

热秘、气秘用泻法,虚秘用补法,冷秘用灸法。

丰隆直刺 1.5 寸,支沟直刺 1 寸,腹部及足三里直刺 1.5 寸,足部穴直刺 0.5 寸。

【针方明理】

贺普仁教授认为丰隆为足阳明之络穴,《备急千金要方》曰:"丰隆主大小便涩难",此穴可推动腑气下行;支沟为手少阳之经穴,宣通三焦气机,两穴共为主穴以通调腑气。内庭、天枢可清热导滞;中脘、太冲疏肝行气;足三里补益气血而润肠;灸关元以温通下焦,肠道温煦则便自通。

【按语】

西医认为便秘的主要原因有:多种因素所致的习惯性便秘;排便肌衰弱无力;肛门周围有疼痛性疾病,如痔疮、肛裂、肛门周围脓肿,引起肛门括约肌痉挛;肠蠕动迟缓、肠痉挛、肠梗阻等。

# 九、胁痛方

【病症:胁痛】

胁痛指一侧或两侧胁肋疼痛,为临床常见症状。肝居胁下,其经脉布于两胁,肝与胆相表里,故本证多与肝胆及胁肋部疾患有关。其主要病理为肝疏泄条达失常,而致肝气郁结,胁肋疼痛,久则气滞血瘀;或外感湿热,郁于少阳;亦有因肝阴不足,经脉失养而致胁痛者。

【针方组成】

支沟、丘墟透照海。

【针方临证】

肝气郁结:胁肋胀痛、走窜不定,疼痛每因情绪变动而增减。

瘀血停着:胁肋刺痛,痛处不移,入夜更甚。

湿热蕴结:胁肋灼痛如刺,多见于右侧。

肝阴不足:胁肋隐痛,绵绵不休。

【随证加减】

肝血郁结,加合谷、太冲。瘀血停着,加膈俞、血海。肝胆湿热,加阳陵泉、阴陵泉。肝阴不足,足三里、太溪。

【临床操作】

肝阴不足用补法,余用泻法。丘墟向照海方向深刺,以不穿透照海处皮肤而又感觉到针尖为度,采用先补后泻手法。手足穴位直刺 0.5 寸,腿部穴位直刺1～1.5寸,膈俞向脊柱方向斜刺0.5寸。

【针方明理】

贺普仁教授认为少阳、厥阴二经分布于胁肋处,支沟为手少阳之经穴,是治胁痛之验穴,丘墟乃胆经之原穴,可疏调胆经经气,通达病所,肝胆互为表里,两穴合用有疏肝解郁,调气止痛之功。合谷、太冲善治肝气郁结所致的各种疼痛,膈俞系血会,和血海共用可理血活血,四穴合用可条达胁肋之郁结、疏通脉络之瘀阻,自可消痛止疼。胆经合穴阳陵泉和解少阳,阴陵泉清利湿热,足三里、太溪则扶正育阴,从本治之而止痛。

【按语】

胁痛包括肝脏、胆囊、胸膜和肺部、胸肌及肋间神经痛等疾病引起的两胸侧下部及季肋部疼痛。

# 十、定 痫 方

【病症:癫痫】

痫证是一种发作性神志失常的疾病,可从先天胎气而得,孕妇突受惊恐,胎儿发育受挫;亦可因脾虚聚湿生痰,或情志刺激,肝郁不舒,以致肝脾肾等脏气失调,骤然阳升风动,痰气上涌,闭阻络窍而突然发病。

【针方组成】

大椎、腰奇。

【针方临证】

痫证分间歇期和缓解期,醒后神清如常人。痫症日久,反复发作,抽搐强度减弱,精神萎靡,神疲乏力,腰膝酸软。

【随证加减】

头晕头痛,配百会、太阳穴。

痉挛抽搐,配后溪穴。

牙关紧闭,加颊车、地仓。

【临床操作】

以4寸毫针针刺入大椎穴皮下后,针尖向下将针卧倒向下沿皮刺入3.5寸深,再以4寸毫针刺入腰奇穴皮下后针尖向上将针卧倒沿皮向上刺入3.5寸深。留针30分钟。

【针法明理】

大椎是督脉穴,第七颈椎棘突下凹陷处。腰奇为经外奇穴,在后正中线、尾骨端上2寸处,在督脉循行路线上。两穴组合,位于脊骨一上一下,适用于痫证间歇期。

贺普仁教授认为这二穴治疗痫证是因二穴所在的督脉以及相关经络与脑部的密切联系。大椎是督脉与手足三阳经的交会穴。直接入于脑的经脉有足太阳膀胱经、督脉。《灵枢·经脉》曰："膀胱足太阳之脉……其直者，从巅入络脑，还出别下项。"《素问·骨空论》曰："督脉……上额，交巅上，入络脑。"《难经·二十八难》曰："督脉者，起于下极之俞，并于脊里，上至风府，入属于脑。"《灵枢·寒热病》曰："足太阳有通项入于脑者……入脑乃别阴跷、阳跷，阴阳相交，阳入阴出，阴阳交于目锐眦……"从目系等处入于脑者有：足阳明胃经，足太阳、足少阳、足阳明、手少阳经别等。如《灵枢·动输》曰："胃气上注于肺，其悍气冲头者，循咽，上走空窍，循眼系，入络脑。"《灵枢·寒热病》曰："有挟鼻明有挟鼻入于面者……属口对入，系目本。"《灵枢·经别》曰："足太阳之正……散之肾，循膂当心入散，直者从膂上出于项，复属于太阳……"；"足少阳之正……合于厥阴，别者……散之肝，上贯心，以上挟咽，出颐颌中，散于面，系目系，合少阳于外眦也"；"足阳明之正……属胃，散之脾，上通于心……还系目系，合于阳明也"；"手少阳之正……别于巅。"

从经文中不难看出经脉与心脑的关系甚为密切，或正经或奇经，或经别或络别，与心脑构成致密的联系网络，提供了针灸治痫的理论基础。《素问·骨空论》曰："督脉之为病，脊强而厥"，分别位于脊柱首尾部的大椎、腰奇穴合用，具有醒脑息风、开窍安神的作用。

【按语】

痫证发作时，突然昏倒，不省人事，四肢抽搐，牙关紧闭，双目上视，口吐涎沫，甚则二便失禁，醒后神清如常人。穴取百会，水沟，涌泉。

针灸对痫证有一定的治疗作用，尤其近十几年来，由于科学的进步，增添了许多新的治疗方法，为进一步提高临床疗效开辟了更多的途径。痫证在发作期和间歇期均应接受治疗。但对大发作期间的治疗，因病人肢体抽搐，针刺时应防止事故；对癫痫持续状态，应进行及时的急救处理，以免延误治疗时机。继发性痫证，应积极治疗原发病。患者需保持精神舒畅，防止过度疲劳及情绪波动，参加适当的体育锻炼，坚定战胜疾病的信心，可增加和巩固疗效。

# 十一、安　眠　方

【病症：不寐】

不寐可分三种：难于入睡；易于惊醒；睡眠时间短于正常，或睡眠不深。中医认为人体的精神活动主要归属于心，如《灵枢·邪客》云："心者，五脏六腑之大主也，精神之所舍也。"失眠主要是心的病变，但由于心在生理上、经络上与其他脏器有密切联系，故其他脏器的变化也可导致心的功能异常，引起不寐。

本病临床上应首分虚实,虚证多属于阴血不足,重在心脾肝肾;实证多因肝郁化火,食滞痰浊。

**【针方组成】**

百会、神门、三阴交。

**【针方临证】**

心血亏虚:不易入寐,虽寐易醒,多梦健忘,伴肢倦乏力,面白少华,心悸头晕。

阴虚火旺:心烦不寐,或少寐即醒,心悸不安,伴头晕耳鸣,腰酸梦遗。

肝阳扰动:失眠,性情急躁易怒,伴头晕胁痛,目赤口苦,便秘溲赤。

胃腑失和:睡眠不实,胸膈满闷,脘腹胀满,伴恶食嗳气,头晕呕吐。

心胆气虚:失眠多梦,易惊醒,胆怯心悸,伴善惊易恐,气短倦怠。

**【随证加减】**

心血亏虚,加心俞、脾俞。阴虚火旺,加心俞、肾俞、大陵、太溪。肝阳扰动,加肝俞、行间或太冲。胃腑失和,加足三里、内关、中脘。心胆气虚,加心俞、阳陵泉。

**【临床操作】**

肝阳扰动型用泻法,心血亏虚型用补法,其他类型用平补平泻手法。百会向后沿皮刺0.5~0.8寸,神门直刺0.3~0.5寸,三阴交直刺1~1.5寸。背俞穴向脊柱方向斜刺0.5~0.8寸,足部穴位直刺0.5寸,内关直刺0.5寸,大陵直刺0.3~0.5寸,中脘直刺0.5~1寸。

**【针方明理】**

贺普仁教授认为不寐之病位在心,故取心经原穴神门,不寐又与肝脾肾有密切关系,故取足三阴经交会穴三阴交,再配以百会镇静安神,可达宁心安神的作用。取心俞、脾俞以补益心脾;心俞、肾俞交通心神,大陵、太溪分别为心包经、肾经原穴;肝俞、行间疏肝泻火;内关、中脘、足三里消食化痰安中;心俞可补益心气,取胆之合穴阳陵泉,在五行属土,可补胆气。诸穴配合应用,可使脏腑调和,心神得养,睡眠得安。

**【按语】**

患者应避免精神过度紧张,保持劳逸适度,坚持锻炼身体,以利于提高睡眠质量。西医认为失眠主要原因是精神过度紧张和兴奋,也可由于疼痛、环境不安或服用兴奋性饮料或药物等引起。在防治上,祛除失眠原因最为重要。

## 十二、面 瘫 方

**【病症:面瘫】**

临床上以周围性面瘫较为常见。可发生于任何年龄,多数患者为20~40

岁,男性略多。本病多由于脉络空虚,风寒之邪乘虚侵入阳明、少阳之脉,以致经气阻滞,经筋失养,肌肉纵缓不收而发病。

【针方组成】

合谷、足三里、阳白、太阳、下关、颧髎、颊车透地仓、翳风。

【针方临证】

起病突然,每在睡眠醒来时发现症状,患侧眼睑闭合不全,流泪,口角下垂,流涎,不能做皱眉、闭眼、鼓腮、示齿和吹哨等动作。部分患者有耳根后疼痛,或头痛的症状。

【随证加减】

鼻唇沟变浅,加迎香。

人中沟歪,加人中。

颏唇沟歪,加承浆。

闭眼困难,加鱼腰、丝竹空。

内热较重者,穴位放血。

发病10天后用透穴,丝竹空透攒竹,阳白透鱼腰,太阳透颧髎,内地仓透颊车。久病者或风寒重较重者,火针点刺面部腧穴。

【临床操作】

酌情补虚泻实,一般多采用先补后泻手法。

面部穴位均沿皮刺,合谷直刺0.5寸,足三里直刺:1~1.5寸,留针30分钟。发病早期进针宜浅,久病可用2~3寸毫针做透穴治疗。里热重者,每次选2~3个穴位用三棱针点刺放血3~5滴。久病者可选用细火针点刺3~5个穴位,不留针。

【针方明理】

贺普仁教授在临床上灵活运用三通法治疗面瘫皆取佳效。面瘫病在阳明、少阳,故取合谷、足三里和风池,以疏风清热、疏导经络、通调气血。面部穴位可驱散风邪,疏通局部经气。采用透穴法、温通法、强通法,均为加强经气的通调作用,适用于久病重症者。

【按语】

本病年龄小者则疗效较好,恢复快;年龄大者、病程长,有高血压、糖尿病者则疗效差、疗程长。

# 十三、胸 痹 方

【病症:胸膺疼痛、心悸】

胸膺疼痛轻者仅感胸闷如塞,重者胸痛如绞。胸属上焦,内藏心肺,痹者闭也,是指气血痹阻而言,故胸痹主要是因多种原因导致的胸阳不振,痰阻胸阳而致胸阳痹阻,气滞血瘀,不通则痛。

【针方组成】

膻中、内关、郄门。

【针方临证】

气滞血瘀:胸部刺痛、固定不移,或伴有心悸不宁。

胸阳不振:胸痛彻背,感寒痛甚,伴有胸闷气短、心悸。重则喘息不得平卧,面色苍白,自汗肢冷。

痰阻胸阳:胸中闷痛,有窒息感,痛彻胸背。伴有气短喘促,咳嗽吐痰沫,不得卧。

【随证加减】

气滞血瘀,加然谷放血。胸阳不振,灸膻中、关元。痰阻胸阳,加中脘、丰隆。

【临床操作】

以泻法为主。膻中平刺0.5寸,用4寸毫针沿皮刺,从内关透向郄门,使针感向上传导。中脘直刺1.5~2寸,丰隆直刺1~1.5寸,三棱针点刺然谷放血。

【针方明理】

贺普仁教授认为膻中为八会穴之气会,又为心包募穴,可调畅气机,气行则心脉可通;内关为心包经络穴,别走少阳之经,且与阴维相会;郄门为手厥阴心包经之郄穴,郄穴善治急性病痛,诸穴合用可宽胸理气止痛。灸膻中、关元,温阳散寒;中脘、丰隆长于祛痰化浊;然谷为肾经荥穴,心与肾为同名经,然谷放血可祛胸中瘀血,心脉通畅而痛可止。

【按语】

针刺治疗胸痹疗效可靠,针刺内关穴可使心肌缺血性心电图得到明显的改善,对于急重患者,应采取综合治疗措施。

## 十四、消 渴 方

【病症:消渴】

消渴病是以口渴引饮,多食消瘦,小便频数而量多为主症的疾病。本病多由热盛化燥,肺胃津伤,或肾虚精亏所致。主要病机为燥热偏盛,阴津亏耗,两者互为因果,燥热越盛则阴愈虚,阴愈虚则燥热越盛。病变的部位主要在于肺、胃、肾。

【针方组成】

太渊、三阴交、然谷、胰俞。

【针方临证】

上消：烦渴多引，伴口干舌燥、尿频量多。中消：多食易饥，伴形体消瘦、大便秘结。下消：小便频数量多，伴口干舌燥、腰膝酸软。

【随证加减】

上消，加鱼际、廉泉。中消，加脾俞、胃俞、内庭。下消，加太溪、照海、肾俞。

【针方明理】

贺普仁教授认为上消因肺热津伤引起，故选手太阴经原穴太渊以清热生津、养阴益肺，胰俞为治疗消渴病的有效奇穴，三阴交健脾益肾以布津液，然谷为足少阴肾经之荥穴，泻之可清热益阴固肾，诸穴合用，滋阴清热，调理三焦以治消渴。鱼际穴善于生津利咽，廉泉穴邻近舌下，刺激该穴可以促进舌下腺分泌，生津润燥，两穴相配治疗上消；中消是脾胃受损，故用脾胃的背俞穴，配内庭以清胃热；太溪为足少阴肾经之原穴，照海亦为足少阴肾经穴，与阴跷脉相通，两穴相配，善于滋肾清热，合肾俞治疗下消。

【按语】

消渴病患者正气虚弱，极易并发感染，针刺时应严格消毒，避免感染。慎重应用火针。

# 十五、颞痛方（偏头痛）

【病症：偏头痛】

《金匮要略》云："偏头痛者，由风邪收于阳经（少阳经），其气偏虚也，邪气凑于一边，痛连额角，久而不已，故谓之偏头痛。"偏头痛特指头痛发生在一侧或双侧者，它是临床极为常见的症状之一。引起偏头痛的原因很多，但归纳起来亦不外乎外感与内伤两大类，多因邪客少阳，肝气郁结、痰浊上逆、血瘀阻络引起。

【针方组成】

丝竹空透率谷、合谷、列缺、足临泣。

【针方临证】

突然偏头痛，一侧或双侧，或双侧交替，呈跳痛或胀痛，疼痛剧烈，伴有恶心呕吐，口干口苦等。

肝气郁结型：偏头痛，或痛在眉棱骨处，头痛每随情志的变动而增减，多伴情志抑郁、易怒、胸闷、善太息、胸胁胀痛、苔薄黄、脉弦。

痰浊上逆型：偏头痛，胸脘满闷，泛吐痰涎、体重身倦，苔白腻，脉弦滑。

血瘀阻络型：偏头痛，痛处固定，局部刺痛，经久不愈、伴有面色黧黑、唇紫,舌紫或有瘀点,脉弦涩。

【随证加减】

邪客少阳型,加风池。

肝气郁结型,加太冲。

痰浊上逆型,加中脘。

血瘀阻络型,加阿是穴点刺出血。

【临床操作】

选 2.5 寸毫针针丝竹空向率谷方向沿皮透刺,以不穿透皮肤,率谷有针感为度。列缺向上斜刺 0.2 寸,合谷直刺 0.3 寸,足临泣直刺 0.5 寸,太冲直刺 0.3 寸,中脘直刺 1.5 寸。痛点即为阿是穴,可用三棱针点刺 1~2 处出血数滴。痛剧者,每日治疗 1 次。病缓者,隔日 1 次,每次留针 30 分钟。

【针方明理】

贺普仁教授认为偏头痛多为少阳头痛,因足少阳之经"起于目锐眦,上抵头角,下耳后……"手少阳三焦经"……上项系耳后,直上出耳上角……"少阳为气机之枢,司开阖,故气机失于枢转则易生少阳经络之症,临床易出现偏头痛。因此偏头痛多与少阳、厥阴气机不调有关。但也应注意临床上有部分辨经为少阳、太阳合经病变,亦有部分为少阳、阳明合经病变,其病性亦有不同,可伴有内脏气血阴阳不同而形成虚实各症。

在治疗上,贺普仁教授提出用丝竹空透率谷穴,其来源于针灸歌赋《玉龙歌》:"偏正头风痛难医,丝竹金针亦可施,沿皮向后透率谷,一针两穴世间稀。"丝竹空位于眉的外端,手少阳三焦经、足少阳胆经两经脉气相交接处,由于其位置所在,故治疗重于偏头部位和眼目病变。率谷为胆经穴,经行于头之偏侧。故二穴合用,一针两穴,直接疏通手足少阳经气,对偏头痛往往能起到立竿见影的效果。《马丹阳天星十二穴歌》提及"列缺腕翻上,次指手交叉;善疗偏头患……"《四总穴歌》:"头项寻列缺。"列缺是手太阴肺经之络穴,联络大肠经气,合谷为大肠经原穴,手阳明大肠经筋散布于头面,上左额角,络于头部。同时合谷、列缺还具有疏风解表的功能,可疏散风寒、解表清热。足临泣为胆经穴,五输穴中的俞穴,配五行属木,内应于肝,善治因肝胆经失和引起的头痛眼目病症。本方既有远端手足取穴,又有近端头部取穴;既有缓解病症要穴,又有针对病因选穴;既有普通刺法,又有透穴针法,诸穴诸法,缺一不可。

【按语】

偏头痛发病率为 5%~6%,典型偏头痛发作时有前驱症状,如光幻视,继则开始搏动性偏头痛,常伴有呕吐,后期为肌肉收缩性头痛。多见于 20 岁青春期女性患者。一般认为偏头痛与遗传因素有密切联系,其病因可能与 5-羟色胺代谢紊乱有关,或涉及自主神经系统及酶系统。

# 十六、面 痛 方

**【病症：面痛】**

面痛类似于西医的三叉神经痛，其病因亦分外因和内因。外因与外邪侵袭有关。头部为诸阳之会，足三阳经筋结合于面颊部，手三阳经筋结合于头角部。若卫气不固而受风寒或风热侵袭，阻塞经络，血气痹阻，不通则痛。内因与情志失调，阴阳失衡密切相关。

**【针方组成】**

天枢，面部穴位火针。

**【针方临证】**

面颊抽掣疼痛，以面颊、上下颌部为多见。疼痛可由口舌运动或外来刺激引起，如吹风、洗脸、说话、进食等而诱发，疼痛剧烈，性质如刀割、电击或撕裂样，持续数秒至 1～2 分钟，来去突然。初起每次疼痛时间较短，间隔时间较长，久之发作次数频繁，持续时间长，疼痛程度加重，很少自愈。

**【随证加减】**

风寒侵袭，加风池、合谷。风热浸淫，加内庭、二间。

**【临床操作】**

面部穴位如阳白、丝竹空、迎香、四白、下关、颊车、承浆等，用细火针选择 3～4 穴位点刺不留针，深度 1～2 分。余穴均以毫针泻法。风池向鼻尖方向斜刺 0.3 寸，合谷直刺 0.5 寸，二间直刺 0.3 寸，内庭直刺 0.5 寸，天枢直刺 1.5～2 寸，留针 30 分钟。

**【针方明理】**

贺普仁教授认为新病因感受外邪者，应以疏风为主；久病及络，因痰火瘀血所致，应以清热祛湿活血为主，疼痛既然是痹阻不通所致，治疗上即以通经活络为主。《医学新传》云："但通之之法，各有不同。调气以和血，通也；上逆者使之下行，中结者使之旁达，方通也；虚者助之使通，寒者温之使通，无非通之之法也。若必以下泄为通，则妄矣。"故通法体现在治疗上即用温通法和微通法。微通法选天枢，大肠经募穴，足阳明经穴，泻之可清泻阳明之热，通调阳明经气；风池、合谷祛风散寒解表；二间为手阳明经荥穴，其经属金，二间为其子穴，可泻其相表里的手太阴肺经之实，肺在上，主表，故二间有祛风清热之功，配合足阳明胃经荥穴内庭，共奏祛邪通络止痛的作用。温通法借其温热效应疏通局部气血，祛风散寒，也可借其通透之力以散热。故诸穴诸法合用，可取佳效。

**【按语】**

三叉神经痛是面痛的一种。中医古典文献中有类似的记载，如《黄帝内经》中有颔痛、颊痛、目外眦痛、齿唇寒痛的记载。治疗上《素问·缪刺论》缪传引上齿、齿唇寒痛……取足阳明。

面痛属顽固难治之症,针灸尚属目前各种治疗方法中较有效的方法之一。对继发性面痛,应查明原因,如听神经瘤、鼻咽癌等压迫均可致面痛,要积极针对原发病治疗。

## 十七、眩 晕 方

【病症:眩晕】

眩晕以头晕目眩,视物运转为主要表现,可见于内耳性眩晕、颈椎病、椎-基底动脉供血不足、高血压、贫血等。常因郁怒伤肝,肝阳偏亢,风阳内动;或因嗜食甘肥,湿盛生痰,风阳、痰浊上扰清窍而眩晕;或因素体虚弱,思虑过度,心脾两虚,气血失荣;或肝肾之间暗耗,髓海空虚而发病。

【针方组成】

百会、足三里、三阴交。

【针方临证】

风阳上扰:眩晕耳鸣,头胀痛,易怒,失眠多梦,口苦,舌红苔黄,脉弦滑。

痰浊上蒙:头重如裹,视物旋转,胸闷作恶,呕吐痰涎,苔白腻,脉弦滑。

气血亏虚:头晕目眩,神倦乏力,心悸少寐,面色淡白,舌淡苔薄白,脉弱。

肝肾阴虚:眩晕久发不已,视力下降,少寐健忘,腰酸膝软,耳鸣,舌红苔薄,脉细。

【随证加减】

风阳上扰,加阳陵泉、太冲。痰浊上蒙,加内关、丰隆。气血两虚,加气海。肝肾阴虚,加气海、太溪。

【临床操作】

前两型实证用泻法,后两型虚证用补法。百会平刺 0.5～0.8 寸,足三里直刺 1～1.5 寸,用重按轻提手法,三阴交和腿部穴位直刺 1～1.5 寸,气海直刺 1～2 寸,穴位在手或足直刺 0.5 寸。

【针方明理】

贺普仁教授认为对于眩晕,应有特定的认识。在临床上既不能单独用脏腑气血理论去认识,也不能单纯地用经络腧穴理论去理解,而是要用完整的中医理论进行全面的认识。将脏腑理论、气血理论、经络腧穴理论整体地有机地联系起来,进行细致地辨病诊断和辨证论治,才能提高疗效。

针方中百会穴充养髓海,清利头目,是治眩晕常用穴位;足三里健脾理气,调理中焦,既可补气养血,又可祛痰化浊;三阴交为三阴经之会穴,联系肝经可平肝息风,联系脾经可健脾化痰、补气养血,联系肾经可滋补肝肾,故三穴配合组成针方,体现了脏腑经络气血理论的综合运用,既治疗眩晕病症,又消除致病原因。

在手法上足三里强调用重按轻提法,针足三里用 1.5 寸毫针,"得气"后用重按轻提手法,连续操作 9 次,患者自觉有胀紧感,沿足阳明胃经上行,到腹部后自觉胃部发紧,继而从胸部到面部,最后到达头顶。继续施术,紧张感变成一股热流向上走行,自觉头面发热,面色红润,留针 30 分钟后,患者自觉舒适,头清神爽。

【按语】

眩晕一症,古代又称为头眩、眩冒、风眩等,既为中医病名,也是临床症状。既可单独存在,也可与他症共同出现。

病因病机上有不同的见解,如:诸风掉眩,皆属于肝;无痰不作眩;无虚不作眩等。

## 十八、醒　神　方

【病症:神闭症】

本方适用于中风神闭症,多因平素肝肾阴虚阳亢,加之忧思恼怒、饮酒饱食、房事劳倦或外邪侵袭等诱因,致使肝阳暴涨、阳化风动,气血逆乱、蒙蔽清窍而发中风神闭。

【针方组成】

水沟、劳宫、十二井。

【针方临证】

中风不省人事,兼见牙关紧闭,口噤不开,两手握固,肢体强痉。

【随证加减】

如效果不显,加哑门、大敦。

【临床操作】

毫针向上斜刺 0.5 寸,捻转泻法;劳宫直刺 0.5 寸;三棱针点刺十二井穴。

【针方明理】

水沟为督脉穴,《难经·二十八难》"督脉者,起于下极之俞,并于脊里,上致风府,入属于脑。"《难经·二十九难》:"督之为病,脊强而厥。"《素问·骨空论》:"上额交巅上,入络于脑。"督脉并脊入脑与足厥阴经交汇于巅顶,脑为元神之府,取水沟穴可开窍醒神。劳宫为手厥阴心包经之荥穴,可清心泻热、开窍醒神。十二井穴位于手足之指趾末端,阴经井穴属木,阳经井穴属金,"病在脏者,取之井(《灵枢》)。""井主心下满",故井穴放血多用于治疗中风昏迷之闭症。诸穴合用结合放血方法,可收开窍醒神、调治气血之功。

贺普仁教授认为在此方中水沟的针感尤为重要。在不断捻转运针的同时,其针感沿督脉走至鼻、脑、上腭、巅顶,鼻部发酸、发痒,如欲取嚏,脑部发胀、发懵或发凉;也有针刺后,上述针感急速出现后突然消失而神志很快清醒;少数患者,走至后项、胸椎或至腰椎。该穴针感最为灵敏,能表现出特别强的反应,适用于一切郁闭的阳实证。猝然昏仆,神志突变,如有抽鼻皱眉、哭啼、喷嚏,或用手欲擦鼻、拔针的动作,是即将苏醒的征兆,否则,则是病情重笃。

【按语】

《针灸大成》曰:"中风,不省人事,人中、中冲、合谷。问曰:此病如何而来?已上穴法,针之不效,奈何? 答曰:针力不到,补泻不明,气血错乱,或去针速,故不效也。前穴未效,复刺后穴:哑门、大敦。"

针刺本方的人中穴可急救苏醒,如无针刺之,可用爪甲切之。如葛洪在《肘后备急方》载有"救卒死方,令爪其患者人中取醒……救死尸厥方,爪刺人中良久。"

## 十九、消 肿 方

【病症:石水】

本方适用于石水。因下焦阳虚,不能司其开阖,聚水不化而致水肿。《症因脉治》卷三曰:"肝肾虚肿之症,腹冷足冷,小水不利,或小腹肿,腰间痛,渐至肿及遍身,面色黑黄,此肝肾经真阳虚,即《黄帝内经》石水症也。"盖水之所制在脾,水之所主在肾。少阴属寒,一则不能化气行水,一则寒水反而侮脾,导致脾肾阳衰、寒水内停。

【针方组成】

肾俞、阴陵泉。

【针方临证】

面浮身肿,腰以下尤甚,按之凹陷不起,心悸气促,腰部冷痛酸重,尿量减少,大便溏薄,四肢沉重,畏寒神疲,面色灰滞或㿠白,舌质淡胖,苔白,脉沉细或沉迟。

【随证加减】

尿量减少,加水分。

大便溏薄,加天枢。

【临床操作】

毫针针刺肾俞穴,进针 1～1.5 寸,加灸盒,针加灸留针 30 分钟;阴陵泉直刺 1.5 寸用补法。

【针方明理】

石水,以脾肾阳虚为主,脾虚则不能制水,肾虚则水失所主,以致水湿蕴聚、泛滥横溢而成的脾肾阳虚型水肿,故欲利水当先温肾,治标当先治本。贺普仁教授认为肾俞是肾脏之气输注的部位,能主治肾之病症。肾藏真阴而寓元阳,为水火之脏。针肾俞加温通法之灸法以温肾助阳、化气行水。阴陵泉为脾之合穴,五行属水,内应于肾,具有健脾益气、利湿消肿的作用。两穴合用,使人身阳照而气化、阴霾散则寒水自消。

【按语】

水肿患者出现尿闭、神昏、抽搐等危急症候者,需紧急抢救,不得延误。水肿治疗期间,应劳逸适度,低盐饮食。石水的其他含义:

单腹胀:《医门法律·胀病论》:“凡有癥瘕、积块、痞块,即是胀病之根,日积月累,腹大如箕,腹大如瓮,是名单腹胀,不似水气散于皮肤面目四肢也。仲景所谓石水者,正指此也。”

疝瘕类病症:《医门法律·水肿论》:“石水,其脉自沉,外证腹满不喘”,“以其水积胞中,坚满如石,不上大腹,适在厥阴所部,即少腹疝瘕之类也。”

# 二十、解 郁 方

【病症:抑郁症】

多因胸怀不畅,肝失条达,肝郁克脾,脾失健运,气血生化无源,心神失养,或由大惊卒恐所致。

【针方组成】

内关、神门、合谷、太冲。

【针方临证】

情绪低落,兴趣减低,悲观,思维迟缓,缺乏主动性,自责自罪,饮食、睡眠差,担心自己患有各种疾病,感到全身多处不适,严重者可出现自杀念头和行为。

【随证加减】

胸闷急躁者,加膻中。

虚烦不眠者,加大陵。

【临床操作】

内关平补平泻直刺 1 寸,神门直刺 0.5 寸,合谷、太冲直刺 0.5 寸。

【针方明理】

神门为心经之原穴,又是手少阴之脉所注为俞的俞土穴,心俞火,火生土,因而又为心经子穴。《灵枢·寿夭刚柔》中说:“病在阴之隐者,刺阴之荥腧。”

《素问·咳论》："治脏者治其俞。"故神门可行气活血、宁心安神。内关为心包经络穴，心包居于胸中，护于心外，代心行事，心主神明，故可治疗因肝气郁结、心神失养所致的神志病。

在此方中，贺普仁教授选用了对穴合谷、太冲，合谷为手阳明大肠经原穴。按阳明胃多气多血之经，五脏有疾取之十二原的理论，本穴具有调和气血、通经活络、行气开窍、镇静安神之功；太冲为足厥阴肝经输穴、原穴，为多血少气之经，肝藏血主疏泄，本穴具有调和气血、通经活络、疏肝理气、平肝息风之效。合谷主升，清轻升散；太冲主血，重浊下行。两穴相合，一气一血，一升一降，一阴一阳，相互制约，相互为用，行气活血，调整全身。

本方四穴合用，共起到疏肝解郁、行气活血、宁心安神的作用。

【按语】

一些心理暗示的方法也有助于抑郁症的治疗：①及时肯定自己，每天晚上睡觉以前，要充分肯定自己即将过去的一天的成绩和进步，不讲消极的东西。能写日记最好，把好的体验、进步、成绩记到日记上，天天都这样写日记，会觉得生活越来越有意思。②不向亲友谈消极的东西，亲友也不听患者的消极的言谈。这并不是不同情患者，主要是亲友听患者谈消极的东西，会强化他们好谈消极的东西。③定计划留有余地：每天晚上睡觉以前，考虑明天干什么。计划不能定得太高，也不要太低，充分留有余地。这样每天都可以顺利完成计划。这就是人们通常所说的"跳一跳就可以摘下果实来"。④坚持正常活动：有的患者本来可以正常上班、可以正常做家务，却不去上班，甚至连家务都不做。这是很有害的。越这样越感到自己没用。实际上患者有能力完成工作任务，有能力搞好家务。只要该干的坚持干，自己的情绪就不会日益低落。

# 二十一、摇　头　方

【病症：颤症-摇头风】

本病多由年老体衰，或先天禀赋不足，加之七情不遂，饮食不节，房劳过度，致肝、脾、肾三脏功能受损，气血乏源、髓海空虚、筋脉失司所致。病位在脑髓、筋脉，病理性质当属本虚标实，本于肝肾、气血亏虚，标属风（内风）、火（肝火）、痰（湿痰、热痰）为患。临床多见虚实夹杂之证。

【针方组成】

长强。

【针方临证】

风痰阻络、气血不通型：素体肝肾阴虚，郁怒伤肝，肝风内动，风痰瘀血阻滞经络，气血不通，筋脉失养，头部动摇，肢体拘急僵硬或颤摇不已；风痰瘀血阻滞脑络,则见头晕、视物模糊之证。

气血亏虚,筋脉失荣型:饮食不节,内伤脾胃,或肝郁脾虚,气血生化乏源;或房劳、思虑过度,精血亏耗,筋脉失养,则肢体颤抖、倦怠、乏力、头晕眼花。正如《医宗己任编·颤证》所云:"大抵气血俱虚,不能荣养筋骨,故为之振摇。"

肾精亏耗,髓海不足型:年老体衰,或先天禀赋不足或房室不节,肝肾之精血亏耗,髓海空虚,神明失养,筋脉失约则肢体麻木、拘挛,甚则颤抖不已,久则痴呆健忘。

【临床操作】

患者跪于床,臀部向上,医者用 4 寸毫针,沿尾骨后缘向上刺入 3～4 寸,行补法,留针 15～20 分钟。

【针方明理】

《素问·至真要大论》谓:"诸风掉眩,皆属于肝",说明本病与肝风关系尤为密切。从临床来看,内风(肝风)为患,常常贯穿于本病之始终。而导致"内风"之病机各异。如肝肾阴虚,水不涵木;气血亏损,血虚生风;肝火内盛,阳化风动;痰热动风等。

贺普仁教授常选用长强穴治疗摇头风。长强为督脉所起之源,督脉上至风府,入脑上巅,长强又为督脉与足少阳胆经、足少阴肾经之交会穴,肝胆相表里,肝肾同源。故本方取长强一穴可起到益阴养血、平肝息风、补虚泻实的作用。

【按语】

颤证多属虚实夹杂,本虚则以气血亏虚与肝肾阴虚最为常见。气血亏虚者,由气虚导致血虚,或阴血暗耗,气失所附,气血同病;肝肾阴虚者多由年老体衰,房劳过度,或先天禀赋不足所致。如先天禀赋不足,年轻时发病,其症状较重,预后较差。本证病久则肝、脾、肾三脏亏损,正虚与邪实并见,此时病势转重,缠绵难愈,且易变生他证。因此,以预防为主,并积极防止中毒、中风、颅脑外伤等的发生,对颤证防治有重要意义。

本病相当于现代医学某些锥体外系疾病所致不随意运动,如震颤麻痹、舞蹈病等,凡出现以头部抖动为主要特征的病症,均可按本病论治。

# 二十二、痿　证　方

【病症:痿证】

痿证是指肢体筋脉弛缓,软弱无力,日久因不能随意运动而致肌肉萎缩的一种病症,多见于周围神经病变、脊髓病变、肌萎缩侧束硬化、周期性瘫痪等。

常见病因病机为:①肺热熏灼:感受温热毒邪,肺受热灼,津液耗伤,筋脉失养,导致手足痿弱不用而成痿证;②肝肾亏虚:久病体虚、房劳过度,肝血肾精亏损,筋脉失养;③湿热浸淫:感受湿热,郁久化热,或过食肥甘,湿热内蕴积热。湿热浸淫筋脉,筋脉肌肉弛纵不收,因而成痿。

【针方组成】

中脘、气海、天枢,火针足阳明经点刺。

【针方临证】

肺热熏灼:肢体痿软不用,发热,咳嗽,心烦口渴,小便短赤,舌红苔黄,脉滑数或细数。

肝肾阴虚:下肢痿软不用,腰肌酸软,遗精早泄,头晕目眩,舌红少苔,脉细弱,病势逐渐加重。此型多见于痿证后期。

湿热浸淫:两足痿软或微肿,扪之微热,胸脘痞闷,头身困倦,小便赤,舌苔黄腻脉濡数。

【随证加减】

肺热熏灼,加肺俞、尺泽。肝肾阴虚,加肝俞、肾俞、三阴交。湿热浸淫,加阴陵泉。

【临床操作】

新病宜浅刺,久病宜深刺,新病毫针刺,久病加火针。中脘用补法,直刺1.5寸,天枢进针1.5～2寸,气海补法进针1.5～2寸,选患病肢体足阳明经3～5穴用火针点刺,不留针。

【针方明理】

《素问·痿论》:治痿独取阳明,后世治疗痿证多遵循此原则,因阳明经多气多血,主润宗筋,故取阳明为主。中脘为胃之募穴,腑之会穴,位于上腹部正中,故首选调理脾胃,可健脾和胃,行气血以通达四肢,化痰湿以通利筋脉;天枢为大肠募穴,穴当脐旁为上下腹之分界,是调整上下腹部气机的枢纽,是水谷精微消化吸收出入之门户;气海为生气之海,有补肾理气壮阳强身,疏理下焦气机之功能。诸穴合用,从后天脾胃入手,健运气血生化之源,调理全身气机。

在痿证针方中,贺普仁教授特别提出火针的应用结合取足阳明经穴。火针温阳化气,可温通经脉、促进气血运行,融合足阳明经多气多血的特性,加上尺泽、肺俞滋阴清肺,阴陵泉清热祛湿,肝俞、肾俞、三阴交滋补肝肾,针法经穴有机结合组成痿证方,具有养肺生津、健脾化湿、补益肝肾的功能。

【按语】

有关痿证的记载,首见于《素问·痿证》,论述了痿症的病因、病机、证候分类,及提出"治痿独取阳明"的重要治则。后世医家在临床实践中不断阐发痿证的病因病机,如巢元方从外感内伤两方面分析病因,叶天士在《临证指南医案》中明确提出本病为"肝肾肺胃四经之病"。众医家提出滋阴清火、清肺润燥、补胃益脾、润补肝肾之法,使治疗痿证的辨证施治的内容日臻丰富完备,并有效地指导临床实践。

针灸治疗痿证尤对早期患者效果较好,对于晚期已经出现肌肉萎缩的患者,则见效较慢,需坚持治疗,以火针毫针并用为佳。

# 二十三、虚 劳 方

**【病症:本方适用于虚劳病症】**

多因邪气久留,大病之后,饮食失度,情志不遂,房劳过度,妇女产后及大汗、大吐、大下后,失血过多等,皆可导致气血虚损,日久致阴精大亏和脏腑虚损。

**【针方组成】**

关元、中脘、足三里、膏肓。

**【针方临证】**

骨蒸潮热,咳嗽痰喘,五心烦热,四肢困倦,纳呆健忘,头晕神疲,汗出羸弱等。

**【随证加减】**

自汗者,加百劳。纳呆较重者,加太白。

**【临床操作】**

关元直刺 1.5 寸,加灸盒灸 30 分钟;中脘直刺 1 寸用补法,足三里直刺1.5 寸用补法,膏肓向内斜刺 0.5 寸。

**【针方明理】**

年老体虚,劳作太过,久病、大病失于调养等,都可造成人体阴精元气虚损;"火与元气不两立,一胜则一负"(《脾胃论》),阴虚导致虚热的发生。因此治之大法当以大补元气、填补阴精为主,以求治病之本。贺普仁教授拟此方中之关元穴加灸,可大补元气、填补阴精,为治疗诸虚劳损之要穴。

贺普仁教授亦非常赞同李东垣的观点,李东垣提出真气者,元气也,非胃气不能滋之,故取足阳明胃经之合穴足三里、胃之募穴中脘,以补后天而滋先天,使元气生化有源;膏肓退虚热,《备急千金要方》云:"膏肓俞无不治,主羸瘦虚损,梦中失精,上气咳逆,狂惑忘误。"故诸穴合用,先天后天兼顾,补气退热兼施,以达最佳疗效。

**【按语】**

《扁鹊心书》:"虚劳,灸关元,累积至五百壮。"《脾胃论》:"若饮食失节,寒温不适,则脾胃乃伤,喜怒忧恐,损耗元气。既脾胃气衰,元气不足,而心火独盛。心火者,阴火也,起于下焦,其系系于心,心不主令,相火代之;相火,下焦包络之火,元气之赋也。火与元气不两立,一胜则一负。脾胃气虚,则下流于肾,阴火得以乘其土位。”"真气又名元气,乃先身生之精气也,非胃气不能滋之。"

# 二十四、麻 木 方

【病症:麻木】

麻木是指肌肤知觉消失的症状,若见于四肢者,称为四肢麻木。多因腠理疏松,风寒外袭,经脉失荣,气血不和,风寒入络导致;或诸多因素致气血双亏,脉络空虚,四肢无所秉,遂可导致;或因情志失调,气机不利或外伤及病久入络,气血瘀滞,填塞经络,营阴失养,卫气失温,故见四肢麻木。

【针方组成】

血海、足三里,指尖放血。

【针方临证】

风寒入络:四肢麻木伴有疼痛,遇天阴寒冷加重;兼有恶风寒,手足发凉。腰膝酸沉,舌质淡黯,苔白润,脉浮或眩。

气血失荣:四肢麻木,抬举无力,面色萎黄无华;伴有气短心慌,头晕失眠,健忘等,舌质淡红,苔薄白,脉细弱。

气滞血瘀:四肢麻木伴有郁胀疼痛,按之则舒,面色晦黯,口唇发紫,舌质可见紫色瘀斑,舌苔薄,脉涩。

【随证加减】

风寒入络,加局部火针。

气血失荣,加梅花针叩打患处。

气滞血瘀,加局部三棱针刺络放血。

【临床操作】

血海毫针直刺,进针 2 寸;足三里毫针直刺,进针 1.5 寸;三棱针点刺指趾尖,挤出血若干滴;或用中粗火针散在地点刺麻木区,不留针;或梅花针叩打麻木区 15 分钟,以皮肤潮红为度;或三棱针点刺麻木区 2~3 处,刺络放血拔罐,留罐 15 分钟,1 周 2~3 次。

【针方明理】

麻木病症的病机主要有气虚和气滞,气虚则不能帅血达于肢端,则出现麻木;气血瘀滞堵塞经络,营阴失养,卫气失温故见四肢麻木,所以贺普仁教授认为治疗麻木必首先通调气血,气血畅行则风寒消散,调补气血疗养气血失荣,活血化瘀治疗气滞血瘀。因此,穴位上取血海、足三里,针法上用三通法。

血海是足太阴脾经穴,具有调血气、理血室,使血气归流、导血归海的功效,脾主统血,脾能益气,血液在脉管中的正常运行,有赖于脾气的统摄,故有"气为血帅,气行则血行"之说;足三里主消化水谷,化精微为气血,具有通经络、和气血的功效。两穴合用,虽然补虚泻实,但重要的是要结合运用三通法,尤其是强通法,含梅花针和三棱针的临床应用,是以血行气通的理论为指导,通过放血以鼓动气机使血液达于肢端,所以治疗四肢麻木,特别是单纯性麻木效果较好。

【按语】

麻木在《黄帝内经》及《金匮要略》中称"不仁",隶属于"痹"、中风等病范畴。《诸病源候论》言:不仁之状为"其状搔之皮肤,如隔衣是也"。《素问病机气宜保命集》始有麻木症名。朱丹溪云:"曰麻曰木,以不仁中而分为二也。"临床四肢俱见麻木者不多,而以双上肢或双下肢或单侧肢体麻木者多见。临证要分清虚实之证,虚证麻木患肢软弱无力,实证麻木患肢疼痛郁胀,这是两者的主要区别。

麻木一症,历代医家把它列为中风先兆之一。张三锡说:"中年人但觉大拇指时作麻木,或不仁;或手足少力,或肌肉微挚,三年内必有暴病。"王清任在《医林改错》中记载的中风先兆症状,亦有肢体麻木。因此积极治疗四肢麻木,对预防中风有着十分重要的意义。

# 二十五、中　风　方

【病症:中风】

【针方组成】

四神聪放血(放血仅用于急性期)、合谷、太冲。

【针方临证】

突然昏仆,不省人事,半身不遂,偏身麻木,口眼歪斜,言语謇涩等。轻症仅见眩晕,偏身麻木,口眼歪斜,半身不遂等。发病之前多有头晕,头痛、肢体一侧麻木等先兆症状。常有眩晕,头痛、心悸等病史,病发多有情志失调、饮食不当或劳累等诱因。

【随证加减】

①神志:昏蒙嗜睡甚至昏迷:血压正常者针刺人中;血压高者十二井放血与十宣放血交替使用;躁扰、失眠、乱语:本神。血压正常者针刺人中;血压高者十二井放血、十宣放血交替使用;

②失语:通里、照海、哑门;

③头面五官:眩晕:急性期四神聪放血,血压高者灸神庭;

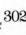

头疼:合谷、太冲;

饮水反呛、吞咽困难:天突、内关;

牙关紧闭:下关、地仓、颊车;

舌强语謇或伸舌歪斜:金津、玉液放血;

舌体萎缩或卷缩:风府、风池、哑门;

流涎:丝竹空。

④肢体:上肢不遂:条口;

下肢不遂:环跳;

足内收:绝骨、丘墟;

强痉:火针点刺局部;

抖颤难自止:少海、条口、合谷、太冲;

麻木:十二井放血。

⑤二便:大便秘结:支沟、丰隆、天枢;

小便癃闭:关元、气海;

大、小便自遗:灸神阙。

【临床操作】

急性期:除气虚血瘀型外均用强通法,百会、四神聪、金津、玉液、十宣、十二井放血均采用三棱针速刺法;曲泽、委中采用三棱针缓刺法;余穴用毫针刺,穴取患侧为主,平补平泻,留针 30 分钟,每日治疗 1 次。

恢复期、后遗症期:诸穴以细火针点刺,之后毫针留针治疗。穴取患侧为主,平补平泻,留针 30 分钟,每日治疗 1 次。

【针方明理】

四神聪位于头之巅顶,令其出血,可使逆上气血下降,暴涨之阳得平,瘀滞经脉通畅。多以三棱针点刺出血,其出血量宜多。太溪为肾经原穴,既可调补肾阴,又可补益肾阳,因此临床既可抑制阳亢,又可益气壮阳,促进气血的平调,是治疗中风的要穴;合谷为手阳明大肠经之原穴,与太冲合曰"四关",两穴一上一下,一阴一阳,一主气,一主血,相互协调,可共奏清热泻火、镇静安神、平肝潜阳和息风通络之效,用于中风闭证可以解郁开闭。

急性期过后症状稳定时,据病人病情之虚实寒热,选用不同的腧穴给予微通法毫针治疗。持久治之不能操之过急。虚证多选太溪、太冲、气海、足三里等,以阴经腧穴为主。实证多用环跳、阳陵泉、曲池、合谷、绝骨、四神聪等。以阳经腧穴为主,加强通经活络之作用,同时施以补泻,给予适当的刺激量,宜守方而治。

【按语】

贺老认为,中风的产生,不论出血或是梗塞虽然病因及机制各有不同,但究其根源,经络瘀而不通是最根本的病机所在。经络是运行气血的通路,气血是荣养四肢百骸、五脏六腑的物质。在生理上则是相互依存,"气为血帅、血为气母"相互为用。无论各种各样的病因,最终不外乎导致经络气血不通,经气瘀滞。因此,采用强通法强制经脉通畅的放血方法是治疗中风急性期发作的重要一环。气行则血行、血行则气畅,气血通畅而达到清心开窍、平肝潜阳、滋阴息风、通经活络的效果。

中风后遗症病人患侧上下肢多为肌张力高,迈步困难,关节屈伸困难,手指不能伸开,形成"挎篮""划圈"姿态。中医学认为:四肢拘紧,屈伸不利实属经筋之病,多为寒凝脉阻、气血瘀滞,经筋失荣以致拘紧不伸、肿胀不用等。

贺老治疗中风后遗症主要采用温通法和微通法。火针是治疗经筋病的最好方法,使用火针首先要根据其应刺部位选择粗细相当的火针,要求将针烧红、烧透,趁针具极热之时迅速刺入皮肤肌肉,随即拔出即可。其选用腧穴多以局部阿是穴为主,配用相应经穴。例如:肩关节疼痛僵硬,肘关节疼痛僵硬发紧,应用火针速刺阳明经循行部位,指关节肿胀僵硬不能伸屈,应用火针速刺掌指关节、指关节、八邪及阳经循行部位。不能抬步、膝关节活动不灵,可用犊鼻及局部腧穴。除火针温通外,酌情选用太溪、太冲、环跳、听宫、阳陵泉、合谷也是常用方法。太溪、太冲可培本补益肝肾,使气血有生化之源。环跳为人之躯体贯通上下阴阳气血之大穴。可疏导周身气血,以阳行阴,以中而行上下,是通畅气血经脉的主要腧穴。针刺时针感要麻窜至下肢,针感不宜过分强烈。听宫是手太阳腧穴,相续足太阳。太阳主筋,太阳经气通达,周身经脉得以充润。听宫穴的应用是笔者长期临床经验的总结,与环跳合用可通畅全身气血经脉,是治疗中经络与中风后遗症的重要腧穴之一。

# 二十六、震颤麻痹方

【病症:震颤麻痹】

颤证是以头部或肢体摇动颤抖,不能自制为主要临床表现的一种病证。轻者表现为头摇动或手足微颤,重者可见头部振摇,肢体颤动不止,甚则肢节拘急,失去生活自理能力。本病又称"振掉","颤振","震颤"。

【针方组成】

气海、中极、列缺、听宫。

【针方临证】

表现为震颤、肌强直及运动障碍。多发生在手、膊、头、舌、唇等部位。手的颤动表现为"搓药丸动作",多为一侧发生。肌强直表现为肌张力增强,扳动困难,呈"铅管样强直。"运动障碍表现为上肢做精细动作、书写困难,表现为

"书写过小症"。下肢为"慌张步态"。面部因运动减少表现为"面具脸"。

【随证加减】

风阳内动:配太溪、太冲、风池;痰热风动:丰隆、曲池;气血亏虚:脾俞、血海、太渊;髓海不足:四神聪。

【临床操作】

均以毫针刺法,施以补法,每次留针 30 分钟或稍长,隔日治疗 1 次。

【针方明理】

贺老认为,治疗震颤或以补益为主,或以通经活络为主,其法并非一成不变。若补调正气肾精,兼以养血祛风,选用气海、中极行补法,可以调补正气,益肾充精。如疏调经脉,选用列缺以金克土通畅经络;听宫为手太阳小肠腧穴,反克于木,与列缺合用数诊可愈。

【按语】

首先注意精神调养,使患者尽量保持安定的情绪,切忌忧思郁怒等不良的精神刺激。若发现病人暴躁、愤怒时,要进行劝慰。在生活起居方面,应尽量使环境保持安静舒适,居处通风良好,避免受风、受热、受潮,生活有规律,节制房事。饮食调摄方面,应以清淡饮食为主,进食尽可能定时定量,勿暴饮暴食及嗜食肥甘厚味之品,戒除烟酒。此外,应加强功能锻炼,对颤证较重者,应帮助病人做适量被动运动,按摩肢体,以促进气血的运行,下地行走时,应注意走路姿势、技巧、持久力和速度,注意安全。

# 二十七、减 肥 方

【病症:肥胖症】

初期轻度肥胖仅体重增加 20%～30%,常无自觉症状。中重度肥胖常见伴随症状,如神疲乏力,少气懒言,气短气喘,腹大胀满等。

【针方组成】

①支沟、后溪、中脘、关元、腹结、丰隆、然谷、足临泣。

②督脉(大椎至腰阳关)、脾俞。

两组穴位轮换应用。

【针方临证】

初期轻度肥胖仅体重增加 20%～30%,常无自觉症状。中度肥胖常见伴随症状,如神疲乏力,少气懒言,气短气促,嗜睡,食欲亢进,容易饥饿,或闭经,阳痿,心悸,怕热多汗,腰背痛,关节痛等。

【随证加减】

胃热:厉兑、内庭;痰湿:阴陵泉。

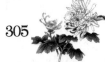

【临床操作】

毫针刺,留针 30 分钟。

【针方明理】

丰隆为足阳明之络穴,可治疗一切"痰证";支沟为手少阳三焦经之经穴,可宣通三焦气机,两穴合用可通调腑气。关元有壮阳之用;中脘为胃募穴,八会穴之腑会,可健脾和胃;后溪为手太阳小肠经之输穴,八脉交会穴,通于督脉;腹结为足太阴脾经的腧穴,可行气活血,理气降逆;然谷为足少阴肾经之荥穴,有补肾利湿之功;足临泣为足少阳胆经之输穴,八脉交会穴,通带脉,属木,有平肝息风,消肿止带,调经回乳之效。诸穴共奏健脾理气,调肠通腑之效。

督脉起于小腹内,行于背部正中,多次与手足三阳经及阳维脉交会,是阳脉之督纲,对全身阳经起到调节作用,为阳脉之海,可起到激发人体阳气的作用。脾俞为脾之背俞穴,治脾疾之要穴,可健脾利湿,升清止泄。善治脾阳虚之病症。与督脉同用,共奏振奋人体阳气,加快机体的代谢之功。

【按语】

早在内经时代,中医学对肥胖病就有所认识。《素问·通评虚实论》曰:"肥类人,则膏粱之疾也。"《素问·奇病论》亦云:"此肥美之所发也,此人必数食甘美而多肥也。"此外,《灵枢·卫气失常》提出肥胖三分法,即把肥胖病者分为"脂人"、"膏人"、"肉人"3 种类型。中医认为肥胖的发生与过食肥甘、先天禀赋、劳作运动太少等多种因素有关。病机总属阳气虚衰、痰湿偏盛。脾气虚弱则运化转输无力,水谷精微失于输布,化为膏脂和水湿,留滞体内而致肥胖;肾阳虚衰,则血液鼓动无力,水液失于蒸腾气化,致血行迟缓,水湿内停,而成肥胖。

清·陈士铎《石室秘录》专门立了肥治法,指出肥人多痰,病机是气虚不能运行而生痰。笔者在临床工作中发现单纯性肥胖患者中以脾虚证较为多见,水液运化失职,导致痰湿潴留,阻滞经络。

因此,治疗肥胖症以健脾除湿,通经活络为基本原则。

# 第二节 外 科 病 证

## 一、瘿 气 方

【病症:瘿气病】

相当于西医的甲状腺肿、甲状腺功能亢进。瘿气形成的病机系由气、痰、

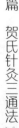

瘀三者互凝于颈部而成。多因情志不遂,气结不化,津液凝聚为痰,气滞日久则血瘀。或外感山岚、沙水病气,气血瘀滞,经络阻塞,痰浊凝聚而成本病。

【针方组成】

阿是穴、照海、神门、内关、三阴交。

【针方临证】

前颈部呈轻度或中度弥漫性、对称性肿大,少数可见单叶或结节性肿大,局部可触及震颤和听到杂音,情绪易激动,失眠,心悸,心动过速,性情急躁,怕热、多汗,食欲亢进,形体消瘦,月经过多等。舌红苔薄,脉弦。

【随证加减】

多汗,加阴郄、复溜。

性情急躁,加太冲。

【临床操作】

取甲状腺局部阿是穴左右各刺三针,各达肿物中部,行捻转泻法,不留针。神门、照海直刺 0.3～0.5 寸,三阴交直刺 1～1.5 寸,内关直刺 0.5～1 寸。

【针方明理】

贺普仁教授认为瘿气病的发生发展常有病因病机转化的过程。发病多因情志久郁,脾失健运,痰气互结,流注颈部,日久则颈部肿大。肝郁化火,则心烦易怒,五心烦热,多汗;阳盛风动可见手指颤动;火盛阴伤,则见易饥多食,形体消瘦,潮热盗汗等症;气阴两虚则见气短乏力、心悸失眠等。

在本方中首选阿是穴,因其能疏通局部气血,直接刺激病灶,调整受病经络、器官,使其恢复阴阳气血之平衡。内关为心包经穴,心包经下膈历络三焦,与阴维脉相通,具有宣通气机、健脾化痰之功效。照海与阴跷脉相通,阴跷脉向上沿胸里至颈部咽喉,照海又为足少阴肾经穴,足少阴肾经又络于心,故照海有滋肾养心、交通心肾之功。神门为心经原穴,配五行属土,手少阴之脉夹咽部,故神门具有养心神、化痰浊、利咽喉之功。三阴交为肝脾肾三阴经交会之穴,具有活血祛瘀、滋阴降火、益气理气之功效,诸穴合用,共同起到理气化痰、补气益阴、消瘀散结的作用。

【按语】

针灸治疗瘿气效果较好。不少病例治疗 10 次后,不仅可缩小肿块,缓解临床常见的烦躁不安,心悸手抖等症状,还可改善患者的基础代谢率。瘿气病治疗时应注意:①如患者出现高热、恶心、呕吐、烦躁不安,或谵妄甚至昏迷,为甲状腺危象,应及时抢救治疗。②本病的发生与发展,与患者的精神状态有重要的关系,结合心理干预,对治疗效果有帮助。③注意适当的休息与合理营养。

# 二、提 肛 方

【病症：脱肛】

脱肛是指直肠和直肠黏膜脱出于肛门外的一种疾病，多发于小儿、老人和久病体虚之人。本病多由久泻久痢，大病后体力亏损等因素，致元气亏虚、中气下陷、收摄无力而引起。

【针方组成】

百会、长强（火针）。

【针方临证】

发病缓慢，始则仅在大便时感觉肛门胀坠，有物脱出，便后能自行回纳。延久失治，稍有劳累即发，脱垂后收摄无力，须以手助其回纳。舌淡苔白，脉细弱。

【随证加减】

久泻久痢所致者，加灸百会。妇女生育过多者，加灸气海。

【临床操作】

百会毫针平刺0.5～0.8寸。患者屈膝翘臀位，针尖方向与骶骨平行，火针点刺长强，进针深度0.2～0.3寸不留针。

【针方明理】

本方亦是贺普仁教授临床特色方之一，强调的是针法上毫针与火针并用，取穴一上一下，一远一近互相配合。近取长强，穴位于肛门处，为大肠之门户，火针点刺更加强其升阳功能。上取百会属督脉，督脉号称阳脉之海，穴居巅顶正中，为三阳五会之所，即为督脉、足太阳经、手足少阳、足厥阴经聚会于此。督脉起于胞中，经肛门部，贯脊上行；足太阳经络于肾，其经别入于肛门；足少阳经系于带脉；足厥阴经筋结于阴器。督脉总督诸阳经脉，带脉约束诸经，维系胞宫，经筋维持器官的正常运动，肾开窍于二阴。若肾气虚弱，下元不固，经筋弛缓，带脉失约，则会发生脱肛。根据"经脉所通，主治所及"之理，及"病在下者，高取之"的治疗原则，故取百会治之。

【按语】

脱肛亦称直肠脱垂，西医认为主要是直肠黏膜下层组织和肛门括约肌松弛，或直肠的发育缺陷和支持组织松弛无力，加上用力大便等促使腹腔内压增高等诱因而致病。

直肠脱出而不能回纳者，必须及时处理，即将脱垂之黏膜推入肛门内，否则会引起感染、糜烂，甚至坏死。脱垂时宜平卧休息。平时要重视体育锻炼，排便时勿过分用力挣便。

# 三、痔 疮 方

【病症:痔疮】

凡有小肉突出者皆称之为痔。痔疮即肛门周围有赘肉突起的病症。本病多因久坐或负重远行,或饮食失调,嗜食辛辣,或胎产以致体质亏耗、中气下陷,或情志郁结、气机失宜,以及长期便秘者,均可导致肛门气血不畅,络脉瘀滞,蕴生湿热而成痔疮。

【针方组成】

承山、长强。

【针方临证】

肛门部有小肉突出称为痔核,生在肛门内的叫内痔。初期痔核较小,质软,色鲜红或青紫,仅在肛门检查时发现,主要症状为大便出血,血色鲜红,不与大便混合,无疼痛,为第1度。中期痔核增大,可随大便脱出肛门外,便后能自行复位,为第2度。后期除大便时,还可在咳嗽、站立用力时脱出,常不能自行复位,为第3度。生在肛门外的叫外痔,多呈紫褐色,小者如豆,大者如樱桃,常数枚丛生,质较坚硬,一般无疼痛。但若痔外静脉有血栓形成,也会发生疼痛和肿胀,若因感染引起痔核发炎,则肛门水肿疼痛,并流黄水而瘙痒;肛门内外皆有者称为混合痔,兼有内外痔的合并症状。

【随证加减】

内痔出血,加二白。肛门肿疼,加秩边。肛门热痛,加劳宫。

【临床操作】

毫针刺长强,沿尾骨前面刺入0.8~1寸,使针感达到肛门区,注意勿伤及直肠;承山直刺1~2寸,用泻法使针感循经向上走至膝腘部、股部,少数病例针感可致肛门部。

【针方明理】

贺普仁教授提出承山治疗痔疮是依据经别循行的理论,"足太阳之正,别入于腘中,其一道下尻五寸,别入于肛"(《灵枢·经别》),故针泻承山可通络散瘀清热。长强是督脉的起始穴,与足少阴肾经交会,位于肛门部,有局部治疗作用,具有益气固脱、消散肛门瘀滞,约束肛门的作用,为主治肛门疾患的常用穴。两穴合用成方,具有调理气血、消瘀祛滞的功效。

【按语】

平时少食辛辣等刺激性食物,保持大便通畅,可减轻痔疮的发生。

# 四、胶　瘤　方

**【病症：胶瘤】**

胶瘤即西医称腱鞘囊肿，多发于关节和腱鞘附近的圆球状囊性肿物。胶瘤多因筋脉损伤，局部气血运行不畅，湿聚成痰而发。一般与外伤、机械性刺激及慢性劳损等有关。

**【针方组成】**

局部火针。

**【针方临证】**

腱鞘处圆形突起，表面光滑，边缘清楚，质软有波动感。囊液充满时较坚硬，有压痛，好发于腕背、足背、腘窝等处。

**【随证加减】**

如果胶瘤很大，或位于腘窝处，火针治疗后的第 2 天可用毫针围刺以巩固疗效，防止复发。

**【临床操作】**

用粗火针，速刺法，点刺不留针，一般在囊肿的头、体、尾三处各点刺一针。从针孔挤出胶状黏液，然后用棉球或纱布压住患处 3 分钟。

**【针方明理】**

贺普仁教授提出火针疗法治疗胶瘤，因为火针可以穿透囊壁，使黏液流出，且不会引起感染。因为火针具有温通的特性，胶瘤为湿聚成痰，火针令其经络通、气血行，可攻散凝滞之痰湿；火针还可以温阳化气，疏利气机，运行津液，驱邪外出。此法效果显著，少则治疗 1 次，多则 2～4 次即可治愈。

**【按语】**

火针点刺时，一定要穿破囊壁，应当尽量将肿物内之液体排出干净，以减少局部吸收，有利于尽快恢复。治疗期间患者应减少病灶处关节运动，保持局部洁净，勿接触水以防感染。火针治疗此病，若治疗 4 次仍未愈，可改他法治疗。

# 五、利　胆　方

**【病症：本方适用于胆囊炎和胆石症】**

胆囊炎、胆石症二者关系密切，互为因果。胆囊结石可诱发胆囊炎，胆囊的炎症又是促进结石形成的原因之一，二者多同时存在。本病多发于青壮年，女性较多。本病属于胁痛、黄疸等病范围，常因情志不舒，饮食不节或外邪侵袭,湿热蕴结,虫积瘀阻,引起肝胆气郁,疏泄失常而成。

【针方组成】

阳陵泉、丘墟透照海。

【针方临证】

发病较急,有右上腹及右季肋部疼痛,并可向右肩胛放散。如有结石,可为阵发性绞痛,每由进食过量脂肪性食物而诱发;如胆囊胀大可为持续性胀痛;疼痛剧烈时,每致床上打滚,冷汗淋漓,常伴有恶心、呕吐、寒战、发热,或见皮肤及巩膜黄染,尿少色黄,舌质红、苔薄白或微黄。

【随证加减】

如发热加曲池。

【临床操作】

毫针斜刺阳陵泉,施用捻转泻法。丘墟照海行透刺法,以3寸毫针从丘墟刺入,沿踝骨缝隙间向照海推进,以透至照海皮下为度,一般进针深度为2寸,留针30分钟。

【针方明理】

贺普仁教授认为虽然胆囊炎和胆石症的中医临床辨证较多,如邪在少阳,见胁痛、往来寒热、胸胁苦满等;肝气郁结,见胁痛、痛无定处,善太息等;瘀血阻络,见胁痛,痛有定处,入夜则重等;肝胆湿热,见胁痛满胀、口苦心烦、胸闷纳呆等。但应抓住经络主体,认清疾病实质。就经络而言,胁肋为足少阳、足厥阴经所过,以足少阳为主。足少阳循行络肝、属胆,循胁里……循胸,过季肋……所以处方选足少阳胆经的合穴以及胆腑的下合穴阳陵泉,《灵枢·邪气脏腑病形》指出"合治内府",说明合穴主要用于腑病的治疗。丘墟为胆经原穴,可疏利肝胆,在操作上采用一针两穴的透针针刺方法,疏通少阳经气,以利转枢以及阴经血气充足的效果,丘墟透照海为治疗胆腑胆经疾病的重要腧穴。本方具有通经活络,行气活血,解郁止痛的功能。

【按语】

西医认为急性胆囊炎的发病原因主要是由胆囊出口梗阻和细菌感染所致。引起感染的细菌可来自肠道,经胆管蔓延到胆囊,所以常伴发胆石症或胆道蛔虫症。也可从血液或淋巴管中播散到胆囊而致病。胆石症的形成,一般认为多与胆囊感染、胆液滞留、胆固醇代谢失常和蛔虫碎片等形成胆石核心有关。

# 六、通 淋 方

【病症:淋证、癃闭】

包含急慢性泌尿系感染、结石,急慢性前列腺炎,以及乳糜尿等。前人根据临床证候,分为气淋、石淋、血淋、膏淋、热淋等,合称为五淋。淋证与癃闭不同,正如《医学心悟》说:"淋则便频数而茎痛,癃闭则小便点滴而难通"。

病因为外感邪气,蕴湿化热,或多食肥甘酒热,致使湿热蕴结下焦;情志不遂,气郁化火;房事劳伤,脾肾两虚,下元不固。以上均可致膀胱气化失司而引起本病。

**【针方组成】**

关元、水道、中极、三阴交。

**【针方临证】**

小便频数,短涩淋沥,尿道刺痛、胀痛,甚则小便胀满而点滴难出。尿中见血为血淋;小便混浊,色如米泔为膏淋;小便淋沥不已,赤涩不甚,遇劳即发为劳淋;小腹及茎中胀急刺痛,尿中有时夹有沙石者为石淋。

**【随证加减】**

尿道剧痛,加中封;血淋,加血海、膈俞;膏淋,加脾俞、肾俞、足三里;劳淋,加脾俞、肾俞、大赫、气冲;石淋,加中封、蠡沟、水泉。

**【临床操作】**

实证用泻法,虚证用补法。腹部及腿部穴位直刺 1.5 寸左右,其中气冲不超过 1 寸,中封直刺 0.8 寸,膈俞、脾俞斜刺 0.5～0.8 寸,肾俞直刺 1 寸,蠡沟向上刺 0.5～0.8 寸;水泉直刺 0.3～0.5 寸。中封止痛时用先补后泻手法。

**【针方明理】**

本方选用强壮扶正穴关元,刺之助阳以加强膀胱气化之功;水道,顾名思义,可通利水道;中极为膀胱经之募穴,通调膀胱气机;三阴交健脾利湿,诸穴共奏清利下焦之效。肝经过阴器,抵小腹,如遇疼痛病症,贺普仁教授常取特效穴中封,先补后泻,不仅止痛效果好,还具有一定的排石作用。血海、膈俞清血分热以止血。脾俞、肾俞、足三里健脾益肾以固下元,分清泌浊以治膏淋。大赫为肾经穴位,可助肾之气化;气冲属足阳明胃经,可健脾胃、促运化,两穴分别与冲脉相交,冲脉起于胞中,下出于会阴,故可疏通局部气血,与脾俞、肾俞共用以补益脾肾,以求治本,使下焦固、气机调,则劳淋无发。肝经络穴蠡沟别走少阳,与三焦相通,与中封配用可疏肝理气、通结止痛;水泉为肾经郄穴,肾主水,故水泉可通窍利水。

**【按语】**

治疗期间要注意多饮水。高热持续不退时,应考虑综合治疗。女性患者应重视经期、产期及妊娠时生殖道卫生,婴儿应勤换尿布,以防泌尿道感染。

## 附:泌尿系结石方

石淋。尿中夹砂石,排尿涩痛,或排尿时突然中断,尿道窘迫疼痛,少腹拘急;或突发一侧腰腹绞痛难忍,甚则牵及外阴,尿中带血。若病久砂石不去,可伴见面色少华,精神委顿,少气乏力,舌淡边有齿印,脉细而弱;或腰腹隐痛,手足心热,舌红少苔,脉细数。

主穴:中封、蠡沟。

配穴:天枢、水道、归来、关元、三阴交、水泉。

刺法:用毫针刺法,施用龙虎交战手法,先补后泻。留针 20～30 分钟,每日或隔日治疗一次。

中封、蠡沟穴:都是足厥阴肝经穴位。中封为经穴,主疝瘕,脐和少腹引痛,腰中痛,阴暴痛等症。蠡沟为络穴,别走足少阳,与三焦相通,主少腹痛,腰痛,阴暴痛,小便不利,遗尿等证,两穴合用,有疏肝利气,通结止痛利尿的作用。

天枢、水道穴:是多气多血的足阳明胃经腧穴。天枢穴为手阳明大肠经之募穴,主治脐腹胀痛,切痛,有疏调肠腑,理气消滞的作用。水道穴主治小腹胀满,痛引阴中,有通利水道之功。两穴同用,有利尿止痛之效。

关元、三阴交:关元穴是任脉的穴位,为小肠经之募穴,足三阴与任脉之交会穴,可补肾益气。三阴交穴为足太阴经之腧穴,与足厥阴和足少阴经交会,可健脾补肾,调气利水,两穴搭配,能培补脾肾,调气通淋,主治气癃,溺黄之症。

归来、水泉穴:归来为足阳明胃经穴,可疏导气机,通利水道。水泉穴为足少阴肾经的郄穴,肾属水,针水泉配归来有扶正祛邪,疏窍利水之妙。

诸穴配伍,共同达到调整气机,培补脾肾,通利水道之目的。在治疗过程当中,主穴必用,配穴可酌情选取,每次根据辨证选择一两个。有实验表明,针刺这些腧穴可以解除泌尿系平滑肌痉挛,使之扩张,从而缓解疼痛,排出结石。

治疗本病,应采用"龙虎交战"手法。先补阳数 9 次,后泻阴数 6 次,使之得气,针感强烈但不伤正气。此法针欲泻而先补,犹如欲跃而先退,作用优于平补平泻,临床常用于镇痛,效果明显,若在疼痛发作时行此法治疗,可立即止痛,运用于本病,还可以提高结石的排出率。

针灸排石有一定的选择范围,一般结石在 1cm 之内较易成功。若结石较大,位置较高,或并发严重感染者,则应考虑外科治疗,不可单纯依赖针灸,以免延误病情。治疗前均嘱患者大量饮水,治疗后用小筛网滤尿查石。

# 七、乳 癖 方

【病症:乳癖】

乳癖是妇女乳房部常见的慢性肿块,多见于 30～40 岁的妇女。多因忧思恼怒,肝失条达,气机阻滞,肝壅克脾,痰浊内生,凝结于乳房而成肝气郁结型之乳癖;或因房事不节,多产堕胎,损伤肝肾,精血亏虚,冲任失调,经络失养,局部气血凝滞成核而发病。

【针方组成】

局部火针。

【针方临证】

乳房内有一个或数个大小不等的肿块,表面光滑,可以移动,一般不觉疼痛,少数病例亦有轻微胀痛,肿块与皮肤不相粘连,皮色不变,亦不发热,不溃破。

肝郁气滞:兼见情志郁闷不舒,心烦易怒,乳房胀痛,乳房肿块可随情志波动而增大,经前期症状加重,脉涩。

肝肾阴虚:形体消瘦,虚烦不眠,头晕,月经周期紊乱,乳房内肿块隐痛或胀痛,舌质红,脉沉细数。多见于更年期妇女。

【随证加减】

肝气郁结:加合谷、太冲、足临泣。肝肾阴虚:加照海。

【临床操作】

用中粗火针,烧红针体,散在地刺入肿块局部3～5针,速刺不留针。火针后用棉球按压1分钟,当天不能接触水。照海用补法,直刺0.3～0.5寸,合谷、太冲平补平泻,合谷直刺5～1寸,太冲直刺0.5～0.8寸,足临泣直刺0.3～0.5寸。

【针方明理】

贺普仁教授认为本病征象为乳房内肿块,火针散刺肿块,具有温热散结除滞之功,故刺之疗效显著。临床上,肝气郁结型多见于发育期青壮年,此时女子情绪波动较大,易于激动,此证属实证,可取胆经输穴足临泣刺之,足临泣为八脉交会穴,与带脉相通,善通乳房经络,消除瘀滞,又肝胆相表里,可调节肝经气机。合谷、太冲分别为手阳明经、足厥阴经之原穴,合用调气调血,疏肝解郁。足少阴肾经之照海穴,又为八脉交会穴之一,为阴跷脉所生,长于滋养肾阴以散结。火针与毫针相配,局部穴位与远端穴位组合共起到疏肝解郁、滋补肝肾、消坚散结的作用。

【按语】

本病相当于西医的乳腺小叶增生和慢性囊性增生,与雌激素分泌激增、内分泌失调有关。本病治疗期间应注意调理患者的月经,嘱其保持情畅。

# 八、阳痿方

【病症:阳痿】

阳痿是指阴茎不能勃起或举而不坚,以致影响正常性生活的一种病症。

本病主要因少年之时,手淫过度,精气大伤;或成年房劳过度,肾元亏损,命门火衰;或七情内伤,思虑劳神,损伤心脾,心伤则血虚,脾伤则生化乏源,以致气血亏损。阴部为宗筋之会,阳明为宗筋之长,气虚则宗筋无力,血虚则宗筋失养弛缓而发病。

【针方组成】

环跳。

【针方临证】

命门火衰:阳痿、腰膝酸软、畏寒肢冷、面色㿠白、头晕目眩、精神不振,舌淡苔白,脉沉细。

气血亏虚:阳痿不举、神疲倦怠、四肢乏力、不思饮食、心悸失眠,舌淡苔白,脉细。

【随证加减】

命门火衰加关元、大赫。气血亏虚加足三里、三阴交。

【临床操作】

补法为主。环跳以 4 寸毫针刺入 3.5 寸左右,使针感向小腹或阴茎部放射。关元针 1～1.5 寸,加灸盒灸 20 分钟。大赫直刺 1～1.5 寸,足三里、三阴交直刺 1.5 寸。

【针方明理】

贺普仁教授认为本病的发生多与心脾肾三脏有关,尤以命门火衰者居多,其次是劳伤心脾、气血不足者。临床上虚证居多,实证偏少,正如《景岳全书》说:"凡男子阳痿不起,多由命门火衰……火衰者十居七八,而火盛者仅有三成。"无论发病原因如何,或虚或实,发病之病机总为气血瘀滞于内,肾阳不足,宗筋不荣。因此,不论虚实,通调少阴、任脉等经脉则为常规大法。

环跳穴属足少阳胆经,足少阳经脉出气街,绕毛际,横入髀厌中;足少阳经别,绕髀,入毛际,合于足厥阴;足厥阴经脉,环阴器。又因环跳是两阳经即足少阳胆经和足太阳膀胱经之交会穴,通过其相表里的足厥阴肝经和足少阴肾经的联系,所以本穴可治疗男子阳痿病症。关元为强壮要穴,大赫补益肾气,补法以使真元得充,恢复肾气作强功能。足三里、三阴交培补气血,中焦得健,下元可固而阳痿可治。

【按语】

西医认为本病可由多种原因引起,如性神经官能症、糖尿病性神经炎、抑郁性精神病、某些内分泌病变、某些脊髓病变等。临床多见于性神经官能症及动脉硬化症患者。

# 九、遗 精 方

【病症：本方适用于遗精病症】

遗精有梦遗和滑精之分。凡有梦而遗精的名为梦遗；无梦而精自出的名为滑精。发病原因包括：思虑过度，心阴亏耗，心火独亢，不能下济肾水，阴虚火旺，扰动精室而梦遗；恣情纵欲，肾虚不藏而自遗，阴虚则虚火妄动干扰精室；阳虚则精关不固，封藏不密而发滑精；或因过食醇酒厚味，脾胃受损，运化无权，停湿蕴热，扰动精室而发。

【针方组成】

环跳。

【针方临证】

梦遗：梦境纷纭，阳事易举，遗精频繁或兼早泄，头晕耳鸣，心烦少寐，腰酸溲黄，舌质偏红，脉细数。

滑精：无梦而遗，滑泄频频，或兼阳痿，面色㿠白，自汗气短，腰部酸冷，舌淡苔白，脉细。

【随证加减】

梦遗加心俞、肾俞。滑精加志室、太溪。

【临床操作】

以补法为主，心俞用泻法。毫针刺入环跳穴 3.5 寸左右，使针感向小腹或阴茎部放射。斜刺心俞、志室 0.5～0.8 寸，肾俞直刺 1～1.5 寸，太溪直刺 0.5～1 寸。

【针方明理】

贺普仁教授常取环跳穴治疗遗精，具有振奋阳气、固摄精关之功。环跳穴属足少阳胆经，足少阳经脉出气街，绕毛际，横入髀厌中；足少阳经别，绕髀，入毛际，合于足厥阴；足厥阴经，环阴器；因环跳是两阳经即足少阳胆经和足太阳膀胱经交会穴，通过其相表里的足厥阴肝经和足少阴肾经的联系，所以本穴可治疗男子遗精病症。心为君火，肾为相火。心有所感则君火动于上，夜有所梦则相火应于下，遂致精室动摇、精液外泄。心俞以清心宁志，肾俞补肾固精，泻心俞、补肾俞，取其补北泻南交通心肾之义；志室益肾固精、太溪为肾经原穴，两穴可滋补肾中元阳元阴。诸穴成方，具有交通心肾、益肾固精之功。

【按语】

一般成年未婚男子，1 星期左右遗精 1 次，属生理现象，不能作为病态。

本病症可见于西医的神经官能症、前列腺炎以及某些慢性疾病。中年时如遗精次数过频，有时为腰脊髓刺激性损害的早期症状，应加考虑。遗精多属于功能性病症,因此在治疗期间应认真进行解释工作,消除患者顾虑,克服诱发遗精的因素,建立良好的生活习惯,坚持适当的体育锻炼,以利于提高疗效。

# 十、下肢静脉曲张方

【病症:下肢静脉曲张】

筋瘤是以筋脉色紫、盘曲突起如蚯蚓状、形成团块为主要表现的浅静脉病变。《外科正宗》云:"筋瘤者,坚而色紫,垒垒青筋,盘曲甚者结若蚯蚓。"相当于西医的下肢静脉曲张交错所形成的静脉团块。

【针方组成】

阿是穴。

【针方临证】

下肢,尤其在小腿,静脉明显扩张,隆起弯曲,状如蚯蚓聚结,小如豆、大如栗,表面青蓝色,质地柔软或因发炎后变成硬结。患者常感下肢沉重、紧张,容易疲倦,小腿有隐痛、踝部和足背往往有水肿出现,每因站立或午后上症加重。若患肢抬高则曲张可减轻。晚期小腿皮肤常呈营养性障碍现象,如萎缩、色素沉着、鳞屑、发痒、局部皮肤变硬等症。且常并发下肢慢性溃疡、慢性湿疹、曲张结节破裂或血栓性静脉炎。

【随证加减】

血海、太冲、足三里。

【临床操作】

选中粗火针,以散刺法。在患肢找较大的曲张的血管,常规消毒,再将火针于酒精灯上烧红,迅速准确地刺入血管中,随针拔出,即有紫黑色血液顺针孔流出,无需干棉球按压,使血自然流出,"血变而止",待血止后,用干棉球擦拭针孔。

毫针刺余穴,进针后捻转或平补平泻。得气后留针 20 分钟。

【针方明理】

用中粗火针点刺患处血管有两个作用:①因用中粗火针点刺于病处血管,故有放血作用。②火针本身的作用。火针有壮阳补虚、升阳举陷的功能。直接作用于因长久站立、劳累过度、耗伤气血、中气下陷引起的筋脉松弛薄弱的血管,起到升阳举陷的作用,火针有祛邪除湿、通经止痛的功能。由于火针是一种有形无迹的热力,对于因寒湿之邪侵袭经络,引起筋挛血瘀的筋瘤,用之可以祛散寒湿之邪,使脉络调和、疼痛缓解;火针还有通经活络、散瘀消肿、生肌敛疮、祛腐排脓的功效。通过中粗火针散刺外露的较大的血管,使其瘀血随针外出,起到了三棱针放血的作用,在此还有祛瘀生新之意。对于下肢静脉曲张合并有慢性溃疡及慢性湿疹者,可使疮口周围瘀积的气血得以消散,加速血液流通,增强病灶周围的营养,促进组织的再生,达到祛腐排脓、祛瘀生新的目的。故治疗本法有较好的临床疗效。

太冲、血海可疏肝解郁、清泻血中郁热,足三里为胃经的合穴、下合穴,阳明属土,故本穴为土中之真土,具有强壮脏腑,补气养血,疏通经络之功。三穴合用可培补中气,健脾摄血。

【按语】

静脉曲张,中医称之为筋聚。静脉壁软弱、静脉瓣缺陷以及浅静脉内压力升高,是引起静脉曲张的主要原因。其表现主要为下肢浅静脉蜿蜒扩张迂曲,症状重者可出现肿胀、皮肤色素沉着、皮肤和皮下组织硬结、甚至出现湿疹和溃疡。西医一般采取穿弹力袜或用弹力绷带,使曲张的静脉处于萎瘪状态,或直接采用手术治疗。中医认为本病是因长久站立或行走,下肢气血不能畅达于上,血行缓慢,脉络滞塞不通所致,其病机多为气滞血瘀。火针点刺曲张的静脉,可直接使恶血出尽,祛瘀而生新,促使新血生成,血脉畅通,临床效果颇佳。因为火针是经过加热烧红后刺入人体血管的,消毒很彻底。所以火针引起感染的机会很小,针后无需特殊处理。另一方面火针还能激发人体的防御功能,起到扶正祛邪的作用。

根据贺氏三通法的理论,将温通法与强通法有机结合,其疗效更为显著,可使疗程明显缩短,大大减少患者痛苦。贺氏三通法治疗下肢静脉曲张,操作简单,患者痛苦小,且疗效显著,不易复发,值得推广。

治疗静脉曲张的注意事项:火针放血终是创伤,应注意避免感染:治疗前要正规消毒;此外,患者经火针治疗后 24 小时内不可以洗澡。

此外,患者取站立位,于病灶上方和下方分别系止血带,使迂曲的静脉更加怒张,待血止后,松开止血带,效果更佳。

# 第三节 骨科病证

## 一、颈痛方

【病症:颈椎病落枕】

本方适用于颈部经络气血不畅,气血瘀滞而导致的疼痛。主要原因有两类:因年老体弱,气血渐衰,正气不足,腠理空虚,卫外不固,则外邪乘虚而入,稽留颈项,经络受阻,气血不畅而致疼痛;或因风寒侵袭、或睡眠姿势不当,阻滞经脉,局部气血失于调和,运行失利而致疼痛。

【针方组成】

颈肩阿是穴。

【针方临证】

颈椎病:自觉颈部不适,颈部、肩部肌肉酸痛或麻木,颈部有沉重压迫感,常伴有头痛、眩晕、耳鸣,严重时半身肢体麻木或行履不稳等症。

落枕:突然发病,多在早晨起床后,颈项部一侧肌肉紧张、强硬,头部转动不利,动则头痛加剧,尤以向患侧扭转疼痛更为明显,甚则牵引肩背部疼痛,头向患侧偏斜,呈强迫体位。

【随证加减】

外感风寒加听宫、风池。姿势不当加绝骨、风池。年老体弱加太溪、绝骨。寒盛或阳虚患者,火针治疗。瘀血甚者、疼痛甚者,三棱针刺络拔罐治疗。

【临床操作】

以中粗火针,速刺法,点刺颈项、颈肩肌肉僵硬疼痛处,深度2~3分,局部不同位置点刺3~6针。或用三棱针点刺肩部阿是穴2~3穴,挤其出血2~3滴,加火罐于出血点上,留罐15分钟。听宫张口取穴,毫针进针0.5~0.8寸。绝骨进针0.5~1寸,可先补后泻。太溪用补法,进针0.5寸。

【针方明理】

贺普仁教授认为三通法的灵活综合应用是取最佳疗效的重要法宝。听宫为手太阳小肠经穴,又为手足少阳与手太阳经交会穴,太阳主开,凡外邪侵袭,经络阻滞均可先从太阳经治疗。风池为祛风特效穴,又是治疗颈椎病的局部要穴。绝骨为髓会,可强筋利骨,通调经络气血,远端取穴,疗效极佳。太溪为肾经原穴,可益肾壮骨。温通法之火针,可温通经络,祛寒通络,温阳止痛。强通法可活血化瘀而止痛。

【按语】

火针针刺颈部、肩部时,注意针刺深度,宜浅勿深。

## 二、肩 痛 方

【病症:漏肩风】

漏肩风又称五十肩,以单侧或双侧肩关节酸重疼痛、运动受限为主症。本病多因营卫虚弱,筋骨衰颓,复因局部感受风寒湿邪,或劳累闪挫,或习惯偏侧而卧,筋脉受到长期压迫,遂致气血阻滞而成肩痛。肩痛日久,由于局部气血运行不畅,郁而生湿热,以致患处发生轻度肿胀,甚则关节僵直,肘臂不能举动。治宜疏风散寒祛湿,活血化瘀止痛。

【针方组成】

肩贞、肩髃、肩前、条口透承山、听宫。

【针方临证】

本病初起轻度肩痛，逐渐加重，夜间痛甚，进而肩部活动受限，以上臂外展、上举、内旋运动受限明显，重者不能系裤带、穿衣、摸背、梳头，影响日常生活。早期以疼痛为主，晚期多兼功能障碍，病情顽固。

风胜者：肩痛可牵涉项背手指。寒胜者：肩痛较据，深按乃得，得热则舒。湿胜者：肩痛固定不移，局部肿胀拒按。

【随证加减】

病程日久加膏肓。风寒甚，痛剧者加火针疗法。病久、瘀血阻滞、活动受限放血疗法。

【临床操作】

早期用泻法，晚期用补法。针患侧条口，进针 2 寸，以承山穴有胀感为度，边提插捻转，边嘱患者活动患肩，不留针。膏肓穴沿肩胛骨后缘下方，向肩部斜刺，深度不超过 1 寸。听宫张口取穴，进针 1 寸，留针 30 分钟。用中粗火针点刺肩部穴位和阿是穴，不留针。用三棱针点刺肩部穴位及周围有瘀血现象的小血管，出血后即拔罐，留罐 15 分钟，每周 2～3 次。

【针方明理】

贺普仁教授认为足阳明经多气多血，条口为足阳明胃经穴，深刺条口可鼓舞脾胃中焦之气，通达四肢，濡润关节，驱除外邪，疏通经络而止肩痛。膏肓可治诸虚百损，扶助正气，又可疏通局部气血，驱除外邪，有攻补兼施之效，对顽固型患者有较好的效果。听宫为手太阳小肠经穴，有祛风散寒、通经活络之功。肩局部火针点刺，借火针热力，鼓舞阳气、温煦肌肤、驱散寒邪、调和经脉而疼痛自止。肩部穴位刺络放血后起到活血化瘀，行血散风，促进经络气血运行的目的。

【按语】

三通法治疗漏肩风效果良好。轻型患者针治 1 次，症状即可减轻；重型患者治疗时间较长。本病应加强功能锻炼，介绍几种方法如下：

（1）患者背靠墙而立，屈肘 90°握拳，拳心向上，上臂逐渐外展，尽可能使手接近或碰到墙壁。

（2）患者手指通过头后摸耳朵。

（3）面墙而立，用两手手指做爬墙运动，在每次爬行的最高点做记号，可以知道各次操练的成绩就能加强操练信心。

（4）患侧反手从背后摸取对侧的肩胛骨。

（5）患侧肢体顺时针方向画圈数次，再做逆时针方向画圈。每次练操5～

10 分钟,每天练操 2～3 次。练操是有些疼痛,但必须坚持。

# 三、肘 劳 方

【病症:肘劳】

肘劳是以肘部疼痛、肘关节活动障碍为主症的疾病,属于中医学伤筋、痹证的范畴,类似于肘关节扭挫伤、肱骨内上髁炎、肱骨外上髁炎(网球肘)。多因劳累汗出、营卫不固、寒湿侵袭肘部经络,使气血阻滞不畅;长期从事旋前、伸腕等剧烈活动,使筋脉损伤、瘀血内停等导致肘部经气不通,不通则痛。

【针方组成】

冲阳,局部火针。

【针方临证】

初起时偶感劳累后肘外侧疼痛。日久则加重,影响正常生活,不能做提水瓶、拧毛巾等简单动作,疼痛可向上臂和前臂放射。局部压痛明显。

【随证加减】

肘部痛甚加天井。

臂肘麻木不仁加外关。

【临床操作】

本穴因近足动脉,故《针灸大成》将其列为禁针穴,《医宗金鉴》亦有出血不止则死的说法,因此,针刺本穴是宜避开动脉,针 0.5 寸;毫针泻法刺天井,进针1 寸;毫针泻法刺外关,进针 1 寸。火针点刺肘部痛点 2～3 次,速刺不留针。

【针方明理】

冲阳为足阳明胃经原穴,阳明经多气多血,故具有健脾和胃,调理气血之功。贺普仁教授积多年临床经验认识到本穴的独特之处,是能够治疗肘劳病症,并且获得满意的疗效。天井为手少阳三焦经之合穴,能疏通手少阳三焦经经气,又能通调局部气血,治疗肘臂疼痛、麻木不仁等病症。外关为手少阳三焦经络穴,八脉交会穴之一,通阳维脉,能通调手少阳、手厥阴经经气,治疗肘臂屈伸不利;尤其是与火针针刺局部阿是穴结合运用,更能加强针刺效应,既能通经散寒,又能疏通局部气血,起到治疗肘部疼痛的最佳效果。

【按语】

肘劳类似于肘关节扭挫伤、肱骨内上髁炎、肱骨外上髁炎(网球肘)。

肘关节扭挫伤:直接或间接地暴力作用于肘关节发生的软组织损伤,可引起关节滑膜、韧带等软组织的撕裂伤或扭挫伤,局部肿胀、充血,严重的可引起关节内损伤。表现为肘关节疼痛,损伤部位压痛、肿胀和功能障碍。

肱骨内上髁炎:多见于运动员如羽毛球运动员和钳工等。凡在工作中屈腕、屈指、前臂内旋的工种或运动项目,持续的牵拉肱骨内上髁,久之形成慢性软组织损伤;或直接暴力使肘关节外翻,导致内侧副韧带牵拉肱骨内上髁而引起损伤,都容易产生肱骨内上髁炎。

肱骨外上髁炎又名网球肘,它与网球运动员前臂外旋状态下伸腕、伸肘动作有关。因为伸腕肌、肱桡肌、外侧副韧带等长期反复高强度的牵拉外上髁及邻近组织,形成慢性刺激,导致无菌性炎症,累及韧带、肌腱、骨膜、神经、血管、滑囊等,产生广泛的炎症。

# 四、腰 痛 方

【病症:各种腰痛】

因坐卧冷湿之地等因素致寒湿滞留经脉,气血运行受阻而致腰痛;或素体阳虚,或久病体虚等因素伤及肾阳,使肾阳不足,腰部失煦而致腰痛;或外伤致经脉气血受阻,引起气滞血瘀,络脉不和而致腰痛。

【针方组成】

肾俞、命门、委中。

【针方临证】

寒湿腰痛:腰部冷痛,牵引腿足,转侧不利,阴雨发作加重,得温则痛减,舌苔白腻,脉沉。

肾虚腰痛:腰部隐隐作痛,疲软无力,反复发作,遇劳则甚。肾阳虚兼身倦腰冷,脉沉;肾阴虚兼虚烦溲黄,舌红,脉细数。

瘀滞腰痛:腰痛如刺,痛有定处而拒按,俯仰转侧不利,舌质黯紫或有瘀斑,脉弦涩。

【随证加减】

寒湿腰痛:肾俞、命门加火针点刺。肾虚腰痛:肾俞、命门加灸盒灸法。瘀滞腰痛:腰部阿是穴刺络放血拔罐。

【临床操作】

肾俞毫针直刺1寸、命门毫针直刺0.5～0.8寸,针后用中粗火针点刺肾俞、命门和阿是穴,或两穴加灸盒灸20分钟,或三棱针阿是穴刺络放血拔罐;委中直刺1～1.5寸。

【针方明理】

贺普仁教授认为腰痛可由风、寒、湿邪侵入经络,流注于腰;或外伤损伤腰脊,使之气滞、痰结、血瘀或内伤虚损,日久不愈,累及于腰,但"腰者肾之府,转摇不能,肾将惫矣"(《素问·脉要精微论》),所以贺教授提出治腰先治肾的治疗原则,由命门、肾俞、委中三穴结合三通针法组成了适用于治疗各种病因引起的腰痛针方。

命门意指生命之门，为督脉腧穴，能通调督脉经气，总督一身之阳，其两旁为肾俞，而肾气又为一身之本，故名之。在《脉经》中称之为"此五脏六腑之本，十二经之根，呼吸之门，三焦之原，一名守邪之神也"。正如陈士铎在《石室秘录》中说："心得舍门而神明有主，始可应物，肝得命门而谋虑，胆得命门而决断，胃得命门而能受纳，脾得命门而能转输，肺得命门而治节，大肠得命门而传导，小肠得命门而布化，肾得命门而作强，三焦得命门而能决渎，膀胱得命门而收藏，无不借命门之火以温养之。"从而看出命门的重要作用。肾俞为治腰痛的要穴之一，为足太阳膀胱经穴，膀胱经引于背腰部，下夹脊，抵腰中，足太阳膀胱与足少阴肾相表里，两穴位于腰部，又能通调局部经气，故此两穴可温补肾阳、通经散寒。委中是足太阳膀胱经之合穴，为四总穴之一，腰背委中求，故三穴结合三通法共奏温阳散寒祛湿，活血祛瘀止痛的功效。

【按语】

西医认为引起腰痛的疾患很多，如骨科疾患、妇科疾患、泌尿科疾患、循环系统疾患等都可以引起腰痛。引起腰痛最常见的骨科疾患是椎间盘脱出、椎管狭窄、腰肌劳损、髂腰肌综合征、增生性脊柱炎等。

# 五、腿　痛　方

【病症：坐骨神经痛】

本病是由于感受风寒湿邪，经络痹阻，气血运行不畅；或因跌仆闪挫，以致经络受损，气血阻滞不通而痛。

【针方组成】

伏兔。

【针方临证】

主要表现为放射性腰腿痛，疼痛常由一侧腰部、臀部向大腿后侧或外侧、腘窝、小腿外侧及足背外侧放散。疼痛性质多样，程度有轻有重，常因咳嗽、弯腰用力加重。晚期可有腿部肌肉轻度萎缩及感觉异常。

【随证加减】

小腿外侧疼痛，足背外侧疼痛：加昆仑。

【临床操作】

治疗时，患者体位很重要，一定是屈膝跪取，毫针直刺 2.5 寸，提插泻法，酸胀针感强烈，可放射至膝部，根据患者耐受情况，留针 15～20 分钟。

【针方明理】

跪取伏兔是贺普仁教授临床常用独穴方之一，特别是治疗坐骨神经疼病症,可获立竿见影之效。伏兔为足阳明经穴,足阳明经筋起于足部的次趾和无名趾,结于足跗上面,斜向外侧上行,分布于外辅骨,上结于膝外侧,直上结于髀枢,上循肋胁连属于脊柱;其直行部分循胫结于膝,分支络于外辅骨,合于足少阳;从膝部直上部分循伏兔向上结于髀部,会聚于阴器。又足少阳经筋,起于足无名趾上,上结于外踝,上循胫外侧结于膝外侧;其分支起于外辅骨,上走髀,前面的结于伏兔上部,后面的结于尻骶。可见足阳明经筋经伏兔与足少阳经筋相连,《针灸大成》云伏兔为脉络所会也。坐骨神经痛多数为足少阳胆经病变,疼痛多沿胆经循行放散,足阳明经多气多血,取之可行气活血,一穴伏兔,兼通二经筋,泻之可行气活血、通筋止痛。

【按语】

坐骨神经痛有原发性,继发性,反射性三种类型。原发性坐骨神经痛是坐骨神经本身发生的病变,多与感染有关,受冷常为诱发因素。继发性坐骨神经痛是因神经通路的邻近组织病变所引起,如腰椎间盘突出症、脊椎关节炎、椎管内肿瘤等。反射性坐骨神经痛是由于背部的某些组织遭受外伤或炎症的刺激冲动,传入中枢,反射性的引起疼痛。不同类型的坐骨神经痛疗程和预后有所不同,明确诊断,有助于针对性地治疗。

# 六、膝 痛 方

【病症】

适用于膝关节疼痛。此证多由素体肾阳不足,感受寒邪所致。

【针方组成】

鹤顶、犊鼻、内膝眼、足三里、阳陵泉。

【针方临证】

膝部冷痛、肿胀、麻木,活动不利,甚则痿躄不行,或伴腰腿冷痛,舌淡胖,苔薄白,脉沉缓。

【随证加减】

寒邪重者,内膝眼、犊鼻可加火针。膝部肿痛者,加风市、膝关。寒邪入里化热者,加曲池。

【临床操作】

毫针直刺鹤顶,进针 1 寸用泻法;犊鼻、内膝眼用毫针在膝关节内外凹处斜刺 1 寸,平补平泻;毫针泻法斜刺阳陵泉 1.5 寸,毫针平补平泻直刺足三里,进针 1.5 寸。

【针方明理】

贺普仁教授在本方中选取鹤顶、犊鼻、内膝眼之意义在于三穴围绕着膝关节、鹤顶、内膝眼均是经外奇穴，犊鼻为足阳明胃经穴，鹤顶位于髌骨上缘正中凹处，内膝眼在胫骨上端之内侧，即髌韧带的内缘，犊鼻在胫骨上端之外侧，即髌韧带的外缘，三穴合用主治膝关节局部病症，具有祛风散寒、祛湿止痛的作用。阳陵泉位于膝关节下方，足少阳胆经穴，筋之会穴，为筋气聚会之处。《难经·四十五难》云："筋会阳陵泉。"故阳陵泉是治疗筋病的要穴，特别是膝关节病症，临床较为常用，具有舒筋和壮筋的作用。足三里位于膝下三寸，足阳明胃经穴，阳明经为多气多血之经，阳明有主宗筋，故取足阳明胃经合穴足三里以温阳益气、通经活络。本方五穴合用，以局部取穴和循经取穴相结合，以经穴和经外奇穴相互运用之法，共奏扶正气、祛外邪、止疼痛之功效。

【按语】

常见的可以引起膝关节疼痛的损伤有几种情况：

（1）脂肪垫劳损：患者会觉得膝关节疼痛，完全伸直时疼痛加重，但关节活动并不受到限制。劳累后症状明显。

（2）半月板损伤：半月板损伤会有明显的膝部撕裂感，随即关节疼痛，活动受限，走路跛行。关节表现出肿胀和滑落感，并且在关节活动时有弹响。

（3）膝关节创伤性滑膜炎：疼痛最明显的特点是当膝关节主动极度伸直时，特别是有一定阻力地做伸膝运动时，髌骨下部疼痛会加剧，被动极度屈曲时疼痛也明显加重。

（4）膝关节骨性关节炎：这种病症多见于中老年，女性居多，超重负荷是致病的主要原因。膝关节会肿胀而疼痛，有时活动关节会有摩擦音。膝部可能出现内翻畸形并伴有内侧疼痛。

（5）膝关节韧带损伤：临床上内侧副韧带损伤占绝大多数。患者会有明确的外伤史，膝关节内侧疼痛、压痛，膝内侧有肿胀，几天后会出现瘀斑。膝关节活动会受到限制。

# 七、跟 痛 方

【病症：足跟底疼痛】

足跟痛多因长期站立，行走过多，奔跑、跳跃、挫伤筋骨；或因风寒湿热之邪外侵，留于经络，与血气相搏，经气痹阻而痛作；或体质素虚或摄生失调而致肾气亏虚，肾主骨，肾虚则阴精无以充养筋骨而发足跟痛。

【针方组成】

太溪、昆仑、阿是。

【针方临证】

实证：足跟疼痛剧烈，行走触地则加重，部分患者局部有肿胀感，舌苔白，脉弦紧。

虚证:足跟隐隐作痛,缠绵不愈,遇劳则重,局部皮肤色泽无明显改变,常伴有腰膝酸软、耳鸣等症状,舌淡少苔,脉弦细。

【随证加减】

实证加承山;虚证加水泉。

【临床操作】

实证以中粗火针或三棱针点刺放血,虚证以细火针点刺。毫针直刺足部穴位,进针 0.5 寸,太溪、水泉用补法,余穴用泻法。

【针方明理】

贺普仁教授用足少阴肾经原穴太溪穴,能强肾壮骨,实证用之可温肾阳散风寒通经络,虚证用之可补肾阴柔筋脉止疼痛;昆仑为足太阳膀胱经穴,疏通太阳经经气,实证泻法可舒筋活络、通络散滞,虚证补法可壮筋补虚,两穴正位于内外踝与跟腱之间的凹中,充分发挥其近治作用。本方必不可少的针法即温通法,实证粗针以散泻,虚证细针以扶正。临床实践证明针灸治疗足跟痛有很好的效果,因针刺可以松懈足跟部软组织粘连,消除炎症与水肿,减轻局部组织的压力,解除跖筋膜的挛缩,促进局部血液循环,从而达到治病止痛的目的。

【按语】

西医认为足跟痛好发于运动员和老年人,主要是由于足跟的骨质、关节、跟腱、滑囊、筋膜等处病变引起的疾病。常见的为足跟骨刺、跟腱炎、筋膜炎、跟垫痛等,往往发生在久立或久行者,可由长期或慢性轻伤引起。个别患者侧位 X 线片显示跟骨有骨刺,大部分足跟骨刺会有足跟痛症状,但不是有足跟痛就会有足跟骨刺。

常见的为跖筋膜炎,久行,表现为跖筋膜纤维断裂及修复过程,在跟骨下方偏内侧的筋膜附丽处骨质增生及压痛,跖筋膜炎不一定有骨刺。

# 八、扭伤方

【病症:急性扭伤】

急性扭伤多由剧烈的运动,或负重不当、跌仆、牵拉等原因,引起气血壅滞、经脉闭阻而造成关节及筋脉损伤。

【针方组成】

曲池、足三里、对侧相应阿是穴。

【针方临证】

局部关节肿胀疼痛,关节活动受限。轻者局部微肿,按之疼痛,重者红肿明显,疼痛剧烈,关节屈伸不利。

【随证加减】

疼痛剧烈:加血海。

【临床操作】

找对侧相应的部位,毫针进针后用泻法,边捻转边嘱患者活动患关节,进针深度因关节不同而有别。毫针直刺曲池、足三里,进针 1.5 寸用泻法。

【针方明理】

贺普仁教授提出的扭伤方体现了两层深刻含义:左右交叉取穴和针刺运动法。首先左右交叉取穴方法源自《黄帝内经》,《素问·阴阳应象大论》明确指出:"故善用针者,从阴引阳,从阳引阴,以右治左,以左治右。"具体提出了缪刺和巨刺论。缪刺即病在络脉,病在右而表现于左,必须左痛刺右;病在左而表现于右,必须右痛刺左。巨刺即病在经脉,左侧邪盛致右侧发病,必须右症针左;右侧邪盛致左侧发病,必须左症针右。正如《针灸大成》云:"缪刺与巨刺各异,巨刺者,刺经脉也,痛在左而右脉病者,则巨刺之,此左痛刺右,右痛刺左,中其经也。缪刺者,刺络脉也,身形有痛,九候无病,则缪刺之,此右痛刺左,左痛刺右,中其络也。此刺法相同,但一中经,一中络之异耳。"其次针刺运动法即毫针进针后用泻法,边捻转边嘱患者活动患关节。此种方法可以改善患处的气血运行,减轻因外伤引起的瘀血疼痛。方选曲池和足三里,均为阳明经穴,多气多血之经,一上一下,调节全身气血,共同起到舒筋活络、消肿定痛、扶助正气、活血散瘀的功效。

【按语】

西医认为扭伤是突然的剧烈的转动使肩、肘、腕、髋、膝、踝关节超出其正常的生理活动范围而产生的外伤。筋膜、韧带、肌肉遭受过度扭转或牵拉,产生软组织损伤或撕裂,继发性出血、肿胀、疼痛和关节功能障碍。

# 第四节　妇科儿科病证

## 一、痛　经　方

【病症:痛经】

痛经是指妇女在行经前后,或行经期,小腹及腰部疼痛,甚至剧痛难忍。多因经期感寒伤湿,寒湿客于下焦胞宫,经血为寒湿所凝,令气血运行不畅而致病;或肝郁气滞,气机不利,血行受阻,经血滞于胞中而痛;或素体虚弱,禀赋不足,或多产房劳,以致精亏血少,胞脉失养而痛作。

【针方组成】

气海、中极、次髎、三阴交。

【针方临证】

痛经主要分为虚实两大类。实证多在经前或经期小腹疼痛,气滞者胀痛,血块排出后腹痛减轻,寒凝着小腹冷痛。虚证多在经行末期或经净之后小腹疼痛,痛势绵绵,喜暖喜按。

寒湿凝滞:经前或经期小腹疼痛,重则连及腰背,得热痛减,舌苔白腻,脉沉。

肝郁气滞:经前或经期小腹胀痛,胀甚于痛,经血中有瘀块,块下后疼痛减轻。

肝肾阴虚:经后小腹隐痛,按之痛减,月经量少色淡,质稀,腰膝酸痛,头晕耳鸣,舌质淡,苔薄白,脉沉细。

【随证加减】

寒凝气滞加关元、血海;肝郁气滞加地机、行间;肝肾阴虚加肝俞、肾俞。

【临床操作】

气海、关元直刺1寸,关元加灸,中极直刺1寸,肝俞、肾俞斜刺0.5寸,次髎直刺1寸,三阴交、地机直刺1～1.5寸。实证泻法,虚证补法。

【针方明理】

贺普仁教授认为痛经的主要病机是气血运行不畅。因经血为气血所化,血随气行,气充则血沛,气顺则血和,经行通畅,自无疼痛之患。若因受寒、气滞血瘀、精亏血少而致经行不畅,均可引起痛经。痛经的病变部位在肝肾及冲任二脉。故取穴上选取气海、关元、中极等任脉穴位。中极通于胞宫,联系冲脉,可通调冲任;气海壮元益肾;关元加灸更温助下焦阳气。三阴交健脾利湿,补益肝肾,脾经之地机、血海活血化瘀止痛。行间为肝经荥穴,可疏肝解郁。次髎可通调冲任,引经血下流,为治疗痛经的经验效穴。肝俞、肾俞滋补肝肾。本方腧穴借微通法和温通法发挥功效,共达到驱寒利湿、温经止痛、疏肝解郁、行气活血、补肝益肾、调和冲任以治痛经之目的。

【按语】

痛经的治疗宜于每次月经来潮前3～5天开始,至行经后为止,针灸治疗痛经的效果较好,尤其对于原发性痛经,一般经3个月经周期的治疗,痛经均可缓解或消失。

# 二、经　迟　方

【病症：月经错后】

经迟是经期推迟 7 天以上，并伴有经量、经色、经质的异常病症。本病多因久病体虚或长期慢性失血；或脾胃不健，化源不足，营血衰少，以致冲任血虚，血海不足，经水不能按时而下；或素体阳虚内寒，或行经期贪凉多寒，寒邪搏于冲任，血为寒凝，经行受阻，以致经血来迟；或素体忧郁，气机不利，气郁血行不畅，冲任受阻，血海不能按时满盈而经行后延。

【针方组成】

关元、中极、水道、归来、三阴交。

【针方临证】

血虚型：经行后期，量少色淡，小腹空痛，身体瘦弱，面色萎黄，头目眩晕，心悸少寐，舌淡苔薄白，脉细弱。

血寒型：经行后期，量少色黯，小腹冷痛，喜热喜按，腰酸无力，畏寒肢冷，舌淡苔薄白，脉沉。

气滞型：经血来迟，色黯有块，乳房或少腹胀痛，胸闷泛恶，舌黯苔薄白，脉弦。

【随证加减】

血虚型加脾俞、足三里，血寒型加灸关元，气滞型加太冲。

【临床操作】

血虚血寒型用补法，气滞型用泻法。关元直刺 1～1.5 寸，关元加艾盒灸，归来及下肢穴位直刺 1～1.5 寸，太冲直刺 0.5～0.8 寸。

【针方明理】

贺普仁教授认为虽然导致经迟的病因有多种，然病机则是冲任失调，脉道不通。脾为后天，主生化水谷精微，化生血液，充养冲任之脉。肾为先天，藏元阴元阳，提供五脏六腑之原动力。故脾肾足则冲任盈，月事以时下；脾肾虚则冲任亏，月事无以下而致月经延期。其治之法为调补脾肾，畅通冲任。

本方取任脉之关元穴，该穴是足太阴脾经、足少阴肾经、足厥阴肝经与任脉的交会穴，可治四经病变，可温经祛寒、和血活血，通调冲任之脉。中极为任脉穴近胞宫，也是足三阴经交会穴，可通调冲任之脉。水道、归来为足阳明胃经穴，胃者受纳水谷，与脾同为后天之本，共生水谷精微，化生气血，两穴位居少腹，邻近胞宫，故其穴特性善治妇科疾病，尤归来穴刺之可使血液充盈冲任之脉使月事以时下。三阴交为脾经穴，通于足三阴经，刺之可疏肝、健脾、益肾。本方五穴合用,补脾益肾,疏肝理气,充养血海使月事以时下。

【按语】

患者应注意经期卫生,忌食生冷或刺激性食物,避免精神刺激。需要说明的是由于气候、环境、生活和情绪波动等因素引起月经周期的暂时改变,不可作病态论。

## 三、崩漏方

【病症:崩漏证】

崩指不在经期突然阴道大量出血,来势急骤,出血如注;漏指发病势缓,经血量少,淋漓不净,二者不易截然分开,故常并称。本病多因情志不舒,肝失条达,气血壅滞,郁而化火,邪热迫血妄行而发病;或饮食失节,损伤脾胃,或思虑伤脾,脾虚不能统血而致崩漏;或房劳过度而伤肾,损及冲任,不能固摄血液以致经血非时而下。

【针方组成】

气海、隐白、三阴交。

【针方临证】

肝郁血热型:出血量多,色紫红或夹有瘀块,腹痛拒按,胸胁胀急,性情急躁,口干作渴,舌质红,脉弦数。多见于年轻人和初病者。

脾不统血:病久漏下,色淡或晦黯,头晕目眩,神疲气短,失眠心悸,胃纳减少,舌质淡红,脉虚细。

肾虚不固:出血淋漓不尽或量多。偏肾阳虚者,经色淡质清,畏寒肢冷,舌淡苔白,脉沉细。偏肾阴虚者,经质稠,腰膝酸软,舌红少苔,脉细数。

【随证加减】

肝郁血热加太冲、血海、大敦,脾不统血加脾俞、足三里;肾虚不固加肾俞、命门、太溪。

【临床操作】

血热者用泻法,余用补法。三阴交、血海、足三里直刺1～1.5寸;隐白、大敦浅刺0.1寸,虚者隐白加灸,实者隐白、大敦三棱针点刺放血,太溪直刺0.5寸,脾俞、肾俞斜刺0.5寸。

【针方明理】

贺普仁教授认为冲任损伤,肝脾肾功能失调是导致崩漏发生的主要病因病机,故调理冲任、健脾疏肝益肾为其组方原则。穴取任脉经穴气海,任脉与冲脉同起于胞宫,与足三阴经相连,为生气之海,诸阴之海,具有调气机、益元气、补肾虚、固精血的作用。三阴交为足三阴经交会穴,可疏肝理气,健脾摄血,补肾固本。隐白为足太阴脉气所发,可健脾统血,是治疗崩漏的经验效穴。大敦为肝经井穴,清肝经之热而凉血,太冲、血海疏肝解郁,清泻血中郁热。脾俞、足三里健脾养血,培补中气,摄血止漏。取肾脏精气所聚之肾俞,壮元益肾之命门,及肾经原穴太溪,共以滋补肾气,调理冲任而止崩漏。

【按语】

西医的功能失调性子宫出血、生殖系统炎症、肿瘤等出现的阴道出血,均属崩漏范畴。本病治疗时间可选择经前 3～4 天开始,每日或隔日一次,经行不停。本病患者多体质虚弱,宜多食营养食物,忌食辛辣,严禁烟酒。不要从事剧烈活动,注意休息,消除紧张、忧虑等情绪,保持心情舒畅。

## 四、止 带 方

【病症:带下病】

带下量多,或有色、质、气味的异常,或伴有全身症状者,即称为带下病。多因饮食不节,劳倦过度,伤及脾气,脾失健运,谷不化精,反聚为湿,流注下焦而发病;或素体下元亏损,或纵欲无节,或孕育过度,伤及肾气,带脉失约,任脉不固,遂成带下;或脾虚湿盛,郁久化热,湿热下注,或经行产后,湿毒秽浊之邪,乘虚侵入胞脉,损伤冲任而成带下。

【针方组成】

带脉、三阴交、气海。

【针方临证】

脾虚:带下量多,色白或淡黄,质黏稠,无臭味,绵绵不绝,舌淡苔白腻,脉缓而弱。

肾虚:带下清冷,量多,色白,质稀薄,终日淋漓不断,舌淡苔白,脉沉迟,尺脉尤甚。

湿毒:带下量多,色黄绿如脓,或夹有血液,或混浊如米泔,臭秽,舌红苔黄,脉滑数。

【随证加减】

脾虚者加阴陵泉、足三里;肾虚者加肾俞、关元;湿毒者加中极、阴陵泉。

【临床操作】

虚证补法,实证泻法。毫针直刺腹部穴位,进针 1～1.5 寸,毫针直刺或斜刺下肢部穴位,进针 1.5 寸。

【针方明理】

贺普仁教授认为本病因脾肾阳虚或湿热下注,致带脉失约、冲任失调而病,故治疗上应调节冲、任、带三脉,辨证加减取穴。方取足少阳与带脉的交会穴带脉穴,可固摄本经经气和带脉,利湿清热而止带;气海为任脉穴,气海调理冲任,补气以摄液;足三阴之会三阴交,可健脾疏肝固肾;阴陵泉、足三里可健脾益气、除湿止带,中极配阴陵泉可清热解毒、祛湿止带;肾俞、关元可补肾助阳、同摄带脉。

【按语】

西医的阴道炎、宫颈炎、盆腔炎所引起的带下,可参考本节辨证。平时注意卫生,保持外因清洁。若发现黄、赤带,需及时做妇科检查。

# 五、促 孕 方

【病症:不孕症】

夫妇同居 3 年以上,未避孕而不受孕者,为不孕症。多因先天禀赋不足,或后天失养,房劳多产,以致肾气亏虚,胞宫不能得以温煦而致不孕;或情志不畅,气机郁结,血行受阻,或饮食劳倦,忧思伤脾,痰湿内蕴,瘀血痰湿互阻,冲任气血失调故难受孕成胎。

【针方组成】

关元、子宫、归来、阴廉、三阴交。

【针方临证】

肾虚不孕:经量少色淡,经期后延,性欲减退,腰膝酸软。

气血亏虚:经量不定,色淡,经期先后不定期,面黄疲倦,体瘦心悸。

肝郁气滞:经期先后不定,量多少不定,色紫夹瘀块,乳房胀痛,胸胁胀满,心烦急躁,善太息。

宫寒血瘀:月经不调,经色紫黯,夹瘀块,经期小腹冷痛。

湿热内阻:少腹疼痛,临经尤甚,低热,月经淋漓,黄带较多。

【随证加减】

肾虚不孕加肾俞、命门;气血亏虚加百会、足三里;肝郁气滞加内关、太冲;宫寒血瘀加膈俞;湿热内阻加阴陵泉。

【临床操作】

用平补平泻手法,针刺关元时,针尖应向斜下,进针 1.5 寸左右,使针感向会阴部扩散。子宫穴直刺 1.5 寸,使患者感到局部酸胀,并向下腹部扩散为宜。余穴直刺 1～1.5 寸,局部酸胀针感。

【针方明理】

女子以血为本，血液盈则荣于冲任，冲任盛则任脉通，月事以时下。任脉司人身之阴，足三阴之脉皆会于任，故称阴脉之海，为人体孕育之根本，故有任主胞胎之说，故不孕症的产生与冲任气血关系最为密切。临床表现为月经的异常，从病理角度看是血的异常，血虚、血少、血瘀是造成不孕症的直接原因，也是多见的原因。贺普仁教授提出在治疗上当以调经为先，法用补肾固元、调理气血、荣养冲任。尤其足厥阴肝经的阴廉穴，居股内侧近边缘处，可调经血，为治疗月经不调、不孕症的经验效穴，《针灸甲乙经》曾云此穴"治妇人绝产。"《针灸大成》亦云"治妇人绝产，若未经生产者。"

【按语】

不孕症的原因很多。针灸疗法对功能性不孕症效果较好，对器质性者效果不佳。因本病病因病机较复杂，故疗程较长。应鼓励患者树立信心，坚持治疗，做到医患配合。

# 六、更 年 方

【病症：绝经前后诸症】

有些妇女在绝经期前后，出现一些如经行紊乱、头晕、心悸、烘热出汗、烦躁易怒、情志异常等症状，这些症状往往轻重不一地混杂出现，名为绝经前后诸症。西医的更年期综合征与本病类似。本病多因妇女近绝经前后，肾气渐衰，天癸将竭，精血不足，冲任亏虚而出现肾之阴阳偏盛偏衰的现象。肾阴不足，阳失潜藏，肝阳上亢；或肾阴不足，营血暗伤，心血亏损；肾阳虚衰，失于温养，脾失健运，痰湿阻滞，痰与气结而致本病。

【针方组成】

三阴交、太溪、合谷、太冲。

【针方临证】

肾阴不足：月经推迟，稀发或闭经，阴道干涩。头晕耳鸣，失眠多梦，皮肤瘙痒，烘热汗出，五心烦热，哭笑无常，易怒健忘，舌红少苔，脉细数。

肾阳亏损：月经量多，崩漏或闭经，面黯神疲，腰膝酸软，形寒肢冷，肢体浮肿，便溏，尿频失禁，舌淡苔白，脉沉细无力。

【随证加减】

肾阴虚加肾俞；肾阳虚加气海。

【临床操作】

用毫针中等刺激，手法平补平泻。合谷直刺 1 寸，三阴交直刺 1.5 寸，太溪、太冲直刺 1 寸。每日 1 次,每次留针 30 分钟,10 次为 1 个疗程。

【针方明理】

贺普仁教授认为本病的主要病机为肾虚不能濡养和温煦其他脏腑,其病变脏腑在肾,其临床表现多种多样,以培补肾阴肾阳为治疗本病的法则。

三阴交是足太阴经穴位,乃足三阴之会,太溪是肾经原穴,肾俞为肾之背俞穴,可调补肾水、补养精血。太冲为足厥阴经原穴,与太溪合用可益水涵木,疏肝理气。合谷可助运化,调补后天,祛湿化酸,与太冲合用可调理气血。气海为生命之海,温补肾阳,阴阳协调。诸穴合用,可取得良好效果。

【按语】

本病是指更年期妇女因卵巢功能衰退直至消失,引起内分泌失调和自主神经功能紊乱的症状,属中医绝经前后诸症的范畴。

患者所处周围环境及精神状态与疗效密切相关,治疗时应做好患者思想工作,创造良好的周围环境,使其心情舒畅,配合治疗,这样可提高疗效。

# 七、通 乳 方

【病症:产后乳汁缺少】

本症指产后乳汁分泌量少,不能满足婴儿需要而言。此症因产妇脾胃素虚,气血化源不足,或分娩失血过多,气随血耗,影响乳汁的化生而致乳少、乳迟;或情志郁结不舒,气机不畅导致乳脉不行。

【针方组成】

膻中、合谷、少泽。

【针方临证】

产后 48 小时后乳房仍无膨胀感,乳汁很少流出。若体质虚弱,乳房无胀痛,属气血不足;若体健,乳房胀痛者,多属肝气郁结。

【随证加减】

气血虚弱加脾俞、足三里;肝气郁结加肝俞。

【临床操作】

膻中宜向下沿皮刺,针 1～1.5 寸,以局部胀感为主,轻轻捻转针柄使两乳房发胀;少泽毫针刺 0.2 寸,针感多为疼痛;合谷针 1 寸,针感以胀、麻居多,向手指或肘、肩部放射。留针 30 分钟,每日 1 次,10 次为一疗程。

【针方明理】

贺普仁教授认为补益气血,疏肝理气是生乳、催乳、通乳的重要法则。膻中为气之会,性善调气,取之调和气血,生化乳汁;少泽为小肠井穴,小肠主液,脉气所发,为通乳生乳之经验要穴;乳房属阳明,故取手阳明经原穴合谷以疏导阳明经气而催乳。

【随证加减】

气血不足者刺脾俞、足三里以健脾胃生化气血,肝气郁结刺肝俞以疏肝调血。

【按语】

《针灸大成》:"妇人无乳:少泽、合谷、膻中。"在针灸治疗同时,可多食猪蹄、鲫鱼汤以增加营养。若哺乳方法不当,应先予纠正,否则会影响治疗效果。回乳治疗:足临泣、光明。

# 八、正 胎 方

【病症:胎位不正】

胎位不正指妊娠 30 周后,胎儿在子宫内的位置不正,多见于经产妇或腹壁松弛的孕妇。产妇本身多无自觉症状,经产妇检查后才明确诊断。中医认为胞脉系于肾,若素体肾虚,或房劳过度,或多产伤肾,精血亏损,不能通过胞脉濡养胞宫,因此胎位难以维持常态。

【针方组成】

至阴穴。

【针方临证】

产妇一般无自觉症状,经产妇检查后才明确诊断。

【临床操作】

治疗时患者须松解腰带,坐在靠背椅上或仰卧在床上,以艾条灸两侧至阴穴 20 分钟,每日 1～2 次,至胎位转正为止。

【针方明理】

《素问·奇病论》云:"胞脉者系于肾。"若肾气不足,则胞宫失养,功能不足,难以维持正常胎位。足太阳膀胱经终于至阴穴,而交于足少阴肾经,本着阳动阴静、阳生阴长的原则,温灸至阴穴,可达益肾气、增精血的作用。气血充足,胞宫得养,未产胎儿可恢复常位。

【按语】

此方法多用在妊娠 7 个月以后胎位不正的产妇。胎位不正的原因很多,须详细检查,若因骨盆狭窄、子宫畸形等引起,应做其他治疗。

# 九、化 积 方

**【病症:疳证和食积】**

疳积指以面黄肌瘦、饮食反常等为特征的一种慢性疾病。多因饮食无度或恣食肥厚生冷,损伤脾胃,运化失常,形成积滞,日久则纳运无权,脏腑肢体失于濡养,渐成疳积;或饮食不洁,感染虫积,耗伤气血,不能濡养脏腑筋肉,日久成疳。

**【针方组成】**

四缝、脾俞。

**【针方临证】**

胃纳减退,厌食,恶心呕吐,吐出不化奶块或食物,腹胀而硬,大便不调,烦躁哭闹,手足心热。

**【随证加减】**

腹胀者加足三里;吐奶多者加内关。

**【临床操作】**

以小三棱针速刺四缝穴位,挤出少量黄白黏液。毫针点刺脾俞,不留针。每周1~2次,5次为1个疗程。

**【针方明理】**

疳积证包括范围广泛,指积滞和疳证两部分,且彼此关联,由于其致病原因相同,只是疾病程度轻重不同,症状表现轻重有异。《证治准绳》说:"积为疳之母,所以有积不治乃成疳。"可见积证为病之始,较轻;疳证为病之后,较重。

治疗上贺普仁教授提出疳积方,由四缝穴、脾俞穴组成。四缝穴最早出自《奇效良方》一书,穴位位于第二、三、四、五指掌面,近端指关节横纹中点,主治小儿疳积、肠虫,为经验效穴,与脾俞合用可健运脾胃、消食化虫。

**【按语】**

本病西医认为是由于摄食不足或食物不能充分吸收利用,以致不能维持正常代谢,迫使肌体消耗自身组织,出现体重不增或减轻,生长发育停滞,脂肪消失,肌肉萎缩的一种慢性营养缺乏症。可见于小儿喂养不当,以及慢性腹泻、肠寄生虫等。治疗上首先必须给以合理的营养指导,针对病因及时治疗。

# 十、固 溲 方

**【病症:遗尿症】**

年满6岁具有正常排尿功能的儿童,在睡眠时不能自行控制而排尿者,称为遗尿。本病发生多因肾气不固、固摄无权,膀胱失于约束,气化作用异常;或由脾虚气陷,肺气不调,水液下行失其常度而引起。

【针方组成】

关元、中极、三阴交。

【针方临证】

睡中遗尿,轻者隔数夜遗尿一次,重者可一夜发生数次。遗尿时间,多在半夜,也有在清晨,遗尿后患者常能继续熟睡。病情重者,可延长至十余年,并可见于少数成人。遗尿日久,可见面色苍白,精神委顿,智力减退,食欲不振,脉弱无力。

【随证加减】

脾虚加脾俞、足三里;肾虚加肾俞、气海;肺气不调加列缺、阴陵泉。

【临床操作】

毫针刺关元、中极,针尖向下,针感达阴部或加艾盒灸。毫针斜刺三阴交,针尖向上,针感向上传导。每天 1 次,10 天为 1 个疗程,疗程间隔 3～5 天。

【针方明理】

本病的发生与肺、脾、肾、膀胱关系较为密切,但肾虚是根本。小儿本为稚阴稚阳之体,如因先天不足,肾气虚弱、肾失封藏,膀胱失约则可致遗尿。法当温补肾阳,固摄止遗。贺普仁教授依据此法制定了固溲方。关元为足三阴、任脉之会,为人身元气之根本,灸补之可温补肾阳、益气固本。中极为膀胱之募穴,可助膀胱之气化。三阴交健脾升举,通调水道。诸穴成方,共奏固摄止遗之功。

【按语】

西医认为凡年满 6 岁以上,膀胱排尿功能已完全由大脑皮层控制,若再发生遗尿者,即为病态。其发病原因有体质性与习惯性两类。体质性原因包括泌尿生殖器畸形、阴性脊柱裂、大脑发育不全等先天性疾病,泌尿系感染、寄生虫病、脊柱或颅脑受伤,发育营养不良等。这些原因均可能导致大脑的功能紊乱,或脊髓的反射弧失常,或因局部刺激而致本病。

# 十一、夜 啼 方

【病症:夜啼症】

本病指婴儿每至夜间,间歇性的高声啼哭甚至通宵不已,而白天如正常小儿,多见于 3 岁以内的乳婴儿。多因患儿先天禀赋不足,或冷乳喂养,寒邪入侵,气机不畅以致夜间腹痛而啼哭不休;或邪火积热乘心而啼哭;或小儿心气怯弱,异物异声及生人刺激均可致心神不宁而啼哭。

【针方组成】

印堂。

【针方临证】

脾脏虚寒：哭声低弱，睡喜俯卧，曲腰肢冷，腹喜按摩，食少便溏，苔薄白，脉沉细，指纹青红。

心经有热：哭声较响，见灯光则啼哭加重，烦躁不安，唇红面赤，舌尖红苔白，脉细有力，指纹青紫。

暴受惊恐：哭声突发，似见异物状，哭声不已，精神不安，睡中易惊，唇面时青时白，紧偎母怀，舌苔正常，脉弦数。

【随证加减】

脾脏虚寒加中脘、关元；心经有热加通里、劳宫；暴受惊吓加百会、神门。

【临床操作】

毫针向下平刺印堂，平补平泻，捻转20秒即出针。治疗时最好在下午或夜间，则其效更佳。脾脏虚寒用补法，用艾条温和灸中脘、关元各10分钟。余用泻法，浅刺不留针，各穴捻转泻法20～30秒即出针。

【针方明理】

贺普仁教授认为诸多因素干扰心神，心神失守则致夜啼，治以养心宁神，方取印堂穴。针刺经外奇穴印堂既可通阳止痛，又能安神镇惊，故对各种小儿夜啼皆可取效。根据辨证不同，可加胃经募穴中脘，健运中焦，关元为任脉与足三阴经交会穴，可壮元益气，两穴合用可温阳散寒、健胃和中；通里为心经络穴，劳宫为心包经荥穴，合用可清心泻热；百会镇惊宁志，心经原穴神门养心宁神，心神得安则啼哭可止。

【按语】

一些婴儿夜间啼哭，多方检查均无异常，可能属生理性夜啼，不一定治疗。病理性夜啼则需细查病因，辨证治疗。

# 十二、小儿弱智方

【病症：小儿弱智】

小儿弱智，即智能低下或智力不足，即在儿童中与同龄儿相比智力发育明显落后，甚至无法接受教育，生活不能自理，同时伴有适应性行为缺陷的一组疾病，给家庭和社会造成一定的影响。

【针方组成】

百会、四神聪、风府、哑门、大椎、心俞、谚谵、通里、照海。

【针方临证】

患儿与同龄儿相比智力发育明显落后,同时伴有适应性行为缺陷。轻者表现为理解力差,运算能力差,吐字不清,精细动作困难,严重者智力低下,无言语或只能片语,无理解能力,不能行走,或可行走,但步态不稳。生活不能自理,容易恐惧。

【临床操作】

用毫针快速点刺,不留针。进针要稳、准、轻、浅、快,即持针要稳,刺穴要准,手法要轻,进针要浅且快。力求无痛,针不可提插捻转。每日针刺一次,或隔日一次,以3个月为一疗程。

【针方明理】

百会:出自《针灸甲乙经》。本穴在巅顶,为手足三阳、督脉之会;头为诸阳之会,百会穴居最高之位,四周各穴罗布有序,如百脉仰望朝会。《会元针灸学》:"百会者,五脏六腑奇经三阳,百脉之所会,故名百会。"主治:癫痫狂症,角弓反张,健忘失眠,惊悸目眩,小儿夜啼等。

四神聪:出自《太平圣惠方》(早在《铜人腧穴针灸图经》中就有此穴名的记载)奇穴。主治:失眠健忘,癫痫狂乱,肢体不利,中风不语及头部各疾。

风府:出自《灵枢·本输》。督脉穴,为督脉、足太阳经、阳维脉交会穴。因本穴主治中风舌缓等风疾,故名风府。主治:颈项强痛,癫痫癔症,中风不语,肢体不利。

哑门:出自《素问·气穴论》督脉穴,为督脉与阳维脉交会穴。"哑门者,为发音之门……故名"。主治:舌缓不语,颈项强直,脑性瘫痪等。

大椎:出自《素问·气府论》。督脉穴,为督与手足之阳经交会穴,穴在第一椎上凹陷处,因其椎骨最大,故名。主治:癫痫癔症,头痛项强,咳嗽热病等。

心俞:出自《灵枢·背俞》。足太阳膀胱经穴,为心之背俞穴,心形如未放莲花,附着于脊之第五椎,是经气所输之处,又为治心病之要穴。主治:失眠健忘,癫痫盗汗及各种心部病。

噫嘻:出自《素问·骨空论》。太阳膀胱经穴,《素问·骨空论》:"噫嘻,在背下侠脊旁三寸所,压之令病者呼噫嘻,噫嘻应手。"主治:咳嗽,气喘,目眩,疟疾,热病汗不出,肩背痛。

通里:出自《灵枢·经脉》。手少阴心经络穴,《会元针灸学》"通里者,由手少阴络,通于手太阳也。与手厥阴邻里相通。手少阴心之经脉会于此。支走其络,连络厥阴、太阳,故名通里"。主治:舌强不语,失音失语,心悸心痛,心烦失眠,遗尿脏躁等症。

照海:出自《针灸甲乙经》。足少阴肾经穴,为八脉交会穴之一,通于阴跷脉。照即光照,海为百川所归。本穴位于然谷后,然谷属足少阴肾经穴之荥穴,在五行属火,犹龙雷之火有光照之象;阴跷脉发生于本穴,肾气归聚似海,故名。主治:失眠癫痫,便频不寐等。

本病属虚多实少,主因先天不足,后天失养,故补益先后为其大法,辅以益智开窍醒神,本方多采用督脉之穴,总督一身之阳气,充实髓海,健脑益智;足太阳膀胱之脉,夹脊抵腰络肾,取心俞和谚嘻两穴,开通心窍,镇静安神。足少阴肾经照海之穴,滋补肝肾;取通里,心经络穴调补心气心血,与照海相配,共奏补益心肾,使水火相济,心肾相交之功。四神聪为典型的健脑醒神之穴,其连于督脉,太阳经与肝经之间,故善调一身之阴阳,针之可息风宁神定志。在临床中,当辨证以虚为主时,取百会、四神聪、哑门、心俞、谚嘻、通里、照海为首。少数以实证为主者,则采用扶正与祛邪实并举之法,即在虚证的基础上,加上风府、大椎、腰奇三穴。切不可手法过重,泻之过重。

【按语】

在贺老诊治的儿科病证中小儿弱智占很大比例,经临床观察多例,有确切疗效。小儿为"纯阳"之体,生机蓬勃,活力充沛,反应敏捷,所以在生长发育过程中,从体格、智力以至脏腑功能,均不断向完善、成熟方面发展。相对而言,年龄越小,生长发育速度也愈快,这就提示我们:小儿弱智之病,要早发现,早治疗。在治疗中,因其病为痼疾,所以要有耐心,帮助家长树立信心。治疗时间以3个月到半年为佳。

# 十三、遗 尿 方

【病症:遗尿】

遗尿症是指年满3周岁以上的儿童夜间不自主的排尿。婴幼儿时期,由于生理上尚未建立排尿反射,功能发育尚不成熟;或学龄前儿童因白日游戏过度,精神疲劳,睡前多饮等原因,偶发遗尿,均不属病态。超过3岁,特别是5岁以上的幼童,不能自主控制排尿,熟睡时经常遗尿,轻者数夜一次,重者可一夜数次,则为病态。

【针方组成】

关元、中极、气海、肾俞、三阴交。

【针方临证】

睡梦中遗尿,轻者数夜1次,重者每夜1次或数次,若迁延日久,可有精神不振,食欲减退,以及消瘦萎黄等症。尿常规及尿培养无异常发现。X线检查部分患儿可发现有隐性脊柱裂,或做泌尿道造影可见畸形。

【临床操作】

以毫针刺入穴位0.5～1寸深,视患者胖瘦而定,针刺前排尿。用补法。

【针方明理】

三阴交补脾气以调理后天,并可通调肝、脾、肾三经经气;肾司二便,遗尿以肾虚为本,故取肾脏经气输注之肾俞穴以培补先天;关元、中极穴为任脉经穴,为强壮要穴,中极又为膀胱募穴,功专助阳、利膀胱,可以温肾固摄,治疗遗尿。气海培元固本。亦可在肾俞、关元加灸,以增强温补肾阳之力。诸穴共济温补脾肾,固摄下元之效。

【按语】

遗尿多由肾气虚弱所致,虽临床有脾气虚者,但皆以肾虚为根本。对此病的治疗原则是温补肾元,采用关元、中极、气海、三阴交等穴补之。亦可用艾灸关元,更加强温补肾阳的作用。

# 十四、多 动 症 方

【病症:多动症】

儿童多动综合征又名注意缺陷多动障碍。是儿童和青少年期常见的行为障碍性疾病,主要以注意障碍、多动和冲动性为突出表现。

【针方组成】

攒竹、譩譆、大椎、腰奇。可以配合百会、心俞、通里、照海。

【针方临证】

患儿智力大致正常,注意力涣散,活动过多,情绪不稳定,易兴奋恼怒,打人骂人,蒙骗家长老师,课堂上患儿不能控制自己,做小动作、说话多、好插嘴干扰别人说话,做作业时难以保持安静,故学习成绩较差、学习困难等。

【临床操作】

毫针刺,用平补平泻法,每日1次,每次留针30分钟,10次为1疗程。小儿不便留针者,可毫针快刺。

【针方明理】

攒竹为足太阳膀胱经穴,有镇静安神之效,为安神要穴;大椎、腰奇通调督脉,平衡阴阳。譩譆、心俞合用,功善养心定智;通里与照海合用交通心肾;百会位于巅顶,可醒神聪脑。

【按语】

(1) 体谅关心病儿,稍有进步应予表扬,切勿伤害孩子的自尊心。教育切忌简单粗暴,不惩罚、打骂孩子,但也不要溺爱与迁就,纵其任性不羁,以免加重精神创伤,抑或不能自制。

（2）帮助患儿树立信心,磨练意志,明确学习目的,抓紧学业辅导,培养学习兴趣,给孩子以良好的教育和正确的心理指导。

（3）加强管理,及时疏导,谨防攻击性、破坏性、危险性行为的发生。

# 第五节　五官科病证

## 一、暴　盲　方

**【病症：暴盲症】**

外观无明显异常,一眼或双眼视力骤然或猝然失明的内障眼病,称为暴盲。多因肝肾不足,精血亏损,或深思劳倦,脾气不升可致目失濡养;情志不遂,肝气郁结,郁而化火,气血瘀滞,阻塞脉络;阴虚生内热,虚火上扰目窍,均可致失明。

**【针方组成】**

睛明、太阳、风池、光明。

**【针方临证】**

一眼或双眼视力骤然下降,或视力随病情反复而逐渐下降,可出现视直为曲,视大变小,多伴有眼胀、头痛等症。

**【随证加减】**

肝肾不足加肝俞、太溪;脾失健运加足三里、内关;肝气郁结加太冲;阴虚内热加照海。

**【临床操作】**

针刺睛明穴时,选用细针,固定眼球,沿眼眶缓慢刺入1寸,严格掌握进针的角度与深度,留针20分钟,出针后用干棉球压迫针孔1～2分钟以防局部皮下出血。太阳、风池斜刺0.5～0.8寸,风池使针感达眼区,光明直刺1～1.5寸。

**【针方明理】**

本方中近取睛明、太阳通络明目;风池、光明属足少阳胆经,不仅泻肝利胆,还可疏导眼部经气。穴位之间的合用可起到相辅相成的作用,如睛明、太阳、风池可清热泻火,凉血解毒;光明、风池、太冲可疏肝解郁,行气活血;风池、光明、足三里、内关、太冲可平肝息风,化痰通络;照海、太溪滋阴潜阳,养肝明目。全方共奏清热凉血,疏肝解郁,平肝息风,活血化瘀,化痰除湿,益气养血,明目开窍之功。

【按语】

西医眼科认为暴盲是多种眼底疾病的一个症状，如急性神经炎、视网膜中央动脉阻塞、急性期后极部多发性鳞状色素上皮病变、视网膜脱离及眼底出血等，临床要注意鉴别诊断。

# 二、目 赤 方

【病症：天行赤眼】

天行赤眼指以目赤、眼睑肿痛为主症的急性眼科疾患，常见于急性结膜炎、流行性角结膜炎等。多因风热时邪，上攻于目窍而发病；或肝胆之热循经上扰，经脉闭阻，气滞血壅而致发病。

【针方组成】

耳尖、攒竹、风池、合谷。

【针方临证】

一眼或双眼突然痒涩，灼热疼痛，畏光流泪，或眵多黄稠，或仅有少许眼眵，胞睑红肿疼痛，白睛红赤肿胀，或有点状、片状出血。外感风热兼有头痛发热恶风，舌淡苔薄黄，脉浮数。

肝胆火盛伴有口苦烦热，便秘溲赤，舌红苔黄，脉弦滑。

【随证加减】

外感风热加曲池、少商；肝胆火盛加太冲、侠溪。

【临床操作】

攒竹、耳尖、少商三棱针点刺放血，余穴毫针泻法。风池向鼻尖斜刺0.5～0.8寸，使针感向眼睛扩散为主。合谷、太冲直刺0.5～1寸，侠溪浅刺0.5寸，曲池直刺1.5寸。

【针方明理】

目赤方中耳尖穴三棱针放血专治天行赤眼，单眼患病以针患侧耳尖为主，双侧发病，则取双侧耳尖放血，具有清热解毒、疏风散邪、凉血化瘀、消肿止痛之功。风池、合谷泻少阳、阳明之热邪，具有疏风散邪、通络凉血散瘀之功；攒竹以泻太阳、少阳邪热，具有凉血散瘀、泻火解毒、消肿止痛之功。全方共奏疏风散邪、清热凉血、泻火解毒、消肿止痛之效，有主治天行赤眼之功。

【按语】

论传染性，则有《证治准绳》曰："一家之内，一里之中，往往老幼相传者是

343

也……为天时流行热邪相感染。"

论发病时间,则有《眼科统秘》曰:"时维夏令,红障满轮,暑气熏灼,最易染人。"

论病因病机,则有《银海精微》曰:"天行赤眼者,谓天地流行毒气,能传染于人,一人害眼,传于一家。"

# 三、斜 视 方

【病症:目偏视】

目珠偏斜,向前正视,黑睛或左或右,或上或下,失其常态的眼病,称为目偏视。多由于先天不足,小儿发育不良;或长时间一个方向斜视造成;也有因头面部外伤所致。

【针方组成】

听宫、臂臑。

【针方临证】

目珠偏斜,或一眼或双眼,或偏左或偏右,或偏上或偏下,位置不定,程度不一,或视一为二,倾头视瞻,头昏不适,步履不稳,或视物不清。

【随证加减】

肝肾亏虚加肝俞、肾俞;中风后遗症、气虚血瘀者加太阳、血海、膈俞。

【临床操作】

张口取听宫穴,进针1寸,平补平泻;毫针刺臂臑,进针1.5寸,留针30分钟。

【针方明理】

治疗本病以通调经气,荣养目窍,调节眼肌为法则,应用远端取穴,方由手阳明大肠经臂臑穴和手太阳小肠经听宫为主。眼为人体之清窍,五脏六腑之精气皆上荣之,十二经脉中,有七条经脉行于眼之周围,其他经脉亦通过交接和经别等关系与目相通,故目之能视乃得十二经经气荣养而成。在诸多经脉穴位中,贺普仁教授通过大量临床实践认为:"太阳为目上网,阳明为目下网",手太阳小肠经之听宫穴位居耳前,与手足少阳经交会,不仅通调太阳经气,又可枢转少阳,通经行气。臂臑为手阳明大肠经穴,手阳明经与足阳明交接,经气相通,阳明经多气多血,循行达于目下,故阳明经为荣养目窍的重要经脉,臂臑穴位居上臂,为临床治疗目疾的经验要穴。

【按语】

西医眼科斜视分共同性斜视和麻痹性斜视。共同性斜视是眼位偏斜但无眼球运动障碍,因眼外肌功能存在,但其拮抗肌之间力量不平衡所致。麻痹性斜视为支配肌肉的神经或肌肉发生功能障碍,一条或数条眼外肌麻痹,不能转向该肌作用方向。

## 四、提睑方

【病症:上睑下垂】

上睑垂下,不能升举,胞睑遮盖部分或全部瞳神,影响视瞻的眼病,称为上睑下垂。可单眼患病,亦可双眼罹患。多因先天禀赋之精气不足;或风邪侵入,筋脉失和,弛缓不用,升举无力;或脾气下陷,眼肌不得其养而痿废无力;或外伤损及经络血脉所致。

【针方组成】

阳白、鱼腰、头临泣、合谷、足三里。

【针方临证】

上睑下垂,睑裂变窄,遮盖部分或全部瞳神,影响视瞻,严重者仰头而视或有视力下降,或兼见全身病症。

【随证加减】

肝肾不足,先天遗传者加太溪、命门;正气不足,风邪入侵者加风池、外关;脾气亏虚,清阳下陷者加百会、中脘;外伤经脉,气血不畅者加膻中、膈俞。

【临床操作】

头面部穴位进针后,卧针向下沿皮刺,合谷刺 0.5 寸,足三里直刺 1~1.5 寸。

【针方明理】

本病终因睑肌功能障碍所致,所以贺普仁教授在取穴上强调远近相合,法则上强调后天脾胃作用,用后天补先天,补气血、升清阳、扶正气、通经络。近取阳白、鱼腰、头临泣以通调局部气血,且头临泣为足太阳、足少阳之交会穴,二者分别起于目内眦,至目锐眦,可治疗眼肌疾病。阳明经多气多血,取手阳明原穴之合谷,足阳明之合穴足三里调补后天。与辨证加穴配合,共奏滋补肝肾,益气固表,祛风通络,补中益气,升阳举陷,活血通络之功,主治上睑下垂。

【按语】

本病是由于上睑提肌功能不全或丧失所致,病因有:①先天性,有遗传性,双侧同患;②因动眼神经麻痹所致,多为单眼;③交感神经性上睑下垂;④重症肌无力症;⑤外伤损害动眼神经等。

# 五、耳 病 方

【病症:耳鸣耳聋】

在针灸临床上以神经性耳鸣、耳聋为多见。耳鸣是听觉功能紊乱产生的一种症状;耳聋是指听觉功能丧失,轻者为重听,重者为耳聋,有时可同时发生。多因暴怒、惊恐而致肝胆之火上逆,少阳经气闭阻,或外感风邪,壅遏清窍均可致实证之耳鸣、耳聋;因肾虚气弱,精气不能上达于耳则可致虚证之耳鸣、耳聋。

【针方组成】

听宫、中渚、翳风。

【针方临证】

实证:耳鸣为耳中暴鸣,鸣声不止,耳聋多为突然发生,伴有口苦胁痛,烦躁易怒,舌红苔腻,脉弦数。

虚证:耳鸣时作时止,劳累则加剧,耳聋发病缓慢,渐次加重,伴有头晕腰酸,遗精带下,舌淡,脉细弱。

【随证加减】

实证加合谷、太冲;虚证加太溪、筑宾。

【临床操作】

实证泻之,虚证补之。听宫张口取穴,进针 1～1.5 寸深,翳风进针 1 寸,中渚直刺 0.5～1 寸,留针 30 分钟。

【针方明理】

贺普仁教授常用本方治疗耳病。方中听宫为手太阳之止穴,手太阳经入耳中,翳风、中渚为手少阳经穴,手少阳经从耳后入耳中,三穴疏通耳部气血,止鸣复聪,共为主穴。取四关穴以清火泄热,开窍启闭;太溪为肾经原穴,筑宾属肾经穴,与阴维脉交会,善于滋阴补肾,肾精充足,则其窍得养。

【按语】

患者应注意休息,保证足够睡眠,情绪紧张焦虑者要使思想放松。积极治疗耳部原发疾病,有全身疾病者要同时进行治疗,如高血压患者要降低血压。还要注意饮食营养。

# 六、颌 痛 方

【病症:本方适用于颌痛、颊痛】

颌痛指颞颌关节功能障碍的病症。本病多因身体虚弱,外感风邪,以致局

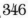

部经络阻滞,气血不通,颞下颌关节失于濡养而发病,或局部受暴力打击,或张口太大,如打哈欠等造成关节扭伤所致。

【针方组成】

下关、颊车、合谷。

【针方临证】

颞下颌关节区疼痛,咀嚼肌酸痛,关节强直、弹响,下颌运动异常,张口受限,咀嚼无力,进食困难。

【随证加减】

外感风邪,经筋挛急者加列缺;厥气上逆,经筋紊乱者加支沟、阳陵泉;肾气不足,筋骨失濡者加肾俞、太溪;痛甚者加局部火针。

【临床操作】

毫针直刺下关,进针1.5寸,针感酸麻胀感;颊车毫针直刺1.5寸;毫针直刺合谷,进针1寸,平补平泻手法。

【针方明理】

颞下颌关节位于耳前,是多条经脉循行所过之处。足阳明胃经"却循颐后下廉出大迎,循颊车,上耳前,过客主人"。足少阳胆经"其支者,从耳后入耳中,出走耳前"。手少阳三焦经"其支者,从耳后入耳中,出走耳前……"手太阳小肠经"其支者,从缺盆,循颈上颊,至目锐眦,却入耳中……"从上述看,有4条经脉循行均经颞下颌关节所居之耳前部位,故方中用下关、颊车为局部及邻近穴位,远端穴为合谷。贺普仁教授认为本病的发生与阳明、少阳经气阻滞关系最为密切,阳明多气多血,主润宗筋,故方由阳明经穴为主组成,以疏散风邪,通经活络,调和气血而止痛。

【按语】

西医认为本病的病因尚不完全清楚,一般与神经衰弱、精神紧张、咀嚼功能紊乱、下颌关节解剖异常、创伤及颈椎病变有关。

# 七、鼻　渊　方

【病症:鼻渊】

鼻渊指鼻窦黏膜部发生的炎症。常分实证或虚证两类,实证有外感风热、少阳郁热、脾经湿热,虚证有肺气不足或脾气虚弱。

【针方组成】

迎香、上星、合谷、印堂、列缺。

【针方临证】

外感风热：涕黄量多，鼻塞，嗅觉减退，伴发热恶寒、头痛胸闷，舌红苔黄，脉浮数。

少阳郁热：涕黄浊黏稠，鼻内肿胀，头痛及患部疼痛剧烈，伴发热、口苦咽干、烦躁，舌红苔黄，脉弦数。

脾经湿热：涕黄浊量多，鼻塞重而持久，嗅觉丧失，伴有头痛头晕，脘胁胀满，舌红苔黄腻，脉濡。

肺气不足：涕白黏，鼻塞，嗅觉减退，鼻内淡红肿胀，头晕头胀，形寒肢冷，气短乏力，舌淡苔白，脉缓。

脾气虚弱：涕白黏或黄稠，量多鼻塞，肢困乏倦，食少便溏，舌淡苔白，脉缓弱。

【随证加减】

外感风热加大椎；少阳郁热加外关、阳陵泉；脾经湿热加曲池、中脘；虚证加气海。

【临床操作】

虚证用补法，实证迎香、印堂均用捻转之泻法，针尖向上刺入迎香，针尖向下刺入印堂，进针0.5～1寸。上星斜刺1寸，合谷直刺1寸，足三里直刺1.5寸，留针30分钟。

【针方明理】

鼻为肺窍，体内蕴热，肺失宣降，经气不畅，以致鼻窍不利而出项鼻塞流涕症状。鼻窍位居面部中央，手阳明大肠经"上夹鼻孔"，足阳明胃经"下循鼻外……"督脉沿前额下行鼻柱。由此可见，鼻窍除与肺关系密切外，在经脉循行方面，与手足阳明经、督脉关系密切。本方中取局部穴位大肠经的迎香和督脉循行线上的经外奇穴印堂穴，可调局部经气，通利鼻窍。远端穴位以手阳明经之合谷清阳明热，肺经列缺宣降肺气。同时根据辨证加用穴位，共起到清热宣肺、调和营卫、通利鼻窍的作用。

【按语】

如鼻塞不通，兼有大便秘结，当在宣降肺气的同时，针刺天枢以通腑气，腑气畅通，大便如常，可有助于肺气的宣发与升降，有助于通利鼻窍。

# 八、口 疮 方

【病症：口疮、口疳】

口疮，即口腔溃疡，其特征是口腔黏膜上出现黄白色如豆大的溃疡点，具有周期性复发的规律。多因外感风热之邪,或过食肥甘厚味,心脾积热,或思虑过度,心脾两虚,或肾精亏损,虚热内生,虚火上炎,均可致本病发生。

【针方组成】

劳宫、照海。

【针方临证】

溃疡生于唇、舌,或颊内等黏膜处,为黄豆或豌豆大小的黄白色溃疡斑点,数目不等,有剧烈烧灼痛,尤以进食时明显,有复发倾向。

实证:发热口渴,便结溲赤,舌红苔黄,脉细数。

虚证:五心烦热,失眠盗汗,舌红苔少,脉细数。

【随证加减】

实证加内庭;虚证加太溪。

【临床操作】

毫针直刺穴位,进针 0.5~1 寸,实证行九六泻法,虚证行九六补法。留针30 分钟。

【针方明理】

引起本病的关键一是虚实之火耗伤阴液,二是虚实之火上炎于口,使得口内经络壅滞,经气不畅,造成局部失养而发糜烂溃疡。在治疗方面,贺普仁教授创立本方,其特点是取穴少,由劳宫、照海组成。贺普仁教授总结治愈的十几例口腔溃疡,发现绝大部分是针刺劳宫、照海穴而获效的,且大多疗效迅速。劳宫为手厥阴心包络之荥穴,在五行属火,从脏腑生理看,心包络为心之外围,可代心受邪,故劳宫为清心热、泻心火之要穴。照海为足少阴肾经穴,又为八脉交会穴,通于阴跷,可滋补肾水,以达壮水之主以制阳光的效果。另从经脉循行看,肾经夹舌本而行,照海又可通经活络、荣养舌窍。

同时根据辨证虚实的不同,适当加用他穴,如内庭穴常用于胃火熏蒸之实证。在手法上,强调施用九六捻转补泻方法,大指向前捻转九次为补,向后捻转六次为泻;反之大指向后捻转九次为泻,向前捻转六次为补。在具体操作时,还要依据患者身体状况及穴位等不同,分别采用强刺激、中刺激或弱刺激。

【按语】

患者应注意口腔卫生,少食辛辣等刺激性食品,戒烟戒酒,保证充足的睡眠。

## 九、牙 痛 方

【病症:牙痛】

牙痛为口腔疾患中的常见症状,遇冷、热、酸、甜等刺激均可致牙痛发作或加剧。本病多因饮食不节,嗜食辛辣肥甘,以致肠胃蕴热;或风邪外袭经络,郁于阳明而化火,火热之邪循经上扰而发为牙痛;或肾阴不足,阴虚生内热,虚火上炎而致。

**【针方组成】**

合谷、上关、颊车。

**【针方临证】**

风火牙痛:牙痛阵发,遇风发作,得冷痛减,牙龈红肿。或伴有恶寒发热,口渴,舌红苔薄白,脉浮数。

胃火牙痛:牙痛剧烈,牙龈红肿较甚,或有溢脓。伴有口臭口渴,便秘溲赤,舌红苔黄,脉滑数。

虚火牙痛:牙痛隐隐,时作时止,牙龈无明显红肿,牙齿松动,牙痛日轻夜重,舌红苔少,脉细数。

**【随证加减】**

风火型加外关;胃火型加内庭;虚火型加太溪;牙龈红肿较剧者施以三棱针点刺放血。

**【临床操作】**

太溪用补法,余穴施以泻法。颊车向前斜刺 0.5~1 寸,内庭直刺 0.5~0.8 寸,余穴直刺 0.5~1 寸。阿是穴以三棱针点刺放血。

**【针方明理】**

牙痛方由此三穴组成是根据经络的循行,手足阳明经分别入于上下齿中,故取手阳明经原穴合谷,其脉入上齿中,下关、颊车为局部取穴,其所属足阳明胃经入下齿中。本方具有疏通经气、利齿止痛之功。外关可疏风散热;内庭清胃泻火;太溪滋阴清热;红肿剧烈者,放血使血随热散,肿痛得消。

**【按语】**

针刺治疗牙痛效果显著,止痛快,效力强。对因龋齿感染、坏死性牙髓炎、智齿等所致的牙痛,应同时进行病因治疗。

# 十、咽 痛 方

**【病症:咽喉肿痛】**

咽喉肿痛是口咽和喉咽部病变的一个主要症状,常分为虚实病证,如外感风热之邪,熏灼肺系,或嗜食辛辣肥甘,胃火内蕴,循经上壅,而致实证;或素体阴亏,或阴液耗伤,阴津不能上润咽喉,且阴虚生内热,虚火上灼于咽喉而致虚证。

【针方组成】

大椎、列缺、少商。

【针方临证】

实热型:初起咽喉轻度红肿疼痛,逐渐红肿显著,疼痛剧烈。伴有发热、口渴,咳黄痰,便结溲赤,舌红苔黄,脉洪数。

虚火型:咽喉稍肿,色黯红,疼痛较轻,或吞咽时痛作,入夜疼痛加重,口干舌燥,舌红少苔,脉细数。

【随证加减】

实热型加三棱针点刺商阳,乳蛾局部;虚热型加太溪、照海。

【临床操作】

实证泻之,虚证补法。毫针斜刺大椎,进针 1 寸,斜刺列缺,进针 0.3 寸,三棱针点刺少商出血。

【针方明理】

治疗时注意对本病的辨证,需要局部与整体的结合。局部症状与全身症状常成正比,局部红肿轻微,全身症状就轻,表明邪热轻浅;反之乳蛾红肿明显,甚至化脓起腐,全身症状就重,可以出现高热不退,甚至惊厥等症。

治疗上以清泻肺胃,利咽通络为法则。取穴以远端及局部相结合。咽为肺之关,肺与大肠相表里,故咽痛以毫针刺大椎、合谷清火邪热,以三棱针点刺少商、商阳放血泻热,以大锋针点刺红肿之乳蛾出血,使其恶血出尽,壅滞之经络通畅,以利咽喉而止痛退热,针到肿消。虚热型咽痛,贺普仁教授认为,肾经入肺中,循咽喉,故肾阴不足,虚热之邪上蒸咽喉,常可引起本病反复发作,取照海、太溪益肾阴,取列缺调肺气,肺属金,肾水充足,可滋阴降火,利咽通络。

【按语】

本病包括西医的扁桃体炎。急性发作者,常见高热、咽喉肿痛。慢性扁桃体炎临床症状不太明显,患者中有的扁桃体增生、肥大,有的扁桃体不大。扁桃体炎如反复发生,可引起肾炎、风湿病、长期低热等不良后果,值得重视。

# 十一、失 音 方

【病症:失音】

声音不扬,甚至嘶哑不能出声,称为喑。中医称之为"喉喑"。本病多因外感寒邪,阻遏肺窍,或外受风热,灼津为痰,痰热交阻,肺失升降,或郁怒伤肝,气机郁结,肺气不宣,均可致肺之关口咽喉开阖不利,音不能出;或肺有燥热,日久伤阴,或肾阴不足,咽喉、声道失于滋润,而致失音。

【针方组成】

液门、听宫、水突。

【针方临证】

声音嘶哑，其声不扬，重者不能出声。急者猝然发病，缓者逐渐形成，如外感表证兼有发热、恶寒、喉痛等；病久者多兼有咽喉干痒不适，胸闷等症。

随证加减：实证加列缺，虚证加照海。

【临床操作】

实证用泻法，虚证用补法。水突刺入 0.5 寸深，使针感向上传导至咽喉，液门向上斜刺 2 寸，听宫直刺 1.5 寸。

【针方明理】

《景岳全书》云：声由气而发，肺病气夺。此气为声音之户也。肾藏精，精化气，阴虚则无气，此肾为声音之根也。故失音一病与肺肾关系密切。贺普仁教授据此制定本方治疗法则为宣降肺气，滋阴降火，通经调气，生津润喉。方中液门为手少阳三焦经荥穴，此处为三焦经脉气所发之处，状如小水，以毫针向上斜刺液门 2 寸，可调三焦之气滞，肾为下焦，此穴也可调肾，而起到育阴生津润喉之效。听宫是手太阳小肠经穴，与手足少阳经交会，深刺此穴 2 寸深，可调喉部经气。水突是足阳明胃经穴，位居颈部，邻近于喉，是治疗咽喉病的局部穴位，刺此穴宜 5 分许，有调喉部经气的作用。失音病分虚实，实证多责之于肺，取肺经络穴列缺，泻肺热调经气，生津润喉以治暗哑。虚证多责之于肾，照海可补肾育阴，生津润喉。此方用之临床，效果良好。

【按语】

对于失音患者，应及早查明病因，对时间较长，针刺效果不明显者，必须进行喉部检查，以排除喉癌。本病患者应减少发声，避免大声呼叫，忌食烟酒辛辣刺激食品。

# 第六节　皮肤科病证

## 一、白　癜　方

【病症：白癜风】

白癜风是皮肤色素脱失而发生的局限性白色斑片。又称白驳风。多因七情内伤，肝气郁结，气机不畅，复感风邪，客于肌肤，致令气血失和，血不荣肤而成。西医认为本病是一种局限性色素代谢障碍的疾病。发病原因有遗传因素、自体免疫和神经因素。

**【针方组成】**

局部阿是穴、侠白。

**【针方临证】**

皮肤突然出现色素脱失斑,渐渐扩大,形状不规则,可多发或对称性,皮损处呈纯白色,边缘色素往往较深,患者一般无自觉症状,有的患者可伴有精神忧郁或心烦急躁。舌质淡或有瘀斑,舌苔白,脉缓。

**【随证加减】**

肝郁气滞者可加合谷、太冲。气血失和者可加足三里,三阴交。

**【临床操作】**

以短毫针围刺白斑患处,约1cm 1针,留针30分钟。针后,用火针散刺白斑病灶及边缘处。用艾卷灸侠白穴,每侧半小时,可交会患者,自行在家中灸治。

**【针方明理】**

贺普仁教授认为白癜风之皮肤白斑是疾病发于外的表象,因于气血失和以致肌肤失养所致,故气血失和是引起白斑的基本病理过程,这一过程的产生多由外感风邪或情志不畅引起。在治疗方面,调和气血是基本原则。穴取肺经的侠白穴,部位在上臂,臑部内侧,白肉凸起之前方,垂手夹腋之处,肺脏之两侧,肺主白,故名侠白。因肺主皮毛,肺主华盖,白斑病在皮肤,肺能输布气血至全身。灸治侠白,可调理肺气、调气和血、荣养肌肤。围刺白斑,火针局部点刺等方法均是促进局部血液循环。本方具有活血化瘀、祛风通络、补益肝肾、养血消斑的作用,能够促进黑色素细胞再生以及恢复皮肤表面黑色素细胞的正常功能,调节内分泌的平衡,调理脏腑及机体免疫机制的功能。

**【按语】**

患者饮食上应注意平时尽可能少食维生素C,多进食豆类以及豆制品。注意室外锻炼身体,也不可强光暴晒,应注意劳逸结合、心情舒畅,以积极配合治疗。坚持治疗,多数患者在半个月以后开始见效,个别患者见效后恢复很缓慢,若半途而废则治疗会前功尽弃。因此对于白癜风的治疗贵在坚持,并且痊愈后巩固治疗一段时间有助于防止复发。

# 二、蛇 丹 方

**【病症:蛇丹】**

蛇丹是在皮肤上出现簇集成群,累累如串珠的水疱,疼痛异常剧烈的一种皮肤病。因它多缠腰而发,故又名缠腰火丹,但也常发生于身体其他部位。以腰肋部、胸部多见,头面部次之,多发于身体之一侧。本病多因脾湿久困,肝胆经脉外受风热毒邪,或肝气郁结,久而化火,以致肝胆火盛,湿热蕴蒸,溢于肌肤脉络发为疱疹。

**【针方组成】**

龙眼,阿是(龙头、龙尾),丘墟透照海。

**【针方临证】**

初期皮肤发红,继则出现密集成簇的、大小不等的丘疱疹,迅即变成小水疱,三五成群,排列成带状,疱群之间肤色正常,患者呈索状刺痛、灼痛。舌黄或干,脉弦数。

热盛型:局部皮肤鲜红,疱壁紧张,灼热刺痛,自觉口苦、咽干口渴,烦躁易怒,食欲不佳,小便赤,大便干或不爽,舌质红,舌苔薄黄,脉弦滑微数。

湿盛型:皮损颜色较淡,疱壁松弛,疼痛略轻,口不渴或渴不欲饮,不思饮食,食后腹胀,大便时溏,舌质淡体胖,舌苔白腻,脉沉缓或滑。

气滞血瘀型:皮疹消退后局部疼痛不止。舌质黯苔白,脉弦细。

**【随证加减】**

热盛型加合谷、曲池,湿盛型加足三里,气滞血瘀型血海。

**【临床操作】**

龙眼穴为经外奇穴,位于手小指尺侧第2、第3骨节之间,握拳于横纹近处取之。龙眼刺入0.2~0.3寸,或点刺放血,毫针透刺从丘墟向照海。疱疹病灶带前(头)、中、后(尾)部三棱针点刺出血加拔罐。

**【针方明理】**

贺普仁教授在本方中用龙头、龙尾、龙眼。先用三棱针刺其延展所向龙头、龙尾之处,出黄水恶血以泻毒热,后再刺其他患处,再用三棱针刺龙眼。其用意在于清热解毒,祛瘀除恶,以治其因;化瘀通络、凉血和营,以治其果。运用放血加拔罐方法以充分祛其恶血,使湿热火毒之邪能随瘀滞之血而出,给邪以出路。这不仅能控制病情,而且能去除病原,所以它是治疗带状疱疹的有效方法之一。取丘墟透照海,疏肝涵木,调理气机;曲池、合谷为手阳明大肠经合穴和原穴,足三里为足阳明胃经合穴,阳明经多气多血,施泻法可疏泄和通调阳明经气,健脾胃祛湿浊,清泻气血的壅滞;足太阴脾经的血海,善于活血祛瘀。以上诸方诸法合用,微通法结合强通法,起到疏肝解郁、清热利湿、祛瘀止痛的作用。

**【按语】**

本病相当于西医的带状疱疹,由水痘-带状疱疹病毒引起。病毒通过呼吸道黏膜进入人体,经过血行传播,可在皮肤上出现水痘,但大多数人感染后不出现水痘,是为隐性感染,成为病毒携带者。此种病毒为嗜神经性,在侵入皮肤感觉神经末梢后可沿着神经移动到脊髓后根的神经节中,并潜伏在该处,当宿主的细胞免疫功能低下时,如患感冒、发热、系统性红斑狼疮以及恶性肿瘤时,病毒被激发,致使神经节发炎、坏死,同时再次激活的病毒可以沿着周围神经纤维移动到皮肤发生疱疹。

# 三、湿 疹 方

【病症:湿疹】

湿疹是以糜烂和瘙痒为主症的常见皮肤病。本病常因饮食失节或过食腥发动风之品,伤及脾胃,脾失健运,致使湿热内蕴,造成脾为湿困,复感风、湿、热邪,内外两邪相搏,充于肌肤发为本病。湿性重浊黏腻,易耗血伤阴,化燥生风故缠绵不已,反复发作。

【针方组成】

委中、背部痣点、劳宫。

【针方临证】

热重于湿(相当于急性湿疹):发病急,病程短,局部皮损初起皮肤潮红焮热,轻度肿胀,继而粟疹成片或水疱密集,渗液流津,瘙痒无休,身热口渴,心烦,大便秘结,小溲短赤。舌质红,苔薄白或黄,脉弦滑。

湿重于热(相当于急性湿疹或亚急性湿疹):发病较缓慢,皮疹为丘疹及小水疱,皮肤轻度潮红,有瘙痒,抓后糜烂渗出较多。伴有纳食不安,身倦无力,大便不干,小便清长,舌质淡,苔白或腻,脉弦滑。

脾虚血燥型(相当于慢性湿疹):病程日久,皮肤粗糙肥厚,有明显瘙痒,表面可有抓痕、血痂、颜色黯或呈色素沉着。舌质淡、舌体胖,苔白、脉沉缓。

【随证加减】

热重于湿加曲池,湿重于热加阴陵泉,脾虚血燥加膈俞。

【临床操作】

委中以三棱针放血,实证放血量多,虚证可酌减放血量。背部有反应点即痣点,用三棱针挑刺1～3针,后加火罐,每次2～3个痣点。劳宫直刺0.3～0.5寸,阴陵泉直刺1～15寸,膈俞向脊柱方向斜刺0.5寸。

【针方明理】

本病的发生主要是内因于湿,外因于风、湿、热邪,内外两邪相搏,湿邪泛滥于表则生疱疹,破溃则流水;风热之邪袭于肌表,扰乱营卫之气则生痒。治疗当以利湿解毒,活血止痒为主。所以贺普仁教授认为,放血有利于利湿解毒,调和气血。本病虽发于外,形于肌表,实则内联于气血,气血不调,风邪侵袭,则易患此病。背部痣点刺络拔罐放血,有行气活血之功,血行则外风可疏,内风可灭;委中为足太阳膀胱经合穴,膀胱经主一身之表,此穴放血,既可利湿解毒,又可活血疏风;劳宫为手厥阴心包经穴,与三焦经相表里,三焦主水湿代谢,取之可利湿解毒。若因该病日久不愈,病入血分,血会膈俞放血,可理血祛风祛湿。微通、强通合用,针刺效力倍增。

【按语】

湿疹是一种常见的过敏性炎性皮肤病。急性湿疹初起局部发生红斑水肿,自觉灼热瘙痒,继之在红斑上出现散在或密集的丘疹或小水疱,经搔抓后,水疱破裂,形成糜烂面,有浆液渗出,干燥后结成黄色痂皮。若渗液混有血性,结痂常呈黯红色或黑色;若继发感染,渗液为脓性,结痂则为污秽黄褐色或黄绿色。皮疹经过治疗或自然缓解后,颜色逐渐变成黯红色或淡红色,渗出减少,水肿消失,结痂脱落,表面附着细碎鳞屑,新生之上皮纹理较明显。

# 四、瘾疹方

【病症:瘾疹(荨麻疹)】

瘾疹是一种常见的过敏性皮肤病,以皮肤上出现鲜红色或苍白片状疹块,并伴有瘙痒为特征。本病多因禀赋不受,又食鱼虾等腥荤动风之物;或因饮食失节胃肠实热;或因平素体虚卫表不固,复感风热、风寒之邪,郁于皮毛肌腠之间而发病;再有情志不遂,肝郁不舒,气机不畅,郁而化火,灼伤阴血,感受风邪而诱发。

【针方组成】

曲池、合谷、血海、三阴交。

【针方临证】

风热型:发病急骤,风团色红灼热剧痒,伴有发热恶寒、咽喉肿痛或呕吐、腹痛,遇热皮疹加重。舌苔薄白或薄黄,脉浮数。

风寒型:皮疹色呈粉白,遇风冷皮疹加重,口不渴,或有腹泻。舌体淡胖,苔白,脉浮紧。

阴血不足型:皮疹反复发作,迁延日久,午后或夜间加剧,心烦易怒口干,手足心热。舌红少津或舌质淡,脉沉细。

【随证加减】

风热型加风池,风寒型加风市,阴血不足型加足三里。

【临床操作】

曲池、血海、三阴交毫针直刺泻法 1~1.5 寸,合谷直刺 0.5~1 寸,风市直刺 1~2 寸,内庭泻法直刺 0.5 寸,风池斜刺 0.5 寸,足三里直刺 1.5 寸用补法。

【针方明理】

曲池、合谷分别为手阳明大肠经之合穴、原穴,善于开泄散风清热;脾经之穴血海可清血中郁热,三阴交养血凉血;风市散风驱寒,风池祛风清热;足三里健运脾胃调气养血。贺普仁教授在临床上运用此方治疗荨麻疹效果良好,同时强调辨明病因,辨证施治。对急性期患者,要祛风止痒;对慢性患者,要扶正健脾养血为治疗法则。

【按语】

西医认为本证特点是初起皮肤局部发生瘙痒,抓后皮肤潮红,迅即发生形状不一、大小不等的鲜红色或瓷白色风团,剧烈瘙痒,此起彼伏,越抓越多,数小时后逐渐消退,一日之内可发作数次。一般皮疹泛发全身,黏膜亦可受累。发生于胃肠部可伴有腹痛腹泻;发生在喉头黏膜,则可引起喉头水肿产生呼吸困难、胸闷憋气,严重者可窒息。反复发作者可迁延至数月或数年,应尽可能避免诱发因素,包括动植物性因子,化学、物理等因子。饮食宜清淡,多饮水。

# 五、瘙 痒 方

【病症:皮肤瘙痒症】

皮肤瘙痒症是一种自觉瘙痒而无原发损害的皮肤病,由于不断搔抓,常有抓痕、血痂、色素沉着及苔藓样变化等继发损害。本病多因血虚风燥,肌肤失养或因风湿蕴于肌肤,不得疏泄而致发病。

【针方组成】

天枢、血海、三阴交。

【针方临证】

瘙痒时发时止,但周身无皮损,瘙痒剧烈,夜间尤甚,有时全身痒,有时局部发作。

血虚风燥型:皮肤干燥、脱屑,有明显抓痕及血痂,多见于老年人,冬春发病。舌质淡,苔薄白,脉弦缓。

风湿蕴阻型:因经久搔抓皮肤继发感染或湿疹样变,多见于青壮年,夏秋季发病。苔白或腻,脉滑。

【随证加减】

血虚风燥型:加阴陵泉;风湿蕴阻型:加曲池、合谷。

【临床操作】

实则泻之,虚则补之。火针点刺天枢,速刺不留针。血海、阴陵泉、三阴交、曲池,毫针直刺 1～1.5 寸;合谷直刺 0.5～1 寸,风市直刺 1～2 寸。

【针方明理】

本病主要病机为血虚风燥和风湿蕴阻,风湿为主要致病因素,其内因为脾失健运,气血失调致内在血虚,脾失运化致湿邪积聚,所以贺普仁教授认为调理脾胃中焦是治疗本病的关键要点。本方取穴天枢,天枢为足阳明胃经穴,其经脉属胃络脾,又为大肠募穴,是大肠经气汇聚之处,是调理胃肠中焦之枢纽,借用火针的发散之性,可健脾化湿。血海、三阴交为脾经穴,血海擅长活血以祛风,血行风自灭,风散痒自消;三阴交健脾疏肝益肾,滋阴养血润肤。微通法结合温通法,借火针发散温阳鼓动之特性,共达到健脾养胃、养血润燥、祛风化湿止痒之目的。

【按语】

瘙痒症的病因复杂,全身性者如糖尿病,肝、胆疾患;贫血、淋巴瘤等均可引起瘙痒。皮肤瘙痒症有些是属于敏感所造成的瘙痒症。老年人皮肤有其自身的特殊性,即:萎缩、敏感和增生。瘙痒症的临床表现为皮肤变软、变薄、干燥起皱,在情绪变化、气温变化时特别容易发痒,受体内或体外环境因素的多种影响。在治疗中应注意以下几点:寻求病因积极治疗原发性疾病;告诫患者尽量避免引发本病的诱因,如情绪激动,化纤毛织品内衣,过热和肥皂水刺激,辛辣之品等;外阴部瘙痒禁用酊剂。

# 六、痤 疮 方

【病症:痤疮】

痤疮是一种毛囊、皮脂腺的慢性炎症。好发于颜面,严重者可累及上胸及肩背部。可形成黑头粉刺、丘疹脓疱、囊肿和结节等损害。本病多发于青春期男女,青春期过后大多自然痊愈或减轻。本病多因肺经风热,胃肠湿热,脾失健运,冲任不调等原因所致。

【针方组成】

耳尖、背部痣点刺络放血。

【针方临证】

肺经风热:颜面潮红,皮疹红热、疼痛或有脓疱。舌尖红,苔薄黄,脉浮数。

胃肠湿热:皮肤油腻不适,皮疹有丘疱疹或有脓疱、结节等,溲黄,大便秘结。舌苔黄腻,脉濡数。

脾失健运:皮疹以结节囊肿为主,伴纳呆。便溏、神疲乏力,舌苔白,脉沉细。

冲任不调:病程长,呈周期性变化,与经期关系密切。并伴有月经不调或痛经,舌质黯红,苔薄黄,脉弦细数。

【随证加减】

肺经风热加肺俞,胃肠湿热加胃俞、大肠俞,脾失健运加脾俞,冲任不调加膈俞。

【临床操作】

耳尖穴用速刺法:针刺前先将耳尖周围用手指向针刺处挤按,使血液积聚于针刺部位,消毒后以左手拇、食、中指夹紧被刺部位,快速刺入1分左右,迅速出针,挤出鲜血数滴,再用干棉球按压。

背部痣点挑刺法:术者手指消毒,然后以左手将背部痣点的皮肤捏起,并将其固定。用握笔式持三棱针,挑刺时,使针尖快速刺入痣点皮肤2~3分许,迅速拔出,随即在挑刺处拔火罐,可见罐内吸出部分血液,留罐约10分钟。

【针方明理】

贺普仁教授治疗痤疮的特点在于寻找背部痣点或反应点。痣点古代医家早有重视,《灵枢》曰:"无虚之邪不能独伤人,必因虚邪之风与其身形二虚相得乃客其形。"《黄帝内经》曰:"五脏之道皆出于经隧,以行气血,血气不和,百病乃变化而生。"说明疾病的发生与卫气营血有关,并可借助经络的通内达外的生理特点,在体表的各部位上出现各种反应点,而挑痣点法正是利用了经络的这一生理功能,从治疗体表入手。通过挑刺肺俞、脾俞、胃俞、大肠俞、膈俞,进而调整相关脏器的生理功能,使五脏六腑之阴阳气血相互协调。加拔火罐可促使局部出血,达到经气通畅,营卫调和、祛瘀生新之目的。耳尖穴放血增强了消散邪热的功效。

【按语】

本病患者应该经常用温水洗涤患处,禁止用手挤压痤疮,尤其是位于面部三角区域的,少食油腻辛辣食物及巧克力、烟酒等,多吃新鲜蔬菜水果。

# 七、斑 秃 方

【病症:斑秃、脱发】

斑秃是指骤然发生的头发呈斑块状脱落的疾患,俗称"鬼剃头"。多因素体虚弱,脾胃不健,气血化源不足,风邪乘虚侵袭,以致血虚风燥,毛发失养而脱落。情志不畅,肝气郁结,气滞血瘀或肝肾阴亏亦可至毛发脱落。其中,以血虚风燥者最为多见。

【针方组成】

中脘、上廉、足三里。

【针方临证】

头发突然成片脱落,脱发部位形状不一,大小不等,多呈圆形或不规则形,边界清楚。继续发展,病灶数目、范围均可增多扩大,甚至累及全身毛发。患者可无自觉症状,发病前常有精神紧张或过度疲劳史。

【随证加减】

病重者可加梅花针叩打局部。

【临床操作】

上廉直刺 0.5~1 寸,平补平泻,中脘、足三里直刺 1~1.5 寸用补法。

【针方明理】

贺普仁教授擅长选取上廉穴治疗斑秃脱发,这一独特经验穴是因上廉为多气多血之手阳明大肠经穴,可调和气血。中脘为胃之募穴、腑之会穴,又与手太阳、少阳、足阳明经交会,结合足三里的穴性功能,共起到补气养血,调理气机,养血润发之功效。

【按语】

针灸治疗斑秃应贵在坚持。治疗期间,患者忌食油腻,保持心情舒畅,保证充足睡眠。


# 八、银屑病方

【病症:银屑病】

白疕是指皮疹上面出现多屑,银白色干燥的鳞屑,搔之脱屑,状如松皮的一种慢性皮肤病。本病以银色鳞屑,反复发作不愈为特征。

【针方组成】

委中、耳背青筋、膈俞、局部阿是穴。

【针方临证】

皮疹初起为淡红色点状斑丘疹,逐渐扩大或融成斑片,边界清楚,表面覆盖干燥的白色鳞屑,刮除表面鳞屑,露出一层淡红发亮半透明薄膜,称为薄膜现象。再刮除薄膜为细小的出血点,称为点状出血现象,以上为本病的两大临床特征。患者常伴有皮肤瘙痒,口干舌燥,大便秘结,心烦易怒,小便溲赤等全身症状。舌质红,舌苔薄白或黄,脉弦滑或数。

【随证加减】

血热：大椎、灵台、曲池、内关、三阴交；血瘀：血海；血燥：大椎、血海、太溪、三阴交。

【临床操作】

委中、膈俞、耳背青筋均可用三棱针点刺放血，患处局部用火针治疗。

【针方明理】

委中，别名血郄。善治一切血分病证。具有祛风清热、凉血活血的功效。所以凡血分有疾，再感受风热之邪引起的各种皮肤病皆可应用，是治疗皮肤病的常用穴。耳背穴与之相配，可增强其清血分之热、行血分之瘀的功效，活血可祛瘀、祛瘀能生新，进而达到养血润燥止痒的目的。与膈俞同用，可调和气血而疏风。火针治疗可改善局部气血。

【按语】

针刺本病有较好的效果。同时，劝戒患者慎用外用药。凡含有汞、砒剂药物容易发生不良反应，应在医生指导下选用药物。忌食辛辣、香燥及鱼腥荤物。

## 附：针灸治痛

疼痛是人体接受体内外的刺激后而产生的一种感觉反应。中医理论认为"不通则痛"，气血运行障碍是各种致病因素导致的共同病理结果，是疼痛发生的病理基础。《素问·举痛论》中曰："寒气入经而稽迟，泣而不行，客于脉外则血少，客于脉中则气不通，故卒然而痛。"

贺普仁在前人的基础上进行了更进一步的探讨，在阐明气血运行障碍为什么会引起疼痛上有自己的见解。他认为疼痛是一种感觉功能，按照中医的理论，感觉属于神的活动，神由心所主，《灵枢·本神》中云："所以任物者谓之心"，所以疼痛也是气血运行传导至心而产生的感觉。中医还认为心主血脉，心与脉相通，心气将血液灌注到脉，周流全身后又将血液流回至心，故当气血运行障碍时，心必然会有所感受，心感受到了这种病理变化，则有疼痛的证候产生。所以《素问·至真要大论》中云："诸痛痒疮，皆属于心。"

针灸治疗疼痛可以通过3个途径来实现，阻断恶性循环。①病因治疗：纠正和消除使气血瘀滞，运行障碍的因素。②病机治疗：通经络、调气血，改善气血运行障碍。③症状治疗：移神宁心，阻断恶性循环。其中通经络、调气血是最关键的。

中医对疼痛早有认识，在《黄帝内经》时期，就已对疼痛有了比较全面的认识，并且抓住了疼痛的病机在于气血运行障碍。对疼痛病因的认识偏重于寒邪,强调邪从外来,客于体内。到了明清时代,医家们对《黄帝内经》的片面性进行了一定的修正和补充,对疼痛的病因提出了外感六淫,内伤七情及跌打损伤皆可致痛,并且对疼痛病机以虚实为纲,结合阴阳、气血进行分析。喻嘉言在《医门法律》中认为痛有虚实,应从多方面的症状和体征来鉴别虚实。

1. 痛症的病因

(1) 外感六淫:风邪伤人常可引起疼痛。如外感风邪除恶风、恶寒、鼻塞、流涕等症状外,常伴有头痛、项背强痛、骨节酸痛。《素问·骨空论》载有:"风从外入,令人振寒汗出,头痛身重恶寒。"指出了风邪袭表可出现疼痛症状。寒邪是引起疼痛最常见的原因。如临床上常见的胃脘痛,大多是由寒邪直入中焦引起的胃肠气机阻滞而引起,当施艾灸、火针以温中散寒的治疗后,其痛缓解。再如,少腹痛引睾丸之疝气痛,也是由寒邪客于肝经之脉所致。《素问·举痛论》云:"寒气客于脉外则脉寒,脉寒则缩蜷,缩蜷则脉绌急,绌急则外引小络,故卒然而痛。"暑邪有阴暑、阳暑之分,无论阴暑阳暑,都有疼痛的症状。如张介宾在《景岳全书》中说:"阴暑者……病为发热,头痛,无汗,恶寒,身形拘急,肢体酸疼等症"。"阳暑者……病为头痛烦躁,肌体大热……"湿邪亦是致痛的因素,如李东垣《脾胃论》云:"如身有疼痛者,湿。"《素问·痹论》指出:"风寒湿三气杂至,合而为痹也……湿气盛者为着痹。"燥邪伤人也可引起疼痛,如外感燥邪,除见口鼻干燥、咳嗽、少痰或无痰等症状外,还可有咽痛、头痛、胸痛等症状。火邪致痛也是极多见的,如外感热邪客于上焦,出现咽喉肿痛。

(2) 内伤七情:《素问·举痛论》曰:"怒则气上,喜则气缓,悲则气消,恐则气下……惊则气乱……思则气结。"异常的情绪变化导致气机紊乱和脏腑功能失调,引起疼痛的病理表现。如:喜笑不休可出现胸痛和上腹痛;大怒后常引起头胀痛、胸胁满痛;思虑日久可出现纳少、脘腹胀痛。

(3) 不内外因

饮食致病因素:暴饮暴食,导致食滞中焦,可出现胃脘疼痛;过食生冷,寒伤中阳,可出现脘腹冷痛;饮食不洁,腐败食物聚于胃肠之中可致腹痛。

劳倦致病因素:主要指体劳、心劳、房劳的过度。过劳则气血精微消耗,导致虚性疼痛发生。

外伤虫咬:创伤、跌打损伤、持重努伤、烧伤及虫兽咬伤都直接作用于人体的肌肤或筋骨,造成损伤而引起疼痛。

2. 疼痛的病机

气血运行障碍是疼痛的变化基础。气血运行障碍为什么会引起疼痛呢?疼痛是一种感觉功能,按照中医理论,感觉属于神的活动,神由心所主,《灵枢·本神》云:"所以任物者谓之心。"心主血脉,心与脉相通,当气血运行障碍发生时,心必然会有所感受,心感受到了这种病理变化,则有疼痛的证候产生。《素问·至真要大论》云:"诸痛痒疮,皆属于心。"临床上在治疗疼痛时,往往辅以移神宁心通调血脉之法,可以提高治痛效果。

3. 对疼痛症状表现的认识

(1) 疼痛的性质

1) 酸痛:酸痛多发生于四肢、躯干,是一种痛不剧烈,而伴有痛处发酸,感觉无力的疼痛表现,多见于虚性病理变化。

2) 重痛:重痛的特点是疼痛兼有沉重感,多出现在头部和四肢。重痛多由脾运失职、湿邪阻滞所致。

3) 满痛和胀痛:这是一种兼有胀满感的疼痛,多见于胸、胁、腹等部位。主要责于气机受阻,是气机不畅而致痛。

4) 绞痛:绞痛一般由寒邪内袭,或有形寒邪内停,如瘀血、痰浊所致。

5) 扭痛:扭痛是一种与经筋有关的疼痛。

6) 痞痛:即感觉心下有痞块堵塞作痛。此痛多由有形之邪停于心下胃脘之处,影响气机升降所致。

7) 支痛:支痛是感觉似有物横撑其中的胀痛,多见于胁部。此种疼痛多责于肝胆疾患及胃部疾患。

8) 切痛:切痛是指肠中病变之疼痛。其剧烈如刀切之状,故称为"切痛"。多发生于肠道,是肠中气机不通所致。

9) 引痛:是指两个以上的部位互相牵引作痛。

10) 跳痛:多见于痈肿疮疡成脓肿及肝阳上亢之征。

11) 刺痛:多发生于瘀血出现的局部,痛处固定不移,伴有瘀血或缺血表现,如真心痛。

12) 掣痛:病变多发生于筋脉。

(2) 疼痛的时间:有猝痛、缓痛、时痛、乍痛、持续痛等。

(3) 疼痛的范围:搐痛、偏痛、皆痛、尽痛、窜痛等。

4. 针灸治痛

针灸治痛的疗效好是众所周知的。针灸几乎可以治疗各种性质的疼痛,而且其治痛效应可达到"立竿见影"的程度。

针灸治痛可以通过三个途径来实现:①病因治疗:纠正和消除使气血瘀滞,运行障碍的因素。②病机治疗:通经络、调气血,以改善气血运行障碍的状态。③症状治疗:移神宁心,阻断恶性循环。但"通经络、调气血"是关键一环,也是针灸治疗的共同机制,在针灸治疗学中起着决定性的作用。

(1) 病因的治疗:外邪引起的气血运行障碍:①外感风邪,客于肌表,致营卫不和,气血运行不利,通过针刺风池、曲池、合谷等穴,疏散风邪,从而使营卫调和,气血运行归于正常,消除疼痛。②寒邪内客,损伤阳气,使脉道蜷缩、拘急,气血凝滞,用灸法可以助阳散寒,舒缓筋脉,促进气血运行。③火热伤人,胁迫气血,使气血紊乱、壅塞脉道,通过施以放血疗法,可以起到疏泄阳热,改善气血运行障碍的作用而治痛。④湿邪内蕴,阻遏气机,脉道不畅,取中脘、天枢等穴,可以蠲除湿邪、通利脉道而治痛。⑤燥邪伤人,使脉道干涩,气血运行不利,通过针刺然谷、列缺等穴,可以养阴润燥,滑利脉道,使气血流畅,从而治痛。

对于内伤七情引起的气血运行障碍,针刺可以通过调和脏腑功能,补其不足,泻其有余,改善气血运行障碍,从而治痛。①针灸可以通过疏肝解郁,调理气机,而改善气血运行,治疗肝气郁结引起的胁肋疼痛。②针灸可以补益心气,温通心阳,增加心脉灌注功能而治疗心气不足,心阳闭阻所致的心胸痛。③针灸有温肾阳,填精髓,促进气血运行的功能,治疗肾阳不足,腰膝冷痛。④针灸可以健脾燥湿,通利脉道,改善气血运行障碍的状况,治疗脾湿不运,湿滞内阻所致的脘腹痛。⑤针刺可以通过益肺养阴,增强肺气的洒布以及宗气的推动功能,用以治疗胸膺痛。

此外,针刺具有消食导滞,通调胃肠的功能,故可以对饮食不节,食积内停引起的气血运行障碍有改善作用,故而治痛。针刺还有益气健脾,促进气血生化的作用,并可改善脾胃虚弱,营养不良引起的气血运行不利,故可治疗虚性疼痛。

综上所述,针刺可以通过消除病因,阻断病因对气血运行的干扰,起到治痛的作用。

(2) 病机的治疗:《灵枢·刺节真邪》云:"用针之类,在于调气",可见针灸具有行气活血的作用。"痛则不通","通"即指气血运行流畅正常无阻滞现象。针灸可以行气行血,起到通的作用,故可以取得治痛的效果。当动力不足,气血运行无力时,针灸可以起到鼓舞气血运行加速的作用。当脉道不滑利,气血运行受阻时,针灸可以通调脉道,促进气血运行滑利。当气血瘀滞不行时,针灸可以活血化瘀,恢复气血运行。总之,针灸可以通过使气血达到"通"的状态,改善致痛的病理条件,而起到治痛的作用。

(3) 痛症的治疗——针灸对疼痛的阻断作用:针刺穴位,可以作用于心,阻断和转移心对疼痛性病理变化的感知。针刺对疼痛反应的抑制,不单是缓解症状,它可以直接影响病理变化,帮助改善气血运行。将疼痛的病理过程引向良性循环。可见针刺可以通过"以移其神",使"神归其室"来达到"住痛移疼"的目的。对于针刺治痛这个机制的探讨,提示在治疗痛证时,要注意配以宁心安神的经穴,对临床治疗颇有意义。

贺老在针灸治痛方面有独到之处,主要通过三个途径来实现:第一是病因治疗,这是贺老常用的临床思路之一,也是治本之法,寒证多用温通法——火针、艾灸,瘀血多用强通法——放血,气滞则用行气,从而使邪去脉通痛止。第二是病机治疗,疼痛的病机是不通,贺老灵活运用三通法使脉道通调,促进气血运行,使其达到"通"的状态,改善致痛的病理条件,起到治痛的作用。第三是对痛症的治疗,在针后较短时间内将病因和病理变化消除是不容易的,而取得的即刻效应只能是对痛觉反应的阻断,以达到"住痛移疼"的目的。

## 附:一针一得

针灸治病讲究"辨证"、比如说"配穴"、"手法"等。其中"配穴"一环尤其重要。"配穴"主要看所选穴位与临床证候是否恰如其分,丝丝入扣。而看选穴多少,是不是少而精。

北京地区针灸治病的流派很多。很有一些人由于"辨证论治"的基础比较差,而喜欢用群针治病,一开穴就是几十针,大大超过了病情的需要,超过了病人的耐受限度。例如,宣武区,有一个导师擅长针灸术,以针灸群针著称。每日病人络绎不绝,颇得一般人所赞颂。据了解,在那里治过病的人也有不少人确有其效,惟起针后病人疲劳颇甚,多数都需要卧床休息 1～2 天才能恢复。究其原因,不外针数众多,刺激量大,病人不适应所致。

常言说:"将在谋而不在勇,兵在精而不在多。"一个针灸医生在临床实践治病时也要善于谋虑,也就是说要彻底全面地了解病情,精选少量的穴位,即可消除病邪,使机体恢复健康。反之,如果医生不是认真负责很好地进行"辨证论治"盲目地瞎扎一气,不仅与病无益,反而会损伤别人的元气,影响病的治疗。

我们要学习老一辈的经验,学习他们那种坚忍不拔、兢兢业业钻研技术,孜孜不倦地为人民服务的精神。但不是模仿他们的一动一静,墨守旧的一套,二是在他们基础上经过不断的整理与提高,然后创出自己的新路。

毛主席指导我们在各项工作中,都应该贯彻"少而精"的原则。特别是针灸这门独特技术,尤为必要。因为针的刺激都要通过皮肤,穿过筋骨的间隙,不管多么高超的手法,对机体也会有些损伤。虽然针刺是一种良性刺激,但对患者来说,不必要的刺激总是个额外负担。因此,造成病人惧怕针灸,非迫不得已,补求治于针灸。这是值得吸取,必须加以改进的教训。

我们认为在保证临床有效的基础上,尽量少"配穴",这就相对减少了患者痛苦,另外在进针时手法一定要灵敏,这一点对减少患者痛苦也很重要。这样,不仅对患者有好处,同时对总结临床疗效也非常有利,能够发现有效穴和穴位的相对特异性。

当然,运用一个特效穴位能够在临床治疗疾病,并不十分容易,阻力相当大,主要来自两个方面:

首先是医生的习惯势力,他们缩手缩脚不敢大胆创新。迷信现行的和旧有书本,总觉得选一个穴位力量不够,靠不住,不放心。他们认为:有局部穴没有远端穴不行,有上部穴没有下部穴不行,顾虑重重,没有敢于斗争,敢于革命的气魄。

其次,是来自患者方面的阻力。①患者认为针灸像吃饭一样,越多越好。②患者不了解针灸的治病道理。又因疾病缠身要求解除痛苦的心情迫切,所以愿意每次治疗时多扎几针。③找我院就诊的病人多数为慢性病,走遍了各大医院,曾遇到"群针"治病的针灸医生给病人造成了一种错误印象,认为多针才能有效。但实际上他们已经上当受骗,还没有觉悟。以上三种情况,我们应当耐心地向广大工农兵患者做好宣传解释工作。

同时应该说明一点,在临床少配穴不是死板的、片面的使用,而是根据病情的需要,应该多就多,该少就少,我们提倡少"配穴",只是个方向问题,但绝不等于"万病一针"。

采用一针治一病,必须有过硬的思想和扎实的基本功以及有熟练而准确的针刺技术。如果针技跟不上去,那就不如多配几个穴位,也许其中有的穴位会发挥一些作用而取效,因而这些医生也能治好几个病人,而且沾沾自喜,其实是哪个穴位治好病?他们并不清楚,有些穴位是不必要的,徒增病人皮肉之苦,多穴弊病不止这些,未必没有(或许已经)因此而发生的医疗事故。

今后,针灸的发展,在"配穴"方面,必须由繁到简,然后由简到精。这种精选穴位的工作是很艰巨的,需要全体针灸工作者团结起来共同努力,实现"配穴"少而精这个大方向,是完全可以办得到的。我们在临床上做了一些工作,但还很不够,还要继续深入细致地做工作。为了引起针灸同行重视这一工作,我首先列举数十例有效处方供同行们参考,不当之处请批评指正。

1. 急性咽痛

其症恶寒发热、咽干、疼痛继而肿胀,甚至咽不下饭,呼吸困难。

针:三棱针急刺少商出血数滴,既能止痛又退烧,能起到"立竿见影"的效果。

2. 暴发火眼

主要症状为结膜充血、眼球微痛,有异物感、怕光、流泪、分泌物增多。

针:患侧耳尖放血。

或太阳穴放血。

或内迎香放血。根据病情轻重,灵活应用。

3. 偏头痛

本病特征多数为左侧头部发生剧烈疼痛,数日或数月反复发作,有时恶心呕吐、目(眼)流泪、影响视力等。

针:一针两穴,丝竹空透率谷,留针 30 分钟,即可治愈。

4. 落枕

其症颈项强直,酸楚疼痛,左右不能回顾。

针:绝骨,用"龙虎交战"手法,针感可以窜至颈项,效较显著。如治疗不及时成为慢性者,效不佳。

5. 漏肩风

肩背部疼痛,有压重感及发冷感,不能高举及外展。痛得严重时彻夜不眠。

急性针刺条口,慢性针刺膏肓。

6. 胸胁痛

本症多为发作性刺痛或剧痛。咳嗽及呼吸时疼痛加重。

针:丘墟透照海。

7. 心绞痛

主要症状是心窝部突然发作,收缩性剧痛,如灼、如刺、如钻,甚至有时痛从前臂尺侧窜到腹部或小指。大发作时胸内闷塞,面色苍白,四肢厥冷,出虚汗,脉搏不整。临床上多数病人巨阙穴处有压痛,阴郄穴处有条索。如紫宫处有压痛,乃心脉梗死之症。

针:内关(双穴)重补。或针极泉。不效加膻中、然谷。

8. 胆道蛔虫(中医称蛔结瘀)

主要有吐蛔或便蛔史,剧烈绞痛、恶心、呕吐,脉象乍大乍小,面色忽红忽白。无手术指征。

针:至阳一穴即可。

9. 急性腰疼(包括风寒和外感)

其症腰部疼痛,动转困难,不能弯腰,不能后仰及翻身。

针:委中,缓刺放血。血色由深变浅即止。疗效往往都很突出,或刺养老。

10. 腿股风(坐骨神经痛)

从臀部、大腿之后外侧至膝关节附近疼痛,直立时痛更甚,抬腿时痛亦加重。

针:环跳重刺激,不留针。如慢性可刺气冲,确能助气血之运行,起到镇痛之作用,昆仑更佳。

有人认为针灸只能止痛治点急性病,这种认识非常片面,事实可以驳倒这种错误论点。例如:

11. 慢性关节炎

膝关节疼痛,屈伸困难,气候变化时加重,有时肿胀及关节作响。

针:阳关透曲泉或阳陵泉透阴陵泉,一针即有效,如效果不显著,可刺风府,搜一身之风即可取效。

12. 网球肘

针冲阳。

13. 阳痿

阴茎柔靡不能勃起,或性交顷刻泄精。常伴有腰酸、头晕、耳鸣、健忘、脉细弱,有两组处方:

(1) 双环跳:针尖斜下内下方,使针感窜至小腹或阴束。

(2) 双大赫:针感直达龟头。

14. 输尿管结石

中封。

15. 胃肠炎

尺泽、委中。

16. 失语

哑门、通里。

17. 聋症

听宫、翳风、中渚。

18. 高血压

曲池。

针灸对传染病也有奇效。例如:

19. 痢疾

为外感病,有传染性,其症酸痛下痢赤白,有黏液,恶寒发热,里急后重,天枢处有压痛。

针:曲池穴,有消炎止痢作用。

20. 疟疾

主要症状为寒热往来,发有定时,至汗出后而热退身凉,有一日一发或间日一发的,还有三日一发的。

针:以三棱针在大椎处点刺数下,拔一火罐于其上,吸出恶血,疗效甚佳。久疟灸脾俞。

针灸对神经、精神方面的疾患疗效更为满意,比一般镇静药的优点为多。例如:

21. 癫痫

其症陡然跌仆,不省人事,抽搐,口吐白沫,目斜视,发作后移时而起。

针:长强周围(前后左右)以三棱针点刺出血。或针刺大椎、腰奇,均有抑制发作的功能。

22. 癔症

本病起于诸般精神功能障碍,故其症发作千差万别,发病前多有精神不快。

针:双内关同时进针,行强刺激,可起到通心开窍之作用,必要时人中可刺。

针灸在临床上还有止血作用,在紧急药品供应不上,特别是在战争年代里,就更有意义,大家应积累一些这方面的经验,以备急需。例如:

23. 鼻衄

鼻内出血,通常为一侧鼻孔出血,也有两侧多量出血,常引起头疼、眩晕、耳鸣、面色苍白、肢体倦怠等。

针:上星穴,需刺激,或刺少商出血。

24. 鼻炎

针飞扬。

25. 脑溢血(属于中风闭证者):

中风是一种发病急骤,并很严重的疾患,凡患此病,就有九死一生的危险。其症猝然仆倒,不省人事,痰盛,牙关紧闭,面色潮红、脉弦硬。

针:①四神聪放血,平肝息风。②十二井穴放血,通经开窍,止血。脱证:灸关元。

26. 先兆中风

四神聪、合谷、太冲。

针灸除治疗内科病以外,还能治疗皮外科方面的疾患,而且疗效也很满意。

27. 乳痈

其症乳房红肿,热痛。

针:足临泣,针尖向上刺,刺激量加大,使针感沿经向上窜至肋部。

28. 瘰疬

多生于颈下或腋下,小如粟,大如核桃,肿胀疼痛,破溃后经年累月难以收口,渐至骨蒸潮热,形体消瘦。

针:曲池透臂臑或火针点刺局部。

29. 湿疹

急性局部红斑,发生水疱,以后则成红痂,周围糜烂,瘙痒,多发于乳、面、肘、手足等部。

针:曲池。用烧山火疗法。

30. 痤疮

背部痣点。

31. 发际疖

大椎放血。

32. 肠痈

本症初发,突然腹痛,恶心、呕吐、恶寒、便秘或下痢,其痛初期多漫及全腹,但不久即固定于右下腹,右腿不能伸直,麦氏点出现压痛。

针:阑尾点。足三里和上巨虚之间的向外处,重刺激。

33. 肛门瘙痒

会阴及肛门剧烈瘙痒。

针:公孙。

34. 痔

阳溪、后溪。

35. 肛裂

孔最。

36. 牛皮癣

委中放血,坚持治疗有效。

37. 鹅掌风

手掌皮肤发硬、发干、刺痒、脱皮。

针:劳宫。

38. 发际疮

多于项后,形如黍豆,痛时如锥如燎,痒时坐卧不宁,顶生白头,破后流水,此起彼伏,俗名"气不忿"。

针:大椎放血或委中放血,以泄太阳经湿热。

39. 串腰龙

水疱累累珠形,大小不等,灼热疼痛。

针:龙眼点刺出血。

有人污蔑针灸是精神作用,小儿科有许多疾病适宜用针灸治疗,用事实驳斥了说针灸是暗示作用的人。因为小儿思想尚未开展,还没有思维能力。但

针灸疗效很突出,例如:

40. 小儿腹泻

乳食不节,下痢不止,有时腹痛,不欲饮食。

针:曲池、足三里,或刺会阳。

41. 小儿疳积

体瘦、腹胀大、毛发焦落,不欲食,大便异常秽臭,小便混浊,潮热,哭时涕泪皆少。

针:四缝。挤出少量黏液或血液。

42. 阴痒

阴门初感灼热,次即瘙痒难堪,重时影响睡眠。

针:蠡沟。

43. 崩漏

隐白。

44. 缺奶

少泽,回乳,光明。

45. 子宫肌瘤

灸痞根。

46. 断奶

因某种原因,乳儿不需哺母亲的乳汁,两乳房胀大,乳汁流溢。

针:光明。

# 附：针灸临证秘法

第一秘

1. 摇头:针刺屏迫,手法补,穴在长强处。

2. 失音:针孔最。腕上七寸。

3. 腰痛:合谷。

4. 肢肿:温溜。

5. 月水不调:曲池。

6. 目视昏昏:灸五里。

7. 胸中瘀血:巨骨。

8. 气颓:天鼎。

9. 目痛不闭:大迎。

10. 噎病:乳根。

11. 心烦:太乙。或针强间。

12. 舌强：滑肉门。或针：中冲。或针：风府。

13. 心悬：外陵。

14. 吐血不愈：取气冲（三棱针去血，立愈）。

15. 喉闭：足上廉、足下廉。

16. 腹坚大：冲阳。

17. 面目浮肿水病：陷谷。

18. 唇裂：厉兑。

19. 慢惊风：针隐白。

20. 黄疸：商丘。

21. 癥瘕：地机。

22. 四肢强硬：大横。

23. 喉中作声（中风痰厥之症）：针天溪。

24. 项难回顾：少海。

25. 遗尿：少府。

26. 阴痛：少府。

27. 偏坠：少府。

28. 手足麻木：肩贞。

29. 半身麻木：列缺、太溪。

30. 痔漏：天窗。

31. 眼动：颧髎。或承泣。

32. 翻胃：胃俞或针上脘。

33. 津液少：小肠俞。

34. 赤白痢：中膂俞。

35. 身热惰怠：阳纲。

36. 恶血泄注：殷门。

37. 大便坚：浮郄。

38. 身战不耐久立：金门。

39. 身后侧痛：京骨。

40. 阴痒：然谷。或蠡沟。

41. 手足冷：太溪。

42. 经闭：水泉。

43. 近视：水泉。

44. 腹胀如鼓：复溜。

45. 五种水病（心、肝、脾、肺、肾）：复溜。

46. 吐舌:筑宾。

47. 涉纵涎下:阴谷。

48. 阴缩:大赫。

49. 心恍:通谷。

50. 唾多:彧中。

51. 神气不足:郄门。

52. 掌中热:中冲。

53. 身如火:中冲。

54. 口干:关冲。

55. 产后血晕:支沟。

56. 嗜卧:三阳络,或针腿五里。

57. 四肢不欲摇动:三阳络,或针腿五里。

58. 肩臂痛不能举:清冷渊。

59. 瘿瘤:臑会。

60. 风寒吐沫:丝竹空。

61. 唇强:耳门。

62. 喘息:承灵。

63. 吞酸:辄筋。

64. 语言不正:日月。

65. 四肢不收:日月。

66. 百肢酸痛:阳辅。

67. 毒犬伤:外丘。

68. 各处气痛:足临泣。

69. 诸疮毒:窍阴。

70. 不孕:灸阴廉。

71. 腹肿如鼓:章门,或针水分。

72. 难产:关元。

73. 一切出血:阴交。或针刺长强。

74. 舌缩:廉泉。

75. 噎水浆不下:璇玑。

76. 房劳:长强。

77. 小儿惊悸:身柱。

78. 身瘦:至阳。

79. 水谷不化:悬枢。(重)

80. 舌急不语:哑门。

81. 恍惚不乐:陶道。


第二秘

缺前9症

10. 感冒发烧:大椎放血。严重的,1～7节逐节放血,效更佳。

11. 寒战:针后溪。

12. 饮食无味:九食关3壮(穴在建里旁1.5寸处)。

13. 雷诺氏病:灸肾俞各1寸处。

14. 手颤病:灸关元300壮。

15. 口腔溃疡:地仓。慢性的针照海。

16. 水臌:偏历。

17. 喘息:肺经压痛点。

18. 血淋:三阴交。

19. 断奶:光明。

20. 子宫肌瘤:灸痞根。

21. 小儿疳积:针四缝。

22. 小儿腹泻:针曲池。

23. 串腰龙:龙眼放血。

24. 各种疔疮:针身柱或天宗放血。

25. 发际疮:大椎或委中放血。

26. 唇风(捲疮):针合谷,用烧山火手法。

27. 鹅掌风:针劳宫,痒甚加刺大陵。

28. 雀斑:针合谷,用烧山火手法。

29. 白癜风:灸侠白。

30. 肛门瘙痒:针公孙。

31. 痔疮:灸十四椎下旁开1寸处。或刺龈交出血。

32. 阑尾炎:针阑尾点(急性),或灸肘尖(慢性)。

33. 痢疾:针曲池。

34. 湿疹:针曲池。

35. 瘰疬:针曲池透臂臑,或针肘尖。

36. 乳腺炎:针足临泣。

37. 乳胀:温灸鱼际。

38. 鼻衄:针上星,或少商放血。

39. 崩漏:针或灸隐白。

40. 癔症:双内关同时进针。

41. 癫痫:长强周围放血。

42. 阳痿:大赫或环跳。

43. 疟疾:针大椎,可放血,并可合并拔火罐。

44. 痔漏:针阳溪。

45. 肛裂:针孔最。

46. 癜风:灸左右手中指节,宛宛中。

47. 身体反折:肝俞。

48. 目戴上:丝竹空。

49. 过经不解:期门。

50. 咳嗽饮水:太渊。

51. 引两胁痛:肝俞。

52. 引尻痛:鱼际。

53. 呕脓:膻中。

54. 呕逆:大陵。

55. 呕哕:太渊。

56. 喘呕欠伸:经渠。

57. 数欠而喘:太渊。

58. 胁下积气:期门。

59. 小腹胀痛:气海。

60. 夹脐痛:上廉。

61. 胀而胃痛:膈俞。

62. 腹寒不食:灸阴陵泉。

63. 心痛食不化:中脘。

64. 烦渴心热:曲泽。

65. 心烦怔忡:鱼际。

66. 烦闷:腕骨。

67. 虚烦口干:肺俞。

68. 懒惰:照海。

69. 嗜卧不语:膈俞。

70. 支满不食:肺俞。

71. 振寒不食:冲阳。

72. 胃热不食:下廉。

73. 胃热：悬钟。

74. 胃寒有痰：膈俞。

75. 脾病溏泄：三阴交。

76. 胆虚呃逆热上气：气海。

77. 狂言不乐：大陵。

78. 多言：百会。

79. 目妄视：风府（重）。

80. 暴惊：下廉。

81. 见鬼：阳溪。

82. 魇梦：商丘。

83. 痎疟：腰俞。

84. 头疼：腕骨。

85. 心烦：神门。

86. 痿厥：丘墟。

87. 暴泄：隐白。

88. 洞泄：肾俞。

89. 泄不止：神阙。

90. 肠风：灸尾闾骨尽处百壮。

91. 脱肛：灸百会，或尾闾七壮。


第三秘

1. 转胞不溺淋涩：关元。

2. 风动如虫行：迎香。

3. 眉棱痛：肝俞。

4. 毛发焦脱：下廉。

5. 鼓颔：少商。

6. 咽外肿：液门。

7. 咽食不下：灸膻中。

8. 喉痛：风府。

9. 目风赤烂：阳谷。

10. 倒睫：丝竹空。

11. 目眦急痛：三间。

12. 鼻有息肉：迎香或火针点刺息肉处长效佳。

13. 唇干有涎：下廉。

14. 舌干涎出:复溜。

15. 唇动如虫行:水沟。

16. 唇肿:迎香。

17. 舌黄:鱼际。

18. 齿寒:少海。

19. 齿痛:商阳。

20. 不能嚼物:角孙。

21. 腰背佝偻:风池、肺俞。

22. 背拘急:经渠。

23. 脊强浑身痛不能转侧:哑门。

24. 臂腕骨痛:阳谷。

25. 手腕动摇:曲泽。

26. 手腕无力:列缺(重)。

27. 两腿如冰:阴市。

28. 鹤膝历节风肿:风市。

29. 腰痛不能久立:跗阳。

30. 腿膝胫酸:跗阳。

31. 四肢不举:跗阳。

32. 腰痛不能举:灸仆参3壮。

33. 腰重痛:灸阴谷、委中、阳交3壮,吹火泄法。

34. 脚转筋:灸踝上1壮,外灸内,内灸外。或灸承山14壮。

35. 月经过时不止:隐白。

36. 产后诸病:期门。

37. 乳肿痛:足临泣。

38. 横生手先出:灸右至阴3壮,火炷如小麦粒,直接灸。

39. 欲断产:灸足(右)内踝上1寸处及合谷。

40. 不时漏下:三阴交。

41. 月水不调,周结成块:针间使。

42. 小儿卒疝:太冲。

43. 小儿角弓反张:百会。

44. 小儿泄痢:灸神阙。

45. 小儿深秋冷痢:灸脐下3寸。

46. 小儿吐乳:灸中庭。

47. 小儿口臭:灸劳宫。

第十三章 针方明理

48. 小儿夜啼:灸百会 3 壮。

49. 溺水死者:灸脐中。

50. 狂犬咬伤:灸咬处疮上。

51. 蛇咬伤人:灸伤处 3 壮。(隔姜灸)

52. 疡肿振寒:少海。

53. 风疹:环跳(补法)。

54. 暴痒:蠡沟(补法)。

55. 身痒不能食:灸大肠俞 27 壮。

56. 不嗜食:刺然谷,多见血,使人饥。

57. 身瘾疹:伏兔。

58. 乏气:灸第五椎随手壮。

59. 少年房多短气:灸鸠尾头 50 壮。

60. 腹皮痛:鸠尾。

61. 瘙痒:鸠尾。

62. 鹅掌风:劳宫。

63. 足外皮痛:足临泣。

64. 偏枯:大巨。

65. 疮毒久不合:灸合谷 7 壮。7 次为一疗程。

66. 头疼如破:命门。

67. 身热如火,汗不出:命门。

68. 目不得闭:大迎。

69. 肩背颈项痛:涌泉。

70. 身肿身重:关门。

71. 大便血不止:劳宫(灸 3 壮)。

72. 皮肤干燥:灸曲池 3 壮。

73. 痂疥:灸大陵 2 壮。

74. 不知味:针气户。

75. 噎食反胃:灸乳下 1 寸处,以差为度。

76. 脐风:然谷。

77. 鼻痛:脑空。

78. 恶犬伤毒不出:外丘。

79. 寒栗重衣不得温:阳白。

80. 吐舌:筑宾。

81. 舌纵:阴谷。

82. 口干:阳池(重)。

第四秘

1. 口干:针阳池(针章门亦可)(重)。

2. 鼻窦头疼(鼻窦炎):(实证)针飞扬。

3. 心痛如刺:针然谷。

4. 白虎历节风(痛风):针金门。

5. 大眦痛:针至阴。

6. 腰痛不可屈伸,痛如折:针束骨。

7. 身后侧痛:针京骨。(重)

8. 心下痛气攻腰胁:针肓门。

9. 浑身骨节痛:针魂门。灸之效更佳。

10. 臑内廉痛:针譩譆。

11. 关节不利,浑身疼痛:针膈关。

12. 腰宽痛不得久卧:针白环俞。

13. 经行腰腿痛:针合阳。

14. 妇人阴内湿痒疼痛:针膀胱俞。

15. 腰痛疲漏:针气海俞。

16. 脊间心后痛:针中渚。

17. 两耳珠痛:颔厌。

18. 足下热:针中都。

19. 善摇头:针京骨。

20. 头疼如破:命门。

21. 肩髃痛:针二间。

22. 眼痛:针下廉。

23. 腰髋坚痛:针石门。

24. 腰胯痛:针伏兔。

25. 侠脊膂而痛:针尺泽。

26. 膝痛不可屈伸:针大杼。

27. 膝胫肿痛:穴巨髎。

28. 肩背强急酸痛:穴水道。

29. 膝膑肿痛:穴厉兑。

30. 小便热痛:列缺。

31. 肩背痛:听宫。

32. 肘中痛:冲阳。

33. 肩背痛:中渚。

34. 正头疼:中脘。

35. 偏头痛:肓俞。

36. 足心痛:针昆仑。

37. 脚气症:针肩井。

38. 肩背酸痛:中渚。

39. 肘挛症:尺泽。

40. 手臂痛:针肩髃。

41. 手腕无力:针列缺(重)。

42. 手腕摇动:针曲泽。

43. 眉棱骨痛:肝俞(重)。

44. 头疼项强重不能举:承浆,风府。
    脊背反折不能回顾:承浆,风府。

45. 足寒如冰症:肾俞。

46. 膝痛:风府。

47. 转筋:灸承山 7 壮。

48. 面肿:水分(灸禁针)。

49. 唇肿症:迎香。

50. 唇干:三间。

51. 口腔溃疡:针劳宫、照海。

52. 鼻流清涕:灸百会。

53. 口臭:人中、大陵。

54. 咽塞:膻中。

55. 秋寒冷痢:灸石门、关元。

56. 卒腹痛:青皮灸脐上下左右各开 1 寸半处 3 壮。

57. 战栗:针鱼际 2 分深。

58. 月经不调,固结成块:间使。

59. 月经时漏下:三阴交。

60. 堕胎后手足如冰厥:肩井。针后如觉闷乱急补足三里。

61. 产后恶露不止:气海、关元。

62. 白虎历节风:针肩井、足三里、曲池、委中、行间。

63. 哭笑:百会、人中。

64. 目妄视:风府(重)。

65. 见鬼:阳溪。

66. 小儿夜啼:灸百会 3 壮。

67. 小儿吐乳:灸中庭。

68. 小儿囟门不合:灸脐上下 5 分处,直接灸 3 壮。

69. 小儿牙口蚀烂:针承浆。

70. 小儿口舌疮臭气冲人:灸劳宫 1 壮即可。

71. 小儿偏坠单侧睾丸肿大:灸关元、大敦 3 壮。

72. 吐食反胃:先针下脘,后针足三里。

73. 哮吼灸法:用线一根套颈上,至鸠尾尖上截断,转向后脊骨上线头尽处是穴,灸 7 壮。

74. 中风失语:针鱼际。

75. 偏头痛:鸠尾。

76. 中风:灸神阙百壮。

77. 水谷不化、下利:针悬枢(重)。

78. 气喘难卧:灸灵台。

79. 张口不合:灸神道 77 壮。

80. 堕胎:关元,如不落,再补昆仑,立下。

81. 口干:章门。阳池亦可(重)。

82. 妇人不孕:灸阴廉 5 壮即有子。

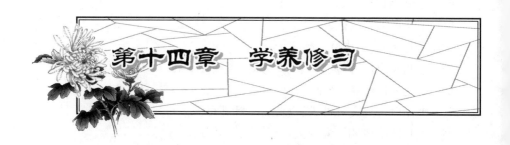

# 第十四章　学养修习

学问和修养构成一个人的学养。贺普仁教授认为,不管从事什么职业,一个人学养的宽度和厚度,决定这个人在此领域的高度和深度。他还认为学养修习是一辈子的事,学养的内容越广泛越受益。贺普仁教授强调:恒定的学习习惯与较强的学习能力,是成为良医上工的先决条件,这是至关重要的医外之功。

## 第一节　秉承中华传统学习观

贺普仁教授秉承的是中华传统学习观。在中国学习这一词,是"学"和"习"复合而成的词组,最先把这两个字联在一起讲的是孔子。《论语》名言:"学而时习之,不亦说乎?"是对学习本义的最佳概括。贺普仁教授的学习一直和针灸临床实践紧密关联,学中用、用中学,知之为行,知行并举。学,学习之为用;用中学,实践出真知,这是贺普仁教授在学养修习方面最鲜明的特色。总结几十年的体会,贺普仁教授有"吾有五师"之说,贺普仁教授的五师即:敬拜之师、典籍之师、同行之师、亲友之师、患者之师。其从五师身上,体会到了有心者处处皆学问,得到了取之不尽用之不竭的启迪和技艺。

关于学用中华医学经典,贺普仁教授的感悟与准则有三:一,只有学以至通,方能学以致用;二,学之为用,非为说也;三,学之用之,用之加之,加之效之,效之传之,传之广用之,为最上之学。

在几十年的学习生涯中,在书中只要读到与临床应用相关的知识或方法,贺普仁教授认真思考后,会很快在临床中去应用体验。如在《针灸资生经》中读到这样的记载:为了保持和延展针刺气血阴阳调整的效果,针灸后 1 小时内不要喝水。贺普仁教授立刻身体力行,坚持几十年,不厌其烦地叮嘱患者遵守此则。在贺普仁教授的弟子传人中,这已是一条不成文的临床规定。

宋代王惟一编选的《新铸铜人腧穴针灸图经》,并铸成针灸铜人模型两个,让世界上最早的立体针灸模型问世,开创经穴模型直观教学之先河的史实,对贺普仁教授启发和震动很大。对此贺普仁教授知行并学,一直在做着准备工作,2006年终于完成心愿,经过考证和研究,铸造了针灸铜人,旨在能对针灸修习和传承起到一定的作用。而与1027年的王惟一不同的是,王惟一是奉皇命、受宋仁宗之令主持设计铸造立体铜人模型,而贺普仁教授是自己做主、自行设计、个人出资研制而成现代仿生针灸铜人。

关于"用之加之",贺普仁教授是根据具体情况,在前人经验的基础上,加上自己的创建。如:学习清代典籍读到"太乙神针灸"相关内容时,贺普仁教授引起兴趣:"太乙神针灸"属于道家灸法,以药艾入灸筒,灸灼经络腧穴,透入肌理,扶正祛邪,调养元气,达到治疗疾病之目的。"太乙神针灸"起源于唐代,但直至清代才有专著成书飨世,清朝医家高士宗曾说:"太乙者,无上之尊,优之众职环会而为贵人也。"以"太乙"名其针者,意在用以表明此法的效验神奇。"太乙神针灸"药艾配方有数种,因其传承不同而有异。对此贺普仁教授的做法是"工欲善其事,必先利其器",首先请人帮助铸制器具,对"太乙神针灸"药方组方,进行了相关学习后,决定先化繁为简以艾代药进行尝试。虽然因受条件限制没能坚持应用此法,但通过简用"太乙神针灸"法对"红斑狼疮"进行治疗,还是积累了一定的经验与体会。贺普仁教授的体会是:搞了那么多年针灸临床,其实是学习、继承古人和前辈的经验多。在很长时间以内,诊治什么病都是按照他们说的做,不敢离谱儿。尽管对老师的教导和书里的知识已经记忆得很纯熟了,但有时遇到患者却用不上,遇到书上没有记载或其记载方法疗效不好的病症也越来越多,对此就得想办法钻研技术,找到方法,勇敢尝试,解决问题。如:对于火针的应用,自古以来记载就很少,《黄帝内经》记载火针的适应证是治痹证,没有记载治疗其他病;到了唐朝,才有记载治乳痈、瘰疬;到了宋朝,又记载治胃脘痛、腰痛,也没有记载治其他病。为了想办法治疗白癜风,就参考古书上以灸穴位治疗的方法,试扎火针,患者的皮损很快就恢复正常颜色了。此外,用火针对于牛皮癣、色素沉着、帕金森病等的治疗方法和经验,都是这样积累的。贺普仁教授强调,随着现代社会的发展,患者和疾病的情况以及服务环境都在不断变化,尽管前人没有记载,但我们应该利用自己所学的知识、积累的经验和得到的一些新认识,在实践中不断找到和探索一些好的治疗方法。

## 第二节　构建成功学习模式

学习是人类文明延续和发展的桥梁和纽带,学习是一种既古老而又永恒的现象,学习不仅是人类个体获得知识技能的手段,社会文化的世代传递也是靠学习活动实现的。个体学习模式的优劣决定个体学习质量的优劣。在七十载的学医行医生涯中,贺普仁教授构建了自己诵读勤学、积累研学、广涉多学、学中成学的成功学习模式。

诵读勤学:跟师学习期间养成诵读经典的习惯,让贺普仁教授受益终身,对很多针灸经典文献的死记硬背,让贺普仁教授打下过硬的功底,但在后来的反复温习中,对其微言大义渐解渐悟,并以中华传统医学经典为据为源,智化经典,为己所用。对贺普仁教授影响重要的经典有《黄帝内经》《难经》《针灸甲乙经》《针灸资生经》《针灸大成》《针灸聚英》。枕边常放的是清代典籍李守先的《针灸易学》等,从中得到不少的启迪与实际的应用方法。现存清代针灸学著作中,节要性和小型针灸著作居多,适宜睡前小读。

积累研学:贺普仁教授几十年养成的习惯是,要把在临床中遇到的难题或疑惑记录在案,反复查书,推敲思考,直至问题解决。《中国医学大词典》《针灸资生经》《针灸问对》《针灸集成》《针灸逢源》是贺普仁教授学习研究问题的常读之书,此外,继《针灸甲乙经》之后又一次总结性的针灸著作《针灸大成》,以及《诸病源候论》《十四经发挥》等,也是贺普仁教授经常研习的书籍。

广涉多学:博览群书,为我所用,是贺普仁教授学习方面的重要体会。中医理论博大精深,中医著述汗牛充栋。如徒执一家之言,则很难窥其全貌,得其精髓,临证用之,亦甚感不足。故在学习经典著作的基础上,贺普仁教授注重学习各大名家著作,在临证中遇到疑难杂症,常能从阅读的医书中得到启示。贺普仁教授常教导学生:当今所遇奇症顽疾,均可仿效古方古法的宗旨加以发挥。只看一本书虽然其中的内容越看越清楚,但眼界越来越小,所以,博览群书可以防止一家之偏见,不断修正和补充自己的论点。贺普仁教授喜读书、爱集书,从年轻时起,贺普仁教授就开始收集各种中医针灸类书籍。只要听说哪里有针灸文献,他就千方百计买到手中,每册必先浏览一遍。对于西医学,贺普仁教授也是认真学习,直到现在,对西医生理学、病理学、药理学原理也能记得一清二楚。

在学习本专业知识的同时,贺普仁教授认为"诗外功夫"亦很重要,其从中国书法、绘画、京剧、园艺等方面的修习中受益匪浅,最重要的是通过多种学科的学习,让贺普仁教授在融会贯通中,不断提高了对针灸医学的理解力与感悟力。

学中成学:传承经典,正流为先,注重总结,学中成学,这是贺普仁教授在学习方面为我们提供的最有价值的经验。善学重用是过程,而重积累、善总结才能形成新的学术成果传益后人,贺普仁教授针灸学术体系正是在这样的过程中形成的。贺普仁教授临证之中,重视临床经验的积累、研究和总结工作,注重针灸医学理论与实践相结合中的整理工作,认真著书立说,曾经先后发表

20 余篇论文,相继出版《针灸治痛》、《针具针法》、《针灸歌赋的临床应用》、《长生食疗神谱》、《针灸三通法》、《毫针疗法图解》、《火针疗法图解》和《三棱针疗法图解》、《针灸三通法临床应用》、《灸具灸法》等 11 部专著。在个人藏书的基础上,贺普仁教授主持编撰的北京市社会科学"十一五"重大项目《针灸宝库贺普仁临床点评本》,有中国中医科学院、北京中医药大学等多位著名针灸学者参与,集中数十人对明、清两代针灸学专著共计 150 余本,进行临床治疗方面的点评。《针灸宝库贺普仁临床点评本》一书,填补了近代针灸文献系统整理的空白。

# 下篇　医功修炼

　　贺普仁教授幼年体质欠佳,求治于当时北京最负盛名的针灸医生牛泽华,结果手到病除。14岁那年(1940年),便投在牛泽华门下学习针灸。牛老医师经常告诫弟子在学针灸的同时,一定要练功习武。但是弟子们大多半信半疑,觉得练功习武与针灸并无必然联系。贺老当时对习武一事也持观望态度,并不力行。2年后,贺普仁与师兄弟互相扎针,体会针感,发现有的人进针不疼,针感强,效果好;而有人则不然。再一询问,前者都是谨遵师命,认真练武者。于是,他认识到了武术对针灸有事半功倍的妙处。1944年,他终于结识了尹式八卦掌第二代名师曹钟升的高足张晋臣,张晋臣见他为人诚实厚道,且聪明好学,是可造之才,就力荐他到曹钟升先生门下学尹式八卦掌。

　　由于贺老生性开朗豁达,为人仁厚谦逊,学练尹派八卦掌,不仅不抱门户之见,而且主动向其他门派求教,得以不断进步。后来,他不仅练八卦掌,还练静功,每天都要打坐。继而又学练了十八节刀、八卦连环剑、战身枪等器械。就这样贺普仁武医丹修,功夫自成,几十年八卦掌的修炼,练就了一身正气。

　　贺老认为,从事医学工作的,特别是中医、针灸、正骨大夫都应习练、研究武术,不但可以健身强体,还可以进一步提高疗效。他数十年如一日穷究医理、精研武道,把精妙的医术和深奥的八卦掌原理、拳法、内功有机地结合起来,铸成神针妙法,治愈了无数的国内外患者。

## 第一节　医功释义

　　贺普仁教授德艺双馨,一生以"以医治人,以义正己"为座右铭,以精湛医术普济众生,以仁义之心律己,以倾囊之德传授于徒,诠释了大医精诚的内涵。在他70年从医经历中,总结提出了"医德、医术、医功"三位一体的针灸医师标准和培养方针。医德是指医生的职业道德;医术是指医生掌握的医疗技术;医功是指针灸医生还需要一定的武术或气功的功力。这三者有机结合才能当好针灸医生。

　　贺老最早提出医功的概念,一贯倡导并身体力行医功修炼,认为修炼医功应是所有外治法医家的基本功。只有经过医功的修炼,医家才能做到"治神在实"要求的五神自治。

医功分为呈现与修炼两个层面,前者是指针灸医生在临床操作时所具有的一种特定的良好的精神和体能状态,后者是指这种特定状态需通过修炼才能达到。中国武术,包括八卦掌、太极等功夫、功法,以及气功,这些是医功修炼的常用方法。良好的医功可使针灸医生将自身的正气通过针体传达到患者体内,以调动患者的经络之气,扶正祛邪,起到增加针灸疗效的作用。

《素问·宝命全形论》强调指出:针刺时要"手如握虎",没有深厚的功力,怎能有握虎之力呢? 医功在临证中,作用卓著。在针灸临床上经常可以听到看到这样的现象,同样针一个穴或一组穴,不同的医生施术患者的感觉不太一样,疗效差别也很大。

第一,医功的修炼,可以减轻进针时患者的疼痛。武术内家拳法讲究螺旋力,其特点是力量深透和方向稳定,在进针的瞬间是呈螺旋状刺入的。在针刺之时,要求施术者神不外溢、意不露形,周身放松,沉肩坠肘,气贯周身,运力指端。以武术轻微的发力动作,轻松自然地将针送入人体,患者多无痛感,这样容易取得患者的配合,临床疗效也会更好。否则部分患者因惧怕疼痛而紧张不已,影响"得气"和感传的产生,甚至中断治疗,使得一些针刺有很好疗效的患者失去了治疗机会,这是很可惜的。贺老认为扎火针运用内气:"扎火针更需要内气,我扎火针是在离患者皮肤一定距离的地方,是用内气把针催进去的。速度快,患者没有痛感,气、火、针三者同时冲击病灶,所以比一般针灸效果更好,很多疑难杂症,危重病人,百药不效,通过我的火针疗法,三通疗法,大多都取得了满意的疗效。"

第二,医功的修炼可以使医者的正气通过针刺传导到患者体内,便于调动患者的经络之气,便于驾驭经气,"气至病所"也就更容易了。临床实践证明,针刺"得气"是取得疗效的基础,而"气至病所"则可显著地提高疗效。正如《灵枢·九针十二原》所说:"刺之而气不至,无问其数,刺之而气至,乃去之,勿复针……刺之要,气至而有效,效之信,若风之吹云,明乎若见苍天,刺之道毕矣"。"气至病所"针感的产生,一方面与患者的机体状态和对针刺的敏感程度有关,另一方面,也是主要的一面,与施术者的操作技术有关,如取穴准确、手法熟练、内功深厚,则可促进感传的产生,从而容易取得满意的疗效。

第三,医功的修炼,可以提高医家对气感的敏感性,更好地体察针下感觉,以便于补虚泻实。《灵枢·终始》曰:"邪气来也紧而疾,谷气来也徐而和。"所谓"紧"是指针下紧涩的感觉,"疾"则指来去突然、匆促的感觉,必"紧而疾"方能称之为邪气。什么是"谷气"? 谷气即指正气,因人体正气有赖于水谷之气的滋养,故名谷气,正气在针下给人的感觉是徐缓而柔和。正气可分为营气、卫气等,正气在经脉中运行则为经气,因营行脉中,故这里所指的谷气多为营气。卫气虽行于脉外,但有时也可运行至针下,这时易于和邪气混淆,因卫气剽悍滑疾,有似于邪气之疾。但卫气疾而不紧,如以为"疾"就可泻之,则易误伤正气。邪正既明,则补泻有据,遇邪气则泻之,遇正气则补之,这样疗效自然就提高了。

贺老常说:"搞针灸不练气功,等于'医生白费劲,病人白受苦'。"所以练针的同时,还要锻炼身体,练好气功,所谓"练针须练气",练功会使真气充盈,经络通畅,进针、行针时可通过丹田之气的蓄积,升提上达臂、肘、腕、指,把力与气运输到指尖,做到气随针走,针随手入,也更能得心应手地控制驾驭经气,"刺之要,气至而有效",所以可以提高临床治疗效果。可见加强我们针灸医师自身"内功"的修炼是非常必要的。

高深的医功不是人人可以达到的,但医功修炼是人人可以做到的,譬如每天选择一种"贺氏医功"中方法坚持修炼,举哑铃、练臂力等,这些都可以增加人的正气,不必把医功看成是高不可攀的东西,每个针灸医生都可以在医功修炼的实践中,逐渐提高功力。

# 第二节　气 功 概 述

## 一、气功的概念

气功在古代是天人相应、天人合一的学问,在现代是通过练功使人体与自然环境保持一定的阴阳平衡,达到体内外高能量物质的交换,发挥高能量物质效益的一种学问。换言之,使人体吸取体内和宇宙自然界的信息物质,把高能量物质储蓄在体内。在一定的气功状态下释放出来,视为一种专门的学问了。以古代人的说法,是一门身心并炼、性命双修的健身术、治疗术、长寿术;以现代人看来,气功是现代自然科学和社会科学相关的多学科性的科学。在练功中,通过意识活动减少识神,对元神,即大脑调节功能,为大脑皮层调节功能减少干扰。通过肢体,循经脉的活动,调节气血循环,减轻元神负担,改善大脑皮层功能状态,以此达到养生、保健、益寿的目的。所以在功法中,强调调身、调息、调心,分为静功、动功、动静兼修。

气功是炼气和炼意,以意引气,循经运行,不断地调整呼吸和姿势,加强和促进脏腑功能的气化,通过气的运行,使元气充足,达到治病强身的目的。

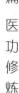

练功主要的是疏通经络,调和气血,平衡阴阳,增强体质,达到有病治病,无病强身的效果,它是自我身心锻炼的方法。

## 二、气功基础理论

### (一) 精、气、神

《灵枢·本脏》:"人之血气精神者,所以奉生而周于性命者也。"精、气、神是人身三宝,是生命的必具成分。在气功学中,它们是内丹功采炼的药物,是气功修炼的主要因素。元·陈虚白·《规中指南》:"采药者,采身中之药也;身中之药者,神、气、精也。

1. 精　精是构成人体的基本物质,也是人体生长发育及各种功能活动的物质基础。《素问·金匮真言》:"夫精者,身之本也。"《灵枢·经脉》:"人始生,先成精,精成而后脑髓生。"

精有广义和狭义之分,狭义之精是指藏于肾的一种具有生殖和遗传能力的物质,即所谓生殖之精。《灵枢·决气》:"两神相搏,合而成形,常先身生,是谓精。"广义之精,还包括由水谷精微化生而来的藏于五脏六腑之精。这两种精都是气功修炼的物质基础。

精的分类,按来源可发为:

(1) 先天之精:禀受于先天,与生俱来,是由生殖之精结合孕育而来,是构成人体的最原始物质,也是人体功能活动的源泉。

(2) 后天之精:由水谷精微化生而来,藏于肾,输布于五脏六腑,是人体生后得以继续生长发育和维持生命的物质基础。

两者虽有区分,但又是相互依存、相互补充、相互促进、不可分离的,即所谓先天生后天,后天养先天。

按功能可分为:

(1) 生殖之精:是具有生殖能力遗传信息的一种物质。它源于先天,养于后天,男女各异,藏于肾中,使人类具有繁衍后代与保持种族和个体特征的能力。

(2) 脏腑之精:脏腑之精是脏腑功能活动的物质基础,是由肾所藏之精输布于各脏腑与水谷之精化合而来。

生殖之精与脏腑之精亦可相互转化充养,对于生殖之精,"留之则生身,施之则育人"。

2. 气　气,在古代是人们对于自然现象的一种朴素认识,认为"气"是构成世界的最基本物质,宇宙间的一切事物都是由气的运动变化而产生的。《周易·系辞》:"天地氤氲,万物化生。"

中医学沿用了"气"的概念,对于人体,认为"气"是构成、充养人体的最基本物质,强调的是物质与运动(结构与功能)的不可分离,即人的气一元论。《庄子·知北游》:"人之身,气之聚也,聚则为生,散则为死。"

由于运动是绝对的,静止是相对的,物质世界注重的是运动,所以狭义而言,人体之气是指维持生命活动的功能(蕴能之质)。《难经·八难》:"气者,人之根本也,根绝则茎叶枯矣。"人体是功能聚合的有机体系。与精气神并称的"气",即是指生命活力的机制体系及其能量总称。

人体的气,不外乎由先天之精和后天水谷之精微相互协调而生成。其在体内,由于分布的部位,以及性质、作用的不同,而被赋予多种不同的名称。在气功学中,最重要的是元气和真气。

(1) 元气:元气是人体最基本、最重要的气,是人体生命活动的原动力。元气由先天之精化生而来,藏于人体命门。《难经·三十六难》:"命门者······原气之所系也。"

元气是通过三焦而流行于全身的。内而脏腑,外达肌肤腠理,都是以三焦为通道,而作用于机体的各个部分。《难经·六十六难》:"三焦者,原气之别使也。"

元气主激发和推动脏腑经络的功能活动,是维持生命活动的最基本物质。《难经·十四难》:"脉有根本,人有元气,故知不死。"《难经·八难》:"十二经脉者,皆系于生气之原。所谓生气之原者,谓十二经之根本,谓肾间动气也。此五脏六腑之本,十二经脉之根,呼吸之门,三焦之原,一名守邪之神。"《金匮要略》:"若五脏元真通畅,人即安和。"上述都是强调元气的重要性,所以,练气功最注重的是培育元气。

(2) 真气:《灵枢·刺节真邪》:"真气者,所受于天,与谷气并而充身者也。"真气是由先天之元气、水谷之精气和自然界之清气组合而成,是指人体氧化产能的根本机制。

真气是人体生命活动的动力,它是以元气为根本,而元气发挥产能的效应是通过真气来实现、体现的。历代将真气与元气混同,其实是有区别的。

总之,气即指人的生理功能,是对人体各种功能及能量的总称。

3. 神 神,是人体精神、意识和思维活动的总称,亦指人体生命活动的外在综合表现,即生理功能、精神、意识、知觉、反应等一切生命活动的集中表现。

《灵枢·本神》:"两精相搏谓之神。"《灵枢·平人绝谷》:"神者,水谷之精气也。"说明神生于先天之精气,又赖于后天水谷之精气不断充养。精气是产生神的物质基础,精气运动自然会有神的表现。

神有主管精气的作用,神虽由精气产生,但它的活动又必然影响精和气。

神是人体一切生命活动的主宰者。神的活动正常是否,是生命活动正常与否的标志,《素问·移精变气》:"得神者昌,失神者亡。"神亦是人的社会特性的具体体现。

**（二）元、虚、道**

1. 元　元，从宇宙观而言，即是气一元论，包含了太极的哲理。元是无形之初，为阴阳相合所得之太极。

而人体之元，即是指受精卵，它蕴含了孕育生命的全部信息。通过阴阳相交所得之元，就具有全能性，具备了生化、复制、分化的特性。

元动则为源，是生命的源泉、不息之机，其作业模板执导先天之分化及后天的新陈代谢生命运动。

元之动力则为元气，元气是推动元运转的根本动力。元气包括元阴、元阳，在人体成形的时候，元气蕴系于命门，由命门化生。

2. 虚　虚是看不见、摸不着的客观存在，它是无形的，但有时候能感应到它的存在。从现代看，与之相应的认识就是"场"的观念。

在人体，虚就是指人体场，它是与未成形之初的发育场（造形场）一脉相承的。

3. 道　《易·系辞》："形而上者谓之道。"道是无形的实在，是指超出形体之上的规律，可以通过人们的努力去认识、感悟。

《老子》："有物混成，先天地生。寂兮寥兮，独立而不改，周行而不殆，可以为天下母，吾不知其名，字之曰道，强名之曰大。"说明道是无声无息无形无象，独立自存，处在永恒的循环往复之中。它是产生万事万物的本体和根源。又云："人法地，地法天，天法道，道法自然。"指出道是自然而然地演化，它是宇宙自然规律，是万物无不遵循的统一法则。

道是无数而无法为的，它是虚无的客观实在，可以想知，道是由虚实现的，虚是道的动机，道是虚的综合体现，而元正是道的缩微。

**（三）丹田**

气功上有三丹田之说，但对其确切部位争议较大。之所以称为丹田，是强调它们在练功中的重要性，是人体精、气、神的蕴育生发之所，是人体进行自我调控的基本点。

一般认为，上丹田在两眉之间的印堂，中丹田在两乳之间的膻中穴，下丹田为脐下关元穴，三个穴位分别主导调控着神、气、精。

至于下丹田，各家还根据体验不同，见解颇不一。可认为其范围包括关元、气海、神阙等穴，它是任、督、冲、带脉经气运行的起点，是真元之气升降开合，气道贯通上下表里内外的枢纽，实质上是共同控导命门的功能，但人以元气为本，故应以关元穴为核心。

**（四）大、小周天**

1. 小周天　代丹家将打通任督脉，开启元阴元阳循任二脉的周流化合，命名为打通人体小周天。

2. 大周天　一般将能导引真气循奇经八脉和十二经脉运行,称为打通人体大周天。

### (五)气功三要素

气功三要素是:调身、调息、调神,这是练习气功的基本要领。

1. 调身　身形为精气所化成,其为神之宅室,所以练功要注意形体姿势,主要是身体要端正放松,要顺乎自然,这样有助于精气神的调练。其动有导引,静有坐禅。

2. 调息　自然界之清气是培育真气的必需成分,所以,呼吸应有规律地进行,使氧化产能有序化,同时,调息还有助于放松入静。

3. 调神　调神,主要是指调节意念。意念守下丹田,可使真气由丹田逐渐培育、聚集、贮存起来,并使丹田元气充实旺盛。

意念在内,是逐渐摒除杂念,臻于无识念,以神守身,诱导进入虚静的状态,此即《素问·上古天真论》:"恬淡虚无,真气从之,精神内守,病变从来。"

### (六)练功程序

气功主要是修炼人体精气神,并在此基础上升华到入静,感通自然的境界。历代气功家将练功程序(层次)大致归结为"练精化气,练气化神,练神还虚,练虚合道"等阶段。

1. 练精化气　《素问·天元纪大论》:"物生谓之化,物极谓之变。"在自然界,形气转化是物质运动的基本形式,物质的变化寓于运动之中。

在人体,精是气的物质基础,精、气转化是自然而然进行的。《素问·阴阳应象大论》:"味归形,形归气,气归精,精归化,精食气,形食味,化生精,气生形。"即是说明精、气、形是可以相互转化的。

而练气功就是要把精化气作为一个主观过程来调控进行,使机体实现主动有序地耗散。《素问·移精变气论》:"余闻古之治病,惟其移精变气,可祝由而已。"

2. 练气化神　神是由精气产生的,为精气之机括,气旺则神旺,神是赖气的存在而存在并体现其作用。练气化神,就是强化人体的功能,达到旺盛生命活动——神的旨意。

3. 练神还虚　练神还虚,通过对自身的调摄,在生命力旺盛的状态下,收神入身,人体必然会进入虚(入静)的状态。这实质上即是对人体场的强化。

4. 练虚合道　当人体场加强到一定程度(境界)时,自然而然地会进入与自然界磁场通应的状态,此时即必然会出现所谓的特异功能。天有相应合一,悟天地之道,《素问·生气通天论》:"故圣人传精神,服天气,而通神明。"通过悟道,达到养生的目的,《素问·上古天真论》:"上古之人,其知道者,法于阴阳,和于术数,食饮有节,起居有常,不妄作劳,故能形与神俱,而尽终其天年,度百岁乃去。"

上述是就健壮人而言的循序渐进的练功程序,而对于虚弱者应先有一个筑基的过程:定神练气,练气化精,积精全形。使机体达到充盛平和,分化完善的状态。

## 三、气功与医学的关系

人类求生存,保健康,是共同的愿望,气功和医学都是获得健康长寿不可缺少的良好方法。气功和医学内容博大精深,二者具有独特的思想理论和方法。它们的形成和发展是和中国传统文化的发展分不开的。中国古代哲学、医学、气功对人体生命活动独特的观念和认识,构成了中华民族的特有的思维方式、整体观念和辩证思想。气功和医学二者之间有着密不可分的关系,又同是为人体科学而服务。以关于"气"的理论和阴阳五行学说为指导,建立了我国独特的气功学和医学理论体系,医学的许多哲理都渗入于气功中,气功的重要基础理论如阴阳学说、藏象学说、气化学说等,皆渊源于医学中。

医学的理论基础,也是气功的理论基础,医学提出的养生理论和方法,气功是占主要地位的;气功是遵循医学理论。使人能"尽终其天年,度百岁乃去",提出了人的自然寿命为百年以上。人的生命源于精、气、神,欲使生命强盛,就要"积精全神"、"形与神俱",顺应四时变化以养生。要做到"和于阴阳,调于四时","春夏养阳,秋冬养阴",调和精神,锻炼身体以养生。要做到"和于术数,饮食有节,起居有常"以养生。不妄作劳,形劳而不倦,心静神安以养生。要做到"恬淡虚无、精神内守","去闲而少欲,心安而不惧",预防疾病以养主,做到经常练气功,达到不治已病治未病的要求。

# 第三节　贺氏针灸气功入门
## （八卦掌练习方法）

## 一、八卦掌概述

1. 八卦掌渊源及传承

八卦掌自董海川先师创建至今,已有一百多年历史。

清道光三十年(1850年)前后，董海川因故北来京城，投身肃(四)王府当差，因"疾恶如仇，时露英气，同人即起猜嫌，改隶肃邸"。此后董公武技渐为人知，并首开武术界之先河，取依圆走转变换掌势之法，创八卦掌之雏形"转掌"，始授门徒。清同治十三年(1874)后，董"因年老气骸，始得寓外舍"，常游居弟子家中，专事授徒，"请艺者自通显以至士贾与达官等几及千人"。仅见于墓志碑阴中所记门徒，就达五十六人，董海川声名远震。不数年，董公所传掌势经后人"复安易理，定八卦合五行加添招术，代代流传"，遍布各地。形成武术一大门派。肃王任命董海川为王府武术总教师，封七品领衔、护院总管，京都武林为之震动，比武投师者络绎不绝。

八卦掌由于历代名人辈出，且风格各异，引起世人瞩目。尹福、程延华、史计栋、马维祺、梁振普、刘凤春、张占魁、刘德宽、宋长荣、宋永祥、樊志勇等八卦掌第二代传人，是八卦门中公认的、成就较大的、建树较高的佼佼者。这些人虽然都是董海川的入室弟子，但由于多是带艺投师，且董先师传艺之法多是因材施教，因人授法，善于启发弟子从实际出发，以《易》理悟拳理，定强调动作的一致性，而是以走为母，以变为法。所以在八卦掌第二代传人中自然出现了流派纷呈、不拘一格的现象。但在众多流派中，流传较广、传人较多、影响较大的主要有五大流派，即如释重尹派、程派、梁派、史派、张派。

2. 何以名曰：八卦掌

世传拳术，各有其名，名正则言顺。清朝末年由董海川老先师创传此脉，因围圆而习练，初曰：转掌。随着二代门人对其领悟，又曰八卦转掌。最后定名为八卦掌。世人常言，周易八卦。八卦即易经。《易经》除包括《周易》，还包括《归藏易》及《连山易》。《周易》是由周朝传流至今最完整的《易经》之三分之一。

何为"易"？许慎引《秘书》曰："日月为易，象阴阳也。"郑玄说："易者，日月也。""易"有：一，不易(指事物之"定理")；二，交易(指演绎的方法)；三，简易("归纳"的方法)之意。"易"就是从观察日月运行及其所产生阴阳变化的纪理中发现的一整套认识、分析、预测、处理事务的方法及其规律性。

易经的表述方法孔子之前无文字只是以太极八卦图像呈现于世人面前。故称其谓无字天书。

八卦，从八卦的卦字来看，从圭从卜，圭，土圭，即远古时用泥土堆成的土堆，做测日、月影而用。后来以八尺标杆代之，卜，观测也。八卦，即从正四隅八个方位上测出天体变化的重要纪象。上古文字未兴，主要以图画表示。白天观测日光，以"—"表示，曰："阳爻。夜间观测星月之光，以"- -"表示。曰：阴爻。每卦有三爻，表示天、地、人三个方面。上天下地

下篇 医功修炼

人居中,天人合一,天之寒暑交替、地上动植物则春生冬眠。人顺天地之道,昼作夜息。应四时八节之更迭,春播夏长秋收冬藏,繁衍子孙,生生不息。人掌握了这些规律,才很好地进行着生产和生活活动,创造了一个又一个灿烂辉煌的人类文明。

因上古文字未兴,易之太极、五行、八卦、河图、洛书皆以图画传至今,正因如此,其深刻意义及包容性非常大。古往今来,探求其真谛者代有传人,注解之书著,汗牛充栋。无论古之农耕劳作,军事战争,琴棋书画,中医药及四大发明等,皆受易理之启迪,"易"是中华文明的活源头。当今骄子计算机的产生,也是受易经八卦之排列组合启迪后的产物。"易"反映和揭示了宇宙万物的运行规律,又实则是一部宇宙代数学,古人称之谓"道"。

八卦是中国古典哲学理论《周易》中代表八个物象的符号,它们分别为乾、坎、艮、震、巽、离、坤、兑。据说八卦由中国远古帝王伏羲所作。

八卦卦象有歌诀为记:

乾三连、坤六断、离中虚、坎中满、震仰盂、艮覆碗、兑上缺、巽下断。

五行即金、木、水、火、土,它是中国古典哲学中描述物质世界的最基本的五种元素,古人认为世界万物都可以找出其五行属性。五行生克即五行相生和五行相克,五行相生为木生火、火生土、土生金、金生水、水生木,五行循环相生。五行相克为金克木、木克土、土克水、水克火、火克金,五行循环相克。

由董海川老先师所创传的八卦掌,其拳理指导下的掌势:下顺上逆中圆活的身架呈上下互反的双向螺旋状(阴阳互反,阴阳互根,活脱脱地再现了八卦太极图中的那对阴阳鱼)。套路:《定势八掌,六十四掌》(八经卦,八八六十四卦)。势法的运行方位:《围圆走转》(四正四隅)及轨迹《穿九宫》(九宫八卦图);练功层次的要求《定、活、变》(天、地、人)。招法的运用:《对敌三法》(每卦三爻)。因人施教的教学,使习练者内外兼修,刚柔相济(阴阳和合)。至浑元一气(太极)。总体来看,以上等等皆合易经八卦之原则。正如先师梁振圃(董先师著名弟子梁派八卦掌开创者)所言:"八卦掌是从自然当中明悟出来的一种拳术。"换言之八卦掌是在易经八卦的原理指导下派生出的一种拳术,无非是多用掌法演练,故名曰:八卦掌。

## 二、八卦掌的特点和使用器械

八卦掌最大的特点就是走圈,于圆上行拳练功。

八卦掌的内涵就是以五行生克之理,合阴阳八卦之道,寓九宫神行之巧,藏天干地支之妙。

八卦掌运作原则为出入莫测,见机而作,随时而动,行则动,动则变,变则化,遵循八卦变化无穷之理。

### 1. 人体之八卦方位

乾卦-肩肘腕为乾三连,坤卦-胯膝足为坤六断,离卦-空胸紧背为离中虚,坎卦-腹要实、气沉丹田为坎中满,震卦-眼睛平视、振奋精神为震仰盂,艮卦-头上顶、竖颈为艮覆碗,兑卦-抿唇闭口、舌顶上膛为兑上缺,巽卦-提肛、缩股道为巽下断。

### 2. 八卦掌之要则

八卦掌之练习九要则:即揭、扣、提、顶、裹、松、垂、缩、穿。

揭:是指腰要向后撑,使脊柱尽力拉直而使督脉畅通。

扣:是指两肩向前扣,使胸内含而使任脉畅通。

提:是指提肛缩肾,使任督二脉由下部接通而使真气由任脉下行入督脉。

顶:是指舌顶上腭,使任督二脉由上部接通而使真气由督脉下行入任脉。

裹:是指肘臂内裹,背部拔紧,裆胯内裹,臀部绷紧而使劲不外泄。

松:是指全身关节放松,尽量不着力而自然舒展。

垂:是指肩往下垂,肘往下垂而接通上肢之气,气往下垂沉入丹田。

缩:是指全身虽然放松,但全身之劲力要尽力含缩而使全身成一个整体。

穿:穿掌是八卦掌重要手法之一。八卦掌讲的是起落钻翻,起是穿,穿掌应气贯十指,左右连环蓄力不断。

八卦掌之练习身法八要则:即三顶、三扣、三圆、三真、三抱、三垂、三月、三挺。

三顶:头上顶、舌尖上、手掌外顶。

三扣:膀肩扣、手背扣、脚面扣。

三圆:后背圆、前胸凹圆、虎口撑圆。

三真:眼要真、心要真、手要真。

三抱:丹田要抱、心中要抱、上肢要抱。

三垂:气垂丹田、膀尖下垂、肘尖下垂。

三月:胳膊月芽、腿曲月芽、手顶月芽。

三挺:颈项要挺、身体要挺、腿膝下挺。

八卦掌是一种以掌法变换和行步走转(走圈)为主的拳术。也就是,以自己的一个臂长的距离为半径画一个圆,然后沿着这个圆走圈。它将武功与导引吐纳融为一体,内外兼修。可以强身健体,而且能够锻炼攻防搏击的技能。也有一个例外,有一套六十四式的掌法是在一条直线上打拳。

传统八卦掌经许多名师的不断研究,以八卦为理论基础,一圈八步八个掌势,以单换掌为基本掌势,套路非常灵活,并不固定,习练者的不同,套路也不相同,但是现在许多演练的八卦掌已不完全按照这个传统了。拳法和腿法、单操和对练的套路上就颇多了,丰富多彩。

八卦掌是以掌法和步伐的变换转行为中心的拳术套路。它的基本掌法是:单换掌、双换掌、双撞掌、穿掌、挑掌、翻身掌、摇身掌、转身掌等八掌。它的基本步法是:起、落、扣、摆四种。

八卦掌的运动特点是:一走、二视、三坐、四翻。这些特点为发展身手的捷径、灵活,特别是下肢的力量提供了必要的锻炼条件。通过八卦掌的锻炼,将会给我们带来健康。

八卦掌注重身法的灵活性,要求练者在不断走圈中,改变敌我之间的距离及方向,避正击斜,伺机进攻;出手讲究随机应变,发挥掌比拳和勾灵活多变的特性。其手法有推、托、盖、劈、撞、搬、截、拿等。

八卦掌的器械主要有:春秋刀、战身枪、连环剑、连环纯阳剑、连环蟠龙棍、五行棒、昆仑铲、八卦刀等。

## 三、八卦掌的锻炼法则

顺项提定,溜臀收肛;松肩沉肘,实腹畅胸;
滚钻争裹,奇正相生;龙形猴相,虎坐鹰翻;
拧旋走转,登脚摩胫;曲腿淌泥,足心涵空;
起平落扣,连环纵横;腰如轴立,手似轮行;
指分掌凹,摆肱平肩;桩如山岳,步似水中;
火上水下,水重火轻;意如飘旗,又似点灯;
腹乃气根,气似云行;意动生慧,气行百孔;
展放收紧,动静远撑;神气意力,合一集中;
八掌真理,俱在此中。

顺项提顶,溜臀收肛。顺项是使颈项自然竖直,在锻炼时不要扬头,不要低头,也不要左右歪斜;提顶是将下颌里收,头向上直顶;溜臀是将臀部下垂向里收缩,在锻炼时不要有丝毫的向后撅臀的现象产生;收肛是将肛门的肌肉予以收缩控制,不要使它放松。

松肩沉肘,实腹畅胸。松肩是使两肩向下松沉,在锻炼时不要向上耸肩;沉肘是使肘部经常保持着向下沉坠,在锻炼时必须屈如半月形;腹是"蓄气"的良好部位,实腹就是指在锻炼时必须将呼吸深入到腹部,使腹部充实鼓荡,即所谓的"气沉丹田"、"内宜鼓荡"的意思;胸部的向外挺凸,固然会影响"气沉丹田",而胸部的向里收缩,也足以影响到心脏的压缩,阻碍了血液的流畅,因之,畅胸就是指胸部要宽松开展,既不要挺胸也不必缩胸。

滚钻争裹,奇争相生。这是指锻炼时的劲力变化而言。滚是圆形的旋臂动作,钻是既要转又要向前的螺旋形的旋臂动作,争是向外撑开,裹是向里扣抱。这四种动作在运动时都必须使肌肉收缩产生力量。仅仅是圆形的滚动,没有向前力量,这种劲力的里面没有向外和向前的劲力矛盾,力量不能保持最大,因之在锻炼的时候,必须要滚中带钻,使圆形的滚转动作成为螺旋形的动作。争和裹也是这个意思,两肘的合抱固然该使用裹力,但是裹力只有向里收的劲,而没有向外扩张的劲,这里面就没有向里和向外的劲力矛盾产生,如果是裹里带争,这里面就有了收缩和扩张的对抗性,就有了劲力的矛盾产生。奇正两字,是代表着两种不同性质的事物的矛盾。"奇正相生"换句话说,也就是"矛盾产生了"。八卦掌的一切劲力,都是由"滚、钻、争、裹"四力的相互对抗,在奇正的矛盾产生中所发挥出来的。

龙形像猴,虎坐鹰翻。这是指锻炼时的身形、身法、步法的变化而言。八卦掌的运动特点之一就是"走"这种滔滔不绝的圆形步,必须使之"形如游龙",悠然之中含着稳重;八卦掌的运动特点之二是"视",八卦掌在转行时或转身换掌时,两眼总是注视着两掌,所谓"手眼相随",眼是心之苗,"视"能显示出运动的内在精神,这种精神必须使之向猿猴守物那样机灵之中蕴含着警惕意味,并通过眼的注视把它表达出来;八卦掌的运动特点之三是"坐",在转行时,它的两腿并不伸直,采用"坐胯",在转身换掌时的一顿之间又有"坐桩"的动作,这些蹲坐的动作和腿法,必须使之像"虎踞"之形,沉着有力;八卦掌的运动特点之四是"翻",就是转身的动作,在转身时必须采取鹞鹰盘旋空中翻身降落的那种灵敏、洒脱之势。

拧旋走转,蹬脚摩胫。拧旋走转就是说在走转时必须是腰要拧,肘臂要拧,手掌要拧,颈项要拧,使头手肘身拧向圆心的一面,拧成一股旋劲;蹬脚摩胫,是指在走转时前行之脚必须轻迈,后行之脚必须蹬劲;向前进步必须贴近前脚胫骨里侧摩擦而过,不要将脚提得过高或过宽。

曲腿淌泥,足心涵空。曲腿就是在走转时两腿做适度之弯曲,身体往下坐,是力量贯注两腿;淌泥是两脚前进不要过高,如淌泥之状;足心涵空是使脚掌和脚跟同时平落地面,五指抓地,这样脚心就涵空了。

起平落扣,连环纵横。起平是将脚提起时也要像"足心涵空"那样平;落扣是说落步时不仅要平落,还要使脚里扣;连环是不断的意思,意识不断,劲力不断,动作不断,从连环中生出纵横,上下左右四面八方一气连环。

腰如轴立,手似轮行。八卦掌在锻炼时必须以腰部构成运动的轴心,手动必先身动,身动必腰动,是腰带动一切;八卦掌在换掌的时候必须是手臂的动作如车轮那样形成圆圈,因为圆形动转较为灵敏,又含着连环不断的作用。

指分掌凹,摆肱平肩。指分是将五指分开,不要并拢,掌凹是使掌心向里涵空凹拢;摆肱是在转行时两臂必须极力向圆心的一面摆动,不可有向前推的动作;平肩是两肩在转行时或转身换掌时都必须保持端正平舒,不要有一起一落的现象。

桩如山岳,步似水中。桩是指静止性的动作,八卦掌的桩步必须使之像山岳那样稳固,似乎任何强大的力量都推它不动似的;步是指活动性动作,八卦掌的"淌泥步"必须使之在稳健之中含着像流水那样轻快,这样八卦掌的步法就不是笨重的,也不是浮飘的了。

火上水下,水重火轻。心在上属火,肾在下属水,所谓"心火肾水",也就是前面所说"实腹畅胸"的心要虚,腹要实的意义。

意如飘旗,又似点灯。古代练兵,一切的阵形变化,前进后退都必须以飘荡的令旗和夜间灯为引导,八卦掌运动时也必须以意识引导动作,不能随随便便地运动。

腹乃气根,气似云行。前面已经说过腹是"蓄气"的良好部位,在锻炼时必须将呼吸之气深入到腹部,但是这种深呼吸的运动是猛然一口就将气吸入腹内呢,还是慢慢地吸入呢?"气似云行"就说明了八卦掌的深呼吸运动必须是像空中行云那样慢慢地运行,不要猛然吸入,也不要猛然呼出。

意动生慧,气行百孔。意动生慧是说八卦掌的动作如果是像前面所说的"意如飘旗,又似点灯"那样有意识的运动,那么就能在运动中培养出机警、敏感的素质。气行百孔是说如果八卦掌的深呼吸是按照前面所说的"气似云行"那样的话,那么所吸入的氧气就能输送到各个需要的地方去。

展放收紧,动静远撑。展放收紧是指动作姿势的开合而言,开的姿势要舒展远放,合的姿势要内收外紧;动静圆撑是指动中必须求静,静中又必须有动;动的极处就是静的发源,静的极处就是动的起端,这动和静必须相互循行,又相互含蓄。

神气意力,合一集中。前面所说的精神、气息、意识、力量等各方面的锻炼方法,它们并不是孤立的,而是合一集中的,不集中,动作就不能完整一气,不合一手脚就不能行动一致。所谓"合一",就是手与脚合,肩与胯合,肘与膝合,神与意合,气与力合,内与外合;所谓"集中",就是这六合必须统一,和谐,协调,取得完整。

八掌真理,俱在此中。这是说如果完全掌握和运用了上面所说的八卦掌的锻炼方法,才算得到了八卦掌的真正的技术,不然的话,那还是只算学会了一套空架子而已。

## 四、八卦掌的三个锻炼步骤

八卦掌的锻炼分为三个步骤:定架子,活架子,变架子。

第一步骤，一定要先练定架子，这是八卦掌打基础的步骤。定架子就是亦步亦趋、慢慢地、规规矩矩地按八卦掌的动作练习，不可快。

第二步骤，是活架子。活架子是步法不停地练习。换式时，不要把步法停住，应迅速向前迈出去，每式都如此换步，就完全变成活的步法了。八卦掌的活架子，走起来如游龙、如飞凤，夭夭娇娇，飘飘荡荡，非常美观好看。

第三步骤，是变架子。变架子是随意变化，有时把第一掌放在最后练，有时把第八掌作为第一掌练，有时把第四掌作为第二掌练，这样随意穿插练习，就可以千变万化，无穷无尽，越练越多。

# 五、八卦掌心得

贺老积累了数十年的练功经验，总结出修炼八卦掌八字通。

第一字，特，即特点，八卦掌有别于其他功法的独特之处。

八卦掌的第一个特点就是"走圈"。这是它的根本大法，因为八卦掌所采用的是游击战术、运动战术。它的走圈是以"敌手处于中上"为设想，而我则从外侧向内进攻中心，不与敌手做正面之战，要进攻就走跨步，也就是左右闪展。以走圈配合运掌来完成"以斜取正"或"以正取斜"的战术要求。

第二个特点是"从外侧向内过攻中收（敌方所处地位）"。这是由走圈所决定的。八卦掌采用的是游击战术，与敌人兜圈子，尽量不与敌人正面作战，这里面有很多的奥秘，一是从侧面容易窥视敌人，寻找他的弱点或破绽而进行攻击，二是居于外侧可有把握地保护自己。

第三个特点是"动的战略与动的战术"。所说的战略，概括的就是攻守。八卦掌的战略说："要动敌之将动，静敌之先静，敌劳我逸，敌刚我柔，敌退我进，敌动我先动，敌不动我也动。"由此可见八卦掌是辨证、主动进攻的拳术，在动中观敌、运变、取胜。一句话，八卦掌的走圈，是运动战略。攻与守的一切神机妙用都包括在这"不停的动"之中，既攻又守，亦守亦攻，具有连续作战的勇气，永不疲劳的精神。

第四个特点是"顺手自然法则"。人的生存是顺应生理自然发展规律的。练习武术，除为了自卫御敌，更重要的是促进身体健康，预防疾患。但练习武术，切记顺其自然。只有顺其自然才是合乎内功。所谓自然，指的是生理自然规律，如呼吸、脉搏、血液循环都有一定的速度和间隔时间。因此，人们练习内功或内功拳，为了健身的目的，就要按照人体生理规律而自然地练。

第二字，理。八卦掌的理讲究"练精化气，练气化神、练神还虚"。

下篇 医功修炼

练精化气是指练习拳术时要保持精神集中、排除杂念,气沉丹田,旁若无人。

练气化神是指练习拳术时精神面貌焕然一新,气血能随意而达于四梢,力举千斤而面不改色。

练神还虚是指功夫练到纯青时,人似返老还童,气血百脉畅通无阻,身体轻灵,外不动而有内功之感。

第三字,劲。练功人要明九节劲,明悟了九个节的功能,再加以掌法的运用,就精通了,有人总结出三劲,颇有道理。

明劲——练功时,身体各部动作协调和顺,不可僵硬,手足起落要整齐,不可散乱。拳经云:“方者以正其中”即此意。

暗劲——练习时,神气要舒展,不可拘泥,运用圆通活泼而不可滞。拳经云:“圆者以应其外”,即此意。

化劲——练习时,四肢转动起落,过退皆不可着力,专以走神意运用,虽然周身转动不着力,也不能全不着力,总在神意贯通一气。

第四字,法。八卦掌有三种练习方法,即定式、活式、变式,三种练习方法的目的不同,是学习八卦掌由浅入深,循序渐进的三个阶段。

练习活式的目的是增加四肢及躯干的灵活和连贯性。换式时步法、手法都较快,有时如飞洪瀑布汹涌而下,有时如小溪流水蜿蜒曲折,但要连绵不断。外形飘逸潇洒,内里包藏暗劲。

练习变式的目的是为了实际散手的应用,练习式子可以随意变化,凡是所学过的式子都可以相互穿插运用,模拟对方来攻,在瞬间已做出变化破彼之功或使对方跌出。

第五字,盘。八卦掌分上、中、下三盘。三盘的区分在于身体重心高低不同,上盘的练法是:身体直立,走转时与寻常走路一样,不向下坐胯或稍向下坐胯,重心的高低与走路时相同。

下盘的练法是:腿极力弯曲,使膝胯相平,重心下降的距离与大腿长度相等,走转时好似蹲着走一样。

中盘的练法是:腿弯曲,介于中、下两盘之间,走转时上盘至下盘的中间过渡段。

三盘练习的意义各不同。老年人或体弱者以走上盘为宜,不用花费很大力气而又锻炼了身体;中盘则一般人都可以练习,也是现在最普遍采用的一种;下盘则是最困难的练习,而且需要较长时间的练习之后,才能从中盘走到下盘。如果能走到下盘,下肢就会有超乎寻常的力量,那时就可以体会到八卦掌腿法的奥妙了。

第六字,式。八卦掌的三式就是单换掌、双换掌、吸式掌。三式虽然简单,但却是八卦掌的基本功,如同形意的五行拳,太极推手中的绷、捋、挤、按一样。千变万化从基础而生,练好这三个式子对以后众多的式子将起到不可估量的作用。

第七字,步。八卦掌的三步是指练习时脚在空间行进的路线与脚的形状。

鸵形步——后脚向前迈步时脚掌平起,落下时平落,全脚掌着地,五趾抓地。

鸡形步——后脚向前迈步时,脚跟可以抬起,脚掌蹬力,落下时平落,全脚掌着地,五趾抓地。

鸵形步和鸡形步的脚高不过踝,低不擦地犹如泥中行走一般。

鹤形步——起脚时脚掌平起,过身体时向上提起与嘴平,然后从嘴向前平蹬起弧线下落,落地时全脚掌着地。

第八字,序。

1. 三节之序

(1) 三肢三节:①足为梢节、扎根要稳;②膝为中节,活如车轮;③胯为根节,阴阳应变。

(2) 上肢三节:①手为梢节,缠截勾挑;②肘为中节,掩拔顶退;③膀为根节,阴阳高低。

(3) 躯干三节:①胸为梢节,收放涵容;②心为中节,坦荡中正;③丹田为根节,凝气含范。

(4) 全身三节:①头为梢节,向上艮顶;②腰为中节,力量中枢;③腿为下节,进退抽搐。

人一身均有三节之说,总离不开起、随、催三个字。也就是梢节起,中节随,根节催,好似海浪,后浪推前浪。

2. 四梢之序

①舌为肉梢,属脾,脾醒舌灵。②牙为骨梢,属肾,化精填骨。③毛孔,盖发为血梢,属心,心怒气生。④手、脚指(趾)甲为筋梢,属肝,肝动火焰威。

此四梢有一动而牵动常态,四梢齐则内劲出,好似增加千斤之力。

3. 六合之序

内三合:①心与意合;②意与气合;③气与力合。

外三合:①手与足合;②肘与膝合;③肩与胯合。

内外如一称其为六合,一处动无处不动,一处合无处不合,连贯如一。

4. 身法之序

身法有8字,起落进退,返侧收纵。起为横,落为顺。进步低,退步高,返身顾右。侧身顾左,收敛为伏猫,纵出如猛虎。在一般情况下以中平为宜。身法之妙在于三节之法相贯,不可忽略。

5. 步法之序

步法有 7 种：寸步、垫步、过步、快步、剪步、转步（摆步）、丁步（扣步、顺步）。

人在面前使寸步，两三尺远使垫步，四五尺远使过步，六七尺远用快步，前后有人使转步，闪躲转身用寸步。所说快步，是前脚起带后脚平飞而去，并非跳跃而往，如马之奔腾。此法最难练，只有长期练习才能练成。

6. 手足法之序

手法就是单手、双手的手法。手起如鹞子钻林，须束翅束身而起；手落如燕子抄水。单手起钻时身往上翻，长身而落；双手起时两手同时起，起如举鼎，落如分砖，似直非直，似曲非曲，时常护住心口，发手从阴而起，其势如虎扑人，其落如鹰捉物，所说足法就是翻落钻，忌踢、宜踩，起脚望膝不过膝，起膝望腹不过腹，脚打膝也打，其形上翻如起手撩阴，落则如石子钻水，其忌踢足脚踢浑身是空，其宜踩是如虎行无声，龙行莫测。

7. 上法、进法之序

上法、进法是指起步抢上，进步采打，其方法有 6 字：上、顺、勇、直、狠、疾。上是巧妙的上，顺是自然而不顶，勇是果断坚决，直是最短距离，但是动作要准，疾是心一想而动作出，使对方难以招架。

8. 顺法、截法之序

顺法是自己的身体去时，用手肘管住对方的半个身体使之不能移动；所说截法是截手、截身、截脚。截手是彼先动然后截之，截身是彼未动而截之，截脚是彼刚动而截之。

9. 三性调养法三序

①眼为见性；②身为灵性；③心为勇性。眼为见性循环，耳为灵性常照应，心为勇性常警惕。

10. 内动拳像之序

内实精神外似安逸，行如龙，动如虎，步如猴、气如神、敏捷如兔，纵横往来，追形随影，目不及瞬。

心与眼合多一明，心与耳合多一灵，心与鼻合多一力，心与舌合多一精，一事精百事通，五行四梢要分明。

# 六、八卦掌的健身养生的作用

八卦掌，是中华民族武术宝库中的一份珍贵遗产，它不仅是一套高超的防身技艺，而且是一种老幼咸宜生命在于运动雅俗共赏的健身功法。

生命在于运动。当今，随着我国物质文明精神文明水平逐步提高，人们追求强身健体、祛病延年的愿望不断增长，体育运动理所当然地日益受到社会重视，练拳习武，盛况空前。武林拳海中，独树一帜的八卦掌，因其练习风格、招式与其他拳路迥异，强调腰腿功夫，突出拧转走圈，具有神速显见的健身效果，深受广大群众所喜爱。

"顺项提顶，松肩沉肘，实腹扬胸，曲腿、蹚泥"地拧身转走，即走圈，是八卦掌的特点，基本功。

走步，是人类一切活动的基础。人类在其漫长的进化过程中，在其自身发展的历史长河中，走——两腿直立行走，实现了手脚分工，加速了大脑和其他器官的完善，进而能够制造工具和使用工具，完成了从猿到人的最后飞跃。走——两腿改立行走，实现了迁移、种植、狩猎、战斗及各项社会活动。促进了自身健康和社会文明的发展。

走，创造了人，完善了人。但是，随着科学技术的进步，交通工具的日新月异，人们以车代步，"安然家中坐，便知天下事"，走得越来越少，腿不知不觉地发生了"退化"危机。日本千叶大学教授清水馨八郎在《步行是长寿的秘诀》一文中惊呼："腿的退化是关系到民族兴亡的大事。"在我们的生活中，年仅半百即已步履蹒跚、老态龙钟的现象，也屡见不鲜。

我国历代不少医学家、养生家和武术家都十分关注这一事实："人老先从腿上见，步履维艰手杖添"。他们经历了长时期的观察、研究、探索和实践之后，不断地提出或强调"安步当车久，人活九十九"、"朝夕百岁君须记，腰腿转动寿延年"等至理名言。我国近代已故著名武术家杨禹廷先生，依据终生体会谈过一句话："走为百拳之长。"杨老先生晚年以步代拳，90 高龄依然耳聪目明，步履矫健。

以上这些简略的历史片段，可以说就是八卦掌走圈的妙处的注脚，它也启发我们更有兴趣地去进一步研讨八卦掌的作用。

1. 行桩是一种很有效的健身方式

行桩，顾名思义，就是不断行走的一种桩功。

它的基本练习方式就是使上身与腰髋部向圈中拧转，两膝相交，双足交耳蹚步行进，配以行气走意，持续走圈。行桩的健身作用，不只是在传统上被人们所公认，经过现代医学科学的检验，更进一步证实了这种作用的可靠性。北京体育大学生物教研室高强教授，曾专门对常年练习八卦掌的老人作了较为全面的医学生理学观察，他对练习八卦掌组与对照组做了包括身高、胸围、肢体转、X线片、通气功能、心电图、握力、十二分钟走、反应时、体前屈、体侧屈、转体等在内的多项测定后，发现经常练习八卦掌的确可以强身壮骨，并能推迟与防止衰老的各种退行性变化。据统计，练习八卦掌组老人除身高与对照组相差无几外，其余所有各项测定都有明显优于对照组。高强教授特别强调了八卦掌对于增进心肺功能方面的积极作用，以及提高肌肉的力量、耐力、反应速度及关节灵活程度的有益作用。

2. 行桩的基础是转走

就远远逊于行桩的日常走路来说，其健身作用也不容忽视的，日本《大和新闻》曾对世界上长寿人的职业做过统计。得出的结论是："世界上不管哪个国家都是邮递员活得最长。"而邮递员的长寿原因是显而易见的——这就是常年坚持走路的结果。

我们常常看到或亲身体验到这样一种现象：一个人较长时间下蹲以后，再站起来时，就感觉到头晕、眼黑、昏昏欲倒，故至需要抓扶支撑物，才免于跌倒。一个绝对卧床两个星期的人，初次下地时，也常常因头晕、眼黑、站立不稳而倒于床上。导致这种现象的原因是什么呢？一言以蔽之，是腰腿肌肉功能低下的结果。现代医学认为，腰腿部的静脉系统贮存着大量血液。静脉血管主要依靠肌肉的不断挤压，把血液送到心脏。然后经过肺部的气体交换，排出二氧化碳，结合氧气，形成动脉血。再由心脏泵出，供应全身各个组织器官代谢的需要。在全身的组织器官中，脑组织对缺氧最为敏感。一旦因静脉回心的血液减少，或心脏收缩功能下降，导致心泵出血量减少，就会首先使脑组织缺气，而出现头昏、眼黑、昏昏欲倒的现象。避免上述现象出现的最好办法就是使腰腿部肌肉坚实有力，同时提高心脏的收缩功能。强健肌肉的周期性收缩，有力地挤压了腰腿部远心端静脉血管，加速静脉血的大量回流，使心脏收缩前的负荷加大，泵出的血量增多，加速了包括脑组织在内的全身各个组织器官的血氧供应，加速了全身组织代谢的过程。其意义不仅避免了头晕、眼黑、昏昏欲倒现象的发生，而且增强了整个机体功能。此外，心泵出血量的增多，还可以使冠状动脉血量充沛，减少发生心脏病的机会。对于吸烟的人来说，可以减少血液中过量的一氧化碳和烟碱。走路可以增强下肢肌肉和韧带的活动能力，保持关节的灵活性。它还能促进整个身体的健康，首先是有益于心血管系统的正常功能。走路尚且如此，行桩收效更大。

英国生物学家哈拉里德说："走路对脑力劳动者，特别是对进行创造性劳动的人来说，是一种生理活动的最好方式。"进而言之，练习八卦掌行桩可以使身体逐渐发热，加速血液循环，产生热量，提高思绪，成为智者劳动的良好催化剂。

此外，八卦掌的走圈，可以使全身活动，有效地防止血管管壁出现沉淀物，还可以使内脏器官受到有规律的刺激和按摩，有利于胃、肾等内脏下垂的各个疾病的恢复。两腿交互蹚步行进，有效地锻炼了单腿直立时身体的平衡，加强了神经系统的运动协调性。走圈时上身持续地向圈中拧转以及掌势的变换，使得脊椎的附属韧带，如黄韧带、棘间韧带、前后纵韧带等不断地受到牵拉，增强了这些韧带的牢固性,可以防止椎间盘脱出症、脊椎滑脱症等疾病的发生;可以使椎间盘及其周围软组织对骨质增生导致椎体"骨形态变"的耐受性增强,加速了椎关节周围软组织产生符合"骨形态变"的"适应性变",减少或缓解骨质增生病引起的疼痛。上身持续拧转还能提高韧带腰肌的负荷,防止腰肌劳损症的发生。

总之,练习八卦掌是符合现代医学、生理学的一种安全、有效地健身延年的运动,它是比一般走路更为优越的健身运动方式。

### 3. 行桩能补益脾肾而强身

如果仔细观察,就会发现:经常练习八卦掌的人,显得精力充沛,面色红润光泽,两目炯炯有神,步履矫健。这里面的奥妙是不难理解的。祖国医学认为:人体的强弱可以在精神上表现出来。神,是对精神意识、思维活动等人体生命活动在外部表现的高度概括。无神,预示着人体的衰弱,甚至预示着死亡。神产生于业,有精才有神,合而谓之"精神"。《素问·金匮真言论》说:"夫精者,身之本也。"这就说明了精对于维持身体健康的重要性。精,可以分为先天之精与后天之情。先天之精禀受于父母,藏之于肾。后天这精来源于脾胃对于饮食水谷的化生。《素问·上古天真论》中说:"肾者主水,受五脏六腑之精而藏之,故五脏胜乃能泻。"这就告诉我们,先天之精依赖于后天之精的不断的充实。

《素问·痿论》说:"脾主身这肌肉。"指出了肌肉与产生后天之精的脾脏功能密切相关。在祖国医学看来,肌肉运动依赖于脾脏功能的健运,同时肌肉的运动又能增强产生后天之精的脾脏功能,使后天之精更加充实。正像前面说过的那样,后天之精的旺盛,就会充实了先天之本,使肾精也充实起来。先天与后天两精充实旺盛,使得人体有精生神,身强体壮,耳聪目明。因此,最优的健身方式应该是最有效地增益脾肾之精。让我们先来看一下脾肾经络的走行路线吧。后天之本的脾属足太阴经,起于足大趾内侧端,经足内踝,沿下肢内侧,进入腹部,属脾络胃。先天之本的肾属足少阴经,起于足小趾跖侧,沿下肢内侧后缘上行,贯脊属肾,终膀胱。现在,让我们研究一下八卦掌行桩的练习方式,就不难发现:八卦掌要求两足平踏抓地,双腿交膝蹚步行进,转动腰脊及腹部,牵动腰、腹及腿部的肌肉、韧带及关节,正好是足太阴脾经和足少阴肾经的走行路线。八卦掌拧身走圈的练习方式,使得足太阴脾经和足少阴肾精得到锻炼,增强了脾肾功能,充实了后天和先天之精。由此看来,无怪乎说八卦掌行桩可以补益脾肾而强身了。

### 4. 行桩适于老幼强弱各界人士

我国古代著名医学家华佗说过这样的话:"人欲得劳动,但不当使极耳。动摇则谷气得销,血脉流通,病不得生,臂如户枢,终不朽也。"这就明确地告诉我们,为了保持身体健康,人体需要坚持运动,但又不能使运动过量,过犹不及就是这个道理。对于广大的体育运动爱好者来说,合理地选择适量的体育运动方式是非常必要的。八卦掌的一个突出的优点就在于它能因人制宜,适应各种人。八卦掌不受固定数目招数的限制,可以随意调整。年轻力壮者,可走中盘,乃至下盘掌。可走圈持续数个小时而掌势变换不重;年老体弱者,可走上盘掌势,行桩数圈而止,掌势变换自行掌握。走圈速度可快,也可慢。快,敏捷利落;慢,气沉意专。对于各种人来说,练习八卦掌都没有勉强或不足之感。此外,练习八卦掌所用的场地甚小,仅直径 2～3 米的小圈即可。总之,八卦掌适于老幼强弱的各界人士。坚持练习,可以使老年人健康长寿,年轻人体格健美;可以使健康者精力饱满,羸弱者身强体壮。

5. 八卦掌的中医养生

八卦掌的养生和中国中医理论相通相融,是其理论的一部分,他不是靠吃药、按摩、针灸等,而是靠运动和运气导气,运化人生之血脉和经络,达到经血气脉的畅通,达到了健康和强身的目的。

中医认为人的经络主要是由经脉和络脉组成,经络就像身体内深浅不一、纵横交错的沟渠一般,运行着气和血,使人的生命能够延续。经络和脏腑是相关联的,经络通我们的身体才能畅通,健康才有保证。经络是运行身体内气和血的通路,气和血是一对相互支持、同仇敌忾的战友;它们使我们体内各个组织器官保持生气斗志昂扬,是维持健康最重要的因素。古有:"气为血帅,气行血行,血为气母,血至气至,气若顺得意轻松,血若通远离病痛"的说法。

八卦掌的"精养灵根气养神"即是:气血之间又谓天地之根,凝神于此,久之元神日旺,元气日充,神旺则气畅,气畅则血融,血融则骨强,骨强则髓满,髓满则腹盈,腹盈则下实,下实则行步轻健,动作不疲,身体健康,颜色如桃李,返老还童,亦是八卦掌拳术混元一气之功;拳经云:精养灵根气养神,养神养道见天真,丹田养就长命保,万两黄金不于人,人生病死虽主管,功夫不息法无边,一粒金丹吞入腹,始知我命不由天。

养灵八要:心定神宁,神宁心安,心安清净;清净无物,无物气行,气行绝象;绝象觉明,觉明则心气相通万象归根矣。

## 第四节 贺氏医功

贺普仁教授将深奥的武术、气功与针灸融为一炉,从而形成了"贺氏医功",其修炼方法始于学练尹式八卦掌。八卦掌是以《易经》、"易理"为依托,以八卦理论为指导,以天、地、人三才的自然融会为练功要法,即人处于天地自然之中,以变为法,顺应气候、环境;以动为用,运动不息,随时调整阴阳平衡,防病祛疾。尹式八卦在八卦掌中被认为是硬掌法的代表。八卦掌掌式简单,但只要按要求下苦功练,就能练出神功。贺普仁教授在最喜欢的金刚揉球、带手、腕打等功法的修炼中,悟出功与医的关系和功助医成的道理。对于八卦掌和针灸的关系,贺普仁教授说:"八卦掌打人,是以心行意,以意导气,以气运身,以身发力;针灸治病也是如此,以心行意,以意导气,以气运针,以针通经。八卦掌是抗暴的,针灸是治病的。两者原理一样,都是以阴阳、五行、八卦之理作为指导;方法也是一样的,都是先在心,后在身,意气为君,身、针为臣,把自己的善意(治病)或恶意(伤人)以气(极微小的物质流)的形式通过针或身(头、肩、肘、手、胯、膝、足)灌注到对方的穴位经络或要害部位,达到治病健身或抗暴之目的。所以明医理,有益于武,明武理有益于医。"

贺普仁教授把针术和八卦掌原理、拳法、内功有机地结合起来,使他的针法非同凡响。进针时,由于他武术、气功功底深厚,故腕力极强,手指稳健,手上有一股巧劲,这样进针就顺畅无阻,力度恰到好处,进针速度极快,犹如箭射一般,快捷无比而恰中穴位,患者针感强而几无痛苦。关于进针速度,贺普仁教授曾说:"进针就像划火柴,没有速度,火柴是点不着的,进针如果没有速度,就不可能有好的感觉,并给患者增加痛苦。"

贺普仁教授指出:八卦和针灸相通,练八卦掌对从事针灸者尤有帮助。医生多年坚持练习八卦掌,会觉得内气充足,扎针时自有一股巨大能量,通过银针直达患者病灶。这就好比是相同的一拳,看上去大同小异,实际上分别由武术家或拳击家和普通人打出,其速度与力量自不可同日而语。因此,结合了武术与气功的针法取效更快,较之一般针法更具振动荡击力,更能激发患者自身的正气。

## 一、六练修炼方法

贺普仁教授根据自己多年的修炼方法与感悟,总结出一套以八卦掌功法为基础的简易"六一医功修炼法",供广大针灸工作者和中国功夫爱好者自习修炼借鉴,"六一"即:六练一养。

1. 刀剑练腕

贺普仁教授认为:针刺施法,重在腕力之功,腕力是指力的根,练腕为医功第一项,包括练腕力和腕动。练腕力要达到腕动劲充,助指着力之目的;练腕动要达到腕动灵活,随形运转的目的。

(1) 刀功练腕:主要是通过定式举刀,手腕定住和向下、向上的微动变化练习腕力。

（2）剑功练腕：主要是通过定式举剑，手臂、手腕向下和向上的变化练习臂力与腕力。

2. 顶练三力

贺普仁教授认为：针刺效果与针者指力直接相关，指力又与腰力、腿力密不可分。顶练三力包括指力、腰力和腿力。练指力包括：练指力、练指感、练指动、练指软。练指力要达到拿针紧稳，握提有力；练指感要达到"气至"有觉，敏锐无失；练指动要达到指用自如，动感灵活；练指软要达到指掌绵软，筋骨柔韧。其中练指力尤为关键，其他三练可在练指力的过程中部分实现。修炼指力宜两手同时练习，若单习一手，则不能做到左右手同时进针。练腰力包括：练腰椎、练腰力、练腰动。练腰椎要达到腰椎康健，伸展挺拔；练腰力要达到养肾护腰，力从丹田；练腰动要达到腰动灵活，转运自如。练腿力包括：练腿力和练腿动。练腿力要达到着地有力，筋骨康健；练腿动要达到运动自如，腰腿协力。

顶练三力具体方法：首先站立于桌案之前待稳，吸气使气下沉入丹田，然后手臂向前抬起伸直，随之弯腰向前，双手拇指腹搭桌案边上，自觉丹田之气上贯两肩、臂、肘、腕，乃至指端。初练时必觉甚为费力，不能耐久，此时可调换食指，按于桌案边上。

如此交替习之，日久之后，则不觉其苦，至此可以增加练习时间，一般要循序渐进，不可急于求成。初练时每次 5 分钟，每日 1～2 次，根据习者的身体素质不同，以后每日练习时间可增至 15 分钟，大约 100 天后即可取得初效。获效后不可间断，仍需平日习之，大约练习 3 年后大功告成。

修炼三力，指力修炼为重。指力主要功力在于拇指、中指及食指三个指头上。指端为人体极小的一部分，其运力在于指节，并借助腕臂之力，甚至运用全身之力达于指端，才能使针体轻巧无痛楚地努入穴位，并进行各种手法操作。因此，指力努劲与针刺手法有密切关系，不学针灸则已，欲学针灸必须练习手指努劲。仅就拇、中、食三指而言，其中拇指、食指为主，中指为辅，因此，练好拇指、食指功力是修炼指力的关键。

修炼指力的简易小方法有：

（1）顶指法：初练时空手习之，紧并中、食两指，屈成钩形，而以拇指屈置中、食两指之间，使三指尖相顶，紧紧扣牢，虎口成形，猛力叩 5 分钟，每日有空即练，不限次数。

（2）夹木锥法：此法用两个小木锥，夹于左右拇、食、中指肚之间紧捏之，木锥长约 3 寸许，根粗尖细，以花梨紫檀质地坚硬者为佳。每日有暇则练，大约半年功成。

练习以上诸法不仅有助于提高针灸疗效,对强健身体也有裨益。

（3）捻线法:练习捻线法不用任何工具,但以拇、食、中三指肚紧贴,虎口呈三角形,三指肚相贴之处,以三指之第一节为限,指肚相贴之后,乃贯全臂之力于指,拇指徐徐向前捻若干次,然后拇指再向后捻若干次,其捻数目前后相等。每日不限次数,有暇即练,非常便利。

3. 揉练八部——肩、肘、腕、指、腰、胯、膝、踝

贺普仁教授认为,自己从八卦掌的修炼中受益太多,而八卦揉球,可揉练身体八部——肩、肘、腕、指、腰、胯、膝、踝,这是一种针灸医生和普通人均应坚持去做的简易八卦功法。八卦揉球主要是通过揉球动作左右运气、生气、养气,以气养我。

4. 眼目三练

眼力对针灸医生的作用不言而喻。眼目三练即:练眼力、练眼神、练眼准。练眼力要达到保持视力,视物清晰;练眼神要达到眼神灵动,洞察广观;练眼准要达到着点准确,眼手合一。练眼的方法有:闭目左右 360°转睛练法,燃香亮点追视练法,闭目突睁练法,远眺视绿养法,按摩承泣穴位养法等。

5. 简易八卦站桩炼气

贺普仁教授认为:定住,是身心休养的重要形式,简易八卦站桩,通过定式姿势,正身正心,以修炼正气。

6. 简易八卦转掌练气

贺普仁教授认为:八卦转掌,是修习八卦掌的基本功,是身心休养的重要形式。

# 二、一养修炼方法

一养为坐静自养法。这是根据贺普仁教授创立的"经络导引养生功"的原则,简化而成的休养身心的一种方法,简化是为易行广用,人人可学可练,日日可修可养。

坐静自养,重在静心养神、沉气降躁、入清出浊、扶正自安。方法简便易行,贵在日日力行。坐静的环境要求是安静、明亮、空气流通处。坐姿:盘坐、散坐或靠椅而坐,两手翻至于膝上。

练法:身心端、眼微闭、止思忖,注意力集中在鼻尖,取腹式呼吸法。腹式呼吸的练习方法是:右手放在腹部肚脐,左手放在胸部。吸气时,最大限度地向外扩张腹部,胸部保持不动。呼气时,最大限度地向内收缩腹部,胸部保持不动。循环往复,保持每一次呼吸的节奏一致,细心体会腹部的一起一落。经过一段时间的练习之后,就可以将手拿开,只是用意识关注呼吸过程即可。腹

式呼吸注意事项：第一，呼吸要深长而缓慢。第二，用鼻呼吸而不用口。第三，一呼一吸掌握在 15 秒钟左右。即深吸气（鼓起肚子）3～5 秒，屏息 1 秒，然后慢呼气（回缩肚子）3～5 秒，屏息 1 秒。第四，身体好的人，屏息时间可延长，呼吸节奏尽量放慢加深；身体差的人，可以不屏息，但气要吸足。每天练习1～2次，坐式、卧式、走式、跑式皆可，练到微热微汗即可。每日坐静时间 20 分钟以上。

　　初行功时，应谨守规矩，调息坐功时，正其心身，巍然竖直，胸硬腰挺，不可伛偻，左腿抱右腿，两手翻置于膝上，眼观鼻、鼻观心，徐事吐纳，由浅入深。先徐徐将胸中之浊气吐出，再吸入新鲜空气，初其微细，采天地之灵秀，取日月之精华，吐胸中之恶浊，纳自然界之清气。每一口全部由精神吸入，由胸中经过然后纳入丹田，丹田即气海，在脐之下小腹之上。初练时气随入随出，不能收留，坚持打坐终能存于丹田，气满而道成。针术者以有形的练习之功，加无形调息之气，用于针刺则能事半功倍。

28